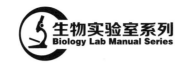

生物实验室系列
Biology Lab Manual Series

U0211434

实用神经科学基础研究新技术

New Technologies in Basic Research
for Practical Neuroscience

金旭 杜丽娜 郑晖 主编

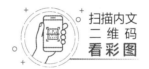

扫描内文
二维码
看彩图

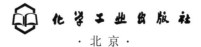

化学工业出版社

·北京·

内容简介

本书是关于神经科学基础研究新技术和新方法的专著。共分三篇：神经科学研究基本操作技术、神经科学研究相关新技术和常见神经系统疾病。内容注重新颖性和实用性。在新颖性方面，本书专门辟出章节跟踪最新文献，总结了神经细胞示踪、电生理检查、光学成像、光遗传学、神经连接图谱绘制、生物信息学、人工智能等技术的研究进展；在实用性方面，本书简要说明了技术的原理，介绍较为详细的操作方法及相关经验和技巧，便于读者"按图索骥"。

本书编者活跃在科研一线，有深厚的理论基础，也具备丰富的实验经验和技巧。本书内容丰富，论述精要，资料新颖，适合从事生命科学、基础医学，特别是神经科学等领域研究者参考，也是一本研究生教学参考书和科研工具书。

图书在版编目（CIP）数据

实用神经科学基础研究新技术 / 金旭，杜丽娜，郑晖主编. -- 北京：化学工业出版社，2024.8
（生物实验室系列）
ISBN 978-7-122-45784-4

Ⅰ. ①实… Ⅱ. ①金… ②杜… ③郑… Ⅲ. ①神经科学—研究 Ⅳ. ①R74

中国国家版本馆 CIP 数据核字(2024)第111263号

责任编辑：傅四周 　　　　　　　　　　　　装帧设计：王晓宇
责任校对：王 静

出版发行：化学工业出版社（北京市东城区青年湖南街 13 号　邮政编码 100011）
印　　装：中煤（北京）印务有限公司
787mm×1092mm　1/16　印张 21　字数 512 千字　2024 年 11 月北京第 1 版第 1 次印刷

购书咨询：010-64518888　　　　　　　　　　售后服务：010-64518899
网　　址：http://www.cip.com.cn
凡购买本书，如有缺损质量问题，本社销售中心负责调换。

定　　价：149.00 元

编 者 名 单

主　编　金　旭　杜丽娜　郑　晖

副主编　许　涛　徐志鹏　张　磊

编　者　（以姓氏汉语拼音为序）

曹盎洋　宁波大学医学院附属医院

迟　强　中国人民解放军联勤保障部队第九六七医院

董　诺　首都医科大学附属北京天坛医院

杜丽娜　军事科学院军事医学研究院放射与辐射医学研究所

杜文杰　复旦大学附属华山医院

费雪洁　同济大学附属上海市第四人民医院

冯一帆　首都医科大学附属北京天坛医院

黄　欣　军事科学院军事医学研究院军事认知与脑科学研究所

黄燕宁　宁波大学医学院附属医院

金　旭　中国医学科学院肿瘤医院/首都医科大学附属北京
　　　　天坛医院

金义光　军事科学院军事医学研究院放射与辐射医学研究所

刘　艳　首都医科大学附属北京天坛医院

罗文君　宁波大学医学院附属医院

吕梦溪　宁波大学医学院附属医院

马霞青　南通大学附属医院

缪政杰　上海交通大学医学院附属第九人民医院

齐　奇　上海交通大学医学院附属第六人民医院

施灵玲　上海交通大学医学院附属第九人民医院

宋兴爽　山东中医药大学药学院

唐子琰　军事科学院军事医学研究院放射与辐射医学研究所

汪文英　上海交通大学医学院附属第六人民医院

王　进　首都医科大学附属北京天坛医院

王辰允　中国人民解放军总医院第四医学中心

王呈雨　上海交通大学医学院附属第六人民医院

吴　祥　宁波大学医学院附属医院

吴艳萍　山东中医药大学药学院

夏　天　中国医学科学院肿瘤医院

夏煜鑫　宁波大学医学院附属医院

徐笑笑　宁波大学医学院附属医院

徐志鹏　宁波大学医学院附属医院/复旦大学附属浦东医院

许　涛　上海交通大学医学院附属第六人民医院

翟晓杰　宁波大学医学院附属医院

张　楚　首都医科大学附属北京天坛医院

张　磊　上海交通大学医学院附属第九人民医院

张鹏程　中国医学科学院肿瘤医院

郑　晖　中国医学科学院肿瘤医院

周　斌　宁波大学医学院附属医院

朱斌斌　宁波大学医学院附属医院

庄　波　中国人民解放军陆军防化学院

序一

当前，脑科学研究热潮正在全球兴起。科学家在理解脑、模拟脑和保护脑三大任务上努力攻关。中国脑计划是继欧盟的人类脑计划、美国的大脑计划以及日本的脑/思维计划之后的又一重要脑计划项目。中国脑计划有着独特的定位和亮点，其布局可用"一体两翼"来概括，即以研究脑认知的神经原理为"主体"，其中又以绘制脑功能联结图谱为重点，以研发脑重大疾病诊治新手段和脑机智能新技术为"两翼"。我国脑计划的重点在于高起点的保护脑的工作，借助中国丰富的脑疾病资源，以病理条件下脑功能改变为主要切入点，基础研究与临床结合，共同研究人的高级认知功能，如共情、意识和语言，以及脑疾病的病理机制和干预手段，在较短时间内形成优势，可望为脑科学研究做出独特的贡献。

实验技术是科学研究的重要支撑。中国医学科学院肿瘤医院/首都医科大学附属北京天坛医院金旭教授联合复旦大学附属医院、上海交通大学医学院附属医院、军事医学研究院等单位的中青年专家倾力撰写的《实用神经科学基础研究新技术》一书，是一部神经科学基础研究实用技术类专著。本书介绍了神经科学研究所需材料及常用的分析方法，包括电生理检测、细胞内信号转导等新技术，同时又紧跟脑科学研究前沿，介绍了各种新技术，包括光遗传学技术、人工智能和神经环路图谱绘制等。本书参考了国内外出版的最新资料，对有关神经科学研究领域的发展、技术进步，以及最新研究成果的相关流程和步骤都辅以图片说明。

本书特别适合神经科学研究领域的青年研究人员学习参考，读者通过阅读本书，可以更好地了解神经科学研究领域相关的实验技术和科研成果，为自己的科学研究之路指引方向；在实验设计、课题申请及研究实施阶段查阅本书可开拓思路，因此本书对于从事神经科学研究人员是一部有益的参考书。衷心期望能有更多的神经科学领域的专家和研究生发挥自己的创造力，在神经科学研究领域留下浓墨重彩的一笔。

赵继宗

中国科学院院士

国家神经系统疾病临床医学研究中心主任

首都医科大学神经外科学院院长

首都医科大学附属北京天坛医院神经外科主任医师、教授、博士生导师

2024 年 4 月

序二

神经科学研究有许多谜题，包括神经系统运行的解剖、生理和病理生理的机制，人脑的高级功能如思维和意识、学习和记忆以及精神疾病和行为学等，都亟待解开，而神经科学基础研究是解决这些谜题的必由之路。国内的神经科学基础实验研究进步很快，借助中国的脑计划，已经形成了一批有国际影响力的研究团队，并获得了一批国际认可的学术成果。但是，总体上，我们的研究基础还相对薄弱，与先进国家还存在一定差距，只有发挥多学科交叉协作研究的优势，吸引更多相关领域的优秀研究者加入神经科学研究中来，另辟蹊径，才有希望快速实现我国神经科学研究的跨越式发展。

我惊喜地发现，有一类特殊的科研群体——麻醉学研究者，打破传统学科界限，积极参与到神经科学的研究行列中来。他们不拘泥于学科限制，充分兼顾了基础和临床研究方向，他们的研究工作在全身麻醉机制研究、麻醉与脑健康、意识与脑网络研究等方面展现出勃勃生机。他们以解析麻醉过程中机体所必须经历的生理功能变化为切入点，结合神经生物学领域环路研究技术，解析麻醉药物导致意识状态转变的神经机制，及其与睡眠-觉醒意识切换的机制差异，并依托脑电等无创动态监测手段，进行深入的神经科学和麻醉学的研究。由年轻的麻醉学研究者金旭教授联合上海、宁波和北京等地的青年学者共同撰写的《实用神经科学基础研究新技术》一书的问世，就是这一参与的具体体现，是他们科学研究成果的结晶。

该书分为三篇二十四章，分别从神经科学研究的基本操作技术、研究相关的新技术以及常见神经系统疾病等方面精练地介绍了神经科学基础研究的经典方法和近年来的研究进展，涵盖了神经科学研究领域从分子到行为、从动物脑到人脑所涉及的主要实验技术和方法，也特别介绍了各种最新发展的技术，包括电生理学、光学、显微成像、生物成像等各个方面，内容言简意赅，实用性强。对于广大神经科学研究者来说，是非常及时和必要的。我郑重推荐这本书，相信本书对于从事神经生物学、神经医学科学、认知科学以及相关研究领域的科学家、医疗人员、研究生等都具有很高的参考价值。

王天龙

中华医学会麻醉学分会候任主任委员

首都医科大学宣武医院

2024 年 4 月

前　言

神经科学研究是科学界研究的重点之一，《科学》（Science）杂志提出的 125 个科学难题中神经科学相关的难题占据了大约三分之一。为了攻克这一系列难题，全球兴起了诸多大型脑科学计划，中国脑计划是重要一环，目前布局为"一体两翼"，即以研究脑认知的神经原理为"主体"，以研发脑重大疾病诊治新手段和脑机智能新技术为"两翼"。由计划的框架可以看出，我国科学界清楚地认识到解决问题的契机一定是新技术的突破。为此，笔者邀请了神经科学临床和科研领域的"两栖专家"们共同编写了本书，以期提纲挈领地呈现出神经科学基础研究技术的新进展。

主编和副主编为在神经科学研究领域有一定造诣的青年学者，参编人员主要是活跃在科研一线的研究生群体。他们有着深厚的理论基础，也具备丰富的实验经验和技巧，更为可贵的是他们还具有活跃的追踪研究前沿的头脑和扎实的技能。本书内容注重新颖性和实用性。在新颖性方面，本书专门辟出章节跟踪最新文献，总结了神经细胞示踪、电生理检查、光学成像、光遗传学、神经连接图谱绘制、生物信息学及人工智能等技术的研究进展。在实用性方面，本书简要说明了技术的原理，较为详细地讲解了操作方法，毫无保留地介绍了实验经验和技巧，使读者可以"按图索骥"，方便上手。

本书共分为三篇二十四章，分别从神经科学研究基本操作技术、研究的新技术以及常见神经系统疾病方面精练地介绍了神经科学基础研究的经典方法和近年来的研究进展，各章节内容相对独立，有利于读者快速检索。作者仔细核对了每一部分的具体内容，尽量参考最新文献并总结归纳，为读者深入了解研究进展、跟踪学术前沿提供便利，但由于篇幅有限，难免挂一漏万，敬请读者海涵。

衷心感谢各位作者倾注的心血，也感谢编辑们辛勤的劳作，是你们的努力促成了本书的顺利出版。

由于作者的经验水平有限，本书难免存在不足，真诚希望广大读者批评指正，以便今后不断修订完善。

金旭　杜丽娜　郑晖

2024 年 4 月

目　　录

第一篇　神经科学研究基本操作技术

第一章　体外神经细胞组织的取材和培养 ⋯⋯⋯⋯⋯⋯⋯⋯⋯⋯⋯⋯⋯⋯⋯⋯ 2

第一节　神经细胞学 ⋯⋯⋯⋯⋯⋯⋯⋯⋯⋯⋯⋯⋯⋯⋯⋯⋯⋯⋯⋯⋯⋯⋯⋯⋯ 2

一、神经元的分离、培养 ⋯⋯⋯⋯⋯⋯⋯⋯⋯⋯⋯⋯⋯⋯⋯⋯⋯⋯⋯⋯⋯ 2

二、神经胶质细胞的分离、培养 ⋯⋯⋯⋯⋯⋯⋯⋯⋯⋯⋯⋯⋯⋯⋯⋯⋯ 5

三、神经干细胞的概念及培养 ⋯⋯⋯⋯⋯⋯⋯⋯⋯⋯⋯⋯⋯⋯⋯⋯⋯ 8

四、嵌合体细胞及其培育 ⋯⋯⋯⋯⋯⋯⋯⋯⋯⋯⋯⋯⋯⋯⋯⋯⋯⋯⋯ 10

五、神经组织细胞的筛选 ⋯⋯⋯⋯⋯⋯⋯⋯⋯⋯⋯⋯⋯⋯⋯⋯⋯⋯⋯ 13

六、常见体外神经组织细胞的病理模型 ⋯⋯⋯⋯⋯⋯⋯⋯⋯⋯⋯⋯⋯ 19

七、神经细胞的测定指标与方法 ⋯⋯⋯⋯⋯⋯⋯⋯⋯⋯⋯⋯⋯⋯⋯⋯ 22

第二节　神经组织学 ⋯⋯⋯⋯⋯⋯⋯⋯⋯⋯⋯⋯⋯⋯⋯⋯⋯⋯⋯⋯⋯⋯⋯⋯ 33

一、脑组织切片的制备 ⋯⋯⋯⋯⋯⋯⋯⋯⋯⋯⋯⋯⋯⋯⋯⋯⋯⋯⋯⋯ 33

二、脑组织标本的取材与检测 ⋯⋯⋯⋯⋯⋯⋯⋯⋯⋯⋯⋯⋯⋯⋯⋯⋯ 36

第三节　人脑类器官培养方法 ⋯⋯⋯⋯⋯⋯⋯⋯⋯⋯⋯⋯⋯⋯⋯⋯⋯⋯⋯⋯ 48

一、体外 BBB 模型 ⋯⋯⋯⋯⋯⋯⋯⋯⋯⋯⋯⋯⋯⋯⋯⋯⋯⋯⋯⋯⋯ 49

二、3D 拟胚体法培养脑类器官 ⋯⋯⋯⋯⋯⋯⋯⋯⋯⋯⋯⋯⋯⋯⋯⋯ 54

三、区域特异性脑类器官 ⋯⋯⋯⋯⋯⋯⋯⋯⋯⋯⋯⋯⋯⋯⋯⋯⋯⋯⋯ 55

参考文献 ⋯⋯⋯⋯⋯⋯⋯⋯⋯⋯⋯⋯⋯⋯⋯⋯⋯⋯⋯⋯⋯⋯⋯⋯⋯⋯⋯⋯ 59

第二章　神经营养因子研究方法 ⋯⋯⋯⋯⋯⋯⋯⋯⋯⋯⋯⋯⋯⋯⋯⋯⋯⋯⋯⋯ 62

第一节　重组人脑源性神经营养因子的纯化和鉴定 ⋯⋯⋯⋯⋯⋯⋯⋯⋯⋯ 62

第二节　睫状神经营养因子的 cDNA 克隆、表达、纯化及其生物活性鉴定 ⋯⋯ 63

第三节　纹状体源性神经营养因子的纯化 ⋯⋯⋯⋯⋯⋯⋯⋯⋯⋯⋯⋯⋯⋯ 64

第四节　神经营养因子 Neurturin 在毕赤酵母中的高效表达、纯化及活性鉴定 ⋯ 66

第五节　胶质细胞源神经营养因子基因克隆及产物纯化 ⋯⋯⋯⋯⋯⋯⋯⋯ 68

参考文献 ⋯⋯⋯⋯⋯⋯⋯⋯⋯⋯⋯⋯⋯⋯⋯⋯⋯⋯⋯⋯⋯⋯⋯⋯⋯⋯⋯⋯ 70

第三章　神经递质、调质和神经肽检测方法 ⋯⋯⋯⋯⋯⋯⋯⋯⋯⋯⋯⋯⋯⋯ 71

第一节　单胺类神经递质检测 ⋯⋯⋯⋯⋯⋯⋯⋯⋯⋯⋯⋯⋯⋯⋯⋯⋯⋯⋯ 71

第二节　褪黑素检测 ⋯⋯⋯⋯⋯⋯⋯⋯⋯⋯⋯⋯⋯⋯⋯⋯⋯⋯⋯⋯⋯⋯⋯ 73

第三节　组胺检测 ⋯⋯⋯⋯⋯⋯⋯⋯⋯⋯⋯⋯⋯⋯⋯⋯⋯⋯⋯⋯⋯⋯⋯⋯ 74

第四节　脑内啡肽检测 ⋯⋯⋯⋯⋯⋯⋯⋯⋯⋯⋯⋯⋯⋯⋯⋯⋯⋯⋯⋯⋯⋯ 75

第五节　脑内氨基酸检测 ⋯⋯⋯⋯⋯⋯⋯⋯⋯⋯⋯⋯⋯⋯⋯⋯⋯⋯⋯⋯⋯ 76

参考文献 ･･･ 77

第四章　受体研究方法 ･･･ 78

第一节　原位杂交 ･･ 78

一、基本定义 ･･･ 78

二、研究应用 ･･･ 78

三、原位杂交技术步骤 ･･ 78

四、荧光原位杂交实验的步骤 ･･･････････････････････････････････ 82

第二节　其他受体研究方法——免疫组织化学染色技术 ･････････････ 82

一、取材 ･･･ 83

二、固定 ･･･ 83

三、脱水、透明、浸蜡、包埋 ･･･････････････････････････････････ 83

四、切片 ･･･ 84

五、染色 ･･･ 84

六、拍照 ･･･ 85

七、注意事项 ･･･ 85

参考文献 ･･･ 86

第五章　基因研究方法 ･･･ 87

第一节　单细胞/单核 RNA 测序 ･･･････････････････････････････････ 87

一、基因差异表达分析 ･･ 87

二、反向遗传 ･･･ 90

第二节　转录组学 ･･ 90

参考文献 ･･･ 91

第二篇　神经科学研究相关新技术

第六章　神经信号分子定量检测技术 ･･････････････････････････････ 94

第一节　微透析技术 ･･･ 94

一、脑微透析基本原理 ･･ 94

二、微透析系统及其特点 ･･･････････････････････････････････････ 95

三、微透析技术的应用 ･･ 95

第二节　高效液相色谱 ･･･ 96

一、HPLC 操作流程 ･･ 96

二、等度和梯度洗脱 ･･ 96

三、应用 ･･･ 97

第三节　质谱 ･･ 97

一、质谱在神经肽类中的应用 ･･･････････････････････････････････ 97

二、质谱在蛋白质组学中的应用 ･････････････････････････････････ 98

三、质谱在单个神经元 RNA 修饰中的作用 ･･･････････････････････ 98

四、质谱在单神经细胞中的应用 ……………………………………………………… 98

五、质谱成像 …………………………………………………………………………… 98

第四节 同位素示踪技术 …………………………………………………………………… 99

一、放射性同位素示踪 ………………………………………………………………… 99

二、稳定性同位素示踪 ……………………………………………………………… 101

三、在脑代谢中的应用 ……………………………………………………………… 101

第五节 电化学及荧光成像技术 ………………………………………………………… 103

一、电化学 …………………………………………………………………………… 103

二、荧光成像法 ……………………………………………………………………… 103

参考文献 …………………………………………………………………………………… 109

第七章　神经电生理检测 ………………………………………………………………… 112

第一节 膜片钳技术概述 ………………………………………………………………… 112

一、膜片钳技术基本介绍 …………………………………………………………… 112

二、膜片钳中的电极 ………………………………………………………………… 112

第二节 膜片钳技术的应用 ……………………………………………………………… 115

一、膜片钳实验基本流程 …………………………………………………………… 115

二、溶液配制 ………………………………………………………………………… 116

三、离体脑片制备及培养 …………………………………………………………… 117

四、离体脑片膜片钳记录 …………………………………………………………… 117

五、在体动物准备 …………………………………………………………………… 117

六、应用 ……………………………………………………………………………… 118

七、膜片钳技术的新发展 …………………………………………………………… 118

参考文献 …………………………………………………………………………………… 120

第八章　神经细胞标记及示踪的新方法 ……………………………………………… 121

第一节 转基因动物成像法 ……………………………………………………………… 121

一、转基因技术示踪 ………………………………………………………………… 121

二、成像试剂 ………………………………………………………………………… 123

三、在体动物成像技术应用进展 …………………………………………………… 124

四、发展前景 ………………………………………………………………………… 125

第二节 活体导入标记方法（电穿孔质粒导入） ……………………………………… 125

一、电穿孔基因转染的特点 ………………………………………………………… 126

二、操作条件及注意事项 …………………………………………………………… 126

三、电穿孔基因转染技术的应用 …………………………………………………… 127

四、电穿孔的研究进展 ……………………………………………………………… 129

五、在体电穿孔技术的问题 ………………………………………………………… 129

第三节 病毒示踪技术 …………………………………………………………………… 130

一、病毒工具的使用原则 …………………………………………………………… 131

二、用于神经环路示踪的工具病毒 ………………………………………………… 133

三、用于细胞标记和基因传递的病毒载体 ………………………………………… 133

四、神经环路示踪 136

参考文献 140

第九章 电极记录新技术 143

第一节 多通道微电极 143

一、多通道微丝电极 144

二、薄膜电极 145

第二节 电极阵列 146

一、微电极阵列 146

二、超薄丝绸电极阵列 150

三、犹他电极阵列 151

参考文献 155

第十章 光学测量新技术 157

第一节 荧光成像 157

一、常用试剂配制 157

二、常规试验操作 157

第二节 新型荧光探针 158

一、锌离子荧光探针 158

二、分子信标 159

三、荧光探针的一般设计原理 160

第三节 钙成像技术 161

一、钙指示剂 162

二、钙指示剂入胞途径 164

参考文献 166

第十一章 显微成像新技术 167

第一节 电子显微镜技术 167

一、透射电子显微镜 167

二、扫描电子显微镜 167

三、电子显微镜的应用进展 167

第二节 超分辨率光学显微技术 170

一、受激辐射损耗超分辨显微技术 171

二、光激活定位显微技术 171

三、随机光学重构显微技术 173

四、DNA-PAINT 技术 174

五、结构光照明显微技术 174

第三节 宽场照明成像技术 176

一、宽场显微镜分类 177

二、观察方式 177

参考文献 180

第十二章　生物成像技术 ································ 182

第一节　激光扫描共聚显微镜 ································ 182
一、生物样品制备注意事项 ································ 182
二、一般流程 ································ 183
三、优缺点 ································ 184
四、应用 ································ 185

第二节　磁共振成像 ································ 188
一、磁共振成像 ································ 188
二、梯度回波同、反相位成像 ································ 189
三、磁共振水成像技术 ································ 190
四、磁共振弥散成像技术 ································ 191
五、磁共振血管成像技术 ································ 192
六、磁敏感加权成像技术 ································ 193
七、磁共振灌注加权成像技术 ································ 194
八、氢质子磁共振波谱成像技术 ································ 195
九、氧化铁基颗粒追踪特定细胞并跟踪其体内分布 ································ 197
十、功能磁共振成像 ································ 199

第三节　X射线、CT、ECT、SPECT ································ 204
一、X射线成像 ································ 204
二、计算机体层成像 ································ 206
三、发射型计算机断层扫描 ································ 208

第四节　脑磁图成像 ································ 215
一、脑功能区定位 ································ 216
二、脑功能区疾病监测 ································ 217
三、脑功能区病变 ································ 217

第五节　多光子成像 ································ 219
一、活体小鼠薄颅颅窗成像技术 ································ 219
二、星形胶质细胞成像 ································ 220
三、脊髓背根神经节成像 ································ 221
四、三光子显微镜 ································ 222

参考文献 ································ 223

第十三章　光遗传学技术 ································ 225

第一节　光遗传学技术概述 ································ 225
一、光遗传学技术简介及由来 ································ 225
二、实验工具箱 ································ 226

第二节　互补性技术 ································ 229
一、电生理学 ································ 229
二、活动成像 ································ 229

第三节　应用及展望 ································ 231

一、应用 ·· 231

二、前沿及展望 ··· 231

参考文献 ·· 233

第十四章　神经环路图谱绘制 ·· 234

第一节　单细胞分析 ·· 235

第二节　多模态分析 ·· 238

一、跨物种分析 ··· 238

二、空间组织图 ··· 239

三、电生理学和形态学表型 ··· 242

第三节　连接图谱 ··· 242

参考文献 ·· 246

第三篇　常见神经系统疾病

第十五章　脑血管病 ·· 248

第一节　发病机制、临床诊断及治疗措施 ······································· 248

一、发病机制 ·· 248

二、临床诊断 ·· 248

三、治疗措施 ·· 249

第二节　脑血管病相关动物模型 ··· 250

一、脑缺血模型 ··· 250

二、脑出血模型 ··· 251

参考文献 ·· 253

第十六章　脑损伤 ··· 254

第一节　发病机制、临床诊断及治疗措施 ······································· 254

一、发病机制 ·· 254

二、临床诊断 ·· 254

三、治疗措施 ·· 255

第二节　脑损伤模型及评价 ··· 255

一、脑损伤动物模型的建立 ··· 255

二、模型评价 ·· 256

参考文献 ·· 256

第十七章　脑胶质瘤 ·· 258

第一节　分类标准 ··· 258

第二节　影像学诊断与指导 ··· 258

第三节　治疗措施 ··· 259

一、手术治疗 ·· 259

二、药物治疗 ·· 260

第四节　脑胶质瘤动物模型建立及评价 ·· 262
　　一、动物模型建立 ·· 262
　　二、动物模型评价 ·· 263
　参考文献 ·· 264

第十八章　阿尔茨海默病 ·· 265

第一节　发病机制、临床诊断及治疗措施 ·· 265
　　一、发病机制 ·· 265
　　二、临床诊断 ·· 265
　　三、治疗措施 ·· 266
第二节　AD 相关动物模型 ·· 266
　　一、转基因小鼠模型 ·· 266
　　二、慢病毒和基因敲除的动物模型 ·· 267
　参考文献 ·· 267

第十九章　帕金森病 ·· 269

第一节　发病机制、临床诊断及治疗措施 ·· 269
　　一、发病机制 ·· 269
　　二、临床诊断 ·· 270
　　三、治疗措施 ·· 270
第二节　PD 常见动物模型 ·· 271
　　一、神经毒性模型 ·· 271
　　二、杀虫剂/除草剂模型 ·· 273
　　三、遗传模型 ·· 274
　参考文献 ·· 274

第二十章　精神类疾病 ·· 276

第一节　发病机制、临床诊断及治疗措施 ·· 276
　　一、发病机制 ·· 276
　　二、临床诊断 ·· 276
　　三、治疗措施 ·· 276
第二节　常见精神类疾病动物模型 ·· 276
　　一、抑郁症动物模型 ·· 276
　　二、焦虑动物模型 ·· 278
　参考文献 ·· 278

第二十一章　神经性疼痛 ·· 280

第一节　周围神经损伤模型 ·· 280
　　一、轴切模型（完全横断坐骨神经） ·· 280
　　二、慢性压迫性损伤 ·· 281
　　三、部分坐骨神经结扎（PSL/Seltzer 模型） ·· 281
　　四、脊神经结扎 ·· 281

　　五、选择性神经损伤模型 ……………………………………………………………… 282

　　六、胫腓神经横断模型 ………………………………………………………………… 282

　　七、腓总神经结扎术 …………………………………………………………………… 283

　　八、坐骨神经冷冻性松解术 …………………………………………………………… 283

　　九、尾干切除术 ………………………………………………………………………… 283

　　十、坐骨神经炎 ………………………………………………………………………… 283

　　十一、坐骨神经疼痛的套扎 …………………………………………………………… 284

　　十二、光化学性坐骨神经损伤 ………………………………………………………… 284

　　十三、激光诱导的坐骨神经损伤 ……………………………………………………… 285

第二节　中枢疼痛模型 …………………………………………………………………… 285

　　一、体重下降或挫伤性脊髓损伤（艾伦模型） ……………………………………… 285

　　二、兴奋毒性脊髓损伤 ………………………………………………………………… 285

　　三、光化学 SCI ………………………………………………………………………… 285

　　四、脊柱半横断 ………………………………………………………………………… 286

第三节　药物性神经病理性疼痛模型 …………………………………………………… 286

第四节　其他疾病引起的神经疼痛模型 ………………………………………………… 288

　　一、糖尿病引起的神经病变 …………………………………………………………… 288

　　二、癌症疼痛模型 ……………………………………………………………………… 289

　　三、带状疱疹后的神经痛模型 ………………………………………………………… 290

第五节　杂项模型 ………………………………………………………………………… 291

　　一、慢性乙醇消费/戒断引起的神经病变模型 ……………………………………… 291

　　二、吡哆醇引起的神经病变模型 ……………………………………………………… 291

　　三、三叉神经痛模型 …………………………………………………………………… 292

　　四、口腔疼痛模型 ……………………………………………………………………… 293

　　五、丙烯酰胺诱导的神经病变模型 …………………………………………………… 293

参考文献 …………………………………………………………………………………… 293

第二十二章　神经心脏学 ………………………………………………………………… 295

第一节　概述 ……………………………………………………………………………… 295

第二节　神经心脏学的解剖和生理 ……………………………………………………… 295

第三节　神经重症患者的特殊心脏病 …………………………………………………… 299

　　一、心功能障碍和蛛网膜下腔出血 …………………………………………………… 302

　　二、应激性心肌病（tako-tsubo 心肌病） …………………………………………… 303

参考文献 …………………………………………………………………………………… 303

第二十三章　神经胃肠病学 ……………………………………………………………… 306

第一节　神经胃肠病学研究进展 ………………………………………………………… 306

　　一、神经胃肠病学概述 ………………………………………………………………… 306

　　二、功能性胃肠病和罗马Ⅳ体系 …………………………………………………… 308

第二节　神经胃肠病学研究方法 ………………………………………………………… 310

　　一、测压技术 …………………………………………………………………………… 310

二、放射性核素检查技术 ··· 312

三、胃电图检测技术 ··· 314

四、正电子发射断层显像技术 ··· 316

五、功能磁共振显像技术 ··· 316

参考文献 ··· 317

第二十四章　神经肾脏病学 ··· 318

第一节　概述 ··· 318

第二节　肾去交感神经化治疗的临床应用 ··· 319

一、肾去交感神经化治疗在肾功能正常患者中的临床应用 ························· 319

二、肾去交感神经化治疗在 CKD 患者中的临床应用 ······························· 319

三、肾去交感神经化治疗在 ESRD 患者中的临床应用 ····························· 319

参考文献 ··· 320

第一篇

神经科学研究基本操作技术

第一章

体外神经细胞组织的取材和培养

第一节　神经细胞学

神经细胞学是一门在细胞或亚细胞水平上研究神经系统组成及功能的科学，其研究内容主要包括神经细胞的形态结构、分布及功能作用，在细胞水平进行的信号调控，神经营养因子及细胞因子在神经系统的分布和作用机制等方面，是神经生物学的重要分支。

一、神经元的分离、培养

（一）神经元

神经元（neuron）是神经系统的基本结构单位，在维持神经系统的正常生理功能方面具有重要作用。一般情况下，生物体的神经元数量与其种类密切相关，越是高等的动物，神经细胞的数量越多。在人脑中有上百亿个神经元，神经胶质细胞的数量通常为神经元的几十倍，从数量上看，人们似乎更应把注意力集中于神经胶质细胞，但在脑的独特功能中神经元依然是最重要的。神经元是自然界中已知的种类最多样的细胞之一，它们以特殊的极化形态为特征，主要有星形、梨形、锥体形和圆球形，并被清楚地划分为胞体、树突和轴突，这些区域对它们的功能至关重要，具有接受刺激、产生并传导冲动的能力。作为神经元的代谢和营养中心，胞体位于脑、脊髓和神经节中，内含细胞核、细胞器。由胞体延伸出来的部分为细胞突起，分为树突（dendrite）和轴突（axon）。每个神经元有一个或多个树突，可以接受刺激，传导兴奋；每个神经元只有一个轴突，可以把兴奋从胞体传送到另一个神经元或其他组织。许多轴突由髓鞘包裹在一起组成神经纤维，其末端的细小分支叫作神经末梢，沿髓鞘壁有许多豁口，叫作郎飞结。

（二）神经元的分离

从动物体内取出的各种组织均由结合相当紧密的多种细胞和纤维成分组成。在培养液中$1mm^3$的组织块，仅有少量处于周边的细胞可能生存和生长。若要获得大量生长良好的细胞，须将组织分散开，使细胞解离出来。另外有些实验需要提取组织中的某种细胞，也须首先将组织解离分散，然后才能分离出目的细胞。目前分散组织分离细胞的方法有消化分离法和机械分离法（张均田，2005）两种。根据组织种类和培养要求，采用适宜的手段进行分离。

1. 消化分离法

消化分离法是结合生化和化学手段把已剪切成较小体积的组织进一步分散的方法，将细胞间质包括基质、纤维等去除，使细胞分散，可以得到大量活细胞，以此法获得的细胞制成的悬液可直接进行培养。消化酶通过降解细胞外基质，使组织松散、细胞分离。消化解离获得的细胞多，并容易生长，成活率高。各种消化试剂的作用机制各不相同，要根据组织类型和培养的具体要求选择不同的消化方法和消化试剂。目前较为常用的消化试剂和方法如下（司徒镇强等，2007）。

（1）胰蛋白酶

胰蛋白酶（trypsin）是目前应用最为广泛的组织消化分离试剂，适用于消化细胞间质较少的软组织，如胚胎、上皮、肝、肾等组织；也经常在细胞需要传代培养时用于消化分散细胞。该酶对于纤维性组织和较硬的癌组织消化效果很差。胰蛋白酶是从动物胰脏分离的一种水解酶，特异性强。其主要功能为水解细胞间的蛋白质，使贴壁生长的细胞分散成单个细胞；但因消化能力强，常会损坏细胞，导致细胞的贴壁率低。常用的胰蛋白酶分为 1∶125 和 1∶250 两种，即 1 份胰蛋白酶可以分别水解 125 份和 250 份酪蛋白。胰蛋白酶分离细胞的能力与细胞种类及细胞的特性有关，不同种类的细胞以及不同数量的细胞采用胰蛋白酶消化的时间亦不相同。另外，浓度、温度和作用时间也会影响胰蛋白酶的消化能力，所以在使用胰蛋白酶时，应控制好这些影响因素，以免消化过度造成细胞损伤。胰蛋白酶浓度一般为 0.1%～0.5%，常用 0.25%，pH 值以 8～9 较好，常用 pH 为 8，这样消化后残留的胰蛋白酶溶液不会影响培养液的 pH 值和后续培养的细胞的活性。消化温度以 37℃最好，但在室温 25℃以上对一般传代细胞也能达到很好的消化效果，在 4℃时胰蛋白酶仍有缓慢的消化作用。消化时间要视情况而定：温度低、组织块大、胰蛋白酶浓度低时，消化时间长，反之则相应减少消化时间。

胰酶消化法操作如下：将组织清洗、切碎后将其移入一个预先称重的 15mL 无菌离心管中。用 D-PBSA 离心清洗组织块 3 次（离心速度为 800r/min），去除上清液，称重。每克组织加入 10mL 溶于 DMEM/F12 的 0.25% 胰蛋白酶，4℃放置 6～18h。吸去胰蛋白酶，37℃孵育 20min，加入培养基，约以 100mg 的初始组织加 1mL。用吹打管吹打混合物至组织细胞完全分散开（刘建熙等，2010）。

（2）EDTA

EDTA（乙二胺四乙酸）是一种化学螯合剂，主要作用为螯合细胞上的 Ca^{2+}、Mg^{2+}，使贴壁细胞分离，对细胞毒性小，常与胰蛋白酶混合使用（1∶1 或 2∶1），其作用比胰蛋白酶缓和。EDTA 常用浓度为 0.02%，配制时采用无 Ca^{2+}、Mg^{2+} 平衡盐溶液溶解，高压灭菌后即可使用。EDTA 影响细胞贴壁，而且容易导致细胞裂解，使用时要慎重，容易消化的细胞可不加。若消化时必须要用，但又影响细胞贴壁，先用完全培养基终止消化，离心弃去上清液，再加完全培养基培养，可去除 EDTA，如果对贴壁没影响，可不离心。

为了提高消化效果有时可以采用胰蛋白酶和 EDTA 联合消化的方法。常用 0.02%EDTA 与 0.25%胰蛋白酶按照比例为 1∶1 或 1∶2 混合使用。

2. 机械分离法

在采用一些纤维成分很少的组织进行培养时，如脾脏、脑组织、部分胚胎肝组织等，可以直接用机械分离法进行分散。可采用剪刀剪切后用吸管反复吹打分散组织细胞；或用注射器针芯挤压通过不锈钢筛网的方法分散细胞。机械分散组织的方法简便易行，但对组织细胞有一定的损伤，且仅能用于处理部分纤维成分较少的软组织，对硬组织和纤维性组织效果不好，不建议使用。分离操作过程如下：

① 将组织用 Hank's 液或无血清培养液漂洗 2～3 次后，将其剪成 5～10mm 的小块，置入 50 目孔径的不锈钢筛网中。

② 把筛网放在培养皿中，用注射器针芯轻轻压挤组织，使之穿过筛网。

③ 用吸管从培养皿中吸出组织悬液，置入 200 目筛网中按上述方法同样处理。

④ 镜检计数被滤过的细胞悬液，然后接种培养。如细胞团块过大，可用 400 目筛网再过滤 1 次。

神经细胞分离常规采用酶消化分离和机械分离两种方法，实验中发现酶消化的浓度和时间难以控制，易造成细胞死亡，而针对新生脑组织的组织学结构特点（细胞外基质和结缔组织较少，神经细胞间联系较为松散，神经细胞相对容易分离等特点），通过用吸管在适当力度下吹打后过 200 目不锈钢滤网能获得较好的单细胞悬液，但需注意吹打时力度要适宜。对于成年神经组织，因神经细胞间连接紧密、轴突和突触联系非常发达，适宜使用酶消化法，但需要控制酶作用的时间，避免对细胞活性和细胞表面受体产生影响。因此，应根据动物不同年龄阶段，选用不同的分离方法（徐富翠等，2013）。

以新生大鼠皮层神经元分离为例（赵艳萌等，2021）。首先要提取皮层组织，取出生 24h 以内的新生大鼠，置于预冷的 75% 酒精中浸泡消毒。迅速断头分层剪开头皮和颅骨，暴露出大脑双侧半球。用眼科镊小心夹取大脑组织于预冷的 DMEM-F12 培养基中，在显微镜下，用解剖镊小心分离出皮层组织，并将脑膜及嵌在组织中的小血管剥离干净，将皮层组织转移至另一个放有预冷 DMEM-F12 的小皿中。

将提取的皮层组织消化分离至单细胞，消化过程有单次消化法和分步消化法。单次消化法：用眼科剪将组织剪成 1mm^3 的小块，吸除浸泡组织的培养基，加入 0.125% 的胰酶（每毫升含 40μL 的 DNA 酶），置于 37℃ 培养箱中消化 15min，每隔 5min 摇晃 1 次，加入含有 10% 胎牛血清的 DMEM-F12 完全培养基终止消化。轻柔吹打 3 次后静置 1min，弃掉上清液。再加入 DMEM-F12 完全培养基（每毫升含 10μL 的 DNA 酶），吹打 10 次，静置 1min，吸取上清液，经孔径 40μm 滤膜过滤，收集细胞。向沉淀的组织中加入 DMEM-F12 完全培养基（每毫升含 10μL 的 DNA 酶），重复上述步骤 2 次，收集细胞。分步消化法：前期步骤与单次消化法相同，加入 0.125% 的胰酶（每毫升含 40μL 的 DNA 酶）后，置于 37℃ 恒温摇床中振荡消化 2min，静置 1min 后，弃上清液。再向沉淀中加入 0.125% 的胰酶（每毫升含 40μL 的 DNA 酶），置于 37℃ 恒温摇床中振荡消化 5min，静置 1min 后，吸取上清液，经 40μm 滤膜过滤，将上清液收集于含有 10% 胎牛血清的 DMEM-F12 培养基中，终止消化，重复上述步骤 2 次，收集细胞。经验证，分步消化法得到的神经元总数、活细胞数和神经元成活率均明显高于单次消化法。

（三）神经元的培养

体外培养的神经元细胞一般取材于胚胎动物神经组织或新生动物脑组织，取材部位为中枢神经系统的皮质组织或周围神经的神经节。神经元细胞培养需要极高的营养条件，培养皿也需要经过特殊的处理，胶原、聚 L-赖氨酸有利于神经元细胞的生长，神经生长因子、有丝分裂抑制剂（阿糖胞苷、5-氟脱氧尿嘧啶）可以抑制非神经元细胞的生长，促进神经元细胞的生长。神经元培养基一般以 DMEM 与 F12 混合培养基（1:1）作为基础培养基，其中添加谷氨酰胺、青霉素、链霉素、葡萄糖、胰岛素、热灭活胎牛血清。

神经元主要培养步骤如下：

① 硅化巴氏（Pasteur）滴管：用去离子蒸馏水稀释硅胶液，使浓度达 0.1%～1%，将滴管浸入该溶液，或用溶液冲洗内面，空气干燥 24h 或 100℃ 干燥数分钟，消毒。

② 聚 L-赖氨酸处理培养皿：用蒸馏水溶解聚 L-赖氨酸（10mg/L），过滤除菌，在每个 3.5cm 培养皿中加入 1mL，静置 10～15min 后除去溶液，加入适量培养液，将培养皿放入培养箱至少 2h，用于接种细胞。

③ 无菌条件下取新生至 1d 大鼠，断头处死取出大脑皮层，剪至 0.5mm 碎块。

④ 将脑碎块移入 12mL 试管，用 HBSS 液洗涤 3 次，每次洗涤后使组织块沉降到底，弃去洗涤液。

⑤ 加入 0.025％胰蛋白酶，于 37℃下水浴箱中消化 10～15min。

⑥ 将胰蛋白酶消化液移入 50mL 试管，再加入 20mL 完全培养液终止消化。

⑦ 将上述混悬液通过硅化的巴氏滴管，充分捣碎组织，直至得到单细胞悬液为止；也可采用逐步胰蛋白酶消化法、尼龙筛过滤法获得单细胞悬液。

⑧ 静置 3～5min，组织块沉降至试管底后用巴氏滴管将其除去，500r/min、离心 5min，弃上清液。

⑨ 用培养液重新悬浮细胞，接种于 3.5cm 培养皿，每皿接种 $(2.5～3.0)×10^6$ 个/mL。置 37℃、5％CO_2 孵箱中培养 48h，全量换液并加入 5μmol/L 阿糖胞苷抑制非神经元的增殖，此后每 2d 半量换液。

需要注意的是，神经元细胞培养需要极高的营养条件，需要在培养液中加入高浓度的葡萄糖，这样有利于神经元细胞的生长。如果需维持神经元细胞较长时间的生长，可将盖玻片放在单层神经胶质细胞支持物上进行培养。

体外培养的单纯的神经元细胞在 6～7d 内胞体饱满且轴突较清晰，胞体较大，有较明显的细胞核，胞质较透亮，在 10～12d 后开始发生自然死亡，很难传代培养。神经元特异性烯醇化酶（NSE）免疫组织化学染色，用 DAB（二氨基联苯胺）等显色时，绝大部分细胞胞体及轴突呈棕黄色阳性染色。

二、神经胶质细胞的分离、培养

（一）神经胶质细胞

神经胶质这一概念最早在 1846 年提出，根据"胶"命名，即把胶质细胞当作神经元间的连接物，类似其他器官中的结缔组织，为神经组织中的"胶样连接物"。神经胶质细胞（neuroglia）或称胶质细胞（glia cell），与神经元共同组成神经组织，是神经系统中除了神经元以外的另一种细胞。胶质细胞大量存在于神经组织内，其数量比神经元多得多，神经元处于胶质细胞的包绕之中，因此神经胶质是神经组织中重要的组成成分，在人类认知功能中发挥特别重要的作用。神经胶质细胞具体可分为小胶质细胞、星形胶质细胞、少突胶质细胞（图 1-1）。

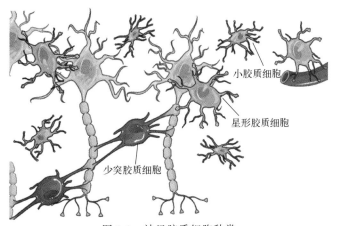

小胶质细胞

星形胶质细胞

少突胶质细胞

图 1-1　神经胶质细胞种类

（二）神经胶质细胞的分离

不同神经细胞具有不同的生理功能，这些细胞之间相互联系，作用复杂，其细胞异质性给相关功能研究带来极大的困难，因此，对各类细胞进行单独分离，是研究不同细胞群形态功能的基础。常见的神经胶质细胞的分离方法有消化分离法和机械分离法，具体介绍如前文所述。下面以小胶质细胞为例，概述神经胶质细胞的分离操作过程（王宝萍等，2012）。

① 出生 1～3d 的小鼠麻醉后处死，用 75％酒精消毒后无菌条件下开颅，取出脑组织，放入预冷的 D-Hank's 液清洗 2 次，小心剥离脑膜和血管。

② 剪碎后置入预先放有 DMEM/F12 高糖培养基的培养皿，加入等量 0.25％的胰酶（使终含量为 0.125％），37℃消化 15min。

③ 终止消化后通过 70μm 细胞滤网过滤，收集滤液，1000r/min 离心 10min，细胞沉淀悬浮后对细胞计数。

④ 以 2×10^5 个/cm² 接种至预先用聚 L-赖氨酸铺被的 25cm² 培养瓶［培养基为 DMEM/F12 高糖培养基（含 1％青链霉素、20％胎牛血清）］。24h 后全量换液，之后每 3d 换液 1 次，至 7～9d 胶质细胞分层。上层细胞为圆形或椭圆形，主要是小胶质细胞、少突胶质细胞，下层细胞连成片，主要是神经元、星形胶质细胞。

⑤ 细胞培养分层后，加入 0.0625％胰酶 37℃温和消化 40min，上层细胞脱落，终止消化，收集上清液 1000r/min 离心 5min，进行细胞计数并接种。

⑥ 用差速贴壁法进一步纯化小胶质细胞。以上述方法接种后的小胶质细胞在 30min 内换液，去除少突胶质细胞等延迟贴壁的细胞。分离后的混合细胞继续培养 3d 左右第 2 次收获小胶质细胞。

（三）神经胶质细胞的培养

与神经元细胞相比，神经胶质细胞在体外较容易培养生长。用常规的组织块培养法、胰酶消化法、胶原酶消化法均可从幼年或成年的动物或人的脑组织标本中培养出神经胶质细胞，而且生长稳定，不易发生自发转化，可建立起传代的二倍体细胞系。主要取材部位为中枢神经系统的灰质组织。

组织块培养法是一种常用的简便易行且成功率较高的原代培养方法。即将组织剪切成小块后，接种于培养瓶。培养瓶可根据不同细胞生长的需要作适当处理。例如预先涂以胶原薄层，以利于上皮样细胞等的贴壁和生长，涂以聚赖氨酸培养神经膜细胞等。如果原代细胞准备做组织染色、电镜等检查，可在做原代培养前先在培养瓶内放置无菌小盖玻片（小盖玻片要清洗干净，在消毒前放置）。组织块培养法操作简单，易于学习掌握。部分种类的组织细胞在小块贴壁培养 24h 后，细胞就从组织块边缘游出，继而分裂繁殖。但由于在反复剪切和接种过程中对组织细胞的损伤，并不是每个组织块都能长出细胞。

神经胶质细胞为可分裂细胞，体外培养容易生长并且可以传代，操作步骤如下：

① 无菌条件下切取小鼠脑组织，放入含 Hank's 液的培养皿中，剥除脑膜，取脑灰质部分；

② 将脑组织移入另一培养皿，用 Hank's 液洗涤 2～3 次，移入试管加约 40 倍体积的 Hank's 液，用吸管反复吹打，获得单细胞悬液。静置 10min 后弃上清液，用 Hank's 液重悬，重复该过程 3 次；

③ 向最后一次的沉降物中加入适量培养液，通过孔径为 73μm 的尼龙筛过滤，收集细胞悬液，调整细胞密度，以 10^4～10^6 个/cm² 的细胞密度接种于培养瓶，置 37℃、5％CO₂

孵箱中培养，细胞长满后用于实验或者用胰蛋白酶消化法传代培养。

通过上述方法得到的原代细胞主要为包含星形胶质细胞和少突胶质细胞的混合细胞，在培养过程中，星形胶质细胞的比例逐渐增大，可通过振荡纯化的方法获得纯化的星形胶质细胞。

神经胶质细胞贴壁缓慢，初期生长慢，而且混有其他种类细胞，经数次传代后可逐渐形成单一的单层生长的胶质细胞。体外培养的胶质细胞胞体较大、扁平，形状不规则，胞质较丰富，初级胞突较多而长。免疫组化染色检测胶质细胞特有的胶质原纤维酸性蛋白呈阳性，抗 A2B5 抗体染色呈阳性。

以大鼠脑星形胶质细胞的体外培养为例进行介绍。

原代培养：无菌条件下取新生 1～2d 的 Wistar 大鼠的大脑皮质，置 D-Hank's 液中洗涤，于解剖显微镜下剥离脑膜，将大脑皮质剪碎。在 37℃ 水浴箱中用 0.125% 的胰蛋白酶消化 30min，然后加入 2～3mL 含 20% 新生小牛血清（FCS）的 DMEM/F12 培养基，用吸管稍加吹打至胰酶液与培养基混匀，离心 5min（1000r/min），吸去上清液（含酶液），重新加入含有血清的培养基，用滴管反复吹打至组织块消散为止，制成约 20mL 的初细胞悬液。将初细胞悬液接种到一个容积为 75mL、底壁面积为 30cm^2 的玻璃培养瓶中，于 37℃、5%CO$_2$ 培养箱中孵育 30min，进行差速黏附处理，共 2 次。翻转培养瓶，吸出瓶中的细胞悬液，用孔径为 74μm 的尼龙网过滤，滤过液离心 10min（1000r/min）浓缩成约 2mL 的次细胞悬液。然后，将次细胞悬液接种在另外预先涂有聚左旋赖氨酸的培养瓶中，接种的细胞密度约为 1×10^5 个/cm^2，再各补加 10mL 含血清培养基置培养箱中，37℃、5%CO$_2$ 饱和湿度条件下培养 14d，每 2～3d 换液一次，见细胞长成致密单层后进行传代培养。

传代培养：待原代培养物细胞长满培养瓶底壁，倾去旧培养基，用 D-Hank's 液洗涤瓶壁 2 次，加入 0.25% 的胰蛋白酶溶液 2mL 于 37℃ 消化 1～3min，在倒置相差显微镜下观察，见细胞间隙变大，大部分细胞回缩但尚未浮起时立即倾去酶液，加入含 10%FCS 的 DMEM/F12 培养基终止消化反应。用吸管反复吹打使细胞从瓶壁脱落，收集细胞悬液，离心 10min，弃上清液，给细胞沉淀加 10mL 含血清培养基，充分吹打至细胞分散均匀呈单细胞悬液。置培养箱中进行差速黏附处理 30min 后，以 0.5×10^5 个/cm^2 的密度接种于新培养瓶中，置培养箱中培养，每 2～3d 换液一次，5～7d 长成致密单层后再次进行传代培养，方法同上。

观察培养大鼠脑星形胶质细胞的形态学特点，分离的大鼠大脑皮质细胞在培养 2h 后大多数均已贴壁，光晕明显；部分细胞开始铺展，甚至长出细长的突起；细胞分散，较少见到细胞集结成团的现象。培养 3～4d 后，细胞数量增多，胞体明显增大，长出胞突的细胞增多且突起逐渐伸长。随着培养时间的延长，培养物中星形胶质细胞的比例越来越大，而神经元、少突胶质细胞以及成纤维细胞的比例越来越小。原代培养至第 14d 时，细胞已长满培养瓶壁，倒置相差显微镜下见细胞分为两层。表层少突胶质细胞胞体较小、突起细长、突起彼此相连形成胶质网络而胞体不相接触。底层星形胶质细胞形体相对较大，形态不规则，未见明显的细胞突起。

传代细胞初种时为明亮的圆球形，悬浮于培养液中，1h 后大部分细胞贴壁，24h 后，细胞大都铺展开，5～7d 可长成致密单层。随传代次数的增加，星形胶质细胞的比例逐渐增大而近于纯化。倒置显微镜下观察，体外培养的星形胶质细胞胞体较大，形状不规则，胞质较丰富，细胞核圆形或卵圆形，常偏于胞体的一侧，内有 1～2 个核仁。

三、神经干细胞的概念及培养

(一) 神经干细胞

干细胞生物学已经成为生命科学领域最活跃和最有影响的学科之一,干细胞移植为损伤的修复以及退行性疾病的治疗等带来了新的希望。神经干细胞作为存在于神经系统的干细胞,在中枢神经系统损伤的修复中具有潜在意义。

1. 神经干细胞的概念

神经干细胞(neural stem cell,NSC)是指存在于神经系统中,具有分化为神经元、星形胶质细胞和少突胶质细胞的潜能,从而能够产生大量脑细胞组织,并能进行自我更新,足以提供大量脑组织细胞的细胞群。主要分布于脑室带和室下带,但在成年哺乳动物的海马齿状回、嗅球、脊髓、隔区、纹状体的实质、小脑、大脑皮质等部位也有分布。一般认为,干细胞是指在动物和人类机体中存在的一类具有多向分化潜能和自我更新能力的细胞,这种细胞不但存在于早期胚胎中,也存在于成年个体的许多组织中,实际上包含了从胚胎发育到成体生长发育过程中的各种未完全分化成熟的细胞。

2. 神经干细胞的种类

神经干细胞按发生学来源可分为胚胎干细胞(embryonic stem cell)和成体干细胞(somatic stem cell)两大类。前者是指存在于胚胎发育时期的干细胞,比如胚泡内细胞群的细胞;后者是指成体中存在的一些干细胞,它们均失去了分化为完整个体的能力,包括造血干细胞、骨髓间充质干细胞、神经干细胞、肝干细胞、内皮干细胞、肌干细胞、表皮干细胞等。

目前干细胞移植修复中枢神经系统损伤有两种思路:一是直接利用损伤部位的干细胞诱导其增殖分化替代丧失的神经元;另一种是将分离的干细胞首先在体外大量扩增和分化,然后再移植到损伤部位。

此外神经干细胞可作为基因载体,将特定基因(如神经营养因子基因、某些神经递质的基因等)通过适当方式转染干细胞然后植入损伤部位,可源源不断地产生神经营养因子、神经递质等,达到促进再生或者替代治疗的目的,用于颅内肿瘤和其他神经疾病的基因治疗。以神经干细胞作为基因治疗的载体,弥补了病毒载体的一些不足。

神经干细胞在应用中也存在一些问题:建立的神经干细胞系绝大多数来源于鼠,而鼠与人之间存在着明显的种属差异;神经干细胞的来源不足;部分移植的神经干细胞发展成脑瘤;神经干细胞转染范围的非选择性表达及转染基因表达的原位调节;利用胚胎干细胞代替神经干细胞存在着社会学及伦理学方面的问题等。

(二) 神经干细胞的培养

神经干细胞的培养是一种神经球的培养,神经球是由几个至几百个或几千个神经干细胞组成的小圆团块组织。它在适当的培养基和生长因子及其添加剂存在的条件下,从单个神经干细胞经非对称性分裂成为神经干细胞和神经祖细胞,前者又可分裂成为新神经干细胞,而后者又可分裂成为神经祖细胞和分化成神经元前体细胞、星形胶质前体细胞和少突胶质前体细胞。在适当条件下,如在分化培养基中,神经元前体细胞分化成神经元,星形胶质前体细胞分化成星形胶质细胞,少突胶质前体细胞分化成少突胶质细胞。

体外培养神经干细胞多采用无血清培养法,这是因为血清中有很多细胞因子可促进神经干细胞分化,体外培养干细胞所需的培养液,多采用含碱性成纤维生长因子(basic fibroblast growth factor,bFGF)、血小板源生长因子、表皮生长因子(epidermal growth factor,EGF)、

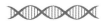

谷氨酰胺等辅助因子的 DMEM/F12 基础培养液。DMEM/F12 培养液中添加 10％ 胎牛血清预培养 48h 后，再更换为不含有血清的培养液，用来培养神经干细胞，结果显示，神经干细胞聚球速度明显加快，主要原因可能与血清中含有某些成分有关，这些成分能够加速干细胞表面所具有的黏附能力的出现。

大鼠胚胎脑神经干细胞培养是采用大鼠胚胎早期约 10.5d 的脑组织细胞，在促细胞分裂剂，如 bFGF 和鸡胚提取物（CEE）或 B27 添加剂和/或 N2 添加剂存在的条件下可以体外培养超过 3 个月。大鼠神经干细胞的关键特征是大鼠巢蛋白（nestin）抗体呈阳性反应。人胚胎脑神经干细胞培养是采用人胚胎早期约 60～90d 脑组织细胞，在促细胞分裂剂，如 bFGF 和 EGF，以及 B27 添加剂和/或 N2 添加剂存在的条件下可以体外培养超过 3 个月。人胚胎神经干细胞的关键特征是人巢蛋白抗体呈阳性反应。大鼠神经元前体细胞培养是采用大鼠胚胎 13.5d 的神经管组织细胞进行培养，这些细胞在 bFGF 和神经营养因子-3（NT-3）及 N2 添加剂存在的条件下在体外可以多代培养。神经元前体细胞的关键特征是 NCAM 抗体呈阳性反应。胶质前体细胞的培养是培养大鼠胚胎 12～13.5d 神经管组织细胞，这些细胞在 bFGF 和 N2 添加剂存在的条件下在体外可以多代培养。这些胶质前体细胞在分化培养条件下可以分化成一种少突胶质细胞和两种类型的星形胶质细胞。胶质前体细胞的关键特征是 A2B5 抗体呈阳性反应。

以大鼠脑神经干细胞和人胚胎脑神经干细胞的培养为例，简述神经干细胞的培养步骤。

1. 大鼠脑神经干细胞的培养

① 取怀孕第 10.5d 的大鼠，乙醚麻醉，70％乙醇消毒全身皮肤，在无菌条件下剖腹取出子宫，放入含 DMEM 培养基的平皿中，剪开子宫，分离出胚胎。

② 取胚胎头部组织放入 D-Hank's 溶液（约 4℃）中，用 D-Hank's 溶液清洗 3 次，放入含 0.125％胰蛋白酶的 D-Hank's 溶液（常温）中，用眼科剪刀剪碎组织，放在 37℃培养箱中培养 10～20min。

③ 取出大脑组织细胞悬液，用毛细吸管吹打细胞，用 200 目细胞筛过筛一次，过筛后的细胞悬液加 2 倍体积的含 10％胎牛血清的 DMEM 培养基。

④ 离心（约 4℃）1000r/min，5min。弃上清液，加入 1～2mL 大鼠神经干细胞培养基，用毛细吸管吹散细胞（约 4℃）。

⑤ 在显微镜下计量细胞的数量，用神经细胞培养基稀释成培养的细胞密度。（1～2）×10^5 个/mL，75mL 细胞培养瓶中接种 10～15mL 细胞悬液。

⑥ 每 3d 换一次培养基，每 2 周传代一次。

⑦ 神经干细胞的鉴定：可参考下文"神经细胞的测定指标与方法"部分。

2. 人胚胎脑神经干细胞的培养

① 取怀孕第 8～12 周人工流产的胚胎或 12～25 周引产的刚死亡胎儿。70％乙醇消毒全身皮肤。在无菌条件下操作，将胚胎放入含 DMEM 培养基（约 4℃）的 1000mL 烧杯中，剪开胚胎的头皮和头顶骨。

② 取胚胎脑部组织放入 D-Hank's 高糖溶液（约 4℃）中，剪去脑膜，用 D-Hank's 溶液清洗 3 次。周龄小的胚胎，取全大脑组织，不含小脑。周龄大的胚胎或胎儿，取双侧海马组织和/或双侧侧脑室组织，放入含 0.125％胰蛋白酶的 D-Hank's 高糖溶液（常温）中，用眼科剪刀剪碎组织，放在 37℃培养箱中培养 20～30min。

③ 取出脑组织细胞悬液，用 5mL 吸管吹打细胞，用 200 目细胞筛过滤一次，过筛后的

细胞悬液加 2 倍体积的含 10％胎牛血清的 DMEM 培养基。

④ 1000r/min 离心（4℃），5min。弃上清液，加入 10～20mL 无血清 DMEM/F12 培养基，用毛细吸管吹散细胞（约 4℃）。

⑤ 在显微镜下计量细胞的数量。用神经干细胞培养基稀释成培养的细胞密度。（1～2）×10^5 个/mL，500mL 细胞培养瓶中接种 100mL 细胞悬液。

⑥ 每 3d 换一次培养基，每 2 周传代一次。

⑦ 人神经干细胞的鉴定。

四、嵌合体细胞及其培育

（一）嵌合体

嵌合是指个体内一部分细胞或 DNA 来自另一个体的现象，该现象最早在 1945 年被发现。嵌合体，遗传学上用以指不同遗传性状嵌合或混杂表现的个体；免疫学上的含义则指一个机体有两种或两种以上染色体组成不同的细胞系同时存在，彼此能够耐受，不产生排斥反应，相互间处在嵌合状态。嵌合体是染色体异常类型之一，常染色体和性染色体均可发生，这种个体的染色体核型一般可有：①数目异常之间的嵌合；②结构异常之间的嵌合；③数目和结构异常同时存在的嵌合等。通常情况下，嵌合体形成的机制主要有：①细胞在有丝分裂中后期，着丝粒与纺锤体牵引迟滞，导致有丝分裂过程中某一条染色体丢失，从而导致细胞有丝分裂形成的一个细胞为单体，而另一个细胞则为正常细胞；②细胞有丝分裂过程中发生染色体不分离时，可形成单体细胞系/三体细胞系的嵌合体核型；③胚胎细胞的"三体营救"现象，可"纠正"三体细胞的功能，即在异常细胞有丝分裂过程中可选择性丢弃某一条染色体，导致部分异常细胞系最终转变为二倍体。

根据来源不同嵌合体又可分为"同源嵌合体"及"异源嵌合体"。同源嵌合体是指嵌合成分来自原属同一受精卵的嵌合体，大部分由染色体畸变和基因突变（自发或诱发）产生，可分为两种：染色体嵌合体和基因嵌合体。异源嵌合体是指嵌合成分来自不同的受精卵所产生的嵌合体。和同源嵌合体一样，嵌合成分可以包含不同的染色体或不同的基因。少数异源嵌合体是天然的，多数异源嵌合体为人工构建，构建方法有嫁接、胚胎并合、移植等。

（二）嵌合体细胞的培育

早期的嵌合现象主要在个体内发现，尤其是母婴嵌合以及在干细胞移植、肿瘤中发现较多。随着研究的不断深入，发现在体外构建培育嵌合体细胞，可以使宿主产生对供体移植物的特异性耐受，很好地克服移植排斥现象，对部分疾病的治疗具有重大意义。例如，在生命科学领域，嵌合抗原受体 T 细胞疗法被认为是最有可能战胜癌症的肿瘤免疫疗法。常见的嵌合体培育方法有基因转染、细胞融合（Siemionow et al，2018）、细胞重组等，这些方法是在基因或细胞水平构建嵌合体。

1. 基因转染

基因转染技术是将纯化的含有靶基因的质粒 DNA 送入细胞内，并在细胞内进行表达，可在特定的时间和组织中应用物理、化学或生物方法改变靶基因的表达，因此可在无其他复杂因素影响的基础上来研究特定基因的局部作用（Kone et al，1998）。用于转染的 DNA 有多种，包括 cDNA 克隆、基因组 DNA、装有目的基因的质粒 DNA 以及受感染的反转录病毒。DNA 转染到新宿主细胞后，在两种情况下可获得复制。第一，外源 DNA 进入宿主基因组 DNA，当细胞分裂前合成新 DNA 时，外源 DNA 同时得到复制。第二，特殊的质粒，含有体外复制的序列，这种质粒不必进入宿主基因组中进行复制。

将 DNA 转染于培养细胞的原因或意义很多。例如，一种基因在目的细胞中不表达，将此基因导入培养的细胞，可研究基因产物对细胞的作用，其作用包括促生长、分化、恶性转化等。此外，还可利用转染技术，有目的地使某基因产物在哺乳动物细胞中大量表达，用于纯化该蛋白质或作为抗原免疫动物制作抗体等。

基因转染技术有多种分类方法，根据导入方法的不同，可分为物理基因转染法、化学基因转染法和生物基因转染法。理想的细胞转染方法，应具有转染效率高、不影响细胞的正常生理活动、细胞毒性小等优点，且应满足 3 个条件：①保证转入细胞的基因不被细胞内核酸酶所降解；②转入细胞的基因能通过核膜进入细胞核中；③对宿主细胞无毒害作用（Gao et al，2007）。根据转染效果，可以分为暂时转染和永久性转染。暂时转染，也称瞬时转染，DNA 被转入细胞，并不进入细胞基因组，因此其表达产物并不长久。随着细胞生长分裂，被转染的细胞表达产物被稀释而渐渐减少。磷酸钙沉淀法、脂质体载体法、DEAE-葡聚糖法主要产生暂时转染。永久性转染也称稳定转染，这类转染由反转录病毒携带目的基因感染细胞实现，所转入的 DNA 进入基因组，产生永久性功效的转染，该法常用于不易被转染的细胞，如原代培养细胞等。

（1）物理方法

通过物理方法将基因导入细胞的方法主要有电穿孔转染法和细胞显微注射技术。电穿孔转染法是指当细胞处于较高电压的电场中时，高脉冲电压破坏细胞膜电位，将细胞膜穿孔，处于电场的 DNA 通过膜上形成的小孔得以进入细胞。对大多数细胞类型而言，电穿孔技术的基因转染效率比化学方法高。但该方法对设备条件要求高，高压脉冲导致细胞大量死亡，DNA 和细胞用量大，需根据不同细胞类型优化电穿孔试验条件。细胞显微注射技术是将宿主细胞置于显微镜下，直接将外源目的基因注入受体细胞核中，使外源基因整合到受体细胞基因组内的一种转染方法。它是目前基因转染效率较高的一种转染方法，几乎达 100%，但技术要求较高，需要昂贵精密的设备，要将显微注射器插入胞内或直接注入核内（Recillas-Targa et al，2006）。尽管如此，由于显微注射技术直接对基因进行操作，定点整合率较高，因而仍是目前建立转基因动物极为重要的方法。

（2）化学方法

化学基因转染法很多，包括磷酸钙沉淀法、脂质体介导 DNA 转染法、DEAE-葡聚糖转染法和阳离子聚合物转染法。磷酸钙沉淀法是基于磷酸钙-DNA 复合物的一种将 DNA 导入真核细胞的转染方法。能用于将任何 DNA 导入哺乳类动物细胞进行暂时性表达或长期转化的研究。此化学物质容易获得，价格便宜，操作简便，但转染率低，重复性差，对于贴壁细胞转染是最常用并首选的方法。脂质体介导 DNA 转染法的原理是 DNA 与脂质体混合后可被包裹在脂质体的水相中，当脂质体与转染细胞的细胞膜接触时，其脂质双分子层与细胞膜融合，脂质体水相中的 DNA 进入细胞内部，细胞被转染。细胞生长处于对数期的转染效率高于其他生长期。脂质体转染法温和且对细胞的损伤小，适于转染贴壁细胞，转染效率较高，重复性好，转染效果随细胞类型变化大，包装容量大，可保护 DNA 免受核酸酶的降解。但脂质体对细胞有毒性，可能干扰细胞代谢。DEAE-葡聚糖转染法的原理是带正电的 DEAE-葡聚糖与核酸带负电的磷酸骨架相互作用形成的复合物通过细胞内吞噬作用使 DNA 转导进入细胞核。此法只适合暂时转染试验，所需的 DNA 量少、效果稳定、影响因素少、操作简单、结果可重复，但对细胞有一定的毒副作用且转染率较低。

（3）生物方法

生物方法有较为原始的原生质体转染和现在比较多见的各种病毒介导的转染技术，病毒载体可分为整合型和非整合型2类。整合型病毒载体主要有3种，即逆转录病毒载体、腺相关病毒载体和慢病毒载体；非整合型病毒载体常用的是腺病毒载体。病毒载体介导的基因转移效率较高，使用此方法较多。但是病毒载体具有选择复制缺陷，复制产生的病毒蛋白质导致机体产生免疫反应，造成靶细胞损伤，使转基因细胞减少，从而影响目的基因的表达。逆转录病毒载体转染法是将逆转录病毒质粒载体瞬时转染包装细胞，通过筛选获得能稳定产生较高滴度病毒的细胞克隆，用这种包装细胞产生的逆转录病毒上清液直接进行细胞转染，从而使目的基因在目的细胞中获得表达。该法可用于难转染的细胞、原代细胞和体内细胞等，但携带基因不能太大，细胞需处于分裂期，需考虑安全因素。但因其产量低、包膜不稳定、随机整合易引起插入突变等，目前较少应用（Schaffer et al，2008）。腺相关病毒载体转染法是病毒先和细胞表面的受体结合，继而在整合素介导下被细胞内吞。腺病毒感染范围广，既可转染分裂细胞，又可转染非分裂细胞，可与宿主染色体进行非特异性结合，其转染效率高且能稳定表达，被认为是目前最有应用前景的载体。

2. 细胞融合

细胞融合也称细胞杂交，是指在外力（诱导剂或促融剂）作用下，2个或2个以上异源细胞或原生质体发生膜融合、胞质融合或核融合形成双核或多核的杂合细胞的过程。细胞融合技术不仅为核质相互关系、基因调控、质粒转染、基因定位、亚细胞生物分子等领域的研究提供了有力的手段，而且在遗传学、免疫医学以及医药研究等方面都有广泛的应用价值。常用的细胞融合技术有聚乙二醇诱导法、电融合诱导法、仙台病毒诱导法、激光融合法。

（1）聚乙二醇诱导法

聚乙二醇分子含带有负电荷的醚键，具有轻微的负极性，可以与具有正极性基团的水、蛋白质和碳水化合物等形成氢键而在原生质体之间形成分子桥，从而使原生质体之间发生粘连。聚乙二醇诱导细胞融合的主要原理是通过热力学和渗透压导致细胞膜紧密接触，然后与水分子借氢键结合，导致细胞脱水而发生质膜结构的变化，使细胞相互接触部位的膜脂双层中磷脂分子发生疏散，进而使其结构发生重排，再加上膜脂双层的相互亲和以及彼此间表面张力的作用，引起相邻的重排质膜在修复时相互合并在一起，使细胞的胞质沟通，从而造成相互接触的细胞之间发生融合（Gottesman et al，2010）。聚乙二醇诱导法的优点是没有种间、属间、科间的特异性或专一性限制，而且实验成本低廉且融合率相对较高，因此广泛应用于实验研究中。而此法的主要缺点是对细胞损伤大、试剂本身及融合后细胞毒性大、融合效率对经验依赖性高。

（2）电融合诱导法

细胞电融合的原理是：在高频交变电场作用下，原生质体发生极化作用形成偶极子，受电场力的作用进而沿电力线方向运动彼此粘连成串；对成串细胞施加瞬时高压脉冲时，原生质膜可在高电压作用下发生瞬时可逆性的细胞膜破坏，从而导致原生质体间的融合，即应用短时间的高压电脉冲引起细胞质膜发生去稳定化而导致细胞融合（Trontelj et al，2010）。细胞电融合的完成是基于可逆性的细胞膜破坏，当击穿电压和膜电压相等时细胞膜的破坏是可逆的，细胞膜发生局部和临时的破坏，而其流动性的脂质双分子层结构则不被破坏。这种可逆性的破坏导致了细胞膜和细胞质被重新融合。显然，如果电压过低，细胞不可能发生膜的破坏而不形成细胞融合。然而如果电压过高，细胞将发生永久性破坏，同样也不能产生细胞融合。多数研究发现，融合电压在 0.8～1.2kV/cm 时细胞融合效率最高。电融合需在低导电性溶液中进行，一般选甘露醇、蔗糖、葡萄糖等非电解质作电融合液，可以避免当交流电流增大时，过度发热影响细胞串的形成和融合细胞的存活。

该方法的主要优点是融合效率较高，约是聚乙二醇法诱导细胞融合效率的 100 倍，另外，还有操作简便、快速、对细胞无毒、可在镜下全程观察及记录细胞的融合过程等优点。目前已被广泛应用，成为细胞融合的主要技术手段，如用于细胞生物结构、肿瘤疫苗制备、核移植等研究。电融合法的主要缺点是需要昂贵的精密仪器。

（3）仙台病毒诱导法

1953 年日本学者冈田善雄偶然发现了仙台病毒，又称日本血凝素病毒，它是肺炎病毒属的一种，1965 年发现仙台病毒可引起艾氏腹水瘤细胞融合成多核细胞的现象。冈田善雄的研究为人工诱导体细胞杂交奠定了方法学基础。仙台病毒的平均直径约 200～400nm，其脂质膜有 2 种糖蛋白血细胞凝集素神经氨酸酶（HN）和融合蛋白 F（Zhang et al，2008）。仙台病毒的 HN 连接到目的细胞膜表面的唾液酸受体后激活融合蛋白 F 并暴露病毒的疏水区，从而使目的细胞的脂质双分子层结构改变而引起细胞融合。研究发现，通过改变其自身融合蛋白 F 可增加融合后细胞活性。此外，融合蛋白 F 还可引起融合的树突状细胞释放白细胞介素-6 而发挥抗肿瘤效应及改变宿主细胞的基因而避免肿瘤转移。目前，该方法被广泛应用于研究转染各种分子包括质粒 DNA、siRNA、蛋白质、反义寡核苷酸，但病毒制备困难、操作复杂、实验的重复性较低、融合率低且价格昂贵等限制了其应用，而在载体转染方面应用却愈来愈广。

（4）激光融合法

激光融合法是 1984 年报道的一项细胞融合方法。其原理是利用激光微束破坏相邻细胞接触区的细胞膜，实现两个不同特性、不同大小的细胞在监视下融合。研究者们发现，其最大的优势就是可以通过一个远程的控制台控制融合细胞的种类。但其缺点有较电融合技术对仪器精密度要求更高、融合效率更低、技术要求更高等，这些缺点在很大程度上限制了其在细胞融合领域的应用。

3. 细胞重组

细胞重组（cell reconstruction）是再生医学领域的实验技术。是指从活细胞中将细胞器及其组分分离出来，再在体外一定条件下将不同来源的细胞器及其组分重新组合，使之重新装配成为具有生物活性的细胞或细胞器的一种实验技术。重组细胞与杂交细胞不同，杂交细胞主要是通过细胞融合或转染产生的含有两种细胞基因组成分的细胞，前者偏重细胞结构的重新组合，后者侧重于遗传物质组成。

应用化学物质（如细胞松弛素 B 或秋水仙碱）并结合机械力（如离心力等），把细胞的核与胞质部分分开。分离出来的核带有少量细胞质，并围有细胞膜，称"核体"或"小细胞"，有些核体能重新再生其细胞质部分，继续生长、分裂；去核后的细胞质部分仍被膜包绕，称"胞质体"或"去核细胞"。核体与胞质体在仙台病毒或聚乙二醇的作用下能合并成为完整细胞。细胞重组的主要方式有三种，分别为胞质体与完整细胞重组形成胞质杂种，微细胞与完整细胞重组成为微细胞异核体，胞质体与核体重组形成重组细胞。

五、神经组织细胞的筛选

细胞作为生命体结构、功能和生命活动的基本单位，是生命科学和生物医学飞速发展的基础，细胞有效筛选在生物、化学、医学等领域均具有重要作用和意义。中枢神经系统研究进入细胞分子水平在近几年内得到迅速发展，获得纯度高、数量多的不同种类的神经细胞是进一步比较分析其不同蛋白质及基因表达研究实验的基础。神经细胞作为哺乳动物中枢神经系统中分布最广、数量最多、体积最大的部分，在神经系统结构、功能等方面承担着重要角色。然而原代细胞培养常因获得细胞种类多、纯度低而影响后续研究，所以筛选高纯度的神经细胞显得尤为重要。

分离细胞是细胞学实验中的基本技术之一，它主要是根据细胞本身的某些性质来分离具有同一性状的细胞群，综合起来主要基于细胞以下性质：①细胞大小；②细胞密度；③细胞表面电荷；④细胞表面标志（亲外源凝集素和抗体等）；⑤细胞的散射光线总量；⑥细胞中一个或多个成分的荧光；⑦细胞对其他介质的吸附作用。选用细胞分离技术时，除根据不同目的而选用外，原则上要求所用方法既简便可行，又能获得高纯度、高收获量、高活力的细胞。

目前国内外主要采用流式细胞术、微流控芯片技术、密度梯度法、培养分离法、差速贴壁筛选法获得不同种类的神经细胞，为进一步研究神经细胞在神经系统中的功能奠定基础。

（一）流式细胞术分选法

流式细胞术（flow cytometry，FCM）是一项新型的、发展迅速的生物医学分析技术，它不仅可以对细胞、微生物等进行检测分析，而且还可以根据颗粒特性进行分选，具有检测速度快、统计学精度高、测量指标多、采集数据量大等特点，可在分析的同时把具有指定特征的细胞分选出来，因而被广泛应用于免疫学、细胞生物学、肿瘤学、血液学、药物开发等科学研究和工作中（黄莹莹，2013）。

流式细胞仪是应用流式细胞术的有效工具，它使细胞或微粒在鞘液包裹下流动，逐个通过激光聚焦区，并用高灵敏度的光学系统收集各散射光及荧光信号，再经过计算机系统对采集的信号进行存储、显示，从而得以对粒子进行多参数分析，包括诸如粒子颗粒度和大小、细胞周期、细胞内细胞因子、细菌表面抗原、多分子复合体排列、多价反应动力学等。分选型流式细胞仪一般还有筛分的作用，可以根据所检测颗粒的某种性质进行分选和回收，用于后续功能实验。并且，如果整个分选的过程是在无菌条件下进行的，分选下来的细胞还可以用来继续培养。

分选型流式细胞仪一般由液流系统、光路系统、检测分析系统和分选系统 4 部分组成。流式细胞仪的分选功能是通过鞘液流形成含有细胞的带电液滴而实现的。在流动室的喷嘴上装有一个高速振荡器，该装置在充电后以每秒几万次的振动频率，使鞘液流成为上万个液滴，目前先进的分选型流式细胞仪振荡速度可以达到 10 万 s^{-1}。此时，细胞的荧光和散射光信号已被测量（即判断液滴是否该被分选），这时给鞘液流一个充电脉冲信号，待分选的液滴就全部带上了电荷。流式细胞分选仪的检测分析系统通过分选设门特性迅速判定其是否为靶细胞。当充以不同电荷的含细胞的鞘液液滴流经带有正负几千伏恒定静电电场的偏转板时，就根据自身所带的电荷性质产生偏转而落入各自的收集管中，不带电荷的液滴就进入废液槽中，从而实现了细胞的流式分选。

神经系统在体模型中星形胶质细胞和神经元结合非常紧密，过去由于研究技术的局限，分离它们很困难，因此研究分离神经细胞的方法即成为近年来国内外相关研究的热点。研究者通过反复实践摸索建立了一种较为完善的流式细胞仪分选在体模型中神经细胞的技术方法，该分选方法可以同时获得纯度高、数量多的不同种类的神经细胞。

（二）微流控芯片技术

20 世纪 90 年代初提出的微型全分析系统（miniaturized total analysis systems，μ-TAS）的概念，又称微流控芯片（microfluidic chip）或芯片实验室（lab-on-a-chip）（Manz et al，2009），是通过分析化学、电子学、材料学、生物学、医学及微机电加工技术、计算机技术的交叉将化学、生物学等领域所涉及的样品制备、生物与化学反应、分选和检测等过程，缩微或基本缩微到一块几平方厘米的芯片上，并对其结果进行检测与分析，从而实现从试样处理到检测的整体微型化、自动化、集成化和便携化的技术。

微流控技术和微型化芯片实验室装置对细胞生物学的影响不断加深，以其可进行集成样品预处理和血液系列分析为优势，可以更温和、快速、一致地操控和分选活细胞。利用微流控技术进行主动式细胞分选的方法是在微流控装置上通过采集不同细胞所带有的特征信号，借助外力进行分选。其中，最常用的是荧光激活细胞分类术分选法、免疫磁珠细胞分选法以及双向电泳分选法。

1. 荧光激活细胞分类术分选法

荧光激活细胞分类术（fluorescence-activated cell sorter，FACS）由于其本身具有灵敏度高、高通量、技术发展成熟等特点已经成为许多生物学家进行细胞分选的首选方法。FACS 的原理是通过压力驱动和鞘液夹流等技术实现样品聚焦，使经特异性荧光染色的目标细胞所制成的单细胞悬液呈单粒子排列，进入检测区域，检测器按照其产生的散射光和激发荧光信号的不同进行识别与记录，进而据其特性施以外力操控，实现细胞分选。通常，由带有荧光分子标记的特异性抗体来对细胞表面的标记物进行识别。

在微流控芯片上运用 FACS 完成细胞分选的优势主要有：①灵敏性高，能够在单个细胞水平上实现细胞的逐一分离；②精准度高，细胞逐个通过检测器后被精确分类而得以分选；③应用广泛，涉及的被分类物质种类广泛，可用于多种细胞的分选。但其缺陷在于：设备昂贵、微通道易阻塞、样品易污染、分离的连续性无法保证、在检测分离过程中细胞受到的撞击力大导致细胞最终的存活率不高。这些缺陷有待进一步研究与改善。

2. 免疫磁珠细胞分选法

利用针对细胞类型特异性表面抗原的磁性标记抗体来分离细胞群是一项已有 40 余年历史的技术，目前使用较为广泛。免疫磁珠（immunomagnetic bead，IMB）技术简称磁珠技术，是 20 世纪 80 年代出现的技术方法，是将固化试剂特有的优点与免疫学反应高度特异性结合于一体的一项新技术。1983 年首先将免疫磁珠技术用于细胞分选，1990 年，建立了免疫磁珠法（MACS），其通过将磁珠与抗体结合，再与细胞表面的抗原形成免疫复合物，然后使用带有相反电荷的分选磁柱吸引这些标记细胞达到分离效果。免疫磁珠法以免疫学为基础，渗透到病理、生理、药理、微生物、生化及分子遗传学等各个领域，其在免疫检测、细胞分离、生物大分子纯化和分子生物学等方面得到越来越广泛的应用。

免疫磁珠既可结合活性蛋白质（抗体），又可被磁铁所吸引，经一定处理后，可将抗体结合在磁珠上，使之成为抗体载体，磁珠上抗体与特异性抗原物质结合后，则形成抗原-抗体-磁珠免疫复合物。这种复合物在磁力作用下，发生力学移动，使复合物与其他物质分离，从而达到分离特异性抗原的目的。免疫磁珠法分选原理如图 1-2 所示。免疫磁珠作用方式有直接法和间接法。直接法是先用抗体包被磁珠，使抗体与磁珠结合（物理吸附或化学结合），再加入抗原物质，二者结合形成复合物，在磁力作用下，与其他物质分离；间接法是先用第二抗体包被磁珠，使磁珠作为第二抗体载体，当抗原与第一抗体结合后，加入带有第二抗体的磁珠，磁珠上第二抗体便与第一抗体结合，形成磁珠-第二抗体-第一抗体-抗原复合物，在磁力作用下，与其他物质分离。值得一提的是，免疫磁珠的功能基团主要与蛋白质结合，且借助亲和素-生物素系统，还能使免疫磁珠与非蛋白质结合，如各种 DNA、RNA 分子等，从而使免疫磁珠能发挥更大作用（于露等，2011）。

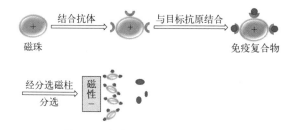

图 1-2　免疫磁珠法分选细胞原理

免疫磁珠法分离细胞的核心是基于细胞表面抗原与包被磁珠的特异性单抗相结合，在外加磁场中通过抗体与磁珠相连的细胞被吸附而滞留在磁场中，无该种表面抗原的细胞由于不能与包被磁珠的特异性单抗结合而不具磁性，无法在磁场中滞留，从而使细胞得以分离，达到纯化富集的作用。免疫磁珠法通常分为正选法和负选法：正选法，磁珠结合的细胞就是所要分离获得的细胞，也称为阳性分选法；负选法，磁珠结合不需要的细胞，游离于上清液的细胞为所需细胞，也称为阴性分选法。一般而言，负选法比正选法的磁珠用量大。两种分选法的比较如表 1-1 所示。在中枢神经系统细胞的分选中，该技术可以成功分离神经元细胞及各类胶质细胞，同时实现分类定制化。这对分选非同类细胞以及处于不同发育阶段的同类细胞有重要意义。除了其实用性，这项分选技术相比于流式细胞术更加温和，允许细胞过程的保留和膜蛋白分析，甚至可以进行分离培养。目前，这一技术已经广泛运用于细胞及分子生物学、分离基因、靶细胞及造血干细胞等。其分离效果得到了免疫荧光、PCR（聚合酶链式反应）、FISH（荧光原位杂交）及 FACS 等方法的确认。免疫磁珠可以有效地分选细胞，从而决定了这一方法在神经干细胞分选中应用的技术可行性。

表 1-1　阳性分选法与阴性分选法优缺点对比

优缺点	阳性分选法	阴性分选法
优点	只需要一种抗体；分离纯度高；适用于比例小的细胞	所需细胞未被抗体标记；所需细胞不必有特异性抗原
缺点	需要特异性靶细胞标记；可能引起细胞活化	需要多种抗体标记不需要的细胞

细胞分离是免疫磁珠目前应用最主要的一个方面。用免疫磁珠进行细胞分离只需抗体和一个磁铁，具有简单、便捷和可靠等优点。小胶质细胞是中枢神经系统中的免疫效应细胞。虽然仅占全脑神经胶质细胞总数的 5%～20%，但是，小胶质细胞参与中枢神经系统的众多生理活动，并与许多疾病的发生发展密切相关，特别在中枢神经系统感染性疾病发展中发挥了重要作用。利用免疫磁珠分选两步法，可以获得较高纯度并能够尽可能反映其在体情况的原代小胶质细胞。

免疫磁珠应用非常广泛，但亦有自身缺点。虽然单克隆抗体技术已经飞速发展，但靶物质如细胞表面抗原多种多样，要想分离纯的细胞必须考虑到应用抗体数目。用几种包被磁珠抗体同时结合靶细胞可提高细胞分离效率，但其特异性亦受到影响，由此看来，同时提高分离效率和特异性绝非易事。其次，免疫磁珠制备难度较大，要获得均一球形、超顺磁性且易于结合蛋白质的磁珠很难。国外大多为专利产品，且价格昂贵。

3. 双向电泳分选法

双向电泳（dielectrophoresis，DEP），又称介电电泳，是微流控芯片上较常采用的细胞分选法，该方法利用芯片上的交流电场将样品溶液中的目的细胞分离，可利用细胞大小不同，同时完成对细胞的浓缩、操控、分选，是一种高效率且高选择性的方法。其原理是细胞在高频电场作用下产生极化，因介电特性、电导率和形状不同，不同种类细胞感应出不同的偶电极，从而受到不同的介电力，致使它们以不同速率向电场的正极或负极定向移动，从而在电场中实现分离。在微流控芯片上利用双向电泳技术可对细胞直接进行无接触的选择性操控、定位与分选，无需特异性细胞标记或修饰，外围设备简单，操作简便。但是生物细胞在电场中存活率较低，且该方法特异性较差，对于介电特性、电导率、形状等性质相似的细胞无法实现精确分离。

微流控芯片技术各类方法的概述见表1-2。

表 1-2 微流控芯片技术各类方法概述

方法	分离机制	优点	缺点
荧光激活细胞分类术分选法	识别目标细胞经特异荧光染色后所产生的散射光和激发荧光信号以实现分离	灵敏度高；精确度高；应用广泛，可用于多种细胞的分选	设备昂贵，微通道易堵塞，样品易污染，分离的连续性无法保证，细胞存活率低
免疫磁珠细胞分选法	通过抗原抗体反应与相应的免疫磁珠结合实现细胞分离	速度快，效率高，重复性好；操作简单，无需昂贵仪器；分离过程无毒无污染；被分离细胞存活率高	免疫磁珠可能结合非特异性的细胞，导致分选结果的污染。分选过程中免疫磁珠的结合和分离也可能会对细胞造成一定程度的损伤
双向电泳分选法	利用细胞介电特性、电导率和形状不同在电场中分离	可对细胞直接进行无接触的选择性操控、定位与分选，无需特异性细胞标记或修饰；设备简单，操作简便	细胞存活率较低；特异性差，对于介电特性、电导率、形状等性质相似的细胞无法实现精确分离

（三）密度梯度离心筛选法

密度梯度离心法是使待分离样品在密度梯度介质中进行离心沉降或沉降平衡，最终分配到梯度中某些特定位置上，形成不同区带的分离方法，又称区带离心。密度梯度离心不仅可依据样品颗粒的重量及沉降系数进行分离，还可根据样品颗粒的密度、形状等特征进行分离。根据梯度介质的浓度及颗粒在其中沉降的行为，密度梯度离心又分为速度区带离心和等密度梯度离心法（李万杰等，2015）。

速度区带离心所采用的密度梯度介质为预先制备好的、密度变化较为平缓的介质，且该介质的最大密度低于混合样品颗粒的最小颗粒密度。待分离样品添加在梯度介质的液面上，当样品中不同颗粒间存在沉降速度差时，在一定的离心力作用下，大小、质量不同的颗粒将各自以一定的速度沉降，离心一段时间之后（通常不超过4h），不同沉降系数的样品颗粒逐渐分开，最后在密度梯度介质中形成一系列分界清晰的不连续区带。沉降系数越大的样品颗粒，沉降速度越快，所呈现的区带也越低，故整个离心过程必须在沉降系数最大的颗粒到达管底前结束。速度区带离心法在分离密度相差不大、质量和大小区别较大的样品时非常有效。但对于大小相近而密度不同的颗粒（如线粒体、溶酶体等）则不能用此法分离。此法梯度介质常用蔗糖、甘油等，其中蔗糖最大浓度可达60%，密度可达128g/mL，能够满足绝大部分生物样品的分离需求。

等密度梯度离心通常采用密度梯度较陡的介质，样品的密度范围不能超过介质的浓度梯度范围。等密度梯度离心是根据样品颗粒浮力密度的差异而加以分离的，密度差越大分离效果越好，而分离效果与颗粒大小和形状无关，但大小和形状决定达到平衡的速度、时间和区带宽度。加样方式分为两种：第一种类似于速度区带离心，即离心管中预先放置梯度介质，样品直接加在梯度液面；第二种是样品预先与梯度介质溶液混合后装入离心管，通过离心介质自发形成密度梯度。在离心过程中，样品颗粒同时受到离心力场与浮力的共同作用而发生位移，最终二者达到平衡，即颗粒所在位置的介质密度等于其自身的浮力密度。故不同密度的颗粒会在离心管中富集成不连续的区带。当体系到达平衡状态后，样品区带的形状和位置均不再受离心时间和转速的影响。提高转速可以缩短达到平衡的时间，离心所需时间以最小颗粒到达等密度点（即平衡点）的时间为基准。等密度梯度离心法根据不同样品的需求，梯度介质可选用碱金属盐类、蔗糖、甘油及 Percoll（胶体硅）等。Percoll 具有渗透压低、黏度小、密度高等特点，适合分离活细胞。等密度离心通常用于分离纯化核酸、蛋白质复合体、亚细胞器等，并能从组织、血液及其他体液标本中分离纯化出不同类型的细胞。

（四）培养分离法

细胞在增殖分裂过程中所表现出来的特性是不同的，通过这些差异，可在细胞体外培养过程中对其进行分离。利用细胞贴壁时间不同来培养分离星形细胞和少突胶质细胞，将小鼠的脑组织制成细胞悬液并进行混合培养，神经元在后期培养时因培养基血清中谷氨酸等成分而死亡，而星形细胞位于培养基底层，其余胶质细胞位于上层，然后利用蛋白酶、运用摇床等物理方法可以使表层细胞分离，分离过程如图 1-3 所示。这种物理分离方法简单快捷，但是在分离过程中可能会伴有其他种类的细胞脱落影响纯度，对此有相应的改良方案，比如应用被抗体覆盖的培养板使细胞与培养皿之间贴合更加紧密以减少其在振荡中的脱落，以及利用利多卡因处理培养基使小胶质细胞悬浮并分离等。而在培养过程中，细胞的一些性质会发生变化，比如形态、基因表达等，可能会对细胞质量产生影响，在选择方法时应注意这一点。

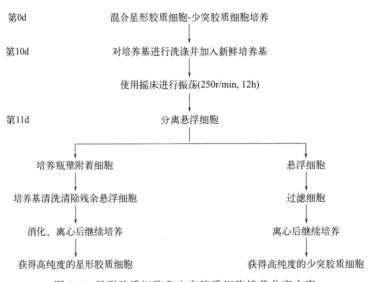

图 1-3 星形胶质细胞和少突胶质细胞培养分离方案

（五）差速贴壁法

差速贴壁法（differential adhesion method）是根据某些类型细胞能黏附于某些固相或液相物质表面生长而其他一些类型的细胞缺乏这种能力，某些细胞黏附能力强或作用快而另

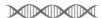

一些细胞黏附能力弱或作用慢的特点，利用换液时间分离纯化某些特定类型的细胞。常应用于分离骨髓间充质细胞、施旺细胞等。

以上所述各种细胞分离方法均能分离中枢神经系统细胞，因分离原理不同而各具有优缺点。选择细胞分离方法主要由研究目的、技术条件、成本等决定。如果是进行一般的细胞生化、药理实验，对细胞生理状态无特定要求，使用培养分离的方法即可获得大量的细胞样本，难度和成本低；如果是针对细胞形态生理方面的实验，例如胶质瘤细胞侵袭性研究，需要尽量保持细胞处于正常生理状态，则需要高精度、高成本的技术。密度梯度离心分离由于纯度较低，常用于其他实验步骤之前来去除细胞溶液中红细胞等杂质。

各类细胞分选方法的对比见表 1-3。

表 1-3 各类细胞分选方法对比

细胞分选方法	优点	缺点
流式细胞术	应用范围广,速度快,分离纯度高,产出量大	结果准确性与样品处理过程有关,解离过程会损伤细胞
微流控技术	可控条件多样,分离较准确,产出量大,细胞具有活性	耗时长,成本技术要求高,数据分析量大
密度梯度离心法	方便快捷,技术成本低,产出量大	仅能分离密度差别较大的细胞,分离纯度低
培养分离法	技术成本低,产出量大	仅适用于特定种类细胞,细胞特性可能发生改变
差速贴壁法	方便快捷,技术成本低	仅能分离特定类型细胞

六、常见体外神经组织细胞的病理模型

(一)低氧低糖模型

缺血性脑损伤是严重危害人类健康的常见病和多发病，发病率和死亡率在国内外均居前位，其根本机制是脑组织缺血/缺氧，引起神经细胞功能和能量代谢障碍，乃至凋亡和坏死。脑缺血会引起氧、糖供应不足和细胞代谢的动态和异质性改变，缺血时葡萄糖水平的降低在缺血损伤中起重要作用，因此体外通常以低糖低氧模型模拟脑缺血损伤。在正常生命活动中，氧气对大脑活动至关重要，虽然大脑只占身体质量的 2%，但它消耗 20% 的供氧，约占有氧代谢的 20%。大脑活动的能量来源和其他器官不同，几乎全部由葡萄糖氧化而来，但脑内糖原很少，葡萄糖及氧全靠血液供给，故缺血缺氧会导致大脑葡萄糖供应不足，进而影响脑的代谢。

脑组织中对缺血损伤最敏感的是神经元，在缺氧情况下，神经细胞会出现肿胀、胞体增大、胞体失去折光性；成网的突起被部分破坏、断裂，严重影响神经细胞的正常生理活性。另外，缺氧时，细胞糖酵解作用增加 3~10 倍，大量丙酮酸被还原成乳酸，细胞内酸中毒发展快且严重。糖酵解时仅产生少量 ATP（三磷酸腺苷），由于能量来源不足，脑细胞不能维持细胞膜内外的离子浓度差，从而使脑细胞的氧化代谢功能受到损害。而葡萄糖浓度对脑缺血神经元损伤的影响比较复杂（Shi et al，2006），升高的葡萄糖浓度在神经元培养中具有神经保护作用，但在脑缺血时，可导致因葡萄糖代谢引起的酸中毒从而引起神经元损伤，葡萄糖水平过低也会对脑细胞产生损害。有研究表明，葡萄糖水平失调会与缺氧协同作用，产生神经元损伤。尽管缺乏解释葡萄糖这些复杂作用的单一机制，但抗氧化剂和活性氧水平的变化与葡萄糖在脑缺血中的有害和有益作用有关。

脑缺血发病机制十分复杂，在诸多损伤因素中，神经细胞能量代谢障碍被认为是首要

的。由于缺血性脑损伤的病理过程涉及复杂的时间和空间级联反应，动物模型的制备影响因素较多，如动物的个体差异以及手术过程中的操作等因素，研究的结果差异较大。离体神经细胞培养，可以按照实验设计的要求控制神经元的生长条件与环境，直接观察细胞形态及相关指标的变化，并避免在体研究中诸多复杂因素的影响。因此，在体外培养神经细胞的基础上建立低糖低氧模型模拟神经细胞缺血缺氧环节已成为研究神经缺血性损伤的一种重要手段，具有条件易控、样品需要量小、实验周期短、作用机制明确等优点。构建低氧低糖模型，了解低氧低糖条件下神经元的氧化还原状态，可以为低氧低糖诱导的细胞损伤类疾病的研究提供新的见解，进而有助于设计有效和安全的治疗方法。

建立低氧低糖模型首先要去除氧气，去除氧气的方法主要有物理缺氧（给培养液充入 $95\%N_2 + 5\%CO_2$ 气体）、化学缺氧（在培养介质中加入氰化物或 $Na_2S_2O_4$）法。$Na_2S_2O_4$ 是一种氧清除剂，它能够清除培养基中的氧气造成缺氧环境，若同时合并培养基缺糖则可以较好地模拟在体低糖低氧神经细胞损伤过程。$Na_2S_2O_4$ 可清除培养基质中的氧气而达到使细胞发生化学性缺氧的目的，效果较好、作用较快，一般在给药后 $2\sim10\min$ 内即能清除培养介质中的氧气，并且不损伤细胞膜，其机制与产生氧自由基、激活兴奋性氨基酸 NMDA 受体及能量代谢障碍有关，已经作为一种常用的方法运用于有关低氧环境的实验研究。$Na_2S_2O_4$ 加低糖所构建的低氧低糖模型起效快、操作简单、便于控制且使用安全，是一种应予以推广的方法。

实验可分为阴性对照（空白）、阳性对照（细胞损伤模型组）、给药组。细胞培养至第8d 时，撤除含血清的 DMEM 培养基，换以无血清 DMEM 培养基过夜，然后用无糖 Earle's 液洗两次，模型组加入含有 $Na_2S_2O_4$（终浓度 $0.5\mmol/L$）的无糖 Earle's 液，然后置 CO_2 孵箱作用 24h，分别从形态改变、细胞活力、细胞死亡率等方面评价所研究药物对神经细胞有无保护作用。

培养初期的神经细胞尚未形成突触联系，对缺血缺氧具有较高的耐受性，而培养过久的神经细胞在缺血缺氧后容易发生大片脱落和死亡，造成观察困难，故一般选用培养 $8\sim10$d 的神经细胞，此时细胞交织成网状，胞体聚集成团，适于进行缺血缺氧实验。神经细胞经缺血缺氧处理后，细胞形态发生损伤，细胞内抗氧化物质含量减少，细胞膜通透性增加，表现为细胞外液乳酸脱氢酶、NO 升高及谷胱甘肽含量降低，细胞活力下降及死亡率增高。

（二）过氧化氢损伤模型

氧元素是生物体供能的主要来源，也是合成 ATP、激素及许多生理活性物质所必不可少的物质。但机体在利用氧元素进行氧化反应的同时，氧元素自身也发生了还原反应，生成活性氧代谢产物，即具有未配对电子的分子、离子或基团，主要包括超氧阴离子自由基（$O_2^{-}\cdot$）、过氧化氢（H_2O_2）、羟自由基（$HO\cdot$）等，统称为氧自由基（OFR）或活性氧（reactive oxygen species，ROS）。ROS 具有直接或间接破坏所有生物分子的能力，包括蛋白质、脂类、DNA 和碳水化合物。正常状态下机体可产生少量 ROS 参与正常代谢，ROS 中的 $HO\cdot$ 是中性粒细胞、$O_2^{-}\cdot$ 是单核/巨噬细胞清除感染病原的重要手段，对机体具有防御作用；就机体自身而言，自身氧化产生的 ROS 对消灭突变的细胞和加速凋亡细胞的降解亦具有有益作用。体内存在清除自由基、抑制自由基反应的体系，使得过多的自由基被清除或使自由基减少。如果这一机制遭到破坏，活性氧过多积聚，对机体的毒性作用就会非常突出，对蛋白质、脂肪和核酸均具有损害作用，比如对脂类和细胞膜的破坏导致细胞死亡；对蛋白质、酶的损伤，导致蛋白质变性、功能丧失和酶失活；对核酸和染色体的破坏，导致 DNA 链的断裂、染色体的畸变等（Halliwell et al，2007）。

氧化应激是常见的应激损伤之一，当外源性或者内源性不良刺激引起机体发生氧化损伤，细胞内产生大量的活性氧会超过抗氧化系统的清除能力，导致体内氧化应激的失衡状态（Fedorova et al，2014）。有研究表明，氧化应激与人类多种疾病相关，包括心血管疾病、阿尔茨海默病、糖尿病和癌症等。ROS 抑制抗氧化酶的活性，可致脂质、蛋白质和 DNA 氧化，在突触损伤及神经元丢失的过程中发挥重要作用，是阿尔茨海默病发病的重要途径（Butterfield et al，2008）。另有研究表明，氧化应激与衰老之间存在因果关系，防止氧化损伤可显著延缓衰老过程，并可起到防止过早衰老的作用。由此可见，氧化应激在各类疾病中都存在一定作用，但其确切的作用机制尚不清晰。因此，建立一个可靠的细胞水平氧化损伤模型探讨疾病发展机制具有关键性作用。

氧化应激可以通过多种途径产生，如化学毒物与药物代谢、细胞呼吸、紫外线、电离辐射、强氧化剂过氧化氢（H_2O_2）等理化因素均可诱导基因组不稳定，产生包括 DNA 单双链断裂在内的各种损伤。在可控范围内，强氧化剂过氧化氢易获取，性质比较稳定，操作相对简单，所以是目前应用最为广泛的氧化损伤模型的应激源，是研究各类细胞氧化损伤时使用的主要方法之一。过氧化氢是一种强氧化剂，水溶液俗称双氧水，为无色透明液体，4 个原子共价结合成非极性的 H—O—O—H 结构，化学性质非常活泼，极易分解为氧气和水。过氧化氢非自由基，但也是一种氧化作用很强的活性氧，是常见的细胞氧化损伤剂，也是机体自由基产生的重要环节，过氧化氢可导致人体遗传物质 DNA 损伤及基因突变，使机体抗氧化能力降低，抵抗力下降，进一步造成各种疾病。

活性氧参与神经细胞的病理损害过程已被大量的实验所证实，H_2O_2 是一种重要的 ROS，极易透过细胞膜，与细胞内铁离子通过 Fenton 反应形成高活性的自由基，导致一系列反应，其易于获得，性质相对稳定，所以已成为研究细胞氧化损伤的重要工具（郑延松等，2001）。目前，文献中采用的 H_2O_2 浓度大多比较高，然而高浓度（$>300\mu mol/L$）的 H_2O_2 往往迅速导致细胞不可逆损伤甚至死亡；低浓度 H_2O_2 则能通过激活细胞内各种信号转导机制，造成对细胞的损害（Sabri et al，1998），甚至还参与预适应的形成，机制比较复杂。

为给抗氧化损伤药物的开发利用和抗氧化损伤机制的研究提供理论依据和实验基础，我们构建了过氧化氢体外诱导细胞的氧化应激损伤模型。培养 8～10d 的神经细胞，吸取原培养液，正常对照组换以无血清 DMEM，过氧化氢损伤组换以含 $100\mu mol/L$ H_2O_2 的无血清 DMEM 培养基，给药组在加入 H_2O_2 的同时加入各浓度待测药物，置孵箱中培养 18h 后测定各项指标。具有抗氧化作用的化合物可对抗 H_2O_2 毒性。

（三）高钾毒性模型

K^+ 是细胞内液中含量最高的阳离子，直接参与细胞内的代谢，适当的 K^+ 浓度及其在细胞膜两侧的比值对维持神经-肌肉组织静息电位、电兴奋的传导有重要作用。K^+ 主要分布在细胞内，大约占 98%，且以结合形式存在。神经元负性静息电位的维持取决于 Na^+,K^+-ATP 酶对离子的逆向转运，当细胞外 K^+ 浓度过高，Na^+、K^+ 所形成的离子平衡紊乱，会促使神经元去极化，并释放动作电位，促使神经递质释放，导致突触间隙中兴奋性氨基酸谷氨酸浓度大幅升高；此外，电压依赖性钙通道打开，造成细胞内钙超载。高钾引起的谷氨酸浓度升高和钙超载，在神经细胞的损伤中发挥了重要作用。

高钾（20mmol/L KCl）加入培养基后，可以引起细胞去极化，打开电压依赖性钙通道，造成细胞内钙超载，引起一系列病理过程，导致细胞损伤，乳酸脱氢酶（LDH）外漏到培养液，同时细胞的形态也发生改变，直至细胞死亡。另外，氯化钾也可通过内源性谷氨酸作用于 NMDA 受体产生神经毒性。

通过建立原代培养的神经细胞，观察筛选药物对高钾所致神经元毒性损伤作用的影响。实验分为阴性对照（空白）、阳性对照（高钾损伤模型）和给药组。筛选药物通常分为 3 个剂量，终浓度分别为 10^{-7} mol/L、10^{-8} mol/L 和 10^{-9} mol/L，在高钾处理前 1~5min 加入培养液。神经细胞培养至第 14d，换以无血清培养基，模型组及用药组加入 20mmol/L KCl，接触 24h 后测定各项指标。

（四）谷氨酸毒性模型

谷氨酸是中枢神经系统主要的兴奋性神经递质，主要位于大脑皮层和海马等部位，据估计约 50% 谷氨酸调节中枢神经系统的突触传递，它几乎可以调节正常脑内所有的功能，包括学习、记忆、运动、认知和发育。某些疾病、氧化损伤、环境因素等均可引起谷氨酸在脑内过量合成、释放及重摄取减少，提高脑内谷氨酸水平，使其受体过度兴奋，导致神经细胞损伤甚至死亡、功能丧失、加速衰老，这种病理过程被称为谷氨酸的神经毒性（Coyle et al，1993）。非正常谷氨酸在许多神经和精神疾病包括脑缺血、癫痫、阿尔茨海默病、精神分裂症等的病因学和病理生理学过程中发挥了重要的传递作用。

构建谷氨酸毒性模型模拟体内谷氨酸过度释放环节，还原谷氨酸对神经细胞的损伤，是研究谷氨酸神经毒性治疗药物的有效手段。将神经细胞培养至第 14d，换以无血清培养基，模型组及用药组加入 30μmol/L NMDA 或 100μmol/L 谷氨酸置孵箱继续培养 24h 后测定指标。

（五）NO 毒性模型

NO 在神经系统中具有两种主要作用，一方面作为神经递质在传递信息中起作用，另一方面在神经细胞中产生细胞毒性，导致细胞损伤，加速神经元死亡或凋亡（Buisson et al，1993）。NO 由细胞质中的一氧化氮合酶（NOS）催化 L-精氨酸经过一系列反应而生成，不同类型的 NOS 催化生成的 NO 在体内的作用各不同。结构型一氧化氮合酶在生理状态下合成极少量的 NO，作为一种血管内皮衍生舒张因子能强烈舒张血管平滑肌，增加脑缺血区血流量而发挥保护脑组织的作用，发挥其正常的生理调节作用（Nagagama et al，2016）；诱导型一氧化氮合酶常在病理状态下被内外毒性和细胞因子激活，释放大量的 NO，主要介导迟发性神经元损伤。神经毒性表现在过量的 NO 与 O_2^- 结合形成过氧化亚硝酸根离子（$ONOO^-$），此为高氧化的自由基，能破坏细胞，在缺氧缺血和兴奋性毒性神经元损伤的早期阶段起重要作用。

建立 NO 毒性模型可用来模拟体内 NO 的神经细胞毒性作用，为 NO 损伤机制的研究与 NO 损伤治疗药物的开发提供保障。硝普钠（sodium nitroprusside，SNP）是 NO 的供体，在加入细胞培养基后可以引发 NO 相关的细胞毒性。正常培养的皮层神经细胞培养液中 NO 及 NOS 活性很低，去血清后，培养液中 NO 含量可增加 30 倍，NOS 活性增加 3 倍，与 NO 含量的增高相一致，提示 NO 含量增加是由 NOS 活性增高引起。用硝普钠释放 NO 造成对细胞的损伤，以观察试验药物对 NO 所致神经元损伤的作用。大脑皮层细胞培养至第 14d，换以无血清培养基，模型组及用药组加入 50μmol/L SNP，置孵箱继续培养 18~20h 后测定指标。

七、神经细胞的测定指标与方法

神经细胞学研究是跨学科、多层次和综合性的，其手段丰富多样，主要包括形态学观察、细胞活力测定、蛋白质总量分析、DNA 损伤检测、羰基化蛋白检测以及电生理检测技术等

（丁斐，2012）。

（一）形态学观察

神经系统的现代形态学研究包括束路追踪法、电子显微镜技术和免疫细胞化学方法等。这些方法不仅从组织、细胞、亚细胞、分子等各个层面上丰富了神经系统的形态学研究，而且将形态与功能研究紧密结合起来，为阐明神经系统的形态结构、生理功能及病理变化等提供了重要手段。

1. 神经细胞特殊染色技术

普通的苏木素-伊红染色不能很好地显示神经细胞的细微结构，如轴索、髓鞘等，难以满足研究要求，因此神经细胞学研究需针对不同结构，如神经元胞体、尼氏体、正常神经纤维、神经末梢、突触、髓鞘、溃变神经纤维、胶质细胞等采用特殊染色法。最常用的是镀银染色和尼氏染色。

镀银染色是显示中枢神经系统神经元形态结构的方法，不但可以显示神经元的胞体（如Golgi镀银法、Golgi-Cox镀银法等），还可以显示神经纤维（如Holmes染色法、Cajal染色法）、神经末梢（如改良的Bielschowsky染色法）以及溃变的神经纤维（如Eager染色法）。通过镀银染色，神经元及神经胶质细胞的胞体及突起呈黑色。

尼氏染色是一种经典的中枢神经特殊染色方法，于1892年由Nissl创立。根据神经元内的尼氏体具有嗜碱性的特点，尼氏染色法采用碱性染料进行染色。常用的碱性染料有焦油紫（cresyl violet）、硫堇（thionine）、甲苯胺蓝（toluidine blue）等。通过尼氏染色，尼氏体清晰可辨，胞核、核仁也非常清晰，而且很容易区分树突和轴突，因此既可辨认器官又可同时观察细胞质特殊结构。尼氏染色中尼氏体受染后呈块状（形如虎斑）或颗粒状，核周围尼氏体颗粒较大，近边缘处较小而细长。在生理情况下，尼氏体大而数量多，反映神经细胞合成蛋白质的功能较强；而在神经元受损时，尼氏体的数量可减少甚至消失。因此可通过尼氏染色后对尼氏体的观察来了解神经元的损伤及其恢复。

2. 束路追踪技术

神经元间的联系是神经生物学研究的一个基本问题，其主要研究方法是束路追踪（tract tracing）。

（1）轴浆运输法

神经元轴突内缺少参与蛋白质合成的核糖体，因此必须在胞体合成维持轴突代谢所需的蛋白质，同时轴突终末释放的神经肽及合成经典递质的酶，也需在胞体合成，运送到轴突末梢；反过来，神经末梢内也存在一些能影响细胞代谢的物质（如神经营养因子），会逆向运输到胞体。这种物质运输现象称作轴浆运输。轴浆运输法束路追踪正是利用了这一原理，使用辣根过氧化物酶、荧光染料、植物凝集素等作为轴浆追踪剂。

（2）变性束路追踪法

神经元胞体或神经轴突受到较严重的损伤后，远侧轴突全程会发生溃变；而轴突切断后相应神经元胞体也会发生反应。变性束路追踪法根据这一原理进行神经束追踪。采用物理方法（如刀具切割、电凝、电离破坏、超声破坏等）或化学方法（主要包括兴奋性氨基酸和单胺类神经毒剂），可以达到破坏神经或损毁核团的目的。

除了轴浆运输法和变性束路追踪法以外，还可以通过某些荧光染料染出神经元的质膜，从而在活体或固定的标本上追踪神经纤维的联系，这类染料中使用最广的是细胞膜橙红色荧光探针DiI。

3. 电子显微镜技术

一般光学显微镜的分辨率仅能达到 $0.2\mu m$，难以分辨亚细胞结构，而电子显微镜以电子束代替可见光作为"光源"，用电磁透镜代替光学透镜，分辨率可达到 $0.1\sim0.2nm$，放大倍数可达上百万倍，适用于在亚细胞水平对组织细胞进行观察。目前，电子显微镜技术已成为组织细胞内部微细结构及表面结构形貌的重要研究手段。电子显微镜具体包括透射电镜（transmission electron microscope，TEM）和扫描电镜（scanning electron microscope，SEM）两类。前者的原理是电子发射器的电子束经磁场聚焦放大后，穿透样本，通过整合放大后在荧光屏上显像，进行观察和摄片，可以观察到清晰的亚细胞结构；后者用极细的电子束在样品表面扫描，扫描电子束与样品发生相互作用后产生多种信号，其中最主要的是二次电子，它是研究样品表面形貌的最有用的电子信号。电镜标本制备要求非常严格，必须在机体死亡后数分钟内取材，组织块要小（$1mm^3$ 以内），常用戊二醛和锇酸进行双重固定，然后进行脱水和树脂包埋，随后用超薄切片机制备成超薄切片（厚度通常为 $50\sim100nm$），再经醋酸铀和柠檬酸铅等进行电子染色，方能进行 TEM 观察。SEM 样品用戊二醛和锇酸等固定，经脱水和临界点干燥后，再在样品表面喷镀薄层金膜，以增加二次电子数。

近年来，冷冻电子显微镜技术（cryoelectron microscopy）在神经生物学的研究中也备受重视。冷冻电子显微镜技术简称冷冻电镜，就是用于扫描电镜的超低温冷冻制样及传输技术（Cryo-SEM），样品经过超低温冷冻、断裂、镀膜制样（喷金/喷碳）等处理后，通过冷冻传输系统放入电镜内的冷台（温度可至$-185℃$）即可进行观察。其中，快速冷冻技术可使水在低温状态下呈玻璃态，减少冰晶的产生，从而不影响样品本身结构，冷冻传输系统保证在低温状态下对样品进行电镜观察。

4. 激光扫描共聚焦显微镜技术

激光扫描共聚焦显微镜（laser scanning confocal microscope，LSCM）集激光技术、电子技术、光学技术、计算机技术和图像处理技术于一体，整个系统主要包括激光光源、荧光显微镜、扫描单元、数字图像处理系统、计算机控制系统等。与一般光学显微镜相比，LSCM 的优势在于具有更高的分辨率、更好的反差和更大的视野厚度。通过 LSCM 可以对观察样品进行断层扫描和成像，能实现无损伤地观察和分析细胞的三维空间结构，因此又被称为"细胞 CT"。同时，LSCM 也是活细胞动态观察、多重免疫荧光标记和离子荧光标记观察的有力工具。

5. 细胞化学技术

细胞化学技术是根据已知的化学或物理反应原理，在细胞上原位进行化学或物理反应以显示某种成分，研究细胞的化学性质、功能及其变化的一门技术。利用该技术可以对细胞中的核酸、蛋白质、脂类、碳水化合物或者酶类进行染色。在神经生物学研究中比较常用的是酶细胞化学技术和免疫细胞化学技术。

（1）酶细胞化学技术

将细胞内的酶与底物相互作用，再将酶反应的产物作为反应物质，在酶的作用部位进行捕捉，使其在显微镜下具有可见性。这种在酶作用下产生反应产物，经捕捉反应来间接证明酶定位的反应称为酶的细胞化学反应。酶细胞化学反应过程包括两个反应：第一反应是酶作用于底物的反应，称酶反应，形成的产物称为初级反应产物；第二反应是捕捉剂与初级反应产物的作用，称捕捉反应，产生最终反应产物。捕捉反应可以根据需要采用偶氮偶联反应、金属沉淀反应或者色素沉淀反应。

酶细胞化学的一个重要问题是既要保存好细胞内酶的活性，又要保存好细胞的结构，因此选择适当的固定剂种类、浓度以及固定的方式和时间是细胞化学技术的一个关键问题。光镜样品固定多选用中性甲醛或多聚甲醛，固定 4℃、24h，常规的石蜡包埋切片可以满足相当一部分酶的细胞化学要求；电镜样品固定通常用 0.5%～2% 戊二醛或 4% 多聚甲醛，固定 4℃、2h，再切成 5～100μm 的厚片用于细胞化学反应，反应后经常规的锇酸后固定，脱水，包埋，超薄切片，至电镜下观察。冷冻切片能较大限度地保存酶的活性，因此是光、电镜酶细胞化学技术中常用的方法。

（2）免疫细胞化学技术

免疫细胞化学技术是一种广泛应用于细胞生物学和分子生物学研究中的技术。它结合了免疫学和化学染色技术，用于检测和定量细胞内特定蛋白质、分子或细胞结构的存在、分布和表达水平。这项技术的基本原理是利用特异性的抗体与细胞内的特定抗原结合，然后通过染色或标记的方法来检测抗原-抗体结合的位置和程度。根据检测所用的标记物不同，免疫细胞化学技术可以分为免疫荧光细胞化学和免疫酶标两种主要类型。

免疫荧光细胞化学技术是最早建立的免疫组织化学技术。它利用抗原抗体特异性结合的原理，先将已知抗体标上荧光素，以此作为探针检查细胞或组织内的相应抗原，在荧光显微镜下观察。当抗原抗体复合物中的荧光素受激发光的照射后即会发出一定波长的荧光，从而可确定组织中某种抗原的定位，进而还可进行定量分析。由于免疫荧光技术特异性强、灵敏度高、快速简便，在临床病理诊断、检验中应用较广。

免疫酶标方法是继免疫荧光法后，于 20 世纪 60 年代发展起来的技术。基本原理是先以酶标记的抗体与组织或细胞作用，然后加入酶的底物，生成有色的不溶性产物或具有一定电子密度的颗粒，通过光镜或电镜，对细胞表面和细胞内的各种抗原成分进行定位研究。免疫酶标技术是最常用的技术。该方法与免疫荧光技术相比的主要优点是：定位准确，对比度好，染色标本可长期保存，适合于光、电镜研究等。免疫酶标方法的发展非常迅速，已经衍生出了多种标记方法，且随着方法的不断改进和创新，其特异性和灵敏度都在不断提高，使用也越来越方便。在病理诊断中广为使用的有 SP 三步法、即用型两步法检测系统等。

（二）细胞活力测定

在细胞群体中总有一些因各种原因而死亡的细胞。总细胞中活细胞所占的百分比即为细胞活力。由组织中分离的细胞需要检查其活力以了解分离过程对细胞是否有损伤；复苏后的细胞也要测定细胞活力，以了解冻存和复苏的效果。

1. 染色排除法

染色排除法是生物研究中判断细胞活性最常用的一种方法。由于活细胞的细胞膜具有选择透过性，细胞不需要的物质通常不能进入细胞，细胞用染色剂处理后不会被染色；而死细胞的细胞膜是全透性的，染色剂可穿透变性的细胞膜进入死细胞，与解体的 DNA 结合，使其着色。依此染色便可以判断细胞的活性。常用方法有台盼蓝法、苯胺黑法。

台盼蓝排斥试验方法比较简单，是最常用的细胞活力检测方法。镜下观察，死细胞被染成淡蓝色，活细胞拒染。而苯胺黑法会使死细胞染成黑色，活细胞不着色。在操作过程中需要注意的是，用台盼蓝、苯胺黑对细胞进行染色时，时间不宜过长，否则部分活细胞也会着色，从而干扰计数使监测结果偏低；可结合细胞计数方法，同时进行细胞计数和活力检测。另外，用染色排除法检测贴壁培养细胞的活细胞率，应考虑被测细胞从培养表面上消化下来的难易程度和细胞脱落到培养上悬液中的数目多少，选择合适的操作方法。

2. ATP 生物发光检测

内源性 ATP 的数量可以反映细胞的活性度，ATP 生物发光法是一种快速的细胞活性检测方法，具有简便、灵敏度高、可实时检测等优点（Moyer et al, 1983）。内源性 ATP 是活体细胞最基本的能量来源，细胞死亡时，ATP 迅速水解。因此，测定细胞内源性 ATP 的含量可以及时反映细胞的活性和活细胞数量，基于 ATP 的细胞活力检测法是一种敏感而可靠的检测方法。其反应原理是活细胞在有氧和 ATP 的条件下，荧光酶催化荧光素发出荧光（波长为 562nm），强度与 ATP 含量呈正相关。故所测得的荧光强度可间接反映出存活细胞量。活力强的细胞能发出强烈的黄绿色荧光；活力弱的细胞发出荧光较弱；死亡细胞无荧光。ATP 生物发光法的优点主要是快速、简便、重现性好。但由于其要求样品中细胞的数量不能太少，因此灵敏度有时达不到要求。

3. MTT 比色法

四唑盐比色法（MTT 比色法）是一种分析细胞活性和生长增殖的方法。其原理是四甲基偶氮唑盐（MTT）可作为线粒体中琥珀酸脱氢酶的底物，当有活细胞存在时，线粒体内琥珀酸脱氢酶可将淡黄色的 MTT 还原成紫蓝色的甲臜，并沉积在细胞中，而死细胞无此功能（杨宇航等，2013）。二甲基亚砜（DMSO）能溶解细胞中的甲臜，用酶联免疫检测仪在 490nm 波长处测定其光吸收值，可间接反映活细胞数量。在一定细胞数范围内，MTT 结晶形成的量与细胞数成正比，也与细胞活力成正比。它的特点是灵敏度高、重复性好、操作简便、经济快速。缺点是由于 MTT 经还原所产生的甲臜产物不溶于水，需要被溶解后才能检测。

4. XTT 比色法

在目前的细胞活性检测试验中，MTT 比色法具有简便、灵敏等优点而被广泛应用。然而，由于 MTT 经还原所产生的甲臜产物不溶于水，需溶解后才能检测，这不仅使工作量增加，也会对实验结果的准确性产生影响，而且溶解甲臜的有机溶剂对实验者也有损害。XTT 比色法也可用于检测细胞增殖。XTT 是一种类似于 MTT 的四唑氮衍生物，作为线粒体脱氢酶的作用底物，被活细胞还原成水溶性的橙黄色甲臜产物。当 XTT 与电子偶合剂联合应用时，其所产生的水溶性甲臜产物的吸光度与活细胞的数量呈正相关。XTT 比色法具有以下优点：①使用方便，省去洗涤细胞的步骤；②检测快速，使用 96 孔板和 ELISA 读数仪可以批量检测；③灵敏度高，甚至可以测定较低细胞密度；④检测细胞密度的线性范围大；⑤重复性优于 MTT 比色法。主要缺点为 XTT 水溶液不稳定，需要低温保存或现用现配（司徒镇强等，2007）。

几种细胞活力检测方法的比较如表 1-4 所示。

表 1-4　细胞活力检测方法

细胞活力测定方法	检测原理	特点
染色排除法	染色剂可穿透变性的细胞膜进入死细胞使细胞着色	操作简单,时间不宜过长
ATP 生物发光检测法	活细胞中荧光酶可催化荧光素发出荧光,强度与 ATP 含量呈正相关	简便快速,重现性好,可实时检测,要求样品中细胞数量大
MTT 比色法	活细胞线粒体内琥珀酸脱氢酶可将淡黄色的 MTT 还原成紫蓝色的甲臜	灵敏度高,重复性好,操作简便,经济快速,产物需溶解后才能检测
XTT 比色法	XTT 可被活细胞线粒体脱氢酶还原成水溶性的橙黄色甲臜产物	使用方便,检测快速,灵敏度高,重复性好,水溶液不稳定,需现用现配

（三）蛋白质总量分析

在神经细胞体外培养过程中，蛋白质含量可大致反映培养神经细胞群体的生物合成能力和神经细胞的生长状况。细胞总蛋白质含量广泛用于测定细胞生长实验及表示酶、受体及细胞外代谢产物特异性活性的度量单位。常用的蛋白质含量测定方法有双缩脲法、酚试剂法、考马斯亮蓝法。

1. 双缩脲法

双缩脲法是第一个用比色法测定蛋白质浓度的方法，双缩脲试剂是一个碱性的 Cu^{2+} 试液，呈蓝色，由 1% 氢氧化钾、1% 硫酸铜和酒石酸钾钠配制而成，其中真正起作用的是硫酸铜，而氢氧化钾仅仅是为了提供碱性环境，它可被其他碱（如氢氧化钠）代替。当底物中含有肽键时，试液中 Cu^{2+} 与多肽配位，形成紫蓝色络合物，在 $540\sim560nm$ 处测定其光吸收值，此值与蛋白质含量在一定范围内呈直线关系，而与蛋白质分子量及氨基酸成分无关。

蛋白质标准曲线的绘制过程如下。

① 蛋白质标准溶液：准确称取经过恒重的牛血清白蛋白或人血清白蛋白、卵清蛋白、酪蛋白作为标准蛋白质，用水配成 10mg/mL 的溶液。如果蛋白质不易溶解，可稍加热，或放置过夜，亦可直接用 0.05mol/L 的氢氧化钠溶液配制。

② 标准曲线的绘制：在试管中分别加入 0mL、0.1mL、0.2mL、0.3mL、0.4mL、0.5mL、0.6mL 标准蛋白质溶液，用水补足至 1mL，各加入双缩脲试剂 4mL 混合均匀，在室温（$20\sim25℃$）放置 $15\sim30min$，在 450nm 处测定，以各管中的蛋白质含量为横坐标，A_{450} 值为纵坐标绘制标准曲线，得出直线回归方程及相关系数（r）。

③ 样品的测定：取 1mL 未知浓度的样品溶液，同标准溶液一样加入 4mL 的双缩脲试剂，保温后测定 A_{450} 处吸光度。从标准曲线上查出与 A_{450} 相对应的蛋白质含量，或根据直线回归方程计算出样品的蛋白质含量。样品浓度若超过标准曲线的范围，测定前可做适当稀释。

2. 酚试剂法

酚试剂法显色原理与双缩脲方法类似，只是加入了第二种试剂，即 Folin-酚试剂，以增加显色量，从而提高了检测灵敏度。酚试剂中磷钼酸盐-磷钨酸盐被蛋白质中的酪氨酸和色氨酸残基还原，产生深蓝色（钼蓝和钨蓝的混合物）。在一定条件下，蓝色深度与蛋白质的量成正相关。本法优点是灵敏度高，缺点是费时较长，要精确控制操作时间，标准曲线也不是严格的直线形式，且专一性较差，干扰物质较多。

3. 考马斯亮蓝法

考马斯亮蓝 G-250（coomassie brilliant blue G-250）测定蛋白质含量法属于染料结合法的一种。考马斯亮蓝 G-250 在游离状态下呈红色，最大光吸收在 488nm；当它与蛋白质结合后变为青色，蛋白质-色素结合物在 595nm 波长下有最大光吸收。其光吸收值与蛋白质含量成正比，因此可用于蛋白质的定量测定。蛋白质与考马斯亮蓝 G-250 结合在 2min 左右达到平衡，完成反应十分迅速；其结合物在室温下 1h 内保持稳定。根据标准曲线计算待测样本的浓度。如果测定要求很严格，可在试剂加入后的 $5\sim20min$ 内测定光吸收，因为这段时间内颜色最稳定。

（四）DNA 损伤检测

维持 DNA 分子的完整性对细胞至关紧要。外界环境和生物体内的有害因素都会导致 DNA 损伤，大部分损伤可通过机体内的修复系统修复；未被修复的损伤累积起来，就可能影响细胞的功能。DNA 的损伤类型主要分为 3 大类：碱基损伤、DNA 链断裂和 DNA 磷酸根酯化。利用损伤 DNA 理化性质的改变、分子杂交、对 DNA 损伤后形成特定产物进行分析等，可区分损伤 DNA 与未损伤 DNA（邓爽等，2013）。

1. 基于损伤 DNA 理化性质的改变进行检测

损伤 DNA 与完整 DNA 相比，其理化性质会发生一系列的改变，如电场中迁移速率、氧化还原能力和结合能力、光谱谱带及 DNA 所带电荷的改变。

（1）单细胞凝胶电泳

单细胞凝胶电泳（SCGE）又称彗星试验，是用于检测有核细胞 DNA 损伤的技术，可在单个细胞水平上检测 DNA 损伤和修复。DNA 受损越严重，产生的片段越多并且片段越小，电泳时迁移的 DNA 量也就越大，迁移距离越长，荧光显微镜下可观察到"彗星"尾长增加、尾部荧光强度增强，通过测定迁移部分的光密度和迁移长度就可定量测定单个细胞的 DNA 损伤程度。

传统的 SCGE 法有其局限性，敏感性相对较低，当基因毒性物质尚不能引起 DNA 双链或单链断裂及产生碱不稳定位点时，即使存在其他 DNA 损伤类型，也无法通过 SCGE 检测出来，增加计数细胞数是增加 SCGE 敏感性的有效途径。应用较为局限也是 SCGE 的缺点之一，目前 SCGE 主要应用于 DNA 双链或单链断裂及碱不稳定位点这几种特定类型 DNA 损伤检测。将 SCGE 与其他细胞处理手段相结合，能够很好地拓宽 SCGE 的应用范围，使其也能适用于碱基修饰、碱基脱落等其他类型 DNA 损伤的检测。

（2）电化学法

电化学检测 DNA 损伤主要有两种策略：一种是基于 DNA 中鸟嘌呤的氧化还原性进行的，DNA 受损时，鸟嘌呤由于失去了双螺旋结构的保护作用，更易暴露在外与三（2,2′-联吡啶基）钌（Ⅲ）$[Ru(bpy)_3^{3+}]$ 发生氧化还原反应，产生比完整 DNA 更大的氧化峰电流，通过氧化峰电流可评估 DNA 的损伤程度；而另一种是在 DNA 中插入电化学活性物质，损伤的 DNA 结合电化学活性物质的能力比完整 DNA 弱，结合的电化学活性物质减少，用循环伏安法测得的电流减小，通过电化学活性物质电流的变化可评估 DNA 的损伤程度（Yan et al，2012）。

（3）光谱技术法

生物大分子经过照射后，发生分子振动能级和转动能级的跃迁，产生特定的振动-转动光谱，这种振动-转动光谱的谱带是由生物大分子自身的结构决定的，相当于生物大分子的"指纹"。当 DNA 损伤时，DNA 构型改变，接受特定光照射后产生的振动-转动光谱的谱带也随之改变，通过对核酸谱带进行分析，可区分损伤与未损伤 DNA。

用于 DNA 损伤检测的光谱技术主要有拉曼光谱、红外光谱及荧光光谱。拉曼光谱检测 DNA 损伤是非侵入性、非破坏性的，不影响细胞的完整性，对活细胞 DNA 损伤分析十分有意义。与拉曼光谱法相似，红外光谱法检测 DNA 损伤也是非接触性、非破坏性的，但不同的是拉曼光谱法一般适用于含水的体系，而红外光谱法更适用于分析干燥的非水样本，如细胞团块，这是由水分子具有强烈的红外吸收和弱拉曼散射特性导致的。与前两者相比，荧光光谱法是侵入性的，常需要结合溴乙锭等荧光探针进行分析。

（4）比色法

比色法是一种用肉眼或分光光度仪就能评估 DNA 损伤的方法。血晶素能催化四甲基联苯胺和 H_2O_2 发生颜色反应，石墨烯氧化物能吸附 DNA，将两者合成为血晶素-石墨烯纳米片（hemin graphene nanosheet，H-GN），损伤 DNA 由于双螺旋结构受损，碱基暴露导致 DNA 骨架携带的负电荷增加，若损伤 DNA 吸附在石墨烯氧化物表面，增多的负电荷可增强 H-

GN 之间的静电排斥，增大 H-GN 的溶解度，将 H-GN 溶液离心后在离心上层溶液中加入四甲基联苯胺和 H_2O_2，H-GN 中的血晶素能催化产生颜色反应，通过肉眼或分光光度仪就可评估 DNA 损伤，DNA 损伤越严重，携带的负电荷越多，H-GN 的溶解度越大，上层离心液的吸光度也就越大。目前这种方法主要适用于 DNA 链断裂损伤的检测。

2. 基于分子杂交进行检测

DNA 损伤后核苷酸序列会发生一定程度的改变，通过分子杂交能有效地检测出这种改变，方法简便、结果可靠。

（1）发夹样探针法

分子信标是一种发夹样的探针，两端分别连接有荧光基团和猝灭基团，与未损伤 DNA 形成稳定的杂交分子，发出荧光；而与损伤 DNA 结合不稳定，更优先于形成发夹结构，荧光猝灭，因而分子信标发出的荧光随 DNA 损伤数量增加而减少。可用于碱基损伤及 DNA 链断裂的检测（Shire et al，2012）。某些情况下，猝灭剂附着不完全或荧光共振能量转移低效可导致高本底，使敏感性降低。在发夹探针中掺入一种腺嘌呤的荧光类似物 2-氨基嘌呤（2-aminopurine，2-AP）替代在两端连接荧光基团和猝灭基团，2-AP 以游离状态存在时发荧光；当发夹探针与未损伤 DNA 稳定结合时，2-AP 不发荧光；而当探针与损伤 DNA 结合时，不稳定，更倾向于形成发夹结构以游离状态存在，发出荧光。该方法克服了传统分子信标高本底的缺点，且荧光强度与 DNA 损伤量成正比。用石墨烯氧化物替代猝灭基团，探针与损伤 DNA 结合不稳定，易被吸附于石墨烯氧化物上，荧光猝灭；探针与完整 DNA 稳定结合，石墨烯氧化物对其吸附能力弱，荧光不猝灭，最终所发荧光与 DNA 损伤量成反比，克服了常规猝灭剂的不足。

（2）荧光原位杂交法

DNA 断裂荧光原位杂交（DBD-FISH）是在碱性条件下使 DNA 由断裂处解旋转变为单链 DNA 后，再用全基因组或特异性的荧光 DNA 探针进行杂交。在一段目标区域中，随 DNA 损伤数量的增多，产生的单链 DNA 也增多，结合探针随之增多，从而产生更强烈的荧光原位杂交（FISH）荧光信号（Cortés-Gutiérrez et al，2012）。DBD-FISH 可对全基因组或特定基因序列中的 DNA 链断裂数量进行定量分析。FISH 与彗星试验结合发展出了彗星荧光原位杂交，荧光信号的位置可暗示所感兴趣的序列是位于损伤区域或未损伤区域还是靠近损伤区域，彗星尾部到头部基因特异性信号的重新定位可提供关于所感兴趣的区域附近或内部是否有 DNA 修复的证据，彗星尾部与头部的 FISH 信号的所占百分数能表明特定区域 DNA 损伤及修复情况。

3. 基于 DNA 损伤后形成产物进行检测

当 DNA 发生损伤时会形成一些特定的损伤产物，可以通过检测损伤产物来评估 DNA 损伤。也可标记损伤 DNA，如末端脱氧核苷酸转移酶介导的脱氧尿苷三磷酸标记（terminal deoxynucleotidyl transferase-mediated dUTP nick end labeling，TUNEL），通过标记物检测间接反映 DNA 损伤程度。

（1）双链断裂标志物磷酸化组蛋白 H2AX 检测法

当 DNA 双链发生断裂（double-strand break，DSB），位于断裂位点附近的 H2AX C 端的 SQE 结构域中的丝氨酸在磷脂酰肌醇-3-激酶相关激酶家族成员的作用下迅速磷酸化，使断裂位点周围形成大量的磷酸化组蛋白 H2AX（phosphorylated H2AX，γH2AX），产生 γH2AX 焦点，并募集 DNA 修复相关的蛋白，以维持基因稳定性，一旦断裂双链重新连接，

γH2AX 会自动去磷酸化。

DSB 发生后，其产物 γH2AX 立即生成，因而在损伤早期即可检测到 γH2AX，灵敏可靠，且与 DSB 数存在一一对应关系，即一个 γH2AX 焦点对应一个 DSB 位点。但值得一提的是，除了 DSB 外，细胞应激、DNA 复制受阻及其他形式的 DNA 损伤也可产生 γH2AX 焦点，但焦点在显微镜下的形态不同，因而 γH2AX 焦点的动力学、数量、大小和形态学分析十分重要。

γH2AX 一般借助显微镜或流式细胞仪，运用免疫印迹或免疫组化的原理进行检测。传统的 γH2AX 免疫荧光染色一般是将细胞固定在玻片上后再染色，这样抗体扩散受到限制，需要较多的染液及较长的孵育时间。

（2）DNA 损伤后形成的加合物检测法

多种因子损伤 DNA 后都可引起 DNA 的化学修饰，形成 DNA 加合物。检测 DNA 加合物的方法有很多，^{32}P 后标记法敏感性高，但存在放射性污染，且对于未知的 DNA 加合物无法提供结构信息。免疫学方法利用抗原、抗体特异性反应的原理，虽简便易行，但需要制备特异性的单克隆或多克隆抗体，且对于非抗原及未知加合物抗原无法检测。荧光测定法的原理是某些有较强共轭电子结构的化学物质形成的 DNA 加合物在光照射下可发出荧光。最常用于检测 DNA 加合物的是荧光色谱法。

（3）DNA 断片标记法

TUNEL 是一种检测凋亡细胞 DNA 链断裂片段的方法。细胞凋亡发生时，内源性核酸内切酶将 DNA 降解成片段，在脱氧核苷酸末端转移酶的作用下，标记有标记物的 dUTP 连接到 DNA 断片的 3′-OH 末端，采用荧光显微镜或流式细胞仪对标记物进行分析，可实现在单细胞水平检测凋亡细胞的 DNA 碎片。

TUNEL 与其他技术结合可拓宽其应用领域。采用 4′,6-二脒基-2-苯基吲哚（4′,6-di-amidino-2-phenylindole，DAPI）（检测总 DNA）、抗体（检测 DNA 损伤）和 TUNEL（检测凋亡细胞）相结合的三重免疫荧光技术，实现了同时对正常和凋亡组织细胞中损伤 DNA 进行定性及半定量检测，可用于研究细胞是如何由损伤走向死亡。

根据 DNA 损伤类型的不同可选择不同的方法（表 1-5）。在实际工作中，可能同时存在多种 DNA 损伤类型，此时为防漏检，应将不同的 DNA 损伤检测技术相结合，以便更全面地评估 DNA 损伤。在传统检测技术的基础上，适当结合某些细胞处理手段，可衍生出更多新技术。

表 1-5　常用的 DNA 损伤检测技术

检测原理	检测技术	所检测 DNA 损伤类型	方法学评价
基于损伤 DNA 理化性质的改变检测	SCGE	链断裂及碱基不稳定位点	结果多采用显微镜下人工检测，精确性较差
	电化学法	DNA 化学修饰	精确性较好，但需构建电化学生物传感器
	光谱法	DNA 损伤	精确性较好，但仪器要求高
	比色法	链断裂	精确性较差，但仪器要求低
基于分子杂交检测	发夹样探针	碱基损伤、链断裂	精确性较好，但需设计特异性探针
	DBD-FISH	链断裂	精确性较好，但需设计特异性探针
基于 DNA 损伤后形成产物检测	γH2AX	链断裂	实验过程中对 DNA 的直接操作少，准确性较好；但实验影响因素较多，精密度较差
	DNA 加合物	DNA 化学修饰	精确度高，但对仪器要求高
	TUNEL	细胞凋亡所致 DNA 链断裂	实验过程影响因素多，易出现假阳性及非特异性反应，精确度较差

（五）羰基化蛋白检测

蛋白质羰基化是指蛋白质在氧化应激状态下产生醛、酮或内酰胺等活性羰基官能团（Colombo et al，2016）。一般表现为蛋白质侧链氨基酸残基受到氧化损伤形成蛋白质羰基化不可逆性损伤，羰基化蛋白是氧化应激相关疾病的主要标志物（Dalle-Donne et al，2010），羰基化蛋白检测的目的是准确对蛋白质氧化损伤与功能损伤程度进行评估，探索蛋白质氧化损伤与功能的关系。

目前，蛋白质羰基化的鉴定和定量技术主要分为以下 3 类：①分光光度法和色谱法测定总蛋白质羰基含量；②生物化学和免疫学技术，如免疫印迹和酶联免疫吸附测定法（ELISA），提供有关修饰蛋白和羰基化水平的全局性信息；③基于质谱的羰基化检测技术，用于鉴定蛋白质的修饰位点以及蛋白质结合的羰基化合物的相对定量。

1. 2,4-二硝基苯肼比色法

2,4-二硝基苯肼（2,4-dintrophenylhydrazine，DNPH）比色法是测定蛋白质羰基含量的经典方法（段丽菊等，2005）。DNPH 可与活性羰基反应，形成稳定的 2,4-二硝基苯腙红棕色沉淀，将沉淀用盐酸胍溶解后即可在分光光度计上读 370nm 下的吸光度值。通过 DNP（2,4-二硝基苯基）基团在 360nm 处的吸光度来测定羰基化程度（Levine et al，1990），这一思路被发展为"oxyblot"技术应用于蛋白质印迹法，即先用 DNP 衍生羰基化样品，再使用抗 DNP 抗体进行检测，还可以通过质谱法进行凝胶内消化后对羰基化修饰位点进行鉴定，它代表了目前基于凝胶的蛋白质组学分析羰基化蛋白的最新技术。DNPH 比色法作为测定蛋白质羰基含量的经典方法具有操作简单、设备要求低，只需离心机和紫外可见光分光光度计、所需药品廉价等特点，具有很广的应用范围。

2. 酶联免疫吸附法

酶联免疫吸附法（ELISA）是检测羰基蛋白的敏感方法。抗 DNP 抗体被用于检测组织细胞中的羰基化蛋白，开发了一种基于蛋白结合 DNP 与抗 DNP 抗体识别的 ELISA 方法。与 DNP 反应后，任何样品中的蛋白质均被非特异性吸附到 ELISA 平板上，使用生物素化的抗 DNP 抗体探针以及链霉亲和素连接的辣根过氧化物酶探针，提供了一种与比色法密切相关的定量分析方法。与比色法相比，酶联免疫吸附法测定蛋白质羰基更敏感更专一，只需要微克蛋白质，适用于检测小样本（Buss et al，1997）。

细胞匀浆液与 DNPH 反应，形成的蛋白腙衍生物在酶标板上与抗 DNPH 抗体反应。以氧化的小牛血清白蛋白（BSA）作为羰基蛋白的定量标准。氧化 BSA 可通过 Fenton 反应获得，即用 $Cu^{2+}/H_2O[(500\mu mol/L)/(5mmol/L)]$ 与 BSA（1mg/mL）反应 1h，可通过比色法对羰基蛋白进行定量测定，用已知羰基蛋白含量的氧化 BSA 与未氧化的 BSA 按一定比例（0～40%）混合制作标准曲线。

将待测样品加到 96 孔酶标板中，每孔 100μL（含 4μg 蛋白），4℃过夜。甩去酶标板液体，用含 0.1%吐温 20 的 PBS（PBST）洗 4 遍，每次 5min，加入 1%BSA（溶于 PBST 中）进行封闭，室温放置 2h，吸去液体后洗 4 次，加入稀释成工作浓度（1：1000）的小鼠 IgE 抗 DNPH 抗体，每孔 120μL，37℃放置 4h。甩去液体冲洗 5 次，加入大鼠抗小鼠 IgE 辣根过氧化物酶底物液，每孔 120μL，37℃放置 4h。甩去液体冲洗 6 次后加入底物液（四甲基联苯胺，TMB），每孔 100μL，37℃反应 3min，最后以 0.18mol/L H_2O_2 液终止反应，于 450nm 处测定吸光度，根据标准曲线计算细胞内羰基蛋白含量。

3. 基于质谱的羰基化检测技术

质谱以外的其他方法虽然能够高灵敏度检测氧化修饰蛋白质，却不能提供修饰蛋白质特性以及修饰本身的化学性质和位点等信息。基于质谱的蛋白质组学的进步，使蛋白质羰基化的规模化研究成为可能，主要分为凝胶电泳与非凝胶电泳两大体系。

（1）凝胶电泳体系

二维凝胶电泳已被广泛用于羰基化蛋白质的鉴定。由于蛋白质羰基相对丰度低、化学稳定性差、没有可区分的紫外可见吸光度和荧光特性，不能直接用分光光度法测定其含量，因此，只能通过特定的羰基反应化学探针来实现。酰肼基团可以与活性羰基反应形成腙加合物，其含有的不稳定亚胺键，可被氰基硼氢化物特异性还原（Yan et al，1999）。此外，酰肼还可以引入多种官能团（如生物素、洋地黄毒苷和与酰肼偶联的各种荧光化合物等）后再与羰基反应。荧光素缩氨基硫脲和荧光素酰肼首先用于在一维凝胶中检测羰基；采用生物素化和亲和素-异硫氰酸荧光素亲和染色法，建立二维电泳中羰基化蛋白的检测方法，可在用过氧化氢刺激后的酵母蛋白质组中鉴定出 20 种羰基化蛋白质（Yoo et al，2010）。二维凝胶电泳可以在各种生物条件下用于差分氧化蛋白质的鉴定，但其灵敏度较低，不易检测低丰度的蛋白质，操作费力且不允许高通量检测。

（2）非凝胶电泳体系

质谱法是蛋白质组学中用于鉴定蛋白质的最通用技术，使用质谱法的无凝胶方法已经成为研究蛋白质羰基化的最有力技术。蛋白质羰基化的各项研究受制于其低丰度、低电离效率、可能产物的异质性以及与分析期间存在的其他化合物的反应性。因此在质谱分析之前，分离羰基化肽和蛋白质的富集策略通常是必需的（Bollineni et al，2011）。

基于竞争性反应策略对半胱氨酸羰基化修饰的间接鉴定：脂质过氧化产物会特异性修饰蛋白质的半胱氨酸等活性位点，进而影响蛋白质的功能。可以通过硫醇反应性化学探针标记未被修饰的半胱氨酸活性位点，结合蛋白质定量组学方法，间接实现相关羰基化蛋白质底物及作用位点的鉴定。

利用某些化学基团可以快速且高特异性结合活性羰基形成稳定的共价加合物的性质，将其与生物素连接为探针，再使用亲和素进行捕获，可以实现衍生化羰基化蛋白/肽段的高效富集。其中使用最广泛的是生物素酰肼探针。富集完成后进行液相-质谱检测。

（六）电生理检测

分散培养的神经细胞在体外生长成熟后，具有接近在体神经元的电生理特性及突触传递的功能，因而可用电性质来判断神经细胞的功能状态（丁斐，2012）。

1. 细胞内和细胞外记录法

（1）细胞内记录法

将一个电极插入细胞膜内，另一个电极在细胞膜外，从而形成一个环路的记录法。电极基本上多用玻璃微电极。细胞内记录可以准确测量膜电位的绝对值，还能测定兴奋性突触后电位、抑制性突触后电位和动作电位，是研究神经元基本生物物理特性的有力手段。

（2）细胞外记录法

将引导电极安放在神经组织的表面或者附近，记录引导神经组织的电活动。由于活动部位的神经元产生去极化，而未活动部位的神经元处于正常的极化状态，导致在容积导体中的两部位间电位不同，放置在细胞表面的电极就会记录出两者间所产生的电位差。所用的电极主要有玻璃微电极和金属微电极，另外还有一些新型微电极应用于电生理学的研究，如离子选择性电极和免疫微电极等。细胞外记录方法较容易，但对其结果的解释却较复杂。这是因为细胞外电位的波形因记录细胞的不同部位而异，而且受到不同神经元的活动不一定同步等多种因素影响，所以记录的电位大小和波形有很多变化。因此，对细胞外记录电位的分析重点应放在放电频率和潜伏期，而不去比较放电的幅度。

2. 顺行冲动和逆行冲动记录法

（1）顺行冲动记录法

电刺激某一突触前的细胞体、轴突或树突，在此突触后神经元细胞体上记录该刺激引起的电活动的方法称为顺行冲动记录法。刺激部位到记录部位可能要经过一个以上的突触，可根据潜伏期的长短来判断神经元之间是单突触联系还是多突触联系。顺行冲动细胞外记录法较容易实施，而顺行冲动细胞内记录法获得的信息量较大。

（2）逆行冲动记录法

电刺激神经元的轴突主干或末梢，在同一神经元胞体记录反向传导的动作电位即逆行冲动记录。逆行冲动不是一种自然现象，具有相对恒定的潜伏期，并能跟随高频电刺激。目前碰撞实验被认为是鉴定逆行冲动的最可靠的方法。在神经元的自发锋电位或诱发的顺行锋电位产生之后，神经元胞体仍可对经突触传递的传入冲动产生反应，但不能产生逆行冲动，这被称为禁锢期。因为自发放电或诱发的锋电位必须沿轴突正向传导到刺激某一部位，再经该部位的不应期，而后电刺激该部位产生的逆行冲动才有可能反向传导到神经元胞体。在此之前，电刺激轴突引起的逆行冲动必然在轴突的某一点上与正向传导的冲动相遇即碰撞而消失。逆行冲动记录法与顺行冲动的情况相似，细胞外记录法最常用，细胞内记录法难度较大。

3. 电压钳和膜片钳技术

（1）电压钳技术

电压钳技术是将一根微电极插入细胞内，向细胞内补充电流，补充的电流量等于跨膜流出的反向电流，即使膜通透性发生改变时，膜电位的数值也能控制不变，通过离子通道的离子流与经微电极施加的电流数量相等、方向相反，从而可定量测定细胞兴奋时的离子流。

（2）膜片钳技术

膜片钳技术是在电压钳技术基础上发展的一种以记录通过离子通道的离子电流来反映细胞膜上单一或多数离子通道分子活动的技术。这一技术使对细胞电活动的研究精度提高到 $1pA$ 的电流分辨率、$1\mu m$ 的空间分辨率和 $10\mu s$ 的时间分辨率水平，是细胞和分子水平的生理学研究领域的一次革命性突破。这一能精确描述细胞通道特征的实验方法在问世后的短短十几年时间里，已经在生物学研究领域显示出了非常重要的意义和广阔的应用前景。膜片钳技术主要有单通道记录法-细胞吸附式、全细胞记录法、膜外面向外和膜内面向外四种记录模式。

第二节　神经组织学

一、脑组织切片的制备

脑组织是神经科学等很多研究工作和实验教学的重点，一般选用大鼠、小鼠、猫、家兔等的脑组织作为研究对象，也涉及部分人体解剖。脑组织主要是神经细胞和神经胶质细胞，具有含水量丰富、质地较软、结构疏松、韧性低、极易自溶等特点。目前常用的脑组织切片有冰冻切片和石蜡切片两种。

(一) 冰冻切片

冰冻切片就是新鲜标本借助 −18℃ 低温，使组织在短时间内达到一定硬度进行快速切片、染色的一种制片方法，具有制片快速、切片较薄、染色佳等优点。

1. 固定

固定即借助化学试剂使组织和细胞中的有机和无机成分凝固或沉淀，使死后组织变化停止，尽量保持其活体状态的过程。固定方法有浸泡固定法，注射、灌注固定法，蒸汽固定法。某些组织块由于体积过大或固定液极难流入内部或需要对整个脏器或整个动物进行固定，就可采用灌注或灌流固定法。固定时将固定液直接注入动物血管，经血管分支到达整个组织或全身，从而充分固定。固定液分为单纯固定液和混合固定液。单纯固定液有甲醛、乙醇、氯化汞、醋酸、苦味酸等，混合固定液包括 Bouin 液、Zenker 液、Carnoy 液、中性甲醛液等。用水配制的固定液固定后应用流水冲洗，可使组织中的固定液随时溢出和随时洗去。对小动物和脑组织等，应以浸泡为主，既能达到冲洗的目的，又不损害组织。

注意事项：①固定要及时；②组织块的大小要合适；③应有足够的固定液，一般与组织块的比例为 20∶1，容器勿过小，组织勿过多；④固定时间要合适，甲醛固定液一般固定两天左右，第一天要更换一次固定液；⑤在固定期间轻轻地搅动组织或摇动容器使组织移动有利于固定液的渗透，适当提高温度也可缩短固定时间；⑥选择合适的固定液；⑦一次取材数量过多时，应对取材部位和顺序进行编号，并及时做好记录。

2. 脱水

脱水就是用某些溶剂逐步将组织块内的水分置换出来的过程，使用的试剂称为脱水剂。脱水剂有非石蜡溶剂类脱水剂如乙醇、丙酮等，和脱水兼石蜡类脱水剂如正丁醇等。乙醇是最常用的脱水剂，其优点是脱水能力强，既能与水相混合，又能与透明剂相混合，并可使组织硬化，便于切片。缺点是穿透组织的速度快，且容易使组织收缩、变脆。为克服这一缺点，在一般脱水中，应采用循序渐进的方法，逐步升级，经一系列不同浓度的乙醇，使组织中的水分逐渐被乙醇代替。脱水时间视组织块大小、性质和类型而定。

注意事项：①脱水必须彻底，组织块只有脱水充分才能在透明剂中有良好的透明性，也有利于染色。脱水须在有盖子的瓶中进行，高浓度乙醇易吸收空气中的水分；②脱水剂的用量不能太少，应为组织块的 5~10 倍以上，并及时更换。

3. 透明

在切片制作过程中有两次透明，第一次是脱水以后组织块的透明，第二次是染色以后切片的透明。二甲苯是最常用的透明剂。它是一种无色透明的液体，容易挥发，透明能力强，但易使组织收缩变脆，所以组织块在二甲苯中不宜久置。

注意事项：①透明剂的用量不能太少，应为组织块的 5~10 倍以上；②透明过程中用的器材如镊子必须干燥，不得将水滴入二甲苯中；③二甲苯是一种易挥发的有毒气体，长期接触对呼吸道黏膜等有刺激作用，所以在使用时应在盛二甲苯的容器上加盖盖子。

4. 组织切片

操作程序：①切片前先安装好刀片，调整好切片厚度及切片角度。根据标本的组织类型，确定最佳切片温度；②将待切的组织块平放在软塑瓶盖或特制小盆内，直接或涂敷包埋剂后马上放到冷冻台上冷冻；③将冻好的组织块安装到组织块夹持器上，调整好刀片与组织块之间的角度和距离，调整好防卷板的位置和角度；④准备好后，转动切片机旋转轮的手柄进行切片。将切好的切片黏附在载玻片上，室温下自然晾干 1~2h 后可根据不同的需要进行固定、染色等制片步骤，也可用锡纸包好后封存于−20℃冰箱中待用。

注意事项：①切片时恒冷箱内的适宜温度是−20～−15℃；②为防止组织中形成冰晶而影响细胞的形态，甚至破坏细胞的结构，在组织冰冻时要采用速冻的方法；③组织块在冰冻时，应根据组织的形状和结构来放，切片也是如此；④切片时，若发现冰冻过度，可将冰冻组织块取出在室温下放置片刻再切片。

5. 染色（H. E. 染色）

H. E. 染色包括苏木精染色和伊红染色两个步骤。苏木精染液是常用的一种染料，主要用于对细胞核的染色。苏木精本身与组织的亲和力很弱，H. E. 染色实际是通过苏木精的氧化物——苏木红对组织细胞进行染色。苏木精可通过自然和化学方法两种方式氧化成苏木红。自然方法是将苏木精溶液在阳光下暴晒或暴露在空气中。化学方法是将化学氧化剂加入苏木精溶液。Harris苏木精配方：A液（苏木精1g，无水乙醇10mL），B液（钾明矾20g，蒸馏水200mL），氧化汞0.5g，冰醋酸8mL。配制方法：将A液搅拌溶解，再将B液煮沸溶化。将A液缓缓加入B液，混合后煮沸约1min。离火后在该混合液中加入氯化汞，用玻璃棒充分搅拌至染液变为紫红色，冷却后加入冰醋酸混匀，过滤后即可使用。伊红是一种煤焦油染料，是细胞质较为理想的染色剂。常用的是1%伊红醇溶液。其配方是在100mL 95%乙醇中加入1g伊红，玻璃棒搅拌均匀。

染色过程：①切片进入苏木精染液5～30min（根据不同需要和颜色情况决定染色时间）；②自来水洗去浮色；③1%盐酸酒精分化数秒（1%盐酸酒精分化液：36%～38%的盐酸1mL加入75%乙醇99mL中混匀即可）；④自来水冲洗半小时以上，使切片蓝化；⑤蒸馏水洗；⑥伊红染液复染1～10min，使细胞质染成红色；⑦按顺序经95%乙醇Ⅰ、Ⅱ脱水兼分化伊红颜色各1min；⑧入无水乙醇中彻底脱水4～5min（95%乙醇Ⅰ、Ⅱ各两分钟左右）；⑨1/2二甲苯（无水乙醇：二甲苯＝1∶1）1min；⑩二甲苯Ⅰ、Ⅱ透明，每次各约2～3min后封固切片。

注意事项：①掌握好染色时间和分化时间；②自来水冲洗过程中应注意不要用水直接冲洗组织；③切片染色后用乙醇脱水应从低浓度到高浓度进行。

（二）石蜡切片

1. 固定和脱水

一般常用4%多聚甲醛缓冲液灌流固定，再用10%中性甲醛后固定。建议用灌注固定液固定，细胞内充满的是灌注固定时体循环所输入的固定液，内外一致是避免细胞肿胀或塌陷的最佳方式。前提是灌注固定液的浓度一定要有保证。固定4h后取出，精心修块，继续固定，固定时间不能少于6h，可以过夜至第2d。小鼠的脑组织可以从50%乙醇开始，时间在2～3h。95%乙醇是脱水的重要一步，柔软组织在95%乙醇中停留时间要长，建议过夜。无水乙醇脱水要求严格控制时间，否则会出现硬化变脆现象，切片时会出现类似洗衣板样的裂痕。脱水不彻底会导致蜡块上的组织中心部位凹陷或组织有白色结节。

2. 透明

在常规二甲苯透明剂使用前加一步加入具有脱水兼透明作用的正丁醇，时间是1～1.5h，可以很好地帮助样本从水性溶液过渡到二甲苯透明剂中。应充分考虑它的透明作用，二甲苯的透明时间会比不加正丁醇的透明时间快。二甲苯透明过程中应该每隔20min取出标本观察，可以实时看到透明剂是怎样逐渐由外向内渗透。透明的组织像被油炸过，没有透明的组织表现为实性、本色。

3. 浸蜡和包埋

浸蜡和包埋的温度、时间决定了切片时蜡片是否完整、均匀。用于脑组织的石蜡熔点以56℃为宜，温箱温度保持在60～65℃，石蜡和温箱温度过高都会导致组织酥脆，切片碎片如粉末。浸蜡需要3个缸，总时间在2～2.5h之间。一定注意组织盒全部放好后，用温热的镊子进行搅动，这样可以驱走组织盒内的空气，保证石蜡和组织块的紧密接触。浸蜡时间不能过长，如果时间过长会导致组织酥脆。可以把蜡片不冷冻直接切片，并将切片刻度调整至≤2μm来补救。如果一次取材很多，包埋时间预计超过30min，切记把包埋的时间计算在浸蜡的时间里。因为包埋过程中组织是一直浸在熔化的石蜡中，且包埋蜡温度一般比浸蜡温度高5℃。

4. 切片和染色

切片这一步出现碎裂、卷曲等现象，不能得到满意的蜡膜，根源均出自前面所述步骤：脱水不当、展片不当、脱蜡不彻底等均导致染色后镜下图像撕裂、空洞等。脑组织非常细腻，捞片时极易把气泡带出来，烤片过程中气泡会使脑组织爆破，镜下会看到裂隙、空洞或不平。HE或是免疫组化显色前将切片再次放入温箱中20～40min，让切片恢复到60℃，染色时趁热放入脱蜡的二甲苯中，每缸10min即可。不建议冷切片在二甲苯内放置30min的脱蜡方法。

上述方法的前提条件是室温在18～25℃，液体均为新鲜配制。过高或过低室温要适当缩短或延长上述各步骤时间。对于小鼠时间要适当减少。如使用自动组织脱水机，那么所有时间都需要缩短至一半（荣玮等，2016）。

二、脑组织标本的取材与检测

（一）脑组织标本的取材

主要的技术设备和材料：CO_2孵箱、超净工作台、活组织切片机、微孔滤膜、六孔培养板。

取材液的配制：每100mL中含MEM 50mL，注射用蒸馏水49mL，200mmol/L谷氨酰胺1mL。以上液体混合摇匀，临用前用1mol/L的NaOH调pH值至7.35。

培养液的配制：每100mL中含MEM 25mL，Hank's平衡盐液25mL，马血清25mL，200mmol/L谷氨酰胺1mL，7.5%NaHCO₃ 540μL，注射用蒸馏水23.46mL。以上液体混合摇匀，临用前用1mol/L的NaOH调pH值至7.20。

上述取材液和培养液的配制及各种液体均应保持无菌。取材液和培养液一般在用前2d配制，然后取2～5mL配制的液体用微型培养皿在培养箱中孵育48h，观察有无细菌生长，用此鉴定该液体是否无菌。取材液和培养液一般在4℃冰箱中保存。

培养过程及更换培养液：一般情况下，每周更换2～3次培养液。换培养液前应将培养液的pH值用1mol/L的NaOH或1mol/L的HCl调至7.20或7.30（视动物年龄和培养时间而定），并在解剖显微镜下观察脑片生长状况及有无细菌污染，生长良好的组织应为无色半透明状态而且结构清晰，若组织变白、混浊说明已有细胞死亡。

注意事项：①取材应迅速、准确，保持无菌，一般从动物断头处死至脑片移入取材液中应在5min之内完成，若操作较慢则可造成取材过程中神经细胞死亡，影响脑片培养质量；②取材及更换培养液过程中各种器械、液体、各项操作均应保持无菌，整个操作过程应在超净工作台中进行，否则将导致培养物污染而培养失败；③每周至少更换培养液2次，否则培养液 pH 值会发生改变、营养不足，这将不利于神经组织的生长，影响培养效果；④六孔培养板中的每小皿中培养液一般为 1.0～1.2 mL，过少将导致营养不足，过多则将组织浸没，导致组织缺氧而坏死（赵善廷等，1998）。

（二）免疫组化法

免疫组化法是应用抗原与抗体特异性结合的原理，通过化学反应使标记抗体的显色剂（荧光素、酶、金属离子、同位素）显色来确定组织细胞内抗原（多肽和蛋白质），对其进行定位、定性及相对定量的研究。免疫组化法具有特异性强、敏感性高和定位准确、形态与功能相结合的特点。

免疫组化技术按照标记物的种类可分为免疫胶体金法、免疫铁蛋白法、放射免疫自显影法等。

1. 免疫胶体金技术

免疫胶体金技术是以胶体金这样一种特殊的金属颗粒作为标记物。胶体金是指金的水溶胶，它能迅速而稳定地吸附蛋白质，对蛋白质的生物学活性则没有明显的影响。因此，用胶体金标记一抗、二抗或其他能特异性结合免疫球蛋白的分子（如葡萄球菌 A 蛋白）等作为探针，就能对组织或细胞内的抗原进行定性、定位，甚至定量研究。由于胶体金有不同大小的颗粒，且胶体金的电子密度高，所以免疫胶体金技术特别适合于免疫电镜的单标记或多标记定位研究。由于胶体金本身呈淡至深红色，因此也适合进行光镜观察。如应用银加强的免疫金银法则更便于光镜观察。

2. 链霉菌亲和素-过氧化物酶（streptavidin-peroxidase，SP）三步法

SP 法是一种免疫组织化学染色方法，用于检测组织切片中的特定抗原。SP 法的主要特点是使用链霉菌亲和素结合生物素-过氧化物酶复合物，以提高抗原检测的特异性和敏感性。具体操作步骤包括：

① 切片常规脱蜡至水。如需抗原修复，可在此步后进行；

② 缓冲液洗 3min×2 次；

③ 为了降低内源性过氧化物酶造成的非特异性背景染色，将切片放在过氧化氢阻断剂（hydrogen peroxide block）中孵育 10～15min；

④ 缓冲液洗 5min×2 次；

⑤ 滴加 Ultra V 阻断剂，在室温下孵育 5min 以封闭非特异性的背景染色（注：孵育不要超过 10min，否则会导致特异性染色降低。如果一抗的稀释液中含有 5%～10% 正常羊血清，这一步可省略）；

⑥ 缓冲液洗 5min×2 次；

⑦ 滴加一抗工作液 37℃孵育 1～2 小时（具体孵育时间和温度由试验者最终决定）；

⑧ 缓冲液洗 5min×2 次；

⑨ 滴加 Primary Antibody Enhancer（增强子），在室温下孵育 20min；

⑩ 缓冲液洗 5min×2 次；

⑪ 滴加 HRP Polymer（酶标二抗），在室温下孵育 30min（注：HRP Polymer 对光敏感，应避免不必要的光暴露并储存在不透明小瓶中）；

⑫ 缓冲液洗 5min×2 次；

⑬ 向 1mL DAB Plus 底物（或 AEC Plus 底物）中滴加 1～2 滴 DAB Plus 显色剂（或 AEC Plus 显色剂），混匀后滴加到切片上，孵育 3～15min（具体时间由染色深浅决定）；

⑭ 自来水充分冲洗，复染，脱水，透明，封片。

3. 即用型二步法

即用型二步法也是免疫组化染色方法的一种，用于检测组织切片中的特定抗原。通常比传统的三步法更快速和容易操作。具体操作步骤如下：

① 石蜡切片脱蜡至水；

② 3％ H_2O_2 室温孵育 5～10min，以消除内源性过氧化物酶的活性；

③ 蒸馏水冲洗，PBS 浸泡 5min×3 次（如需抗原修复，可在此步后进行）；

④ 5％～10％ 正常山羊血清（PBS 稀释）封闭，室温孵育 10min，倾去血清，勿洗。滴加一抗工作液，37℃ 孵育 1～2h 或 4℃ 过夜；

⑤ PBS 冲洗，5min×3 次；

⑥ 滴加适量生物素标记二抗工作液，37℃ 孵育 10～30min；

⑦ PBS 冲洗，5min×3 次；

⑧ 滴加适量的辣根酶或碱性磷酸酶标记的链霉卵白素工作液，37℃孵育 10～30min；

⑨ PBS 冲洗，5min×3 次；

⑩ 显色剂 DAB 或 NBT/BCIP 碱性磷酸酶显色试剂显色 3～15min；

⑪ 自来水充分冲洗，复染，脱水，透明，封片。

（三）ELISA

酶联免疫测定技术是继荧光标记技术、放射性核素标记技术之后发展起来的一项灵敏、特异、快速且可实现自动化的新技术，具有安全、稳定、容易观察等优点，其中应用最多的是酶联免疫吸附法（enzyme linked immunosorbent assay，ELISA）。由于 ELISA 技术要求低、携带方便，操作简便和经济，常以试剂盒的形式出现且易商品化，已成为一种应用最广泛、发展最成熟的生物检测与分析技术。完整的 ELISA 试剂盒一般包含 8 个组分，分别是：包被抗原或抗体的固相载体、酶标记的抗原或抗体、酶底物、阴性和阳性对照品、参考标准品和控制血清、结合物及标本的稀释液、洗涤液、酶反应终止液。常用 ELISA 类型及原理如下：

1. 夹心法检测抗体

用已知抗体检测双价或双价以上大分子抗原。以特异性抗体包被载体表面，然后加入可能含有相应抗原的待测样本，孵育后洗涤，再加酶标记的特异性抗体一起孵育，包被抗体、待测抗原和酶标抗体形成夹心式复合物。洗去未结合的物质，加入底物显色，根据颜色的有无或深浅，定性或定量检测抗原（图 1-4）。

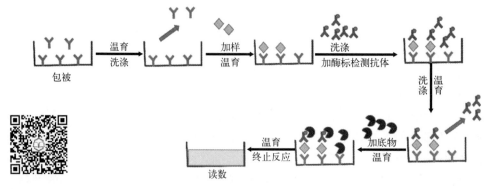

图 1-4　ELISA 原理示意图

2. 间接法检测抗体

用已知抗原检测抗体。用已知抗原包被固相载体，加入待测样本，再与酶标记的二抗进行反应，加底物显色。该法是检测抗体最常用的方法。间接法的优点是只要变换包被抗原就可利用同一酶标抗抗体建立检测相应抗体的方法。

3. 竞争法检测抗体/小分子抗原

小分子抗原或半抗原缺乏可作夹心法的两个以上的位点，因此不能用双抗体夹心法进行测定，可以采用竞争法模式。其原理是标本中的抗原（或抗体）和一定量的酶标抗原（或抗体）竞争与固相抗体（或抗原）结合。标本中抗原含量愈多，结合在固相上的酶标抗原愈少，最后的显色也愈浅。小分子激素、药物等 ELISA 测定多用此法。

4. 捕获包被法检测抗体

常用于已知抗体检测，因此常用于传染病尤其是病毒性感染的早期诊断。用抗人 IgM 抗体包被固相，以捕获血清标本中的 IgM（其中包括针对抗原的特异性 IgM 抗体和非特异性的 IgM）。

几种常用 ELISA 检测方法的比较如图 1-5 所示。

5. 应用亲和素和生物素的 ELISA

亲和素是一种糖蛋白，可从蛋清中提取，分子质量 60kDa，每个分子由 4 个亚基组成，可以和 4 个生物素分子紧密结合。现在使用最多的是从链霉菌中提取的链霉亲和素（streptavidin）。生物素（biotin）又称维生素 H，分子量 244.31，存在于蛋黄中。亲和素与生物素的结合，虽不属免疫反应，但特异性强，亲和力大，两者一经结合就极为稳定。由于 1 个亲和素分子有 4 个生物素分子的结合位置，可以连接更多的生物素化的分子，形成一种类似晶格的复合体。因此把亲和素和生物素与 ELISA 偶联起来，就可大大提高 ELISA 的灵敏度。常规 ELISA 中的酶标抗体也可用生物素化的抗体替代，然后连接亲和素-酶结合物，以放大反应信号。

（四）免疫沉淀技术

1. 免疫沉淀技术介绍

免疫沉淀（immunoprecipitation）技术是专门研究蛋白质之间或者蛋白质与遗传物质之间相互作用的方法，具有特异性强、灵敏度高等优点，已广泛应用于蛋白质与基因的研究领域。免疫沉淀的实验过程比较简单，一般分为 3 个阶段：抗原溶液的制备、裂解物非特异性本底的预处理、免疫复合物的形成与纯化。免疫沉淀的第一步是制备抗原溶液。任何抗原溶液均可作为免疫沉淀的材料来源，但免疫沉淀一般采用细胞或组织制备的裂解物。裂解物的制备可采用多种方法，其中优先选用温和的去污剂如非离子去污剂来裂解细胞。该方法能溶解细胞膜，破坏蛋白质之间许多微弱的相互作用，释放出大多数细胞内抗原。更重要的是方法十分温和，不破坏大多数抗原的结构和酶的活力。如果对抗原结构的完整性或活力要求不严，或者抗原结合较为紧密，可以采用比较剧烈的条件来制备裂解物，如在含强变性剂的溶液中进行煮沸，然后在免疫沉淀前经过稀释去除变性剂。一旦细胞裂解液制备好，即可进行预处理。具体操作步骤如下：

① 用磷酸盐缓冲液洗 30 块 10cm 培养板上的适宜细胞。刮去每块板上的细胞到 1mL 冷的 EBC（乙烯二碳酸酯）裂解缓冲液中；

② 将每毫升细胞悬液转移到微量离心管中，在微量离心机上（4℃）以最大速度离心 15min；

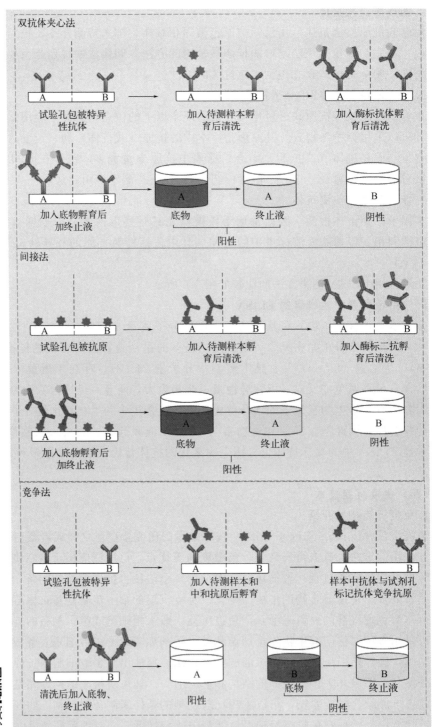

图 1-5　常用 ELISA 检测方法对比图

③ 收集上清液并加入 30μg 适当抗体，4℃摇动免疫沉淀物 1h；

④ 加入 0.9mL 蛋白质 A-Sepharose 悬液，4℃摇动免疫沉淀物 30min；

⑤ 用含 900mmol/L NaCl 的 NETN 洗蛋白 A-Sepharose 混合物，再重复洗 5 次，最后用 NETN 洗 1 次；

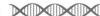

⑥ 吸出混合物的液体部分，加 SDS 胶加样缓冲液到球珠中，煮沸 4min；

⑦ 将样品加入大孔的不连续 SDS-AGE 梯度胶中，在 10mA 恒定电流下电泳过夜。

免疫沉淀的成功依赖于抗原的纯度以及制备抗体的难易，主要受两方面因素的影响，抗原原液的丰度和抗体对抗原的亲和力。有 3 种类型的抗体可用于免疫沉淀：多克隆抗体、混合单克隆抗体和单克隆抗体。多克隆抗体的本底较高，可通过滴定产生免疫沉淀所需的抗血清量，来有效地清除某些非特异性本底。其方法是将特异性抗体降低到能定量结合抗原的最低滴度，使本底保持最低。免疫沉淀要求抗原的纯度尽可能提高。降低本底，用不与待检抗原结合的非特异性抗体预处理，可以从抗原溶液中除去非特异性结合蛋白，即此法第一次是用非免疫抗体降低本底，第二次再用所研究的抗体，这样进行二次免疫沉淀是达到纯化免疫沉淀物最有效的方法。免疫沉淀一般用于分析抗原的生化特性，因此要求抗原的纯度尽可能高。抗原和抗体的相互作用与其各自的内在性质有关，故提高该技术信噪比最容易的方法是降低本底。

2. 免疫沉淀主要相关技术

免疫沉淀技术可以与基因组技术、放射性同位素技术、聚合酶链式反应、免疫印迹等实验方法相结合，对较复杂的蛋白质与 DNA/RNA 的关系和定位提供非常好的解决方法。

（1）染色质免疫沉淀技术

染色质免疫沉淀（chromatin immunoprecipitation，ChIP）技术是研究体内 DNA-蛋白质相互作用的较为理想的分析手段。基于体内技术而发展起来的染色质免疫沉淀技术分析结合了抗原抗体反应的特异性和聚合酶链式反应（PCR）的高灵敏性，可较真实地反映体内基因组 DNA 与蛋白质的结合状况，是目前研究体内染色质水平上基因转录调控的主要技术。染色质免疫沉淀技术的原理是在生理状态下把细胞内的 DNA 与蛋白质交联在一起，超声破碎将染色质随机切断为一定长度范围内的染色质片段，用所要研究的目的蛋白的特异性抗体沉淀交联复合体，再经过蛋白质与 DNA 解除偶联，纯化目的片段并检测。其主要分以下几个步骤进行：

① 细胞固定：甲醛是一种高分辨率的可逆的交联剂，能有效产生体内的蛋白质-蛋白质、蛋白质-DNA、蛋白质-RNA 的交联。其关键优势在于甲醛交联反应完全可逆，便于在后续步骤中分别对 DNA 和蛋白质进行分析（Orlando et al，2000）。交联所用的甲醛终体积浓度约为 1%，交联时间通常为 5min~1h，可随时加入甘氨酸来终止交联反应。

② 超声破碎断裂染色质：通常采用超声波打断染色质，使其成一定大小的片段。目前一般认为 500~1000bp 的大小范围比较合适（Zhang et al，2004）。

③ 染色质的免疫沉淀：采用目的蛋白特异性的抗体进行染色质的免疫沉淀。抗体的量要进行优化，防止非特异的结合，同时要设立相应的阴性对照，以验证抗体的有效性和抗原抗体反应的特异性。

④ 解除交联和纯化 DNA：在免疫沉淀复合体中加入不含 DNA 的 RNase 和蛋白酶 K，65℃保温 6h 使交联解除，得到 DNA，并进行 DNA 的纯化。

⑤ DNA 的检测：可以采用 PCR、Southern 杂交、ChIP 克隆、DNA 芯片等方法进行 DNA 的检测。

染色质免疫沉淀技术可用于寻找和验证与已知蛋白特异结合的 DNA 靶序列、研究基因启动子上未知蛋白质的 DNA 结合位点、研究组蛋白修饰、研究 RNA 与蛋白质相互作用等方面。近年来，染色质免疫沉淀技术的应用更加成熟和广泛。在研究材料上，已经可以从酵母等低等生物逐渐扩展到高等生物如鼠、人等；在研究内容上，已可以从单纯性研究转录因子与蛋白质之间的相互作用逐渐扩展到高通量地筛选各种转录因子以及转录因子调节的靶基因；在研究方法上，可以从单纯性应用 PCR 逐渐扩展到将 ChIP 技术与生物芯片、分子克隆等方法联合使用。高等生物的基因表达调控非常复杂，涉及基因组 DNA 与蛋白质之间、蛋白质与蛋白质之间的相互作用，因此 ChIP 技术的不断发展和成熟，使得在基因组水平上研究转录因子的定位、在基因组水平上绘制蛋白质的分布图谱成为可能，从而加快功能基因组学的研究。

（2）蛋白质免疫沉淀技术

蛋白质免疫沉淀（protein immunoprecipitation，PIP）是以抗体和抗原之间的专一性作用为基础，主要用于抗原或者抗体的定性检测，是确定蛋白质在细胞内完整生理性作用的有效方法。利用蛋白质免疫沉淀技术，可以准确、快速检测出心肌细胞内钾离子通道蛋白活化水平，在检测较低表达量的蛋白表达上具有重要的意义，蛋白质免疫沉淀和蛋白质免疫印迹方法相结合已被越来越广泛地运用到通道蛋白的表达检测中（Hattan et al，2002；Thorneloe et al，2001；Vicente et al，2006）。

PIP 的一般方法：将蛋白质溶液的浓度稀释至 $1\mu g/\mu L$，分别向两管含有 1mg 蛋白质的溶液中加入免疫沉淀的抗体，4℃，60r/min 振荡过夜，向该溶液中加入 $100\mu L$ 的 G 琼脂糖珠，4℃，60r/min 振荡 2h，之后 14000g 离心 5s，弃上清液，收集沉淀物，反复进行 3 次，收集沉淀后，加入 $60\mu L$ 的 2×Laemmli 样品缓冲液，沸水浴 5min，快速离心后收集上清液。

（3）放射免疫沉淀技术

放射免疫沉淀（radioimmunoprecipitation，RIP）技术是将灵敏度极高的放射性同位素技术与高度特异性免疫化学方法相结合的检查方法。其敏感性和特异性很高，已用于鼠疫的监测和检疫。RIP 是用分离剂沉淀抗原-抗体复合物，做悬浮液相凝集试验（SPA）时，既能检出完全抗体，也能检出不完全抗体。由于感染鼠疫菌的动物产生不完全抗体的概率很大，且保存时间长，RIP 可检出 28～32 年鼠疫康复者抗体，也可检出菌苗接种后 6 年的鼠疫抗体，黄鼠感染鼠疫间接血凝试验（IHA）阴性后的 35 个月仍能检测出 1∶1280 滴度。RIP 敏感性高、特异性强、检出率高决定了其在鼠疫监测和检疫中的发展前景。放射免疫沉淀技术进一步结合间接血凝试验、反向血凝试验、ELISA 和血清学诊断等技术用于鼠疫的检测。

RIP 检测鼠疫的基本方法：被检血清经 56℃、30min 灭活，1∶80 稀释（具体操作按试剂盒说明），被检血清的光学密度（B）与基准值（B°）的比值 B/B°≥3 以上作倍比稀释两排，一排为正式试验，二排每管加 0.05mL 鼠疫菌 F1 抗原（$100\mu g/mL$）抑制，置 37℃作用 30min 后加标记物，并设阴性、阳性和空白对照。

（五）放射免疫分析技术

放射免疫分析（radioimmunoassay，RIA）是一种通过比活度高的示踪物，观察抗原与抗体结合反应产物来定量微量物质的分析方法。本法灵敏度可高达 ng 甚至 pg 水平。测定的准确性良好，ng 量的回收率接近 100%。特别适用于微量蛋白质、激素和多肽的定量测定。RIA 又分为两种方法：竞争性 RIA（传统 RIA）和非竞争性 RIA（又称免疫放射分析，immunoradiometric assay，IRMA）。

1. RIA 的基本原理

RIA 的基本原理是标记抗原（Ag*）和非标记抗原（Ag）对特异性抗体（Ab）的竞争结合反应。当 Ag*、Ag 和 Ab 三者同时存在于一个反应系统时，由于 Ag* 和 Ag 对 Ab 具有相同的结合力，两者相互竞争结合 Ab。Ag* 与 Ab 的量是固定的，故标记抗原抗体复合物形成的量就随着 Ag 的量的变化而改变。Ag 增加，相应地结合较多的 Ab，从而抑制 Ag* 对 Ab 的结合，使标记抗原抗体复合物相应减少，游离的 Ag* 增加，亦即抗原抗体复合物中的放射性强度与受检标本中抗原的浓度成反比。若将抗原抗体复合物与游离标记抗原分开，分别测定其放射性强度，就可算出结合态的标记抗原（B）与游离态的标记抗原（F）的比值（[B]/[F]），或算出其结合率[[B]/([B]+[F])]，这与标本中的抗原量呈函数关系。用一系列不同剂量的标准抗原进行反应，计算相应的 [B]/[F]，可以绘制出一条剂量反应曲线。受检标本在同样条件下进行测定，计算 [B]/[F] 值，即可在剂量反应曲线上查出标本中抗原的含量。

2. RIA 标记方法

标记用的核素有 γ 射线和 β 射线两大类。前者主要为 ^{131}I、^{125}I、^{57}Cr 和 ^{60}Co；后者有 ^{14}C、^{3}H 和 ^{32}P。放射性核素的选择首先考虑比活性。例如 ^{125}I 比活性的理论值是 64.38×10^4 GBq/g（1.74×10^4 Ci/g），有较长半衰期的 ^{14}C 最大比活性是 166.5GBq/g（4.5Ci/g）。两者相比，1mol ^{125}I 或 ^{14}C 结合到抗原上，^{125}I 敏感度约比 ^{14}C 大 3900 倍。又因为 ^{125}I 半衰期合适，易于标记，所以 ^{125}I 是目前常用的 RIA 标记物。

标记 ^{125}I 的方法可分两大类，即直接标记法和间接标记法。直接标记法是将 ^{125}I 直接结合于蛋白质侧链残基的酪氨酸上。此法优点是操作简便，为 ^{125}I 和蛋白质的单一步骤的结合反应，能使较多的 ^{125}I 结合在蛋白质上，故标记物具有高度比放射性，但此法只能用于标记含酪氨酸的化合物。此外，含酪氨酸的残基如具有蛋白质的特异性和生物活性，则该活性易因标记而受损伤。间接标记法又称连接法，是以 ^{125}I 标记在载体上，纯化后再与蛋白质结合。由于操作较复杂，标记蛋白质的比放射性显著低于直接法。但此法可标记缺乏酪氨酸的肽类及某些蛋白质。如直接法标记引起蛋白质酪氨酸结构改变而损伤其免疫及生物活性时，也可采用间接法。间接法的标记反应较为温和，可以避免蛋白质直接加入 ^{125}I 液引起的生物活性的丧失。最常用的是氯胺 T 直接标记法，氯胺 T 是对甲苯磺基酰胺的 N-氯衍生物的钠盐，在水溶液中逐渐分解形成次氯酸，是一种氧化剂。在偏碱溶液中（pH7.5），氯胺 T 将 ^{125}I 的 I$^-$ 氧化为 I$^+$，I$^+$ 取代蛋白质酪氨酸苯环的氢，形成二碘酪氨酸。

放射性碘标记率的高低与抗原（蛋白质或多肽）分子中酪氨酸的含量及分子中酪氨酸的暴露程度有关，当分子中含有较多的酪氨酸，又暴露在外时，则标记率就高。

具体标记方法为将纯化抗原和 ^{125}I 加入小试管底部，将新鲜配制的氯胺 T 快速冲入，混匀振荡数十秒至两分钟后加入偏重亚硫酸钠终止反应。再加入 KI 溶液稀释。然后在葡聚糖 G 柱上分离，逐管收集。分别用井型闪烁计数器测定放射性强度 [脉冲数/min，每分钟计数（cpm）]，前部为标记抗原峰，后部为游离 ^{125}I 峰。在标记抗原峰试管内加等量 1% 白蛋白作稳定剂，此即为标记抗原液。

标记物的鉴定为用三氯醋酸（预先在受鉴定样品中加入牛血清白蛋白）将所有蛋白质沉淀，分别测定沉淀物和上清液的 cpm 值（单位时间内放射性标记物发出的脉冲数）。一般要求游离碘在总放射性碘的 5% 以下。标记抗原在贮存过久后，会出现标记物的脱碘，如游离碘超过 5% 则应重新纯化去除这部分游离碘。在进行免疫活性标记时总有部分抗原活性损失，但应尽量避免。检查方法是用小量的标记抗原加过量的抗体，反应后分离 B 和 F，分别测定放射性，算出 BT% [binding（结合）to total（总量）百分比，表示被测样品中抗原与抗体结合形成的复合物与总抗原的比例]。此值应在 80% 以上，该值越大，表示抗原损伤越少。

放射性比度标记抗原必须有足够的放射性比度。比度或比放射性是指单位重量抗原的放射强度。标记抗原的比放射性用 mCi/mg（或 mCi/mmol）表示。比度越高，测定越敏感。标记抗原的比度计算是根据放射性碘的利用率（或标记率）：

$$^{125}\text{I 标记率（利用率）} = \text{标记抗原的总放射性}/\text{投入的总放射性} \times 100\%$$

$$\text{比度（}\mu\text{Ci}/\mu\text{g）} = \text{投入的总放射性} \times \text{标记率}/\text{标记抗原量}$$

3. 抗血清的检定

含有特异性抗体的抗血清是放射免疫分析的主要试剂，常以抗原免疫小动物诱发产生多克隆抗体而得。抗血清的质量直接影响分析的灵敏度和特异性。抗血清质量的指标主要有亲和常数、交叉反应率和滴度。

亲和常数（affinity constant）常用 K 值表示。它反映抗体与相应抗原的结合能力。K 值的单位为 mol/L，即表示 1mol 抗体稀释至若干升溶液中时，与相应的抗原结合率达到 50%。抗血清 K 值越大，放射免疫分析的灵敏度、精密和准确度越佳。抗血清的 K 值达到 $10^9 \sim 10^{12}$ mol/L 才适合用于放射免疫分析。

交叉反应率放射免疫分析测定的物质有些具有极为类似的结构，例如甲状腺激素的 T3、T4，雌激素中的雌二醇、雌三醇等。针对一种抗原的抗血清往往会对其类似物发生交叉反应。因此交叉反应率反映抗血清的特异性，交叉反应率过大将影响分析方法的准确性。交叉反应率的测定方法为用与抗血清相应抗原及其类似物用同法进行测定，观察置换零标准管 50% 时的量。以 T3 抗血清为例，置换零标准 50%T3 为 1ng，其类似物 T4 则需 200ng，则其交叉反应率为：1/200=0.5%。

滴度指将血清稀释时能与抗原发生反应的最高稀释度。它反映抗血清中有效抗体的浓度。在放射免疫分析中滴度为在无受检抗原存在时，结合 50% 标记抗原时抗血清的稀释度。

4. 竞争或非竞争性测定

（1）竞争性 RIA

用竞争性 RIA 进行测定时分三个步骤，即抗原抗体的竞争抑制反应、B 和 F 的分离及放射性的测量。

① 抗原抗体反应：将抗原（标准品和受检标本）、标记抗原和抗血清按顺序定量加入小试管中，在一定的温度下反应一定时间，使竞争抑制反应达到平衡。不同质量的抗体和不同含量的抗原对温育的温度和时间有不同的要求。如受检标本抗原含量较高，抗血清的亲和常数较大，可选择较高的温度（15～37℃）进行较短时间的温育，反之应在低温（4℃）作较长时间的温育，形成的抗原抗体复合物较为牢固。

② B、F 分离技术：在 RIA 反应中，标记抗原和特异性抗体的含量极微，形成的标记抗原抗体复合物（B）不能自行沉淀，因此需用一种合适的沉淀剂使它彻底沉淀，以完成与游离标记抗原（F）的分离。另外对小分子量的抗原也可采取吸附法使 B 与 F 分离。

双抗体沉淀法：该法是 RIA 中最常用的一种沉淀方法。将产生特异性抗体（第一抗体）的动物（例如兔）的 IgG 免疫另一种动物（例如羊），制得羊抗兔 IgG 血清（第二抗体）。由于在本反应系统中采用第一、第二两种抗体，故称为双抗体法。在抗原与特异性抗体反应后加入第二抗体，形成由抗原-第一抗体-第二抗体组成的双抗体复合物。但因第一抗体浓度甚低，其复合物亦极少，无法进行离心分离，为此在分离时加入一定量的与一抗同种动物的血清或 IgG，使之与第二抗体形成可见的沉淀物，与上述抗原的双抗体复合物形成共沉淀。经离心即可使含有结合态抗原（B）的沉淀物沉淀，与上清液中的游离标记抗原（F）分离。将第二抗体结合在颗粒状的固相载体之上即成为固相第二抗体。利用固相第二抗体分离 B、

F，操作简便、快速。

聚乙二醇（PEG）沉淀法：最近各种 RIA 反应系统逐渐采用了 PEG 溶液代替第二抗体作沉淀剂。PEG 沉淀剂的主要优点是制备方便，沉淀完全。缺点是非特异性结合率比用第二抗体高，且温度高于 30℃时沉淀物容易复溶。

PR 试剂法：该法是一种将双抗体与 PEG 沉淀法相结合的方法。此法保持了两者的优点，节省了两者的用量，而且分离快速、简便。

活性炭吸附法：小分子游离抗原或半抗原被活性炭吸附，大分子复合物留在溶液中。如在活性炭表面涂上一层葡聚糖，使它表面具有一定孔径的网眼，效果更好。在抗原与特异性抗体反应后，加入葡聚糖-活性炭，放置 5～10min，使游离抗原吸附在活性炭颗粒上，离心使颗粒沉淀，上清液中含有结合的标记抗原。此法适用于测定类固醇激素、强心糖苷和各种药物，因为它们是相对非极性的，又比抗原抗体复合物小，易被活性炭吸附。

③ 放射性强度的测定：B、F 分离后，即可进行放射性强度测定。测量仪器有两类，液体闪烁计数仪（β 射线，如 ^3H、^{32}P、^{14}C 等）和晶体闪烁计数仪（β 射线，如 ^{125}I、^{131}I、^{57}Cr 等）。计数单位是探测器输出的电脉冲数，单位为 cpm（计数/min），也可用 cps（计数/s）表示。如果知道这个测量系统的效率，还可算出放射源的强度，即 dpm（衰变/min）或 dps（衰变/s）。每次测定均需作标准曲线图，以标准抗原的不同浓度为横坐标，以在测定中得到的相应放射性强度为纵坐标作图。放射性强度可任选 B 或 F，亦可用计算值 [B]/([B]+[F])、[B]/[F] 和 [B]/[B] 表示。标本应作双份测定，取其平均值，在制作的标准曲线图上查出相应的受检抗原浓度。

（2）非竞争性 RIA（IRMA）

IRMA 是从 RIA 的基础上发展起来的核素标记免疫测定，其特点为用核素标记的抗体直接与受检抗原反应并用固相免疫吸附剂作为 B 或 F 的分离手段。IRMA 于 1968 年由 Miles 和 Heles 改进为双位免疫结合，在免疫检验中取得了广泛应用。

IRMA 属固相免疫标记测定，其原理与 ELISA 极为相似，不同点主要为标记物为核素及最后检测的为放射性量。抗原与过量的标记抗体在液相反应后加入免疫吸附剂，即结合在纤维素粉或其他颗粒载体上的抗原。游离的标记抗体与免疫吸附剂结合被离心除去，然后测定上清液的放射性量。双位点 IRMA 的反应模式与双抗体夹心 ELISA 的模式相同。受检抗原与固相抗体结合后，洗涤，加核素标记的抗体，反应后洗涤除去游离的标记抗体，测量固相上的放射性量。不论是单位点还是双位点 IRMA，最后测得的放射性与受检抗原的量呈正比。

（3）IRMA 与 RIA 的异同点

① 标记物：在 RIA 中核素标记抗原，在 IRMA 中核素标记抗体。抗原有不同种类，根据其化学结构，标记时需用不同的核素和不同的方法。抗体为蛋白质，有利于碘化标记，不同抗体标记方法基本相同。标记抗体的比活度高，提高了分析的灵敏度。

② 反应速率：反应速度与反应物的浓度成正比，在 IRMA 中标记抗体是过量的，而且不存在竞争性结合复杂的反应，所以反应速度较 RIA 快。在 RIA 中抗体量是微量的，所以一定要用高亲和力的多克隆抗体，而在 IRMA 中应用亲和力较低的单克隆体也能得到满意的结果。

③ 反应模式：RIA 为竞争抑制，测得放射性的量与受检抗原成反比；IRMA 为非竞争结合，剂量反应曲线为正相关的直线关系。

④ 特异性：在比位点 IRMA 中，一般均应用针对不同位点的单克隆抗体，其交叉反应

率低于应用多克隆抗体的 RIA。

⑤ 标准曲线的工作浓度：通常 RIA 的工作范围为 2～3 个数量级，而 RIMA 可达 3 个数量级以上。

⑥ 分析误差：RIA 中加入的抗体和标记抗原都是定量的，加样误差可严重影响测定结果。IRMA 中标记和固相抗体在反应中都是过量的，只有受检标本的加样误差才会影响分析结果。因此，IRMA 的批内和批间变异均比较小。

⑦ 其他：RIA 可以测定大分子量与小分子量的物质，双位点 IRMA 只能测定在分子上具有 2 个以上抗原表位的物质。在 RIA 中应用的多为克隆抗体，亲和力和特异性要求较高，但用量很少。IRMA 中标记抗体和固相抗体用量较多，一般均用来源丰富、特异性较高的单克隆抗体。

（六）免疫印迹技术

免疫印迹法（immunoblotting test，IBT）因与 Southern 早先建立的检测核酸的印迹方法 Southern blot 相类似，亦被称为 Western blot。本法综合了 SDS-PAGE 的高分辨力和 ELISA 法的高特异性和敏感性，是一个有效的分析手段，广泛应用于分析抗原组分及其免疫活性，并可用于疾病的诊断。

免疫印迹法主要分三个阶段：第一阶段为十二烷基硫酸钠-聚丙烯酰胺凝胶电泳（sodium dodecyl sulfate-polyacrylamide gel electrophoresis，SDS-PAGE）。抗原等蛋白样品经 SDS 处理后带负电荷，在聚丙烯酰胺凝胶中从阴极向阳极泳动，分子量越小，泳动速度就越快。此阶段分离效果肉眼不可见（只有在染色后才显出电泳区带）。第二阶段为电转移。将在凝胶中已经分离的条带转移至硝酸纤维素膜上，选用低电压（100V）和大电流（1～2A），通电 45min 转移即可完成。此分阶段分离的蛋白质条带肉眼仍不可见。第三阶段为酶免疫定位。将印有蛋白质条带的硝酸纤维素膜（相当于包被了抗原的固相载体）依次与特异性抗体和酶标第二抗体作用后，加入能形成不溶性显色物的酶反应底物，使区带染色。常用的 HRP 底物为 3,3′-二氨基联苯胺（呈棕色）和 4-氯-1-萘酚（呈蓝紫色）。阳性反应的条带清晰可辨，并可根据 SDA-PAGE 加入的分子量标准，确定各组分的分子量。

1. 操作步骤

（1）SDS 凝胶电泳

制备聚丙烯酰胺凝胶：将玻璃板洗净，底边和两侧对齐，两侧夹紧，立于制胶架上。根据所要分析的蛋白质分子量大小配制分离胶，沿玻璃板上的左上角位置连续平稳注入两层玻璃板中，待分离胶凝固后将浓缩胶溶液也沿玻璃板左上角注入，然后立即插入梳子。

蛋白样品的处理：将待分离的蛋白样品与样品缓冲液按 4∶1 比例混合（50～100μg 蛋白），沸水煮沸 10min，立即插入碎冰中备用。

上样及电泳：将制备好的凝胶（带着梳子）小心从制胶架上取下，置于电泳槽中，将电泳缓冲液注入电泳槽中，缓慢拔出梳子。吸取处理好的蛋白样品 20～30μL 点样。打开电源，选择稳压模式电泳（也可选择恒流电泳），100～150V 工作电压。待溴酚蓝到达分离胶底部时（约 1h 后）停止电泳。

（2）电转移（半干式）

从电泳槽中取出凝胶玻璃板，去除浓缩胶部分，根据凝胶的尺寸大小剪裁固相膜［如 NC（硝酸纤维素）膜、PVDF（聚偏二氟乙烯）膜等］，再放入电转移液中浸泡；剪裁 6 张 3mm 厚、比凝胶尺寸略小的滤纸，放入转移缓冲液中泡透。

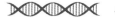

按阴极→滤纸→凝胶→转移膜→滤纸→阳极的顺序放置在转膜仪上，赶压气泡。接通电源，选择恒流模式，按 $1.5mA/cm^2$ 凝胶计算转膜用电流。

（3）封闭

将转移膜取下，用 $1×PBS$ 漂洗，放入小塑料袋中，加入适量新鲜封闭液，挤赶气泡，用电热封口机封口后室温下在万向摇床上摇。

（4）免疫反应

一抗结合：将封闭过的膜取出，再放入一新塑料袋中，加入一抗液，挤赶气泡后封口。室温下在万向摇床上摇 1h 或 4℃冰箱放置过夜。

洗膜：用 TBST（含 Tween 的 Tris 缓冲盐水）洗膜液洗去未结合靶蛋白的抗体。

二抗结合：将漂洗过的膜放入新塑料袋中，加入二抗液。于室温下在水平摇床上摇 2h。

（5）化学发光反应检测

取出洗过的滤膜，先在滤纸上沥干。将膜放入小暗盒中，加发光液于膜上，室温孵育 3min，立即准备压片曝光。

（6）曝光及冲洗 X 线胶片

在暗室中观察发光条带的强度，确定曝光时间。将 X 线胶片放在暗盒中的滤膜上，盖严，计时曝光，冲洗 X 线片。

2.常见问题及解决方案

（1）多条带现象

① 细胞传代次数过多，导致蛋白表达不同。建议使用原始未传代的细胞株，和现在的细胞株一起做平行对照实验。

② 体内表达的蛋白样本具有磷酸化、糖基化等多种修饰形式。建议查阅文献，若确实如此则使用试剂使样品去磷酸化、去糖基化来证明翻译后的修饰。

③ 条带位置偏低，有可能是蛋白样本降解，建议加入足够多的蛋白酶抑制剂至样品缓冲液中。

④ 一抗浓度过高时会出现多条带，应降低一抗浓度和/或减少孵育时间。

⑤ 二抗浓度过高会产生非特异性结合，应降低二抗的浓度，并进行二抗对照（只加二抗，不加一抗）。

⑥ 条带为非特异性条带，应用封闭肽来区分特异性和非特异性条带，只有特异性的条带可被封闭掉。

⑦ 目标蛋白形成多聚体，建议在 SDS-PAGE 电泳加样前，煮沸 10min 而不是 5min，使蛋白质解聚。

（2）无条带

① 首先要看一抗和二抗是否匹配，二抗需和一抗宿主的物种相同（如一抗来自羊，二抗为抗羊抗体）。

② 一抗或二抗与目标蛋白结合过少，建议增加抗体浓度，并延长孵育抗体的时间（如 4℃过夜）。

③ 蛋白的上样量不足导致没有条带，推荐每条泳道的蛋白上样量不低于 $20～30\mu g$，可使用蛋白酶抑制剂并设置阳性对照。

④ 转膜不充分，建议使用可逆染色剂，如丽春红 S 检测转膜效果，检查转膜操作是否正确。PVDF 膜需预先浸润在无水甲醇中，然后再转移至缓冲液中。

⑤ 洗膜过度，建议不要过度洗膜。

⑥ 过度封闭导致目标蛋白不能显色，建议减少封闭时间。

⑦ 一抗失效，建议使用新鲜抗体，重复使用有效浓度会降低。

⑧ 二抗受叠氮化钠抑制，建议避免叠氮化钠和 HRP 标记抗体一起使用。

⑨ 试剂盒过期或者底物失活，建议使用新试剂盒或更换成新鲜的底物。

（3）高背景

① 高背景通常是由高浓度的抗体引起的，它会结合到 PVDF 膜上，从而引起高背景，建议降低抗体的浓度。

② 缓冲液配制的时间太久也会引起高背景，需要重新配制新鲜的缓冲液。

③ 增加洗涤的次数可以降低高背景。

④ 曝光时间太久也会出现此问题，因此建议尝试不同的曝光时间，以确定最优曝光时间。

⑤ 二抗与封闭液产生非特异性结合，建议设置二抗对照（只加二抗，不加一抗）。

⑥ 选膜不当产生高背景，通常情况下硝酸纤维素膜比 PVDF 膜背景低。

⑦ 膜干燥引起高背景。在孵育过程中防止膜变干，每一步都要保证膜有充分的反应液。

（4）背景有不均匀的白色斑点

转膜时膜与凝胶之间存在气泡，或抗体在膜上分布不均匀，建议在转膜过程中除尽气泡，孵育抗体时保持摇动。

（5）背景有黑色斑点

抗体结合了封闭液，建议过滤封闭液。

（6）深背景出现白色条带

一抗或二抗浓度过高，建议稀释抗体的浓度。

（7）目的条带染色过浅或过深

蛋白质分离不彻底，建议改变凝胶的比例：分子量大的蛋白质用低浓度胶，分子量小的用高浓度胶。

（8）条带"微笑"效应

蛋白质迁移过快，或电泳温度过高导致 pH 值和迁移速度改变，建议降低速度或低温电泳（冷库或冰上）。

（9）相同的蛋白质杂交出现大小不均匀条带

制备凝胶时凝胶凝固太快，导致泳道中的丙烯酰胺混合不均匀，建议参照凝胶的配方，在凝胶中加入适量 TEMED（四甲基乙二胺），放置时在凝胶顶部加入适量 0.1% SDS（水稀释）以防凝胶变干。

（10）凝胶染色不均匀

可能是由于被细菌污染，建议 4℃ 保存抗体并使用新鲜的缓冲液浸泡凝胶。也可能是抗体量不足导致，建议确保振荡条件下孵育膜或抗体充分覆盖膜（周娜等，2014）。

第三节　人脑类器官培养方法

随着我国人口老龄化程度逐年加剧，阿尔茨海默病、帕金森病、肌萎缩侧索硬化等神经退行性疾病的发病人群逐年增加。肿瘤细胞易转移到脑部形成脑肿瘤，脑部肿瘤相较于其他部位的肿瘤更难治疗。近年来随着细菌性脑膜炎发病率的上升，其死亡率也在逐步上升。中枢神经系统疾病的治疗进展缓慢，脑部肿瘤难治愈、治愈率低。死亡率高等主要的障碍之一是血脑屏障限制了治疗药物有效地递送到中枢神经系统。

血脑屏障（blood brain barrier，BBB）是存在于血液和中枢神经系统之间的屏障结构，由脑微血管内皮细胞及内皮细胞间的紧密连接、星形胶质细胞足突及基底膜和周细胞组成。BBB 一方面起神经保护作用，保证中枢神经系统较少被外来物质侵扰，维持脑内环境稳态平衡，同时为脑内输送营养物质；BBB 也阻碍了用于脑部疾病诊断和治疗的药物通过非侵入性给药方式进入脑内而起到治疗作用。因此，开发各种载药系统，使药物能穿过 BBB 进入脑部病灶部位发挥疗效是神经系统疾病治疗的研究热点。BBB 体外模型是脑功能研究、药物筛选的重要模型，除此之外，还包括 3D 脑类器官、区域特异性脑类器官、全脑类器官等。

一、体外 BBB 模型

体外 BBB 模型分为静态 BBB 模型和动态 BBB 模型。静态 BBB 模型包括 Transwell 模型、脑切片模型、3D 模型等。Transwell 模型是体外评价方法中最常用的模型，目前，大多数研究是通过 BMEC（脑微血管内皮细胞）、星形胶质细胞和周细胞 3 种细胞构建 Transwell 体外血脑屏障 BBB 模型，一般有单层培养模型、共培养模型和三重培养模型。脑切片模型是将 BBB 培养在切片上，具有 BBB 所有的细胞及完整的组织结构。脑切片模型是进行生理学和药理学研究的绝佳工具，也有利于研究不同的生理和病理条件 BBB 结构、功能的改变。静态 3D 模型是利用 3D 基质或血脑屏障球培养平台，构建 BBB 模型或血脑屏障球。静态 3D 模型为细胞提供结构支持和适宜的细胞外基质，模拟 BBB 的立体结构，有利于维持细胞特性、更好地模拟 BBB 特性和快速筛选中枢神经系统药物。但 3D 模型没有血管结构，难以进行跨内皮细胞电阻阻抗（transendothelial electrical resistance，TEER）试验，实际利用困难。动态 BBB 模型主要包括微流控芯片模型。微流控芯片模型是在微流控芯片上培养细胞，以期在芯片上构建结构功能与人体相似的器官组织（张海妮等，2021）。微流控芯片通过持续灌流装置为细胞培养持续灌流提供了条件。

上述离体 BBB 模型需对其完整性、通透性等鉴定，确保已建立的模型质量稳定，可应用于试验研究。目前一般通过 4h 渗漏试验、TEER 试验、荧光素钠通透性实验对体外 BBB 模型进行通透性评价以及鉴定模型的完整性。

（一）体外血脑屏障 Transwell 模型

Transwell 模型是一类有通透性的杯状装置，可以认为这是一种膜滤器（membrane filters），也可认为是一种有通透性的支架（permeable supports）。更准确地说，Transwell 应该是一种实验技术，这项技术的主要材料是 Transwell 小室（Transwell chamber 或 Transwell insert），其外形为一个在孔板里放置小杯子的装置，不同厂家对 Transwell 会有不同的命名，而不同型号也有不同形状、不同大小，根据实验需要，可有不同选择。

但无论是何种外形，其关键组成部分都是一致的，即杯子底层具有一张通透性的膜，而杯子其余部分材料与普通孔板一致。这层膜带有微孔，孔径大小有 $0.1 \sim 12.0 \mu m$，根据不同需要可用不同材料，一般常用的是聚碳酸酯膜（polycarbonate membrane）（图 1-6）。

1. 小鼠脑微血管内皮细胞与星形胶质细胞建立体外 BBB 共培养模型

共培养模型是在 BBB 建模过程中，除 BMEC 外还加入其他细胞（如星形胶质细胞），在多种细胞共同作用下形成屏障层。与单层模型相比，其在保证了其屏障功能的基础上，更能真实地反映血脑屏障的生理性功能。目前共培养模型主要有二层模型和三层模型。二层模

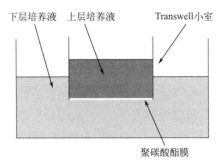

图 1-6　Transwell 示意图

将 Transwell 小室放入培养板中，小室内称上室，培养板内称下室，上室内盛装上层培养液，

下室内盛装下层培养液，上下层培养液以聚碳酸酯膜相隔

型是将星形胶质细胞或小胶质细胞与 BMEC 共培养，三层模型是在二层模型的基础上再与周细胞或神经元共培养。

无菌条件下取 6 只 1 周龄 ICR 小鼠脑组织，用含双抗的 H-DMEM 清洗脑组织 3 次，去除嗅球、小脑、脑膜及其脑部大血管；组织剪成 1mm³ 大小，用 0.1% Ⅳ 型-Collagenase＋30U/mL 的 DNase Ⅰ 于 37℃ 培养箱消化脑组织 15min；1000r/min 离心 5min 收集消化的细胞沉淀，用 20%BSA（H-DMEM 配制）重悬细胞沉淀，1000r/min 离心 10min，收集离心管底部微血管组织，并去除上清液中胶质细胞和神经元；用 0.05% Ⅳ 型-Collagenase＋0.05%Dispase＋30U/mL DNase Ⅰ 于 37℃ 培养箱中消化离心得到微血管组织；用 H-DMEM 重悬混匀组织消化液，1000r/min 离心 10min；用小鼠 BMEC 完全培养液重悬细胞沉淀，并按照合适密度将其铺于 0.05mg/mL 胶原（Collagen）Ⅰ 包被的器皿中，最后将其置于 37℃、5%CO₂ 细胞培养箱中培养；24h 后换用含 4μg/mL Puromycin 小鼠 BMEC 完全培养液于 37℃、5%CO₂ 细胞培养箱中培养 48h 以去除脑周细胞的污染；PBS 清洗细胞 2 次并换用新鲜小鼠 BMEC 完全培养液对其继续培养（李益涛等，2021）。

待小鼠 BMEC 生长至 90% 融合时，弃去培养基，用温育的 PBS 冲洗细胞 2 次，10min/次，4% 多聚甲醛在室温条件下固定细胞 15min；PBS 冲洗细胞 2 次，10min/次，4℃ 条件下，用 0.1%TritonX-100 透膜 15min；PBS 冲洗细胞 2 次，10min/次，室温条件下，用 4%BSA 封闭细胞 30min；加入 1∶100 稀释的 Factor Ⅷ 一抗，4℃ 孵育过夜；PBS 冲洗细胞 3 次，10min/次，加入 1∶100 稀释的抗 Factor Ⅷ 的 PE 二抗，37℃ 放置 1h；用 PBS 冲洗 3 次，10min/次，DAPI 染核后在倒置荧光显微镜下观察图像并拍照（於晓东等，2019）。

星形胶质细胞的分离培养：无菌条件下取出 10 只 1～3 日龄新生 ICR 小鼠大脑皮质并去除脑膜，用含双抗的 HBSS 轻轻清洗组织 2 次；脑组织剪成 1mm³ 大小，然后用滴管轻轻吹打细胞悬液使组织尽可能地分散成单个细胞，将细胞悬液过 100 目细胞筛，然后 1000r/min 离心 5min 获取细胞沉淀；最后将获得的细胞沉淀用 10%FBS＋双抗 DMEM/F12 完全培养液重悬并将其置于 37℃、5%CO₂ 细胞培养箱中培养 48h；48h 后换用新鲜完全培养液继续培养，之后每 2d 换液；培养 8d 后，37℃，200r/min 摇床摇晃 18h，弃培养瓶中脱落的细胞悬液，然后用 HBSS 清洗培养瓶 3～5 次，换用新鲜完全培养液孵育 2h；最后，根据普通细胞传代方法，对培养瓶中细胞按照 1∶2 比例进行传代培养。

星形胶质细胞的鉴定：显微镜下观察细胞的生长形态及密度，待密度达到约 90% 后弃去培养液并用 37℃ 的 PBS 冲洗 2 次，10min/次，待清洗完后选用 4% 多聚甲醛浸泡 15min

对细胞进行固定；固定结束后用 PBS 冲洗 2 次，10min/次，4℃条件下用 0.1％Tritonx-10 透膜 15min；PBS 冲洗 2 次，10min/次，随后取出细胞用 4％BSA 对细胞封闭 30min。同时将 GFAP（胶质纤维酸性蛋白）和 GFAP 的 FITC 标记的二抗按 1∶100 的比例进行稀释，封闭结束后将稀释好的 GFAP 加入细胞培养板中 4℃孵育过夜；孵育结束后用 PBS 冲洗 3 次，10min/次，并加入稀释好的 FITC，37℃放置 1h 后用 PBS 清洗干净；随后用 DAPI 染核后于倒置荧光显微镜下观察图像并拍照。

将小鼠微血管内皮细胞、小鼠星形胶质细胞在含 10％胎牛血清的 DMEM（H）培养基、37℃、5％CO_2 条件下培养。当细胞生长至 80％汇合度时制备细胞悬液，调整细胞密度备用。

采用小鼠脑微血管内皮细胞和星形胶质细胞共培养的方法建立体外血脑屏障模型。用无血清 DMEM（H）培养基将基质胶（matrigel）按 3∶1 稀释，取 $50\mu L$ 加入 Transwell 上室，无菌条件下风干过夜成胶，将小室放入 12 孔板中，取小鼠星形胶质细胞约 4×10^5 个/孔接种到 12 孔板内，取小鼠微血管内皮细胞约 2×10^5 个/孔接种到 Transwell 上室，加入含 10％胎牛血清的 DMEM（H）培养基，置于 37℃、5％CO_2 细胞培养箱中。

2. 小鼠脑微血管内皮细胞 PET 膜小室体外 BBB 单层培养模型

BMEC 单层培养模型：随着 BMEC 分离技术的越发成熟，BMEC 单层培养模型也得到了越来越多的应用。该模型采用 BMEC，将其培养在 Transwell 板上室来构建体外 BBB 屏障结构。该体外 BBB 模型从形态学、TEER 和通透性等方面都具备了 BBB 基本特征，满足中枢神经系统（CNS）药物跨 BBB 的渗透性研究。

取足够数量的悬挂式细胞培养小室置于 24 孔板内。小室上层加 $100\mu mol/L$ 鼠尾胶原Ⅰ，湿润小室 20min 后吸出，超净工作台 1 级风干 6h，将小鼠脑微血管内皮细胞接种在涂有鼠尾胶原Ⅰ的小室的 PET 膜上，小室下层加 $500\mu L$ 高糖 DMEM 培养基以高过 PET 膜水平面。接种细胞当天，12h 后更换小室上层培养基，以后隔天换液（文欣宜等，2021）。12h 后光镜下观察到小室内无悬浮细胞，说明细胞已贴附生长在 PET 膜上，可对模型进行下一步的渗漏实验、通透性试验等评价所建立模型的完整性和通透性。

3. 动态体外模型-微流控芯片

BBB 芯片可以与其他仿生器官连接，以研究大脑与其他组织之间的信息传递。BBB 芯片结构主要分为两类，一类是血管结构，另一类是神经血管单元（neurovascular unit，NVU）的生理结构。通过在芯片上进行细胞单培养以及二元、三元共培养来构建体外 BBB 模型，并通过测定 TEER 值、渗透率以及显微观察来评价芯片模型。

血管结构芯片复制脑微毛细血管的 3D 管状结构和脑微血管的微观尺寸并模拟其功能。NVU 的体内生理结构可分为两种：垂直双培养腔结构和平面并列多通道结构。它们均有血管室和脑室，通过向血管室连续注入培养液，可模拟血管内流体状态，更接近人体真实内环境。其中垂直双培养腔结构中间由多孔薄膜分割且上、下两层细胞培养腔均与微流体通道和芯片微电极相连，通过芯片微电极对电阻抗信号进行采集，实时监测芯片内细胞层的生理活性情况。垂直双培养腔结构细胞共培养有效面积更大，适合进行药物筛选但无法实现接触式共培养（图 1-7）。平面并列多通道结构可通过通道间多孔栅栏结构和柱状结构实现细胞的接触培养且适合显微观察与操作，适用于分析 BBB 结构中细胞间相互影响，但难以集成电极对细胞层进行实时监测（孟凡荣，2018）。

BBB 芯片主要应用于建立神经炎症模型、模拟脑肿瘤的转移以及对药物的药效和毒性评价。随着微流控技术的不断发展，BBB 芯片将可用于发展 BBB 的疾病模型；预测健康和

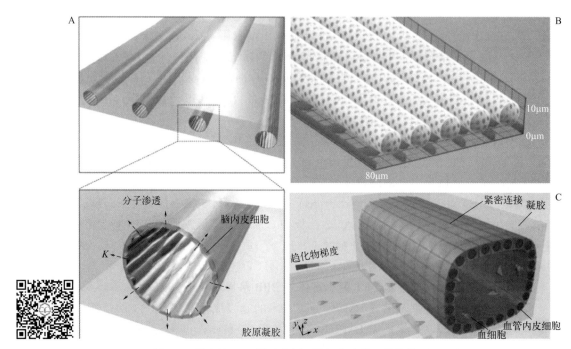

图 1-7　微流控 BBB 模型实例（模拟大脑微血管结构）

A：将脑内皮细胞植入胶原微通道，形成包埋在胶原内的脑微血管阵列；B：微流体系统由多孔管组成，
这些多孔管同时支撑细胞，并允许物质运输到外部环境；C：3D BBB 模型由内皮细胞组成，内皮细胞排列
在柱状单层内，将血室与呈现趋化梯度的毛细血管阵列分隔开来

疾病状态下药物透过人体 BBB 的渗透性；评估药物透过 BBB 进入脑组织的疗效；并确定 BBB 在与仿生脑组织整合后对神经退行性疾病或脑肿瘤进展的贡献（袁皓月等，2021）。

（二）体外血脑屏障模型的评价方法

目前，对人体内 BBB 的相关特性了解仍不全面，因此很难全面地描述一个理想的体外血脑屏障模型的结构和功能特性。一般通过 4h 渗漏试验、TEER 试验、荧光素钠通透性试验对体外 BBB 模型进行通透性评价以及鉴定模型的完整性。

BBB 高度紧密连接性最主要的特征主要通过测量 TEER 来评估。不同 BBB 模型的 TEER 值不同，不仅与模型的紧密连接有关，还与设备、测量时温度等多种因素有关。因此，BBB 紧密连接性不能只看 TEER 数值。BBB 紧密连接性还与脑微血管内皮细胞（BMEC）间紧密连接复合物的形成有关，连接复合物包括紧密连接和黏附连接。紧密连接蛋白（occludin、claudin-5）和细胞支架蛋白（zonula occluden-1，ZO-1）等对紧密连接起调节作用。黏附连接中黏附蛋白血管内皮钙黏蛋白（VE-cadherin）、血小板内皮细胞黏附分子 1（platelet endothelial cell adhesion molecule-1，PECAM-1）等与细胞间相互作用相关。检测上述蛋白表达常用于评价 BBB 紧密连接性。BMEC 内特异性碱性磷酸酶（alkaline phosphatase，ALP）、γ-谷氨酸转肽酶（γ-glutamate transpeptidase，γ-GT）等蛋白质对维持内皮细胞紧密连接功能有重要作用。透射电子显微镜能直接观察 BBB 的紧密连接结构，也可用于追踪纳米颗粒跨 BBB 迁移，有利于评价 BBB 模型的紧密连接特性。通过测定异硫氰酸-葡聚糖（FITC-dextran）、荧光黄（fluorescent yellow，LY）、荧光素钠（fluorescein sodium，F-Na）、葡萄糖或甘露醇等亲水性示踪分子跨 BMEC 迁移，可评价 BBB 细胞旁通透性。细胞跨内皮细胞迁移用于评价 BBB 的紧密连接和完整性。BMEC 内外排转运体 ABC 转运体

（ATP-binding cassette transport，ABC）和溶质转运蛋白（solute carriers，SLCs）的表达、正确的定位和功能与 BBB 渗透性相关。ABC 转运体包括 P-糖蛋白（P-glycoprotein，P-gp）、多药耐药相关蛋白（multidrug resistance-associated protein，MRP）、乳腺癌耐药蛋白（breast cancer resistant protein，BCRP）等。P-gp 将 BMEC 内物质泵出到血液，它在 BMEC 底部的累积与 BBB 泵出功能密切相关。SLCs 包括葡萄糖转运体-1（glucose transporter-1，Glut-1）、L 型氨基酸转运体（L-type amino acid transporter 1，LAT-1）、单羧酸转运体-1（monocarboxylic transporter 1，MCT-1）。检测 SLCs、ABC 转运体的表达可用于评价 BBB 模型的渗透性和药物代谢、筛选等方面的研究。

细胞贴附在 PET 膜上后，在倒置显微镜下观察细胞完整融合后，在 Transwell 小室上层加入 $300\mu L$ 高糖 DMEM 细胞培养基，在小室下层加入 $500\mu L$ 高糖 DMEM 细胞培养基以高过上层液面（具有＞0.5cm 的液面差）。置于细胞培养箱培养 4h，取出观察小室上、下层液面差变化。4h 试漏实验结果显示，模型组小室内外液面差在 4h 后能保持相对稳定，且＞0.5cm，而未接种细胞的空白对照组 4h 后，小室内外液面差消失，内外液面齐平。结果说明此时细胞已生长融合得足够紧密，形成了致密的细胞层，对液体有一定的屏障作用，阻隔了液体间的流动，体外 BBB 模型的完整性较好。

TEER 值的测定可评价模型的通透性。广泛使用的测量方法是基于一个半渗透的膜，如 Transwell 小室，膜上部分可作为血液的一侧，而膜下方空间就相对成了脑侧。测量 TEER 的两个电极，一个放在膜的上部分空间，另一个在培养板底部，两个电极之间隔了细胞培养层，考虑到膜大小，通常可以用 $\Omega \cdot cm^2$ 来表示结果。TEER 值越高，表示模型屏障作用越好。

血脑屏障模型成模后分为对照组和模型组。分别于 24h、48h、72h 后使用跨膜电阻仪测量对照组和实验组 BBBM 跨膜电阻。根据下式计算跨内皮电阻：

$$TEER =（模型电阻－空白\ Transwell\ 电阻）\times 膜面积（1.13cm^2）$$

1. 荧光素钠通透性试验

测定 1.000g/L、0.500g/L、0.250g/L、0.125g/L、0.063g/L 荧光素钠（fluorescein sodium，F-Na）溶液在 530nm 处的吸光度值，绘制 FLU 标准曲线。细胞小室上层加 $300\mu L$ 含 1g/L FLU 的无酚红 DMEM 培养基，下层加入无酚红 DMEM 培养基，加入的量以保持上、下液面相平为准。培养 2h 后，分别从上、下室中取 $100\mu L$ 溶液，加入 96 孔板中，于酶标仪中测定 530nm 处吸光度，利用标准曲线计算 FLU 浓度。以未加入小鼠脑微内皮细胞的小室作为空白对照组，4h 试漏实验成功的小鼠脑微内皮细胞小室为模型组，比较两组 FLU 通透率差异。

$$小室\ FLU\ 通透率 = \frac{下室\ FLU\ 浓度 \times 下室培养液体积}{上层\ FLU\ 浓度 \times 上室培养液体积} \times 100\%。$$

由 FLU 标准曲线可知，FLU 浓度与其吸光度值有较好的相关性，可以通过吸光度值间接反映 FLU 浓度。根据标准曲线及通透率计算公式计算两组的通透率，若模型组通透性明显低于空白对照组（$P<0.001$），说明模型对小分子物质具有一定的阻隔作用，模型组通透性较低，体外 BBB 模型建立成功。

2. 辣根过氧化物酶通透性试验

血脑屏障模型（BBBM）成模后分为未接种细胞的对照组和接种细胞的模型组。48h 后进行 BBBM 辣根过氧化物酶（horse radish peroxidase，HRP）通透性试验，去除 Transwell 上室及下室培养基，PBS 清洗后在下室加入 $1500\ \mu L$ 无酚红 DMEM（H）培养基，上室加

入浓度为 $1ng/\mu L$ 的无酚红 DMEM（H）培养基稀释的辣根过氧化物酶 $500\mu L$，保持上、下室液面相平（消除上、下室液面差产生的压力），37℃、5%CO_2 培养箱培养 48h 后分别在各下室中取样 $50\mu L$，分别放入 96 孔培养板中。以 $0.5\mu L/mL$ 的辣根过氧化酶溶液等比稀释作为标准品，96 孔板每孔加 TMB 显色液 $200\mu L$，37℃ 显色 30min 后加入 $50\mu L$ 的 1mol/L H_2SO_4 终止反应。于酶标仪中测定 450nm 处吸光度（A）值，利用标准曲线公式计算各组辣根过氧化物酶浓度，再根据 HRP 浓度计算对照组和模型组辣根过氧化物酶通透率，比较模型组的通透性，判断模型建立是否成功。辣根过氧化物酶通透率按以下公式计算：

$$通透率 = \frac{下室\ HRP\ 浓度 \times 下室培养液体积}{上室\ HRP\ 浓度 \times 上室培养液体积} \times 100\%。$$

二、3D 拟胚体法培养脑类器官

诱导多能干细胞和胚胎干细胞自我组织成脑类器官可用于体外大脑发育和疾病的研究。最初的研究模型多为通过加入诱导因子定向诱导成特定的神经元细胞等，如添加维甲酸（retinoic acid，RA）激活 WNT 通路引起神经轴后部化，添加音猬因子（sonic hedgehog，SHH）使腹侧化等。通过这种策略可以得到纯度较高的各类神经元如中脑多巴胺神经元、γ-氨基丁酸（gamma-aminobutyric acid，GABA）中间神经元等。而近来 3D 培养体系的建立是基于人多能干细胞在体外能自发形成 3D 细胞团——拟胚体（embryoid body，EB）。胚胎干细胞（embryonic stem cell，ESC）或诱导多能干细胞（induced pluripotent stem cell，iPSC）在体外一定的培养条件下形成拟胚体，它具有内、中、外三胚层结构，形态学上与哺乳动物早期的胚胎发育阶段相似度很高。EB 可再现胚胎早期发育过程，广泛用于研究胚层间相互诱导、器官空腔化形成等胚胎早期发育事件。

（一）诱导因子促使拟胚体分化为脑类器官

干细胞或器官祖细胞随着组织工程和 3D 培养技术的进步给体外培养类器官开启了一个新的起点。目前从胚胎干细胞诱导分化出神经细胞分为几个阶段：首先将胚胎干细胞在添加白血病抑制因子的培养基中诱导增殖，并维持其未分化状态；然后在无血清培养基中诱导其形成拟胚体，此后模仿体内胚胎发生的条件，依次改变拟胚体的生长环境，诱导其分化成特定细胞。从拟胚体中分离出巢蛋白阳性（Nestin+）细胞后，在 N2 培养基中添加音猬因子和碱性成纤维细胞生长因子 fgf（fibroblast growth factor，FGF）诱导分化出 Nestin+ 细胞，去掉碱性生长因子后，在 N2 培养基的层粘连蛋白和维生素 C 诱导分化下生成多巴胺类和五羟色胺类神经元。

尽管神经丛结构表现出高度的自组织能力，并包含了早期大脑发育的许多重要特征，但这些神经元缺乏在空间上组织成不同神经元层的能力。所以，对发育中大脑复杂的结构进行更精确的建模需要利用 3D 生长（Eiraku et al，2008）。这一方面的一个重要研究发现是 EB 可以在悬浮状态下定向形成原始神经外胚层。

1. 无血清培养基法 3D 脑类器官培养

体外神经分化的进一步改善可使用可重复的无血清方法，称为无血清培养基法（serum free medium，SFM）。聚集物可以有效地分化为端脑祖细胞，随后添加的模式信号分子 Wnt3a 和音猬因子可以分别定向诱导分化出分区域的背侧和腹侧端脑细胞。采用这种方法并添加 Rho 关联蛋白激酶抑制剂 Y-27632 以提高 ESC 细胞的存活率，使用 96 孔 U 型底板将 ESC 导入 EB，可以更有效地形成皮层组织。在培养的第一周，漂浮 EB 表面会形成连续极化的神经上皮片，最终会自组织成多个小的神经前体莲座，围绕并生长在顶端管腔周围。将这些聚集物电镀在覆盖有聚 d-赖氨酸、层粘连蛋白和纤维连接蛋白的黏附皿上，无血清悬浮培养的快速聚集的类胚体样聚集体（serum-free floating culture of embryoid body-like quick-aggregation，SFEBq）也模仿神经管样祖细胞区的发育，随时间变化生成神经元，并产生自组织，培养出了类似大脑皮层结构的分层球体和皮质样组织。当使用人类 ESC 培养分化时，SFEBq 聚集体并不是平整的，而是呈圆顶状突起。不同于小鼠衍生组织和此前的人类 2D 花环方案，这些花环形成了更大、更连续的顶端管腔，反映了人类相对于小鼠皮质扩展更完全。

2. ECM 参与 3D 脑类器官培养

ECM（细胞外基质凝胶）是一种可溶性基膜提取物，可在 37℃ 形成 3D 凝胶，来源于产生大量 ECM 的小鼠肿瘤（Kleinman et al，2005）。基质也可称为胶原蛋白凝胶，肠干细胞在凝胶中可培养生成小外植体形成 3D 肠类器官。凝胶的物理性质（如硬度）和基质、基膜配体中存在的一些特有信号等因素促使它可以通过提供支架和影响各种生物功能（如组织极性和细胞迁移）来支持类细胞组织的形成。

将溶解的基质凝胶添加到引导视网膜识别的 EB 中，成功地形成了视杯 3D 结构，这是第一个完全 3D 自组织神经组织的例子。基质凝胶可以给 SFEBq 聚集物的 3D 皮质前脑组织的生长提供很好的支撑作用（Eiraku et al，2011）。

（二）无诱导因子培养脑类器官

在没有外部因素的情况下，神经细胞的分化是默认发生的。在此基础上，产生了一种相对简单的培养基来培养类器官，它不需要在培养基中添加任何信号分子。由于没有相关因子指引细胞向特定的方向分化，这些类器官自发地自我组织不同的大脑区域进而成为一个整体，该整体被命名为脑类器官。有趣的是，脑类器官中相邻的不同功能区域并非完全随机分布；有一些相邻的区域被清晰的边界隔开，类似于在体内发现的边界。脑类器官可以模仿发育中的大脑结构，并形成各种神经细胞类型。

在脑类器官领域的探索过程中，需要更加重视的是所生成组织的异质性与一致性。当前的热点研究方向为脑类器官系统中胶质细胞（如星形胶质细胞、少突胶质细胞和小胶质细胞）的生成、血管的重建、细胞多样性的解码和神经元活性等。随着技术的不断创新突破，使用旋转生物反应器、提高培养箱氧气浓度和切片培养等方式来延长类器官培养的周期，能得到更接近真实大脑的脑类器官。未来通过优化脑类器官的培养条件，逐步实现体外脑类器官血管化和脑器官小胶质细胞、免疫细胞的加入，能更真实地模拟脑发育的后期阶段。

三、区域特异性脑类器官

目前脑类器官系统大致可分为两类，即非导向脑类器官和被导向（或定向）脑类器官。区域特异性脑类器官通常通过引导方法产生。特定区域的脑类器官融合可以模拟大脑中的区域相互作用（Kelava et al，2016）。

通过在诱导过程中添加化学小分子调控 SMAD、WNT、SHH 等信号通路，可以定向诱导脑类器官（Qian et al，2018）。比如 SB-431542（TGF-β 抑制剂）、IWR1（WNT 抑制剂）和 Dorso-morphin（BMP 抑制剂）等可引导前脑类器官的产生；SB-431542、SHH、FGF8、CHIR99021 等可诱导中脑类器官产生，表达 *OTX2*、*FOXA2* 等中脑特异性基因；FGF19 和 SDF1 因子可诱导小脑类器官产生；WNT3A、SHH 和 Purmorphamine 可诱导产生丘脑类器官，表达 *RAX1*、*SOX2* 和 *NESTIN* 等丘脑标志基因（Xiang et al，2019）。不同脑区的类器官进行融合可获得融合脑类器官，这为研究复杂神经结构形成过程提供了平台。比如富含兴奋性神经元的背侧前脑类器官和富含抑制性神经元的腹侧前脑类器官的融合，可以模拟抑制性中间神经元迁移的过程（Birey et al，2017）。将丘脑类器官与额皮质类器官融合在一起，可用于研究丘脑皮质的神经投射。

一般来说，特定区域脑类器官的产生遵循与体内类似的发育程序，前脑类器官是研究最深入的区域特异性脑类器官。大脑皮层、基底端脑、嗅球、视杯、丘脑和下丘脑都是从前脑区域发育而来的。

（一）海马体/脉络丛类器官

体外海马体类器官建立包括 CA 区锥体细胞、齿状回区的颗粒细胞及空间组织和回路的建立。还需要对脉络膜丛类器官的发育和功能进行更深入研究。脉络膜丛的重要功能之一是产生和分泌脑脊液，脑脊液的存在将极大地凸显脉络膜丛类器官在脑功能建模和阿尔茨海默病等疾病建模中的相关性。

人类丘脑类器官产生的方法包括通过胰岛素使端脑组织尾端化（Qian et al，2018），然后通过 BMP7 激活和 MEK-ERK 抑制使端脑尾部组织朝向丘脑原基（Suzuki-Hirano et al，2011）。在这种情况下，MEK-ERK 信号通路被阻断以防止过量的胰岛素诱导的尾端化，从而维持尾端脑的同一性，而 BMP7 的添加可以促进丘脑分化。人类丘脑类器官的培育不仅提供了一个研究丘脑神经发育的 3D 系统，而且还有助于在 3D 全脑类器官中建立远程脑区连接，形成更加完善的全脑类器官模型。值得注意的是，丘脑由不同的核组成，这些核构成不同的回路连接和功能。未来的研究需要获得组织良好的丘脑核类器官。这样的系统将进一步改善核特异性的远程连接模型，该模型再现了丘脑内部的回路调节，以及丘脑和皮层之间的交叉对话。

为了产生中脑类器官，通过结合双 Smad 抑制、WNT 和 SHH 激活和 FGF8 处理，人胚胎干细胞（hPSCs）衍生的拟胚体被诱导向中脑底板方向发展。鉴于中脑多巴胺能神经元在多种神经退行性疾病中的重要性，中脑类器官为了解疾病病因和筛选药物提供了一个新的平台。

hESCs 可产生小脑类器官。阻断 TGF-β 信号，结合胰岛素和 FGF2 治疗（Muguruma et al，2015），可增强 SFEBq 培养中 hESCs 的神经外胚层分化。hESCs 衍生的 3D 细胞可分化成各种小脑神经元（如浦肯野细胞和颗粒细胞）。FGF15 的同源物 FGF19 可能有利于动物模型的后脑发育（Fischer et al，2011），促进了具有背腹极性（dorsal-ventral polarity，DV）的自组织小脑样组织的产生。人类小脑类器官系统的发展对于小脑发育及相关疾病如脊髓小脑共济失调的研究尤为重要。

（二）全脑类器官

多能干细胞（pluripotent stem cells，PSC）是一类多潜能细胞，具有自我更新、自我复制能力。全脑类器官是典型的无导向脑类器官，不具有区域特异性。它们是通过排除血清或生长因子来促进神经外胚层分化而产生的。脑类器官是一种 3D 神经培养物，它在培养皿中再现了大脑的组织、发育和功能。这些培养体系主要是在干细胞技术和发育生物学知识的基础上开发的（Quadrato et al，2017）。

最初被应用的人脑类器官培养方案是将 ESC 和 iPSC 形成拟胚体（embryoid body，EB）球之后在含诱导因子的培养基中形成神经上皮组织，再转移到基质胶滴中，将该组织胶滴转移到旋转生物反应器中经过一至两个月的培养形成具有 3D 结构的大脑类器官（图 1-8）。该方法得到的脑类器官为非定向脑类器官，即全脑类器官，包含前脑、中脑、脉络丛和视网膜等多种细胞谱系。人大脑皮层发育的关键部位和特性，如顶端-基底极性、神经祖细胞分裂的核动态迁移、外侧脑室下区结构（outer subventricular zone，oSVZ）区中丰富的外侧辐射胶质细胞（outer radial glial cell，oRG）等，都能在人脑类器官中再现。

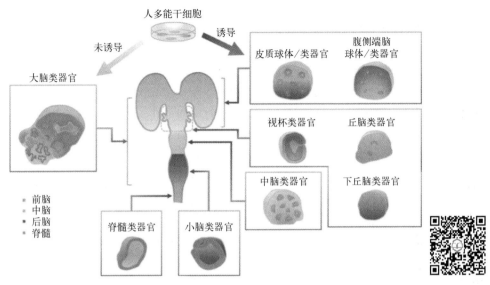

图 1-8　hPSCs 发育成人脑类器官的潜能

由多能干细胞培养成的脑类器官，尤其是患者特异性 iPSC 来源的脑类器官作为神经发育疾病的体外模型有巨大应用潜力。目前已有多个实验室利用脑类器官成功再现了胚胎早期发育中神经发育异常的相关表型，神经祖细胞（neural progenitor cell，NPC）的细胞周期受阻、增殖和分化紊乱以及过早的神经分化和成熟等是其致病机制。

从包括 ESCs 和 iPSCs 在内的 hPSCs 中提取的 3D 脑类器官再现了大脑的三维细胞结构，为探索人类大脑疾病的发病机制提供了新的机会。对 hPSCs 进行重新编程，结合 3D 脑类器官生成技术，将患者自身细胞来源培养的类器官实现临床应用，以弥合动物模型和人类临床试验之间的转换差距。对患者自身细胞培养生成的脑类器官的研究可以揭示小头症、自闭症和阿尔茨海默病等某些复杂的人类神经疾病的分子和遗传机制的规律，为疾病的干预和治疗提供依据。

1. 大头畸形/自闭症谱系障碍

早期神经发育失调会导致大头畸形/自闭症障碍。将有大头畸形表型的孤独症患者的 iPSC 诱导为端脑类器官，发现在脑类器官发育中早期神经祖细胞的细胞周期缩短，GABA 能神经元增多导致兴奋性/抑制性神经失衡，其机制为 *FOXG1* 基因及其下游分子异常所致。另外，染色质解旋酶 DNA 结合蛋白 8（chromodomain helicase DNA-binding protein 8，CHD8）是编码 ATP 依赖性染色质重构因子 CHD 家族的一个成员，该基因是外显子组测序发现的自闭症谱系障碍中最常见的突变基因之一。该基因的功能缺失突变也在精神分裂症和智力残疾中被发现，并能影响癌细胞的增殖（Wang et al，2017）。小 GTPase 基因 *RAB39b* 的突变与大头畸形、自闭症谱系障碍和智力残疾有关。通过构建 *RAB39b* 基因敲除小鼠模型，发现它们表现出皮质神经发生损伤、大头畸形和标志性的自闭症行为。还有研究显示 RAB39b 与 PI3K 组分相互作用，促进了小鼠皮质和脑类器官 NPC 中 PI3K-AKT-mTOR 信号通路活性，改变皮质神经发生，导致大头畸形和自闭症样行为。相对 2D 脑器官模型系统，用大脑类器官来探索自闭症的病理机制能发现疾病发展过程中大脑皮层结构的变化。

2. 常染色体隐性原发性小头症

类器官可以帮助建模常染色体隐性原发性小头症（autosomal recessive primary micro-cephaly，MCPH），这是一种罕见的以大脑较小为特征的神经发育障碍，尤其影响大脑皮层大小。12 个基因涉及 MCPH，其中大多数编码中心体蛋白，在有丝分裂进程中发挥作用。在这些 MCPH 基因编码的蛋白中，CDK5RAP2（CDK5 regulatory subunit associated protein 2）调节中心粒复制，而 CDK5RAP2 的缺失被证明会影响神经前体细胞的增殖（Lee et al，2017）。从携带中心体蛋白突变的患者提供的成纤维细胞中生成诱导多能干细胞。通过分析小头畸形患者脑室区 3D 脑类器官，发现了神经前体细胞的早期分化。这些 3D 脑类器官是一个强大的体外系统，将有助于对由神经毒性化学物质、神经营养性病毒感染或遗传基因突变引起的先天性大脑疾病进行建模（Gabriel et al，2017）。

唐氏综合征（Down syndrome，DS）也被称为 21-三体综合征，是由 21 号染色体异常而导致的智力发育迟缓的发育疾病。这是一种常见的神经发育障碍，其认知缺陷可能由兴奋性和抑制性神经传递失衡引起。分别对体外培养 30d 和 70d 的 DS 患者的脑类器官进行单细胞测序，发现患者脑类器官的神经祖细胞和神经元的发育延迟。免疫染色发现在患者脑类器官中，神经祖细胞增殖能力下降，皮层深层和浅层神经元细胞明显减少，谷氨酸能神经元的比例降低。进一步研究发现患者中唐氏综合征细胞黏附分子（Down syndrome cell adhesion molecules，DSCAM）信号通路异常，使用 CRISPR/CAS9 敲除 DSCAM 基因或抑制 PAK1 信号通路可以挽救 DS 患者皮层发育缺陷的表型。利用患者自身多能干细胞生成脑类器官模型，可阐明其机制、提供有效防治策略。

3D 脑类器官在神经发育疾病中的应用实例见表 1-6。

表 1-6　3D 脑类器官在神经发育疾病中的应用

疾病	基因	PSCs	脑类器官类型	疾病表型	分子机制
ASD/大头畸形	—	hiPSC	背侧前脑类器官	NPC 细胞周期缩短，细胞增殖增加，GABA 能神经元分化增多	FOXG1 过度表达
ASD/神经分裂症	DISCI 基因缺失	hiPSC	前脑类器官	皮层分层紊乱	WNT/β-catenin 通路下调
ASD/大头畸形	RAB39b 缺失突变	hiPSC，hESC	皮层脑类器官	NPC 增殖增加，细胞周期退出减少，神经分化延迟	PI3K-AKT-mTOR 信号通路上调
唐氏综合征	21 号染色体三倍体	hiPSC	腹侧前脑类器官	GABA 能神经元增多	OLIG2 表达上调
唐氏综合征	21 号染色体三倍体	hiPSC	皮层脑类器官	NPC 增殖下降，神经元细胞分化减少，谷氨酸能神经元的比例降低	DSCAM-PAK1 信号通路上调
小头畸形	CDK5RAP2	hiPSC	全脑类器官	神经上皮区域减小，神经元提前分化	CDK5RAP2 蛋白缺失
小头畸形	WDR62	hiPSC	皮层脑类器官	NPC 细胞增殖减少，神经元分化早熟	WDR62-CEP170-KIF2A 通路异常
Miller Dieker 综合征	染色体 17p13.3 杂合缺失	hiPSC	前脑类器官	类器官体积减小，神经提前分化，vRGC 中微管网络组织改变	N-cadherin/β-catenin 通路异常
结节硬化症	TSC1、TSC2 基因突变	hESCs	皮质球体	神经元分化减少，胶质细胞分化增多	mTOR 通路异常活化

参 考 文 献

邓爽，徐克前，2013. DNA 损伤检测技术. 生命的化学，33（06）：700-705.

丁斐，2012. 神经生物学. 第 2 版. 北京：科学出版社.

段丽菊，刘英帅，朱燕，等，2005. DNPH 比色法：一种简单的蛋白质羰基含量测定方法. 毒理学杂志，（04）：320-322.

黄莹莹，2013. 流式细胞分选术的应用进展. 科技视界，（03）：173，153.

李万杰，胡康棣，2015. 实验室常用离心技术与应用. 生物学通报，50（04）：10-12.

李益涛，曹梦园，陈明杰，等，2021. 体外血脑屏障模型的构建及致脑膜炎粪肠球菌对其的影响［J］. 中国畜牧兽医，48：2549-2558.

刘建熙，张鹏远，张玉杰，等，2010. 人脑胶质瘤细胞两种分离方法的对比研究. 中国实用神经疾病杂志，13（24）：38-40.

荣玮，董海影，帅智峰，等，2016. 脑组织石蜡切片制作体会及问题分析［J］. 解剖学杂志，39：753-754.

司徒镇强，吴军正，2007. 细胞培养. 第 2 版. 西安：世界图书出版公司.

王宝萍，李东风，徐书，2012. 原代小胶质细胞及神经元细胞培养不同纯化方法的比较. 广东医学，33（06）：723-725.

文欣宜，苏炳银，李淑蓉，等，2021. Pdots-RVG-Curcumin 纳米复合物穿透体外血脑屏障模型的研究［J］. 成都医学院学报，16：278-284.

徐富翠，邹礼乐，梅欣明，等，2013. 神经干细胞培养及其影响因素. 中国组织工程研究，17（10）：1835-1840.

杨宇航，王文玉，刘红娜，等，2013. 细胞活力及细胞免疫力检测方法的研究进展. 中国畜牧兽医，40（06）：142-145.

于露，孙秀兰，2011. 免疫磁珠技术研究进展. 粮食与油脂，（10）：17-19.

於晓东，龙江，2019. 12 外泌体对体外血脑屏障模型功能的影响［J］. 昆明医科大学学报，40：68-71.

袁皓月，靳娅茹，庞龙，等，2021. 基于微流控芯片的血脑屏障体外模型构建［J］. 医学信息，34：9-14.

张均田，2005. 神经药理学研究技术与方法. 北京：人民卫生出版社.

张海妮，张瑞丽，王千秋，2021. 体外血脑屏障模型的研究及其应用［J］. 国际神经病学神经外科学杂志，48（3）：303-306.

赵善廷，1998. 脑组织切片培养技术及其应用［J］. 神经解剖学杂志，（01）：88-90.

赵艳萌，马秀娟，张怡，等，2021. 新生大鼠皮层神经元分离和培养方法的优化. 神经解剖学杂志，37（04）：405-410.

郑延松，李源，张珊红，等，2001. 用低浓度过氧化氢建立心肌细胞氧化损伤模型. 第四军医大学学报，（20）：1849-1851，1854.

周娜，2014. 免疫印迹技术常见问题的解决方案［J］. 生物技术世界，（7）：109.

Birey F，Andersen J，Makinson CD，et al，2017. Assembly of functionally integrated human forebrain spheroids［J］. Nature，545：54-59.

Bollineni RC，Fedorova M，Hoffmann R，2011. Identification of carbonylated peptides by tandem mass spectrometry using a precursor ion-like scan in negative ion mode. Journal of Proteomics，74（11）：2351-2359.

Buisson A，Margaill I，Callebert J，et al，1993. Mechanisms Involved in the Neuroprotective Activity of a Nitric Oxide Synthase Inhibitor During Focal Cerebral Ischemia. Journal of Neurochemistry，61（2）：690-696.

Buss H，Chan TP，Sluis KB，et al，1997. Protein carbonyl measurement by a sensitive ELISA method. Free Radic Biol Med，23（3）：361-366.

Butterfield DA，Sultana R，2008. Redox proteomics：understanding oxidative stress in the progression of age-related neurodegenerative disorders. Expert Review of Proteomics，5（2）：157-160.

Colombo G，Clerici M，Garavaglia ME，et al，2016. A step-by-step protocol for assaying protein carbonylation in biological samples. Journal of Chromatography B，178-190.

Cortés-Gutiérrez EI，Dávila-Rodríguez MI，Fernández JL，et al，2012. DNA breakagedetection-fluorescence in situ hybridization（DBD-FISH）in buccal cells. European journal of histochemistry：EJH，56（4）：e49.

Coyle J，Puttfarcken P，1993. Oxidative stress，glutamate，and neurodegenerative disorders. Science，262（5134）：689-695.

Dalle-Donne I，Aldini G，Carini M，2010. Protein carbonylation，cellular dysfunction，and disease progression. Journal of Cellular & Molecular Medicine，10（2）：389-406.

Eiraku M，Takata N，Ishibashi H，et al，2014. Self-organizing optic-cup morphogenesis in three-dimensional culture［J］. Nature，472：51-56.

Eiraku M，Watanabe K，Matsuo-Takasaki M，et al，2008. Self-organized formation of polarized cortical tissues from ESCs and its active manipulation by extrinsic signals [J]. Cell Stem Cell，3：519-532.

Fedorova M，Bollineni RC，Hoffmann R，2014. Protein carbonylation as a major hallmark of oxidative damage：Update of analytical strategies. Mass Spectrometry Reviews，33（2）：79-97.

Fischer T，Faus-Kessler T，Welzl G，et al，2011. Fgf15-mediated control of neurogenic and proneural gene expression regulates dorsal midbrain neurogenesis [J]. Developmental Biology，350：496-510.

Gao X，Kim KS，Liu D，2007. Nonviral gene delivery：what we know and what is next. The AAPS journal，9（1）：E92-104.

Halliwell B，2007. Biochemistry of oxidative stress. Biochemical Society Transactions，35（Pt 5）：1147-1150.

Hattan D，Nesti E，Cachero TG，et al，2022. Tyrosine phosphorylation of Kv1. 2 modulates its interaction with the actin-binding protein cortactin [J]. J Biol Chem，277：38596-38606.

Gabriel E，Gopalakrishnan J，2017. Generation of iPSC-derived human brain organoids to model early neurodevelopmental disorders [J]. J Vis Exp.

Gottesman A，Milazzo J，Lazebnik Y，2010. V-fusion：a convenient，nontoxic method for cell fusion. BioTechniques，49（4）：747-50.

Kelava I，Lancaster MA，2016. Stem cell models of human brain development [J]. Cell Stem Cell，18：736-748.

Kleinman HK，Martin GR，2005. Matrigel：basement membrane matrix with biological activity [J]. Semin Cancer Biol，15：378-386.

Kone BC，1998. Molecular approaches to renal physiology and therapeutics. Seminars in Nephrology，18（2）：102.

Lee CT，Bendriem RM，Wu WW，et al，2017. 3D brain Organoids derived from pluripotent stem cells：promising experimental models for brain development and neurodegenerative disorders [J]. J Biomed Sci，24：59.

Levine RL，Garland D，Oliver CN，et al，1990. Determination of carbonyl content in oxidatively modified proteins. Methods in Enzymology，86：464-478.

Manz A，Graber N，Widmer HM，1990. Miniaturized total chemical analysis systems：A novel concept for chemical sensing. Sensors & Actuators B Chemical，1（1-6）：244-248.

Nagayama M，Zhang F，Iadecola C，2016. Delayed treatment with aminoguanidine decreases focal cerebral ischemic damage and enhances neurologic recovery in rats. Journal of Cerebral Blood Flow & Metabolism，18（10）：1107-1113.

Moyer JD，Henderson JF，1983. Nucleoside triphosphate specificity of firefly luciferase. Analytical Biochemistry，131（1）：187-189.

Muguruma K，Nishiyama A，Kawakami H，et al，2015；Self-organization of polarized cerebellar tissue in 3D culture of human pluripotent stem cells [J]. Cell Rep，10：537-550.

Orlando V，2000；Mapping chromosomal proteins in vivo by formaldehyde-crosslinked-chromatin immunoprecipitation [J]. Trends Biochem Sci，25：99-104.

Qian X，Jacob F，Song MM，et al，2018；Generation of human brain region-specific organoids using a miniaturized spinning bioreactor [J]. Nat Protoc，13：565-580.

Quadrato G，Nguyen T，Macosko EZ，et al，2017；Cell diversity and network dynamics in photosensitive human brain organoids [J]. Nature，545：48-53.

Recillas-Targa F，2006. Multiple strategies for gene transfer，expression，knockdown，and chromatin influence in mammalian cell lines and transgenic animals. Molecular Biotechnology，34（3）：337-354.

Sabri A，Byron KL，Samarel AM，et al，1998. Hydrogen peroxide activates mitogen-activated protein kinases and Na^+-H^+ exchange in neonatal rat cardiac myocytes. Circulation Research，82（10）：1053-1062.

Schaffer DV，Koerber JT，Lim KI，2008. Molecular engineering of viral gene delivery vehicles. Annual Review of Biomedical Engineering，10（1）：169.

Shi H，Liu KJ，2006. Effects of glucose concentration on redox status in rat primary cortical neurons under hypoxia. Neuroscience Letters，410（1）：57-61.

Shire ZJ，Loppnow GR，2012. Molecular beacon probes for the detection of cisplatin-induced DNA damage. Analytical & Bioanalytical Chemistry，403（1）：179-184.

Siemionow M，Cwykiel J，HeydemannA，et al，2018. Dystrophin expressing chimeric (DEC) human cells provide a potential therapy for duchenne muscular dystrophy. Stem Cell Reviews and Reports，14（3）：370-384.

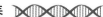

Suzuki-Hirano A，Ogawa M，Kataoka A，et al，2011. Dynamic spatiotemporal gene expression in embryonic mouse thalamus [J]. J Comp Neurol，519：528-543.

Thorneloe KS，Chen TT，Kerr PM，et al，2001. Molecular composition of 4-aminopyridine-sensitive voltage-gated K（+）channels of vascular smooth muscle [J]. Circ Res，89：1030-1037.

Trontelj K，Usaj M，Miklavcic D，2010. Cell electrofusion visualized with fluorescence microscopy. Journal of visualized experiments：JoVE,（41）.

Vicente R，Escalada A，Villalonga N，et al，2006. Association of Kv1. 5 and Kv1. 3 contributes to the major voltage-dependent K+ channel in macrophages [J]. J Biol Chem，2006，281：37675-85.

Wang P，Mokhtari R，Pedrosa E，et al，2017. CRISPR/Cas9-mediated heterozygous knockout of the autism gene CHD8 and characterization of its transcriptional networks in cerebral organoids derived from iPS cells [J]. Mol Autism，8：11.

Xiang Y，Tanaka Y，Cakir B，et al，2019. hESC-Derived Thalamic Organoids Form Reciprocal Projections When Fused with Cortical Organoids [J]. Cell Stem Cell，24：487-497 e7.

Yan LJ，Sohal RS，1999. Gel Electrophoretic quantitation of protein carbonyls derivatized with tritiated sodium borohydride. Analytical Biochemistry，265（1）：176-182.

Yan Z，Liu H，Hu N，2012. Electrochemical detection of natural DNA damage induced by in situ peroxidase-generated reactive nitrogen species in DNA layer-by-layer films. Bioelectrochemistry，86（none）：67-71.

Yoo BS，Regnier FE，2010. Proteomic analysis of carbonylated proteins in two-dimensional gel electrophoresis using avidin-fluorescein affinity staining. Electrophoresis，25（9）：1334-1341.

Zhang L，Zhang K，Prändl R，et al，2004. Detecting DNA-binding of proteins in vivo by UV-crosslinking and immunoprecipitation [J]. Biochem Biophys Res Commun，322：705-711.

Zhang Q，Ying L，Shi Y，et al，2008. HVJ envelope vector，a versatile delivery system：Its development，application，and perspectives. Biochemical and Biophysical Research Communications，373（3）：345-349.

第二章

神经营养因子研究方法

神经营养因子（neurotrophic factors，NTF）又称为神经营养活性物质，是一类由神经所支配的组织和星形胶质细胞产生的，且对神经元生长与存活具有支撑作用，对神经元再生和功能恢复具有促进作用的一类物质。神经营养因子通常在神经末梢以受体介导式入胞的方式进入神经末梢，再经逆向轴浆运输抵达胞体，促进胞体合成有关的蛋白质，从而发挥其支持神经元生长、发育和功能完整性的作用。临床上用于治疗老年痴呆、脑萎缩、帕金森病等神经性病症。

第一节　重组人脑源性神经营养因子的纯化和鉴定

脑源性神经营养因子（brain-derived neurotrophic factor，BDNF）主要分布在大脑皮层、髓质、小脑和海马等中枢神经系统，另外在外周的心脏、肺、骨骼肌和坐骨神经也检测到 BD-NF mRNA 的存在。BDNF 可维持、促进外周神经嵴和外胚层基板来源的多种感觉神经元的发育、生长与分化，支持视网神经节的体外存活。研究表明，BDNF 在治疗运动神经元疾病和损伤方面可能有作用，也可能用于其他病理性或外伤引起的神经损伤疾病，如外周神经萎缩（包括糖尿病神经萎缩）、帕金森病（Parkinson disease，PD）、亨廷顿病（Huntington disease，HD）、阿尔茨海默病（Alzheimer disease，AD）等（Lin et al，2020）的治疗。天然 BDNF 含量极低，每千克脑组织仅可提取到微克水平的 BDNF，而且至今未找到丰富的组织来源，因此用基因工程技术大量制备 BDNF 是基础研究和临床应用研究的关键之一（Rosenfeld et al，1995）。

1. 菌株

工程菌 $E.coli$ BL21（DE3）/pVBN6 由 PRPL 启动子控制 rhBDNF 编码基因的表达。

2. rhBDNF 的分离纯化

将菌体用 PBS 缓冲液重复洗 2 次，按 1:10 悬浮于 5mmol/L EDTA-50mmol/L Tris-HCl（pH8.0）缓冲液，冰浴超声破碎，离心收集包涵体沉淀。用低浓度脲重复洗涤 2 次，洗涤后的包涵体溶解于 6mol/L 盐酸胍-50mmol/L β-巯基乙醇-50mmol/L Tris-HCl（pH8.0），1~2h。再用 8mol/L 脲、50mmol/L PBS（pH7.0）透析，以脲替换盐酸胍，经 $0.45\mu m$ 微孔滤膜过滤后样品上样进行柱色谱。首先，过 Waters 650 系统和 CM-Sepharose FF 柱，收集的 rhBDNF 峰，用谷胱甘肽系统（0.2mmol/L GSSG-1mmol/L GSH）复性，复性液中蛋白浓度为 50~100μg/mL，pH8.0，4℃放置 12~18h。复性后样品再用 Waters Delta4000 高压色谱系统和 C8 反相柱（2cm×30cm），进样后，20%乙腈（含 0.1%TFA）和 90%乙腈（含 0.1%TFA）之间梯度洗脱，流速 4mL/min，收集 rhBDNF 峰，冻干。

3. SDS-PAGE 及凝胶扫描分析

SDS-PAGE 电泳（5%浓缩胶，15%分离胶），电泳方法和样品处理方法参考《分子克隆实验指南》第二版（科学出版社，1992）。凝胶经考马斯亮蓝 G-250 染色后，在激光扫描仪 590nm 波长处，扫描测定 rhBDNF 占菌体蛋白的百分含量及纯度。

4. 蛋白质含量的测定

采用考马斯亮蓝 G-250 染料结合法和 Folin 酚试剂法测定蛋白质含量。

5. Western blot 检测 rhBDNF

SDS-PAGE 电泳后凝胶用电转移仪（Pharmacia LKB Phast System）转移到 PVDF 膜上，取已转移好的膜放入 0.05mol/L PBS（其中 0.2％ Tween20、5％ BSA）封闭，30℃温育 45min；再用洗涤液（PBS 含 0.2％ Tween）洗 3 次，每次 5min；一抗孵育，抗 rhBDNF 多克隆抗体按 1∶500 稀释于 0.05mol/L PBS（含 0.2％ Tween），30℃温育 2.5h；再用洗涤液同前洗 3 次；二抗孵育，按 1∶200 稀释于 0.05mol/L PBS（含 0.2％ Tween），30℃温育 2.5h；再用洗涤液同前洗 3 次；最后显色，9mL 0.01mol/L Tris-HCl（pH7.5）中加入 6mg OPD、1mL NiCl、$10\mu L$ H_2O_2（30％），待可见蛋白质条带，立即将膜放入纯水中终止显色。

6. rhBDNF 生物活性测定

取 9 日龄鸡胚，无菌条件下解剖去除内脏，暴露脊髓，分离颈段和腰段背根神经节，接种于细胞瓶中，37℃/5％ CO_2 下贴壁 1h，然后加入无血清培养基 [DMEM，10mmol/L HEPES（4-羟乙基哌嗪乙磺酸），2mmol/L Gln，$5\mu g/mL$ 胰岛素，5ng/mL 转铁蛋白，5ng/mL Na_2SeO_3，20ng/mL 孕酮，$1\mu g/mL$ 丁二酰胺和不同浓度待测样品]，37℃/5％ CO_2 继续培养 18～24h，观察神经突起生长情况。以无生长因子的为阴性对照、已知浓度和活性的 NGF 为阳性对照，取神经突起生长良好的 BDNF 终浓度来表示该样品的活性。

7. rhBDNF N-末端氨基酸序列测定

取 C_8 反相色谱冻干品做 SDS-PAGE，转移至 PVDF 膜上，考马斯亮蓝 G-250 染色后进行测定。

第二节　睫状神经营养因子的 cDNA 克隆、表达、纯化及其生物活性鉴定

睫状神经营养因子（CNTF）最初是从鸡胚脉络膜、虹膜、睫状体中提取，具有维持鸡副交感神经节的活性，并因此得名。它与神经营养因子家族没有同源性，是非靶源性的神经营养因子。睫状神经营养因子分子质量为 24kDa，其基因 cDNA 长 600bp，具有广泛的生物学活性，属于 IL-6 家族。睫状神经营养因子 αR 在结构与功能上与 IL-6αR 有相似之处，最近研究发现，血液中存在睫状神经营养因子 αR 亚基成分，为睫状神经营养因子与造血系统的关系提供了一定的物质基础（Pasquin et al，2015）。研究人员用 RT-PCR 方法从胎儿坐骨神经组织克隆出：CNTF 的 cDNA，并在大肠杆菌中高效表达。制备电泳和凝胶过滤色谱对重组人睫状神经营养因子进行纯化，并对纯化产物进行活性测定，为进一步研究功能提供了基础（窦金民，2005）。

1. 试剂

限制性内切酶、随机引物、RNase A、IMEM 培养基、pBV220、pUC18；测序试剂盒、Sephacryl S-200。小牛血清、马血清、胎牛血清。

2. 细胞与菌株

DH5a、JM109、HB101，BT325 脑神经胶质瘤细胞。

3. 引物设计

参照文献提供的序列如下：

primerS′：5′-CGGAATTCGGATGGCTTTCACAGA-3′

primer 3：5′-GCGTCGACGGACTAACTGCTAC-3′

4. 质粒的提取、DNA 酶切、连接与转化均按文献方法进行

5. 总 RNA 的提取以及 RT-PCR

用 Promega 公司总 RNA 提取试剂盒提取，紫外分光光度计测定 OD_{260}/OD_{280}，决定总 RNA 的浓度与纯度。反转录后取出 $4\mu L$ cDNA 反应液进行 PCR 反应，扩增条件：94℃变性 30s，56℃复性 30s，72℃延伸 30，共 35 个循环。循环后以 1.5%琼脂糖电泳观察结果。

6. DNA 序列分析

采用 Pharmacia 公司测序试剂盒，并按其操作手册进行。

7. 表达产物的初步纯化

① 电泳纯化。

② S-200 凝胶色谱纯化：500mL rhCNTF 表达细菌培养液经离心收集菌体，悬浮于 50mL PBS 中，超声波破碎菌体，离心取上清液。取菌体裂解液上清液 10mL，得到的包涵体用 50mmol/L PBS，150mmol/L NaCl，0.25% Triton X-100 洗涤两次，再用蒸馏水洗涤 1 次，称量包涵体湿重。然后分别用 3mol/L NaCl，2mol/L 尿素，4mol/L 尿素洗涤，再用 8mol/L 尿素溶解包涵体过夜，次日 4℃ 12000r/min 离心 30min，上柱前 SDS-PAGE 检查表达情况。柱色谱流速为 0.5mL/min，洗脱后用 SDS-PAGE 鉴定。含有 CNTF 的流出液透析去除变性剂及中性盐，自然复性，冷冻干燥 4℃保存。

8. 表达产物生物活性鉴定

① 神经细胞活性鉴定：取 10 日龄鸡的背根神经节消化成分散细胞，用种植培养液将细胞稀释成 5×10^5 个/mL 的细胞悬液，接种于涂有小牛皮胶原直径为 35mm 的培养皿，用 10ng/mL NGF 作为阳性对照，以用空载体转化菌纯化的蛋白作阴性对照。37℃，5%CO_2 下培养 24h 后倾去培养液，用无血清培养基，以后每三天换液一次，每次更换一半培养液，用显微镜观察。4d 后 0.3% 台盼蓝染色，对存活神经元随机计数 50 个视野，每个视野为 $0.16mm^2$。

② 对造血祖细胞促增殖活性鉴定：检测培养体系含小鼠股骨骨髓细胞 2×10^5 个/mL，20% ~ 25%马血清，1640 培养基补足体积后加入煮沸的琼脂，将 1mL 此体系加入含标准 GM-CSF 或待测样品的培养皿中。37℃，5%CO_2 下培养 1 周，计算集落数，每个集落含 50 个以上的细胞。

第三节 纹状体源性神经营养因子的纯化

帕金森病是一种神经变性疾病，它的主要病理特征是中脑黑质（substantia nigra，SN）多巴胺（DA）神经元的进行性缺失，使其主要靶组织——纹状体中 DA 的浓度降低 80%~90%，从而引起震颤、强直和运动迟缓等症状。近年来，神经营养因子对损伤的中脑黑质神经元的有效作用已经引起许多学者们的注意，用神经营养因子来治疗此病又是学者们热切关心的问题。研究人员先前曾报道纹状体靶组织及其提取液有增强体外培养的中脑黑质神经元存活和发育的作用，并初步证明其活性因子是 10～30kDa 蛋白质（Ayon-Olivas et al，2023）。本研究是在此基础上进一步应用 Sephadex G-75 凝胶色谱、高效液相色谱（high performance liquid chromatography，HPLC）、反相高效液相色谱（reverse-phase HPLC，R-HPLC）、SDS-聚丙烯酰胺凝胶电泳（SDS-PAGE）等进行分析，并结合生物鉴定，试图从纹状体提取液中分离出对中脑黑质神经元有作用的纹状体源性神经营养因子（striatal-derived neuro-trophic factor，SDNF）（庆宏，1996）。

（一）纹状体源性神经营养因子的提取和纯化

1. 纹状体提取液的制备

取生后 2d 的 SD 乳鼠 100 只，断头处死，取大脑纹状体，剥除脑膜，称重，按每 50mg 湿重加 2mL PBS（pH7.0）的比例，用 GF-Ⅰ型高速分散器制备匀浆液。将匀浆液离心，32600r/min（离心机由 Beckman 生产）、4℃、90min，取上清液经 0.22μm 微孔滤膜过滤即得到其提取液。

2. Sephadex G-75 凝胶色谱

取已溶胀好的 Sephadex G-75 凝胶颗粒（Pharmacia 产品）装柱（柱长和直径之比为 40：1），平衡过夜。上样量为 10mL 的纹状体提取液，洗脱液为 PBS（pH7.0），流速 0.25mL/（管·min），色谱分离 1h 后，分步收集器收集洗脱液。以上全过程均在 LKB 色谱柜中进行。将各峰值处的洗脱液经 DiafloYM10 超滤膜浓缩至 1mL，透析除去大部分的盐离子，然后真空冷冻干燥。称取 2mg 干品溶于 100μL 的 0.01mol/L PBS（pH7.0）中，离心 200r/min，5min，取上清液为Ⅰ级样品待用。

3. HPLC 分析

将有活性的Ⅰ级样品加入高效液相色谱仪的 TSK-GEL 2000SW 柱（7.8mm×30cm）中，每次加入量为 15μL。洗脱液为 0.01mol/L Na$_2$SO$_4$，0.01mol/L PBS（pH6.7）和 0.05％叠氮化钠。洗脱速度为 0.2mL/min，分管收集每个峰值的洗脱液，经 Diaflo YM 10 超滤膜超滤浓缩至 0.5mL，透析除去大部分盐离子，冷冻干燥，为Ⅱ级样品待用。

4. R-HPLC 分析

将有活性的Ⅱ级样品，用 150μL 双蒸水溶解后，每次吸取 10μL 加入 R-HPLC 的色谱柱（Spherisorb ODS2，柱长 250mm×4mm）中进行分析。流动相：①1％三氯乙酸（TFA）溶在乙腈中；②1％TFA 溶在双蒸水中。梯度：50min 流动相由 A 100％到 B 100％（B 由 0 到 100％），流速 1.0mL/min，梯度洗脱，收集活性峰。先用真空干燥装置抽去 TFA 和乙腈溶液，然后冷冻干燥待用。

（二）纹状体提取液的生物活性检测

分离细胞培养 SD 大鼠 14d 胚胎（E14）的中脑黑质神经元，用来检测各级样品的生物活性。

1. 神经元数目和神经突起长度的检测

按先前方法制备中脑黑质细胞悬液，用 96 孔培养板培养，细胞密度为 $1×10^5$ 细胞/孔，培养液为含 10％小牛血清的 DMEM/F12。实验组加入待检测的不同量的各级样品液，对照组只加相应量的 PBS。每孔总容量均为 100H。培养 72h。终止培养前 4h 加 MTT，用快速自动比色微量分析法（MTT 比色微量分析）定量活跃的神经元数目。各组每次用 8 个孔，重复 4 次。另用盖玻片培养中脑黑质细胞（$2～4×10^5$ 细胞/盖片），培养 72h，以比较实验组（用有活性的Ⅱ级样品液培养）与对照组（用等量 PBS 培养）神经元突起生长的差别。每片记录 100 个长出神经突起的神经元（neurite-bearing neuron）的突起长度，求平均数。

2. 神经元对外源性 H-DA 摄取的测定

用 96 孔培养板培养中脑黑质神经元，方法同上。培养 72h 后每孔加入含 20nmol/L ^{3}H-DA（1Ci/L）的 PBS 100μL，并加入甲丙苄胺（100μmol）抑制单胺氧化酶，37℃孵育 15min，然后冲洗，按先前方法收集每孔细胞，加入闪烁液及在液闪计数器上作每分钟计数。

（三）SDS-PAGE

分离胶浓度为 8%（用于提取液及 Sephadex G-75 色谱洗脱液）和 15%（用于 HPLC 洗脱液），浓缩胶浓度为 5%。电压 50V，时间 7~8h，硝酸银染色。根据条带迁移率及蛋白质标准分子量曲线，查得样品分子质量。标准分子质量为 14.2~66kDa，17.5~94kDa。

（四）等电聚焦电泳

凝胶浓度为 5.5%，交联度为 3%，Ampholine（两性电解质）浓度为 2.2%（pH 范围 3 5~10），活性样品经电泳染色后，绘制出等电点曲线。

（五）蛋白质浓度的测定

分别用改良 Lowry 法和紫外分光光度法测定提取液和各洗脱液中蛋白质的含量。

第四节　神经营养因子 Neurturin 在毕赤酵母中的高效表达、纯化及活性鉴定

1996 年 Kotzbauer 等在筛选体外培养的重组生长因子表达细胞系时，从中国仓鼠卵巢细胞的条件培养基中发现了一种具有促进神经元存活的物质，经分离、纯化得到一种分子质量为 25kDa 的新的纯化蛋白，称为 Neurturin（NTN），随后他们克隆到了小鼠及人的 NTN 基因，人 NTN 基因（*hNTN*）cDNA 包含一个开放阅读框架（open reading frame，ORF），编码 197 个氨基酸组成的前体蛋白，该蛋白 N 端 19 个氨基酸为信号肽，其后为前体区，经蛋白酶切割后，成熟 NTN 蛋白由 102 个氨基酸组成，通过二硫键形成同源二聚体，氨基酸顺序与胶质细胞源神经营养因子（GDNF）有 42% 的同源性。人们经过研究发现，NTN 是与 GDNF 结构相似、功能相关的分泌型蛋白，其一级结构都具有七个保守的、相对位置相同的半胱氨酸残基，并具有相似的空间结构，核苷酸序列、氨基酸顺序也具有较高的同源性，这些结构与转化生长因子 β（ransforming growth factor beta，TGF-β）家族成员相似，它们是 TGF-β 超家族的远亲，二者共同构成 TGF-β 超家族的一个亚家族，称为 GDNF 家族。继 GDNF、NTN 被成功发现之后，寻找 GDNF 家族的其他成员成为人们研究的热点，由于该家族成员之间核苷酸序列的高度同源性，Milbrandt 等针对 GDNF 与 NTN 的高度同源区设计了简并引物，经过 RT-PCR 克隆到了一个新的基因，命名为 *persephin*（PSP）。1998 年 Robert 等以成熟 NTN 蛋白顺序为标准，通过 HTGS 数据库发现人的两个细菌人工染色体（bacterial artificial chromosome，BAC）克隆含有与 *GDNF*、*NTN* 及 *PSP* 相似但不相同的同源开放读框（homologous open reading frame，hORF）。

作为 GDNF 家族的成员之一，NTN 的许多特性和功能与 GDNF 相似，NTN mRNA 在体内分布广泛，经 RT-PCR 检测，成年和发育中的大鼠，其纹状体、皮层、小脑和海马中都有 NTN 存在，发育时期不同，表达水平也不一样，小鼠纹状体虽在生后第 7d NTN 表达

水平较低，但在 14d 明显增加，而 GDNF 表达水平较高的脊髓未检测到 NTN mRNA；在成年大鼠的纹状体、皮层和海马中也检测到 NTN mRNA 表达；新生大鼠中枢神经系统以外的组织如肾、肺、心、脾、肝、血液、坐骨神经、睾丸、皮肤、骨骼肌、肾上腺、视网膜、嗅黏膜、输尿管、膀胱、卵巢和肠道平滑肌都有 NTN mRNA 表达。另外，在成年大鼠非神经系统如心脏、血液和卵巢等部位 NTN 表达水平也较高（Li et al，2003）。

（一）实验材料

1. 质粒和菌株

融合表达载体 pThioHisA，质粒 pUC19-hNTN、大肠杆菌 DH5α、BL21。

2. 工具酶及试剂

限制性内切酶、T4 DNA 连接酶，*Taq* Plus DNA 聚合酶，羟胺，多聚赖氨酸（poly-L-lysin），异丙基硫代半乳糖苷（IPTG），DNA 凝胶回收试剂盒，色谱介质 SP-Sephrose Fast Flow、Superdex 75，鼠抗毕赤酵母表达的 hNTN 蛋白的免疫血清，HRP 标记的羊抗小鼠 IgG 抗体。

3. 引物

上游引物 P1 含有 *Eco*R Ⅰ 酶切位点羟胺切割位点（AAT GGT，编码氨基酸 Asn-Gly），下游引物 P2 引入 *Pst* Ⅰ 酶切位点，并以终止密码子 TAA 代替可能发生渗漏通读的密码子 TGA。

P1：5′-GTGAATTCAATGGTGCGCGGTTGGGGGCGCG-3′

P2：5′-GTCTGCAGTTACACGCAGGCGCACTCGCG-3′

（二）实验方法

1. 含羟胺切点的 pThioHisA-hNTN 表达载体的构建

以 pUC19-hNTN 为模板，加入 1×反应缓冲液（含 1.5mmol/L MgCl$_2$），0.25ml/L4×dNTP，引物 P1、P2 各 50pmol，0.50μL 甲酰胺，总体积 50μL，95℃变性 5min，72℃加入 5U *Taq* Plus。循环条件：95℃、30s，61℃、45s，72℃、90s，共 30 个循环；72℃延伸 10min。取 5μL 进行 1.5%琼脂糖电泳。回收 PCR 产物，以限制性内切酶 *Bgl* Ⅰ 和 *Ava* Ⅰ 进行酶切鉴定，然后以 *Eco*R Ⅰ、*Pst* Ⅰ 双酶切，回收基因片段，T4 酶连接于同样经 *Eco*R Ⅰ、*Pst* Ⅰ 双酶切的 pThioHisA，转化宿主菌 DH5α 酶切鉴定重组子，并对重组子进行 DNA 序列分析。

2. 含羟胺切点的 pThioHisA-hNTN 在大肠杆菌中的表达

鉴定正确的重组质粒转化宿主菌 BL21，取单菌落接种于 250mL 含氨苄西林（100mg/L）的 LB 培养基，37℃培养 10h，以 1∶3 稀释接种于新鲜 LB 培养基，37℃继续培养 1.5h，当 OD$_{600}$＝0.3～0.4 时，加入 1mmol/L IPTG 进行诱导，6h 后取样进行 15%SDS-PAGE 电泳，并以薄层扫描确定表达的目的蛋白占菌体总蛋白的百分比。收集的菌体经超声破碎后，离心，分别取上清液与沉淀，经 15% SDS-PAGE 电泳分析目的蛋白以可溶性还是以包涵体形式存在，表达产物命名为 EhNTN。

3. 融合蛋白的羟胺切割及产物纯化

菌体超声破碎、离心后，沉淀分别经 2mol/L 尿素、2%Triton-100 洗涤，溶于 8mol/L 尿素中（各溶液均含有 20mmol/L PBS，pH 8.0，下同），加入羟胺切割液（由 8mol/L 尿素、20mmol/L PBS 溶液配制，NaOH 调 pH 至 9.5）至终浓度 2mol/L，42℃反应 12h，15%SDS-PAGE 鉴定后，用 8mol/L 尿素透析以除去切割液，以 A 液（8mol/L 尿素、

20mmol/L PBS，pH8.0）平衡 SP-Sephrose FF 离子交换柱，将透析后的反应液直接上柱，以 B 液（8mol/L 尿素、20mmol/L PBS、0.6mol/L NaCl，pH8.0）梯度洗脱，收集洗脱峰，15%SDS-PAGE 检测后进行复性。

4. EhNTN 的复性

纯化的 EhNTN 经比色法测定蛋白浓度，以复性缓冲液（20mmol/L PBS、0.1mol/L Arg、GssG、CSH）一步稀释至终浓度为 0.05mg/mL，4℃放置 7d；经超滤浓缩，上 Superdex75 凝胶过滤柱（16mm×1000mm），流速 0.5mL/min，缓冲液为 20mmol/L PBS、0.25mmol/L NaCl、0.25mmol/L EDTA。收集洗脱峰，SB-PACFE 电泳鉴定。

5. 纯化的 EhNTN 的非还原 SDS-PAGE 电泳鉴定

SDS-PACE 电泳分析时，注意上样缓冲液中不加巯基乙醇或 DTT。

6. 表达产物的 Western blot 分析

① SDS-PAGE 电泳。

② 卸下凝胶，去除浓缩胶，用转移缓冲液在室温平衡凝胶 30min。

③ 组装转印夹层。注意：层间若有气泡，用试管在表面滚动排除。

④ 扣紧转印夹层后，在转印槽中加入转移缓冲液，按凝胶朝负极而硝酸纤维素膜朝正极的方向插入转印夹层，在冷却条件下 100V 电转 30～60min 或冷室中 14V 过夜。

⑤ 结束电转，取出转印膜剪角定位。

⑥ 用丽春红染色 5min，用水脱色 2min，拍照后用不褪色墨水或铅笔标记蛋白分子最标准的位置，在水中再浸泡 10min，使完全褪色。

⑦ 将膜放入洁净的培养皿中，加 5mL 封闭液，摇床摇动 30min。

⑧ 加入用封闭液稀释的第一抗体，室温摇动 60～120min。

⑨ 用 200mL TTBS 洗膜 4 次，每次 10～15min。

⑩ 加入 10mL 适当稀释度的抗 Ig 的辣根过氧化物酶标记的第二抗体偶联物，室温继续摇动 30～60min。

⑪ 用 200mL TBS 洗膜 4 次，每次 10～15min 。

⑫ 加入显迹液显色。

第五节　胶质细胞源神经营养因子基因克隆及产物纯化

胶质细胞源神经营养因子（GDNF）功能的研究已成为一个热点。研究表明，GDNF 不仅对帕金森小鼠退化的中脑腹侧多巴胺能神经元有助存活、促分化、促进代谢活性等功能，同时对受 6-羟多巴胺（6-OHDA）及 MPTP（1-甲基-4-苯基-1,2,3,6-四氢嘧啶）损伤的黑质纹状体的多巴胺能神经元有保护及修复再生的作用，甚至黑质多巴胺能神经元通向纹状体的纤维索（内侧端脑索）被切断后，加入 GDNF 能使绝大多数该类神经元免于死亡。GDNF 对黑质多巴胺能神经元损伤的修复作用受到学者的关注，同时，GDNF 对运动神经元亦有助存活、促分化及提高代谢活性的功能。无论是对胚胎期还是对出生后损伤的运动神经元都有显著的修复作用。鸡胚在运动神经元程序性死亡期间，加入 GDNF 可以阻止多数神经元的死亡，初生鼠切断坐骨神经，若加入 GDNF 可以阻止脊髓运动神经元的大量死亡。GDNF 对多巴胺能神经元及运动神经元的效用要远高于同类功能的其他神经营养因子（Li et al，2005）。

1. 细胞株、质粒

E. coli JM 109、pUC 18、*E. coli* BL21（DE3）pLysS、pET 16b。

2. 试剂

工具酶、PCR 引物、His-Bind 金属螯合树脂、抗 GDNF 抗体、HRP 标记的羊抗兔 IgG 等。

3. 培养基、缓冲液

（1）发酵培养基（TP）

① M9＋CA 肉汤：0.6% Na_2HPO_4、0.3% KH_2PO_4、0.05% NaCl、0.1% NH_4Cl、0.05% $MgSO_4 \cdot 7H_2O$、0.0015% $CaCl_2$ 和 0.2%酪蛋白氨基酸；

② TBYE：含有 1% 细菌蛋白胨、0.5% 酵母提取物和 0.5% NaCl；

③ 磷酸胰蛋白胨：2%细菌胰蛋白胨、0.2% Na_2HPO_4、0.1% KH_2PO_4、0.8% NaCl 和 1.5% 酵母提取物。用前加入氨苄西林（终浓度 $100\mu g/mL$）和氯霉素（终浓度 $63\mu g/mL$）。

（2）细菌裂解液（TET）

Tris-HCl 50mmol/L（pH8.0）、EDTA 2mmol/L、Triton X-100 0.1%。

（3）包涵体裂解液

6mol/L Gdn-HCl、50mmol/L Tris-HCl（pH8.0），用前加入 10mmol/L β-巯基乙醇（β-ME）或 2mmol/L DTT。

（4）复性缓冲液

50mmol/L Tris-HCl（pH8.5）、0.5mol/L Cdn-HCl，GSH：GSSG＝5：1。

4. GDNF 成熟肽基因的克隆及表达载体的构建

设计克隆引物：

上游引物 5′ <u>CATATG</u>TCACCAGATAAACAAATC 3（画线部分为 *Nde* I 的切点）

下游引物 5′TCAG AT ACATCCACACCT 3′

以染色体 DNA 为模板做 PCR 扩增，并将扩增产物克隆于 pUC18 的 *Sma* I 位点，酶切鉴定正确的克隆经双脱氧末端终止法测序正确后，将 CDNF 基因用 *Nde* I，*Bam*H I 双酶切切出，连入表达载体 pET 16b 的相应位点。

5. 工程菌的诱导表达

将 pET 16b-GDNF 转化 *E. coli* BL24（DE3）pLysS，筛选高产菌株，以 0.4mmol/L IPTG 诱导后收集菌体。

6. 包涵体的分离

TET 溶液 37℃保温 30min 裂解细胞，5000*g* 4℃离心 20min，提取包涵体，溶于适量的包涵体裂解液 4℃搅拌过夜或 37℃保温 1h，10000*g* 4℃离心 10min，收集上清液。

7. rhGDNF 的复性及快速亲和纯化

按产品说明准备 His-Bind 金属螯合树脂（各溶液均含有 6mol/L Gdn-HCl），将溶解的包涵体直接上样，经洗脱得单体 rhGDNF。加入复性缓冲液复性 36～72h。复性好的蛋白上样至平衡好的 His-Bind 金属螯合色谱柱，按常规方法洗脱。

8. 蛋白酶 Factor Xa 酶解获得天然状态的 rhGDNF

9. 用鸡胚背根神经节测定 rhGDNF 的生物活性

于无菌条件下，取 8 日龄鸡胚背根神经节，加入 GDNF 浓度为 0.01～$1\mu g/mL$，37℃、5%CO_2 条件下培养 24h 后观察结果。

参 考 文 献

窦金民，郭茉莉，刘宏磊，等，2005.人睫状神经营养因子基因的克隆、表达、纯化和生物活性鉴定.复旦学报（医学版），2005：419-422，426.

庆宏，郭畹华，1996.纹状体源性神经营养因子的分离纯化和生物鉴定.解剖学报，(04)：28-33.

Ayon-Olivas M，D Wolf，T Andreska，et al，2023. Dopaminergic input regulates the sensitivity of indirect pathway striatal spiny neurons to brain-derived neurotrophic factor. Biology (Basel)，12.

Li H，Y Ma，T Su，et al，2003. Expression, purification, and characterization of recombinant human neurturin secreted from the yeast Pichia pastoris. Protein Expr Purif，30：11-17.

Li Z，Wang B，Wu X，et al，2005. Identification, expression and functional characterization of the GRAL gene. J Neurochem，95：361-376.

Lin CC，Huang TL，2020. Brain-derived neurotrophic factor and mental disorders. Biomed J，43：134-142.

Pasquin S，Sharma M，Gauchat JF，2015. Ciliary neurotrophic factor (CNTF)：New facets of an old molecule for treating neurodegenerative and metabolic syndrome pathologies. Cytokine Growth Factor Rev，26：507-515.

Rosenfeld RD，Zeni L，Haniu M，et al，1995. Purification and identification of brain-derived neurotrophic factor from human serum. Protein Expr Purif，6：465-471.

第三章

神经递质、调质和神经肽检测方法

随着神经生物学的发展以及检测技术的改进，大量神经活性物质在神经系统中被陆续发现。重要的神经递质一般分为单胺类、氨基酸类、多肽类以及其他类神经递质四类，其中，单胺类神经递质主要包括肾上腺素、去甲肾上腺素和多巴胺等；氨基酸类神经递质主要包括 γ-氨基丁酸、甘氨酸、谷氨酸、乙酰胆碱等；多肽类神经递质主要包括神经加压素、胆囊收缩素、生长激素抑制素、血管活性肠肽等；其他类神经递质主要包括核苷酸类、受体等。神经递质在机体功能调节方面发挥着重要作用，大量研究发现神经递质的含量与人类健康密切相关，因此对神经递质的深入研究对疾病诊断、药物治疗以及临床基础研究等方面均具有重要的意义，其中由于氨基酸类神经递质以及单胺类神经递质在学习、记忆、神经元的可塑性、躯体运动以及大脑发育等方面起着重要的作用，从而成为生命科学研究的热点。

第一节　单胺类神经递质检测

单胺类神经递质在动物体人体的生理活动方面发挥独特作用，从而引起广泛的关注。研究表明，单胺类神经递质的含量与人体的健康密切相关，当浓度偏离正常水平，或者代谢发生紊乱时都会导致一些疾病的发生，如阿尔茨海默病、帕金森病、精神分裂症、抑郁症、厌食症等（Ng et al，2015）。因此对单胺类神经递质的准确、快速检测对于疾病诊断、药物代谢研究、临床试验以及疾病的早期治疗具有重要意义。目前用于神经递质检测的手段非常多，其中高效液相色谱-电化学检测法（HPLC-ED）和毛细管电泳-电化学检测法（CE-ED）是单胺类神经递质分离分析中应用最广泛的技术，尤其是 CE-ED 技术，以其独特的性能在生物样品分析以及在体检测方面应用广泛。它利用毛细管分离技术可以分离多种结构相似的神经递质，将具有高灵敏度的电化学分析作为检测手段，同时将化学修饰电极作为工作电极引入到分离分析体系中，进一步提高了检测的灵敏度，降低了检出限。

（一）荧光法

荧光法是利用单胺类物质与某些化合物结合可产生荧光的原理进行测定（Dinarvand et al，2020）。荧光检测法是常用的单胺类神经递质分离分析方法，基于单胺类物质本身有自然荧光，所以可直接进行荧光检测，但由于自然荧光相对较弱，一般需采用衍生化来提高检测灵敏度。例如：经甲醛蒸气处理的单胺类物质可显荧光。儿茶酚胺与甲醛的缩合物发绿色荧光，5-HT 的缩合物发黄色荧光，但此法特异性不强，无法区分多巴胺（DA）、去甲肾上腺素（NE）、肾上腺素（E）。用乙烯二胺与儿茶酚胺缩合也可产生强荧光，但也存在特异性较差的问题。将儿茶酚胺氧化环化生成三维结构，这也是产生荧光的一个途径，此法特异性、灵敏度均较高，微荧光法的应用和检测器的改进，能进一步提高此方法的灵敏度。

到目前为止，荧光法还存在背景信号不稳、样品荧光易猝灭等缺点，应用于定量分析有一定的困难，但它是观察单胺类递质分布的一个良好方法。

（二）放射酶学法

放射酶学法是常用的单胺类神经递质测定方法，可用于研究生理和病理状态下血浆和组织中的含量变化。研究证明用放射性同位素氚标记的 S-腺苷甲基甲硫氨酸作为甲基供体，在儿茶酚胺-O-甲基转移酶（COMT）的作用下，将 E、NE、DA 转变成相应的甲基衍生物，然后进行薄层色谱分析，经液闪计数来测得血浆和组织中 E、NE、DA 的含量。本法的主要优点是灵敏度高，选择性好，可有效地分离并检出 E、NE、DA。但本法在应用中受到许多因素的限制：要严格控制测定条件和操作条件，技术难度高；要注意同位素的保存和使用，以防止污染；检测速度较慢，结果滞后，难以满足临床诊断的需要（Glover et al，1987）。

（三）高效液相色谱法（HPLC）

HPLC 是生物样品分析中最具代表性的分析技术，与经典液相色谱相比，高效液相色谱法具有更高的柱效、更快的分离速度，因此成为色谱分析中重要的分离工具。近年来高效液相色谱联用技术的快速发展，如高效液相色谱荧光检测、高效液相色谱电化学检测、高效液相色谱质谱等，使得其在生命科学的研究中得到了更为广泛的应用。

HPLC-ED 是目前用于单胺类神经递质分离分析研究的重要方法之一。基于单胺类神经递质良好的生物电活性，电化学分析方法可以用于此类物质的分析检测中。采用分离分析法检测单胺类物质及它们的代谢产物，与常规高相液相色谱分析法相比洗脱时间缩短，同时线性范围、检测限以及分离度保持不变（Ma et al，2020）。

除此之外，还有很多技术可以联用，用于单胺类递质的分析。结合微渗析取样技术，采用毛细管高效液相色谱分离结合光致发光检测技术实现了大鼠纹状体内神经递质含量的实时检测；并且通过改变流动相中有机试剂的比例以及离子反应试剂的浓度优化了分离条件，达到了很高的分离效率，在几分钟内即将所有分析物洗脱。

（四）电化学分析法

电化学分析法（electroanalytical methods）检测单胺类越来越受到人们的重视，其中报道比较多的是化学修饰电极法，特别是超微电极技术，可以为单胺类神经递质检测提供新的方法和手段，另外光谱电化学法也有研究。

化学修饰电极是用物理和化学的方法将具有优良化学性质的分子、离子和聚合物固定在电极的表面，从而改变或改善电极原有的性质，常被直接用于检测单胺类神经递质或制成电化学传感器来检测单胺类神经递质。

光谱电化学法指利用一种长光谱薄层光谱电化学池，在抗坏血酸存在下用紫外可见光谱电化学法测定单胺类神经递质，该法线性范围宽，操作简便，不需要阳离子交换膜或修饰电极分离即可部分消除氨基酸的干扰，重现性好，但灵敏度比较低。

（五）毛细管电泳法

毛细管电泳法（capillary electrophoresis）是一种高效能的分离分析技术，具有省时、试剂成本低、样品用量少、适于痕量分析等优点，国内外许多学者将其应用于单胺类神经递质的检测。毛细管电泳是单胺类神经递质分析的一个新手段。采用毛细管电泳法，快速简便，重现性良好，样品不需衍生，并且样品需求量低，一般仅需样品，适合微量样品的分析。与液相色谱法相比具有试剂成本低、操作简单、省时、样品用量少、处理简单等优点，因此有更广泛的应用。而且毛细管电泳同样可以和多种检测器联用，如激光诱导突光检测器、质谱检测器、紫外吸收检测器、示差折光检测器、电化学检测器、放射同位素检测器等。其中紫外吸收检测器、激光诱导突光检测器和电化学检测器是最常应用的分析神经递质的检测手段，近年来在神经递质的检测中发挥着重要作用。

毛细管电泳化学修饰电极电化学检测神经递质的研究还很少，主要是由于修饰电极的稳定性有待于进一步提高，同时单胺类神经递质的不稳定性，以及生物体内一些干扰物质的存在对检测产生很大的影响，目前以单胺类神经递质为研究对象，建立了用于快速、灵敏、准确、选择性检测多巴胺的化学修饰电极直接电化学检测技术；采用毛细管电泳电化学检测体系结合化学修饰电极技术，研究了单胺类神经递质在修饰电极上的电化学行为，由于修饰电极的应用大大提高了毛细管电泳的检测灵敏度，并成功地用于脑匀浆液中递质含量的检测。

（六）传感器检测法

基于底物循环放大的生物传感器技术采用了化学放大原理，可以免除样品的浓缩富集和衍生洗脱等预处理过程，实现对血尿中的单胺类神经递质直接检测，通过改进传感器制作技术，选择合适的生物敏感材料制成高灵敏度的分子识别元件，可以进一步提高灵敏度、选择性和检测速度，另外还可制成微型生物传感器实现对全血单胺类神经递质的实时在体检测，这将会更好地满足临床疾病诊断和基础研究的需要。

第二节 褪黑素检测

褪黑素（melatonin）是一种主要在人和哺乳动物的松果体内以色氨酸为原料，经一系列反应合成的内源性活性物质，在人体内主要在肝脏和脑中代谢。

褪黑素具有广泛的生理和药理作用，包括神经调节、免疫反应调节和血压调节等，还有抗氧化、抗衰老和抗肿瘤的作用。近年来，人类的生活方式日趋复杂，阻塞性睡眠呼吸暂停综合征等节律失调现象日益增多，节律失调增加了一些疾病罹患的风险；而且随着年龄的增长，神经退行性疾病的发病风险也大幅度提升。这些疾病的发生在一定程度上可能与褪黑素的昼夜节律、含量变化有关（Martinez et al，2005）。

（一）人体中褪黑素的检测方法

1. 高效液相色谱-紫外检测

在 2（6-2）分析因子设计（FFD）中筛选了萃取量（四氯化碳）、分散溶剂用量〔乙腈（ACN）〕、pH 值和离子强度、萃取时间和离心时间等影响变量，并利用中心复合设计（CCD）优化显著变量。在最佳条件下，设定 pH 值为 6.0，1.5mL ACN，140μL 四氯化碳，1.0min 萃取时间和 3.0min 离心（4500r/min）。该方法成功地应用于血浆样品中褪黑素的分析。

2. 全自动在线氧化柱切换高效液相色谱法

在第一步中，褪黑素通过反相 C4 柱（Proteonavi，75mm×1.0mm）进行分级。在第二步中在线收集获得的褪黑素组分，在碱性条件下与过氧化氢混合，氧化成强荧光化合物 N-(6-甲氧基-4-氧代-1,4-二氢喹啉-3-基）甲基乙酰胺（6-MOQMA）。在第三步中，将产生的 6-MOQMA 浓缩，用碱性电阻反相柱 Asahipak ODP（35mm×1.0mm）去除氧化试剂。在最后一步中，6-MOQMA 的测量是通过一个包含超细颗粒的 microbore-ODS 柱（CAPCELLPAK C18 IF 柱，规格为 250mm×1.0mm）来进行的。本方法在人血浆中褪黑素测量的准确率为 100%。

3. 高效液相色谱-荧光检测

可使用氯仿萃取 2 次，0.1mol/L NaOH 浓缩，再通过 Beckman Ultrasphere ODS 柱（3μm，4.6mm×75mm）分离，荧光检测器定量。褪黑素的保留时间约为 9min，回收率在 89%～94%，提取样品的定量限为 8mg/mL。该方法在鳟鱼血浆、胆汁和肠道组织的日间和夜间样品中得到验证，是一种简便、灵敏的褪黑素常规定量方法（Eremia et al，2023）。

（二）液相色谱-串联质谱法

用氯仿进行萃取溶剂测试，褪黑素提取率能够超过90%。在乙烯桥联材料（BEH）固定相上行超临界流体色谱（SFC）分离，该分离过程在3min内完成，洗脱条件为90%二氧化碳、0.1%甲酸和溶解在甲醇中的0.05%甲酸铵。另外，使用超高效液相色谱（UHPLC）进行4min的梯度分离，洗脱条件为0.1%甲酸分别溶解在水中和甲醇中，固定相为Kinetex XB-C18。采用多反应监测（MRM）法对SFC和UHPLC两种方法的代谢物进行定量分析。两种方法的保留时间稳定性、检出限（LOD）、定量限（LQD）、重复性和定量的再现性、过程效率、提取回收率和基质效应均得到了验证。

（三）酶免疫检测法

目前临床上对内源性褪黑素的含量水平进行研究时常采用酶的方法，RIA和ELISA是经常使用的，各种各样的检测试剂盒在商业上可用。如探讨变应性鼻炎患者血清褪黑素临床意义时，采用双抗体夹心ABC-ELISA法测定，所用的试剂盒是Blue Gene（96T）。

褪黑素生理作用广泛，可通过自分泌或旁分泌作用于其受体的方式参与多种调节过程，其分泌节律失衡、含量水平发生变化时可预示某些疾病的潜在风险，为诊断疾病的严重程度提供参考，也可为相关疾病后期的治疗提供依据。如血清褪黑素水平可能对功能性消化不良临床类型分型的诊断有一定意义。然而，目前临床上常用的酶免疫测定内源性褪黑素的含量水平被广泛认为是显示交叉反应或非特异性，检测并不敏感准确。所以对褪黑素现有的检测技术进行优化，发展一种简单适用、特异性强、高灵敏度的分析方法十分必要，可以更好地服务于临床。而褪黑素体内含量较低且分泌量受年龄、时间影响严重，所以收集样品时要结合其分泌特点选择合适的采集时间，对于复杂的样品，要寻找一种可行的前处理方法，排除其他物质干扰的同时浓缩待测物，保证结果的准确性。

第三节　组胺检测

（一）反相高效液相色谱

反相高效液相色谱（R-HPLC）是目前应用最广泛的组胺检测技术之一。R-HPLC的固定相采用的是十八烷基硅烷键合硅胶和辛烷基硅烷键合硅胶等非极性物质，典型的流动相是甲醇和乙腈。在R-HPLC中，组分根据其极性大小实现分离，极性大的先流出色谱柱，极性小的后流出。利用R-HPLC可以分离几乎所有的有机化合物，因此R-HPLC被选择用来进行组胺的定量分析。

反相高效液相色谱具有分析速度快、检测灵敏度高、定量分析准确、柱效高等优点，是目前组胺检测的主要手段。但是由于组胺在紫外可见区域没有较明显的吸收，利用反相高效液相色谱检测前需要对组胺进行衍生处理，检测时间较长，成本较高（Altieri et al，2016）。

（二）离子色谱

离子色谱法（ion chromatography，IC）是以离子交换剂为固定相的分析离子的一种液相色谱方法，主要利用离子之间对离子交换树脂亲和力的差异而实现物质分离。离子色谱又分为高效离子交换色谱（HPIC）、离子排斥色谱（HPIEC）和离子对色谱（MIPC），用于3种分离方式的柱填料的树脂骨架基本都是苯乙烯-二乙烯基苯的共聚物，但树脂的离子交换功能基和容量各不相同。离子色谱的检测限为每升微克至每升毫克级，常用的检测器有电化

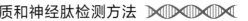

学检测器和光学检测器，常常在流动相中加入一定量的有机溶剂，如乙醇、四氢呋喃、乙腈等，以增大组分在流动相中的溶解度（Tsiasioti et al，2021）。

（三）薄层色谱

薄层色谱（thin layer chromatography，TLC）又称薄层层析色谱，是一种固液吸附色谱。具体方法是将适宜的固定相涂布于玻璃板、塑料或铝基片上，成一均匀薄层，待点样展开后，与适宜的对照物按同法所得的色谱图作对比，用以进行药品的鉴别、杂质检查或含量测定。TLC 是近年来发展起来的一种微量、快速而简单的色谱法，它兼具柱色谱和纸色谱的优点。TLC 不仅可以用来进行少量样品的分离，同时也可以通过加厚吸附层来分离大量样品，特别适用于挥发性较小或在较高温度下易发生变化而不能用气相色谱分析的物质。

与其他的组胺分离检测方法相比，TLC 不需要昂贵的仪器、操作简单快捷，能有效降低检测成本，可用于组胺的定性和半定量分析。但是需要花费大量时间进行结果的处理与分析，样品检测前也需要进行衍生处理（Xie et al，2017）。

（四）毛细管电泳

毛细管电泳（capillary electrophoretic，CE）是以弹性石英毛细管为分离通道，以高压直流电场为驱动力，依据样品中各组分之间淌度和分配行为上的差异而实现分离的新型液相分离技术。目前在毛细管电泳分离生物胺的技术中，仅有毛细管区带电泳技术可直接对生物胺进行分析测定而不需要衍生化过程。带有紫外检测器的毛细管电泳法目前是比较流行的组胺检测方法。它与传统的电泳技术和现代色谱技术相比，具有灵敏性和重现性较高、分离速度快、仪器简单、无污染等优点，但是和 HPLC 一样，由于组胺在紫外检测区域没有较强的吸收峰，因此不能直接进行检测，也需要先对样品进行衍生处理。

（五）电化学法

电化学法（electrochemical method）是近几年来发展起来的一种新的检测组胺的方法，此方法的应用需要同时建立能快速检测被分析物在电化学作用下所引起变化的检测系统。与其他方法相比，电化学法具有精确、省时等优点，但是电化学法测组胺还需要同时建立相应的检测系统。

第四节　脑内啡肽检测

内啡肽（endorphin）亦称安多芬或脑内啡，是一种内成性（脑下垂体分泌）的类吗啡生物化学合成物激素，是具有吗啡样活性的神经肽的总称。它是由脑下垂体和脊椎动物的丘脑下部所分泌的氨基化合物（肽），能与吗啡受体结合，产生跟吗啡、鸦片剂一样止痛的效果和欣快感，相当于天然的镇痛剂。利用药物可增加内啡肽的分泌效果。这种肽类除具有镇痛功能外，尚具有许多其他生理功能，如调节体温、心血管功能、呼吸功能。

（一）放射免疫法

放射免疫法（RIA）是综合应用放射性核素的灵敏性和免疫反应的特异性的一种超微量测定方法，具有灵敏度高、特异性强、操作简便、反应范围广等优点。目前已知可用本方法测定多肽、蛋白质、维生素等生物活性物质 300 余种。

其基本原理是：RIA 是在体外条件下，由非标记抗原（待测物质）与定量的标记抗原对限量的特异性抗体（一抗）的竞争性抑制结合反应。参加反应的有标记抗原、非标记抗原（标准抗原或待测抗原）和特异性抗体。标记抗原与非标记抗原和特异性抗体结合的能力被认为是相同的。标记抗原与特异性抗体结合形成标记抗原抗体复合物，非标记抗原与特异性抗体结合形成非标记抗原抗体复合物。标记抗原与非标记抗原之和多于特异性抗体的结合位点。因此，在反应系统中，标记抗原与非标记抗原彼此竞争着与限量的抗体起结合反应，分别形成相应的复合物。当反应达到动态平衡时，标记抗原抗体复合物的生成量受非标记抗原数量的制约。非标记抗原数量增加时，就会抑制标记抗原与抗体的结合，标记抗原抗体复合物的生成量就减少，未与抗体结合的标记抗原（即游离部分）的数量就增加。这种特异性的竞争性抑制的数量关系就是放射免疫分析的定量基础。因此放射免疫分析不是直接测定反映系统中被测物质的量，而是测定标记抗原抗体复合物或游离的标记抗原的放射性来间接求得的。

（二）荧光分光光度法

荧光分光光度法是根据物质的荧光谱线位置及其强度进行物质鉴定和含量测定的方法。由于不同的物质其组成与结构不同，所吸收的紫外-可见光波长和发射光的波长也不同，同一种物质应具有相同的激发光谱和荧光光谱，将未知物的激发光谱和荧光光谱图的形状、位置与标准物质的光谱图进行比较，即可对其进行定性分析。如果该物质的浓度不同，它所发射的荧光强度就不同，测量物质的荧光强度可对其进行定量测定。荧光分析法的特点是灵敏度高、选择性好、样品用量少和操作简便。

第五节　脑内氨基酸检测

谷氨酸（glutamate，Glu）、甘氨酸（glycine，Gly）、牛磺酸（taurine，Tau）和 γ-氨基丁酸（γ-aminobutyric acid，GABA）是中枢神经系统重要的递质。Glu 为兴奋性氨基酸，在学习与记忆、神经元损伤等生理和病理过程中起着关键作用，而 Gly、Tau、GABA 在中枢神经系统主要起抑制性作用。监测这些相关神经递质和调质释放变化，脊髓或脑内微透析采样技术无疑是一种极为有力的手段。但透析所得到的样品量少，含递质浓度较低，又难以进行前处理浓集，必须有高灵敏度的检测方法与之相结合。由于高效液相色谱（HPLC）法具有快速、灵敏等优点，已成为众多分析微透析液神经递质等生物活性物质中最常用的方法。

HPLC-电化学检测法测定 5 种氨基酸（Glu、Gln、Gly、Tau 和 GABA），但由于 Glu 的峰被溶剂峰掩盖，且出峰较慢，检测时间延长。对脑和脊髓的微透析液先衍生后再进行荧光法检测，摸索出分析时间短、灵敏度高、重复性好、简便易行的检测方法。荧光检测法基线比电化学检测法稳定，且灵敏度较高。

柱前衍生化 HPLC 法分析氨基酸具有分析时间较短、方法灵活多样、灵敏度高的优点，已经逐渐取代衍生化离子交换色谱法在许多领域中应用。常用的衍生试剂有荧光素酰胺（OPA）、异硫氰酸苯酯（phenylisothiocyanate，PITC）、异硫氰酸丁酯（butylisothiocyanate，BITC）等。利用 PITC 可同时测定 β-氨基丙酸和 β-氨基丁酸，衍生副产物对测定无干扰，衍生物非常稳定（在干燥条件下可在冰箱中长期储存），缺点是流动相中的杂质和含硫氨基酸（半胱氨酸和高半胱氨酸）形成的二硫化合物会干扰亮氨酸的测定，不能同时测定胱氨酸和半胱氨酸，样品制备需较长时间，衍生化反应过程中需真空蒸发装置，不利于衍生反应的自动进行。BITC 的衍生物稳定，能同时测定半胱氨酸和胱氨酸，试剂有挥发性容易除去，缺点是不能测定组氨酸。OPA 衍生化方法是目前使用最广泛的衍生技术，具有样品制备简单、衍生化反应迅速、容易实现自动化操作和灵敏度高的优点，而且试剂本身不发荧光，不干扰分离和检测，不必除去过量试剂，色谱图基线比较平稳。OPA 与 β-巯基乙醇在碱性条件下与伯胺类可迅速反应，生成 1-硫代-2-烷基异吲哚衍生物。衍生后生成的氨基酸衍生物不仅可在紫外、可见光区域或通过荧光检测，提高氨基酸的检测灵敏度，而且增强了氨基酸衍生物的疏水性，改善了 HPLC 的分离效果。

参 考 文 献

Altieri I，Semeraro A，Scalise F，et al，2016. European official control of food：Determination of histamine in fish products by a HPLC-UV-DAD method. Food Chem，211：694-699.

Dinarvand M，Elizarova S，Daniel J，et al，2020. Imaging of monoamine neurotransmitters with fluorescent nanoscale sensors. Chempluschem，85：1465-1480.

Eremia SAV，Albu C，Radu GL，et al，2023. Different extraction approaches for the analysis of melatonin from cabernet sauvignon and feteasca neagra wines using a validated HPLC-FL method. Molecules，28.

Glover JC，Stuart DK，Cline HT，et al，1987. Development of neurotransmitter metabolism in embryos of the leech Haementeria ghilianii. J Neurosci，7：581-594.

Ma L，Zhao T，Zhang P，et al，2020. Determination of monoamine neurotransmitters and metabolites by high-performance liquid chromatography based on Ag（Ⅲ）complex chemiluminescence detection. Anal Biochem，593：113594.

Martinez GR，Almeida EA，Klitzke CF，et al，2005. Measurement of melatonin and its metabolites：importance for the evaluation of their biological roles. Endocrine，27：111-118.

Ng J，Papandreou A，Heales SJ，et al，2015. Monoamine neurotransmitter disorders--clinical advances and future perspectives. Nat Rev Neurol，11：567-584.

Tsiasioti A，Tzanavaras PD，2021. Selective post-column derivatization coupled to cation exchange chromatography for the determination of histamine and its precursor histidine in fish and Oriental sauce samples. Food Chem，351：129351.

Xie Z，Wang Y，Chen Y，et al，2017. Tuneable surface enhanced Raman spectroscopy hyphenated to chemically derivatized thin-layer chromatography plates for screening histamine in fish. Food Chem，230：547-552.

第四章

受体研究方法

第一节　原位杂交

一、基本定义

原位杂交是指将特定标记的已知序列顺序的核酸作为探针与细胞或组织切片中核酸进行杂交，从而对特定核酸序列进行精确定量定位的过程。原位杂交可以在细胞标本或组织标本上进行。RNA 原位核酸杂交又称 RNA 原位杂交组织化学或 RNA 原位杂交。该技术是运用 cRNA 或寡核苷酸等探针检测细胞和组织内 RNA 表达的一种原位杂交技术。FISH（荧光原位杂交）是原位杂交技术大家族中的一员，因其所用探针被荧光物质标记（间接或直接）而得名，该方法在 20 世纪 80 年代末被发明，现已从实验室逐步进入临床诊断领域。基本原理是荧光标记的核酸探针在变性后与已变性的靶核酸在退火温度下复性；通过荧光显微镜观察荧光信号可在不改变被分析对象（即维持其原位）的前提下对靶核酸进行分析。DNA 荧光标记探针是其中最常用的一类核酸探针。利用此探针可对组织、细胞或染色体中的 DNA 进行染色体及基因水平的分析。荧光标记探针不对环境构成污染，灵敏度能得到保障，可进行多色观察分析，因而可同时使用多个探针，缩短因单个探针分开使用导致的周期过程和技术障碍（Jehan et al，2012）。

二、研究应用

① 细胞特异性 mRNA 转录的定位，可用于基因图谱、基因表达和基因组进化的研究；

② 感染组织中病毒 DNA/RNA 的检测和定位，如 EB 病毒 mRNA、人乳头瘤病毒和巨细胞病毒 DNA 的检测；

③ 癌基因、抑癌基因及各种功能基因在转录水平的表达及其变化的检测；

④ 基因在染色体上的定位；

⑤ 检测染色体的变化，如染色体数量异常和染色体易位等；

⑥ 分裂间期细胞遗传学的研究，如遗传病的产前诊断和某些遗传病基因携带者的确定，某些肿瘤的诊断和生物学剂量测定等。

三、原位杂交技术步骤

原位杂交组织化学技术在近 20 年的发展是飞跃式的，其突出的特点是由分子遗传学研究提供的探针大量增加，探针生产的可靠性和速率大大提高了，更重要的是非放射性标记物的发展使原位杂交组织化学技术在不久的将来将和现今的免疫细胞化学技术一样成为实验室的常规技术和临床日常应用的诊断技术。新的非放射性标记技术正在不断涌现。原位杂交组织化学技术在生命科学的研究中可视为一项革命性的技术，使研究从器官、组织和细胞水平走向分子水平，为各个学科的研究带来突破性的进展。其中特别突出的是细胞或组织的基因表达、染色体分析、病毒诊断和发育生物学。

由于核酸探针的种类和标记物的不同，在具体应用的技术方法上也各有差异，但其基本方法和应用原则大致相同（Schipper et al，2020）。

（一）固定

原位杂交组织化学技术（in situ hybridization histochemistry，ISHH）在固定剂的应用和选择上应兼顾到三个方面：保持细胞结构，最大限度地保持细胞内 DNA 或 RNA 的水平，使探针易于进入细胞或组织。DNA 是比较稳定的，RNA 却截然不同，非常容易被降解。因此，对于 DNA 的定位来说，固定剂的种类和浓度并不十分重要。相反，在 RNA 的定位上，如果要使 RNA 的降解减少到最低限度，那么，不仅固定剂的种类、浓度和固定的时间十分重要，而且取材后应尽快予以冷冻或固定。在解释 ISHH 的结果时应考虑到取材至进入固定剂或冰冻这段时间对 RNA 保存所带来的影响，因组织中 mRNA 的降解是很快的。在固定剂中，最常用的是多聚甲醛。和其他的固定剂（如戊二醛）不同，多聚甲醛不会与蛋白质产生广泛的交叉连接，因而不会影响探针穿透入细胞或组织。其他如醋酸-酒精的混合液和 Bouin's 固定剂也能获得较满意的效果。对于 mRNA 的定位，常采用的方法是将组织固定于 4％多聚甲醛磷酸缓冲液中 1～2h，在冷冻前浸入 15％蔗糖溶液中，置 4℃冰箱过夜，次日切片或保存在液氮中待恒冷箱切片机或振荡切片机切片。组织也可在取材后直接置入液氮冷冻，切片后才将其浸入 4％多聚甲醛约 10min，空气干燥后保存在 −70℃。如冰箱温度恒定，在 −70℃可保存数月之久不会影响杂交结果。病理学活检取材多用甲醛固定和石蜡包埋，这种标本用于检测 DNA 和 mRNA 有时也可获得杂交信号，但石蜡包埋切片由于与蛋白质交叉连接的增加，影响核酸探针的穿透，因而杂交信号常低于冰冻切片。同时，在包埋的过程中可降低 mRNA 的含量。应用多聚甲醛蒸气固定干燥后的冷冻切片也可获得满意效果。各种固定剂均有各自的优缺点，如沉淀性固定剂酒精/醋酸混合液、Bouin's 液、Carnoy's 液等能为增加核酸探针的穿透性提供最佳条件，但它们不能最大限度地保存 RNA，而且对组织结构有损伤。戊二醛能较好地保存 RNA 和组织形态结构，但由于和蛋白质产生广泛的交叉连接，从而大大地影响了核酸探针的穿透性。至今，多聚甲醛仍被公认为 ISHH 较为理想的固定剂。

（二）玻片和组织切片的处理

1. 玻片的处理

玻片包括盖玻片和载玻片，应用热肥皂水刷洗，自来水清洗干净后，置于清洁液中浸泡 24h，清水洗净烘干，95％酒精中浸泡 24h 后蒸馏水冲洗、烘干，烘箱温度最好在 150℃或以上，过夜以去除 RNA 酶。盖玻片在有条件时最好进行硅化处理，锡箔纸包裹无尘存放。由于 ISHH 的实验周期长，实验程序繁杂，因此，要应用黏附剂预先涂抹在玻片上，干燥后待切片时应用，以保证在整个实验过程中切片不致脱落。常用的黏附剂有铬矾-明胶液，其优点是价廉易得，但在长周期实验过程中，黏附效果不够理想。

2. 增强组织的通透性和核酸探针的穿透性

此步骤根据应用固定剂的种类、组织的种类、切片的厚度和核酸探针的长度而定。比如用戊二醛固定的组织由于其与蛋白质产生广泛的交叉连接就需要应用较强的增强组织通透性的试剂。增强组织通透性常用的方法如应用稀释的酸、去垢剂（或称清洗剂）Triton X-100、酒精或某些消化酶如胃蛋白酶、胰蛋白酶、胶原蛋白酶和淀粉酶等处理。这种广泛的去蛋白作用无疑可增强组织的通透性和核酸探针的穿透性，提高杂交信号，但同时也会降低 RNA 的保存量和影响组织结构的形态。因此，在用量及孵育时间上应掌握好。蛋白酶 K 的消化在 ISHH 中是应用于蛋白消化的关键步骤，其浓度及孵育时间视组织种类、应用固定剂种类、切片的厚薄而定。一般应用蛋白酶 K 1μg/mL（于 0.1mol/L Tris、50mmol/L EDTA pH8.0 缓冲液中），37℃孵育 15～20min，以达到充分的蛋白消化作用而不致影响组织的形态为目的。蛋白酶 K 还具有消化包围着靶 DNA 的蛋白质的作用，从而提高杂交信号。在蛋白酶 K 消化后，应用 0.1mol/L 的甘氨酸溶液（在 PBS 中）清洗以终止蛋白酶 K 的消化作用，甘氨酸是蛋白酶 K 的抑制剂。为保持组织结构，通常用 4% 多聚甲醛再固定。Burns 等（1987）报告应用胃蛋白酶 20～100μg/mL（用 0.1mol/L HCl 配）于 37℃进行消化 30min，所获实验结果优于蛋白酶 K。

3. 减少背景染色

和免疫细胞化学染色一样，在 ISHH 实验程序中，如何减少背景染色是一个重要的问题。ISHH 中背景染色的形成是诸多因素构成的。杂交后（posthybridization）的酶处理和杂交后的洗涤均有助于减少背景染色。

预杂交（prehybridization）是减少背景染色的一种有效手段。预杂交液和杂交液的区别在于前者不含探针和硫酸葡聚糖（dextran sulphate）。将组织切片浸入预杂交液中可达到封闭非特异性杂交点的目的，从而减少背景染色。有的实验室在杂交后洗涤中采用低浓度的 RNA 酶溶液（20μg/mL）洗涤一次，以减少残留的和内源性的 RNA 酶，减少背景染色。

4. 防止 RNA 酶的污染

由于在皮肤及实验用玻璃器皿上均可能含有 RNA 酶，为防止其污染影响实验结果，在整个杂交前处理过程中都需戴消毒手套。所有实验用玻璃器皿及镊子都应于实验前一日置高温（240℃）烘烤以达到消除 RNA 酶的目的。要破坏 RNA 酶，其最低温度必须在 150℃左右。有条件的实验室在消毒的玻璃器皿外包以锡箔纸以利于标记和防止取出时空气污染。杂交前及杂交时所应用的溶液均需经高压消毒处理。

（三）杂交

在进行 ISHH 时，整个实验周期是比较长的，实验程序也比较繁杂，而杂交在 ISHH 整个实验中可被认为是"短兵相接"的一步。杂交前的一切准备工作如增加组织通透性都是为了在杂交这一步骤中核酸探针能进入细胞或组织与其内的靶核苷酸相结合。因此，杂交是 ISHH 中关键的而且是最重要的一个环节。

杂交是将杂交液滴于切片组织上，加盖硅化的盖玻片。国内向正华等采用无菌的蜡膜代替硅化的盖玻片也可获得满意的实验结果。加盖玻片的目的是防止孵育过程中的高温（50℃左右）导致杂交液的蒸发。因此，也有为稳妥起见，在盖玻片周围加液体石蜡封固的，但作者认为这并不十分必要，因封固的石蜡在高温下融化反易导致杂交液的污染，必要时可加橡皮泥封固盖片四周。硅化的盖玻片的优点是清洁无杂质，光滑不会产生气泡和影响组织切片与杂交液的接触，盖玻片自身有一定重量能与有限的杂交液吸附起到覆盖和防止蒸发的作用。在孵育时间较长时，为保证杂交所需的湿润环境，可将带有硅化盖玻片进行杂交的载玻片放在盛有少量 5×SSC 或 2×SSC（标准柠檬酸盐，standard saline citrate，SSC）溶液的硬塑料盒中进行孵育。杂交液的成分和预杂交液基本相同，所不同的是加入了标记的核酸探针和硫酸葡聚糖。

（四）杂交后处理

杂交后处理（posthybridization treatment）包括系列不同浓度、不同温度的盐溶液的漂洗。在原位杂交组织化学的实验程序中，这也是一个重要的环节。特别是因为大多数的原位杂交实验是在低严格度条件下进行的，非特异性的探针片段黏附在组织切片上，从而增强了背景染色。RNA 探针杂交时产生的背景染色特别高，但能通过杂交后的洗涤有效地减少背景染色，获得较好的反差效果。在杂交后漂洗中的 RNA 酶液洗涤能将组织切片中非碱基配对 RNA 除去。洗涤的条件如盐溶液的浓度、温度、洗涤次数和时间因核酸探针的类型和标记的种类不同而略有差异，一般遵循的共同原则是盐溶液浓度由高到低而温度由低到高。必须注意的是在漂洗的过程中，切勿使切片干燥。干燥的切片即使用大量的溶液漂洗也很难减少非特异性结合，从而增强了背景染色。放射性标记探针杂交后漂洗过程中可用底片曝光的方法检测背景染色（非特异性标记的多少）以改善漂洗程序。使用 ^{35}S 标记的核酸探针时在漂洗液中须加入 14mmol/L 的 β-巯基乙醇或硫代硫酸盐，以防止 ^{35}S 标记的核酸探针被氧化。总之，如何控制漂洗的严格度从而达到理想的信/噪比无既定方案可循，必须从反复的实践中取得经验。

（五）显示

"显示"指对核酸杂交结果进行可视化或检测的过程，也称为检测系统（detection system）或检测方法。根据核酸探针标记物的种类分别进行放射自显影或利用酶检测系统进行不同显色处理。细胞或组织的原位杂交切片在显示后均可进行半定量的测定，如放射自显影可利用人工或计算机辅助的图像分析检测仪检测银粒的数量和分布的差异。非放射性核酸探针杂交的细胞或组织可利用酶检测系统显色，然后利用显微分光光度计或图像分析仪对不同类型和数量的核酸的显色强度进行检测。但利用 ISHH 做半定量测定必须注意严格控制实验的同一条件，如切片的厚度和核酸的保存量及取材固定的间隔时间等。如为放射自显影，核乳胶膜的厚度与稀释度等必须保持一致。

（六）对照试验和 ISHH 结果的判断

和其他实验方法一样，并非 ISHH 的任何阳性信号都是特异性的，故必须同时有对照试验以证明其特异性。对照试验的设置须根据核酸探针和靶核苷酸的种类和现有的可能条件去选定。从理论上讲，对照试验设置愈多其靶核苷酸特异性确定愈可靠，但现实是不可能的。因此，在上述对照试验中应任选设至少 3～4 种用以证实 ISHH 结果的可靠性。

① Northern 印迹杂交法和 Southern 印迹杂交法证明的方式和用 Western 印迹法检测抗体（蛋白质）的特异性一样，是比较可靠的。

② 如果具备足量的免疫组化抗血清，可用结合的免疫组织化学和 ISHH 法从蛋白质（或多肽）水平和转录水平在相邻切片或同一切片中证明同一种多肽和相应 mRNA 共存于同一细胞中。

③ 预先将切片用 DNA 酶或 RNA 酶消化，然后用 ISHH 技术证明丢失的是 DNA 或RNA。如同免疫组化的吸收试验一样，事先与特异性的 cRNA 或 cDNA 进行杂交。再进行ISHH，其结果应为阴性。由于同义 RNA 探针和组织内 mRNA 序列顺序是相同的，应用其进行 ISHH，结果应为阴性。

④ 检测系统的对照如乳胶或酶显色系统也应在无标记探针的情况下进行。ISHH 的最大优点是它的高度特异性，它可测定组织、培养的单个细胞或细胞提取物中的核苷酸含量。应用高敏感度的放射性标记 cRNA 探针在理想的 ISHH 的实验条件下检测 mRNA，其敏感

度可达到每个细胞 20 个 mRNA 拷贝。由于双链 DNA 的稳定性，在用 ISHH 定位 DNA 时很少发生丢失、降解。在靶核苷酸序列比较伸展的情况如染色体铺片，长于 2kb 的探针可以应用。因此，其敏感性高到能够检测出在染色体铺片上甚至在组织切片上的单个基因拷贝。正因为如此，对 ISHH 结果的解释应慎重，特别是前人未报告过的新发现。因为如前所述，影响 ISHH 实验结果的因素太多，比如在外科或实验取材后未及时固定或冷冻可因组织中mRNA 的降解而导致假阴性结果。另外，各种类型核酸探针进入细胞、组织和各种器官的能力，又叫可接近性（acessiblity）各异。这些因素都将影响 ISHH 的实验结果。

四、荧光原位杂交实验的步骤

① 探针变性：将探针在 75℃ 恒温水浴中温育 5min，立即置 0℃，5～10min，使双链DNA 探针变性。

② 切片置于 65℃ 下过夜烘烤。

③ 二甲苯中室温脱蜡 2 次，每次 10min，随后浸入 100％乙醇中 5min。

④ 切片依次室温置于 100％乙醇、85％乙醇和 70％乙醇中各 2min 复水。将组织切片室温浸入去离子水中 3min，用无绒纸巾吸取多余的水分。

⑤ 50℃ 下用 30％酸性亚硫酸钠处理组织切片 20～30min。于 2×SSC 溶液中漂洗 2 次，每次 5min。

⑥ 取 0.4mL 蛋白酶 K 储存液（20mg/mL）溶于 40mL 20×SSC（pH 7.0）得到蛋白酶 K工作液（200μg/mL）；将组织切片浸泡在蛋白酶 K 工作液中，37℃ 下孵育 20～30min。

⑦ 组织切片经蛋白酶 K 消化后，于 2×SSC 溶液中漂洗 2 次，每次 5min。

⑧ 将组织切片置于 0.1mol/L HCl 中室温浸泡 5～10min，于 2×SSC 溶液中漂洗 2 次，每次 5min。

⑨ 将组织切片玻片依次置于 －20℃ 预冷的 70％乙醇、85％乙醇和 100％乙醇中各 2min脱水。

⑩ 将组织切片于室温浸入丙酮溶液中 2min。

⑪ 自然干燥玻片，加热玻片至 56℃。

⑫ 将已变性或预退火的探针 10μL 滴于已变性并脱水的玻片标本上，盖上 18mm×18mm 盖玻片，用 Parafilm 封片，置于潮湿暗盒中 37℃ 杂交过夜（为防止杂交液蒸发，此过程在湿盒中进行）。

⑬ 将已杂交的玻片标本放置于已预热 42～50℃ 的体积分数 50％的甲酰胺/2×SSC 中洗涤 3 次，每次 5min。

⑭ 在已预热 42～50℃ 的 1×SSC 中洗涤 3 次，每次 5min。

⑮ 自然干燥玻片，DAPI 复染。

⑯ 荧光显微镜观察结果（Tsuchiya，2011）。

第二节　其他受体研究方法——免疫组织化学染色技术

免疫组化（IHC）融合了免疫学原理（抗原抗体特异性结合）和组织学技术（组织的取材、固定、包埋、切片、脱蜡、水化等），通过化学反应使标记抗体的显色剂（荧光素、酶、金属离子、同位素）显色，来对组织（细胞）内抗原进行定位、定性及定量研究（主要是定位）（O'Leary，2001）。

一、取材

（一）物品试剂准备

生理盐水或 PBS（每只小鼠 80mL），4% 多聚甲醛或者 10% 中性甲醛（每只小鼠 100mL），麻药，250mL 玻璃烧杯两个，泡沫箱两个，泡沫箱盖子一个，1mL 注射器一个，20mL 注射器两个，7 号头皮针一个，大头针四个，止血弯钳（12.5cm）两把，组织剪一把（25cm），眼科剪一把，眼科弯镊一把，10mL EP 管若干。

（二）取材步骤

1. 心脏灌注

首先是麻醉小鼠。等待麻醉诱导时把两个烧杯分别装上生理盐水和多聚甲醛，然后将烧杯半埋在冰中预冷。麻醉后用大头针将小鼠固定于泡沫箱盖子上，暴露小鼠胸腔和心脏，注意别剪破肝脏和肺脏，暴露后持止血弯钳稍微用力夹住一点心尖部，微微用力向上提，仔细看心尖两侧颜色深浅，较浅那边是左心室部分，然后用头皮针从心尖沿着左心室的长轴进针，当刚好有突破感时再进一点点。然后用眼科镊夹起右心耳，并以眼科剪剪破之，见暗红的血涌出，接着手推注射器活塞，大概半分钟推完 20mL 生理盐水，连推 4 管，这期间观察肝脏颜色、肺脏大小及口鼻有无渗液。灌注成功的判断有以下几点：肝脏在推完 40mL 生理盐水前逐渐变成桃黄色，肺脏无明显肿大，口鼻无明显渗液。最重要的是看肝脏颜色变化，有时肺脏肿大，口鼻有明显渗液也不一定提示失败。然后是推多聚甲醛 80mL，注意观察小鼠的四肢及尾巴有无颤动痉挛，一般灌注得好的话会有明显的上述反应，这是多聚甲醛刺激神经肌肉的结果。灌完多聚甲醛后，小鼠身体应该硬成板状。

2. 取脑

用组织剪从耳后剪下头颅，再在头顶正中剪一刀头皮，把其往两侧剥，这时可以透过颅骨看到白色的大脑，修剪枕骨大孔附近的颈部肌肉，改用眼科剪，在枕骨大孔 3 点和 9 点钟的位置各剪一刀，然后一手固定头颅，另一手用止血弯钳从枕骨大孔处开始依次撬开枕骨、顶骨、额骨，注意钳子尖端不要向着脑组织，以免损坏皮层，还有留意硬脑膜可能扯裂脑组织，暴露至嗅球时用眼科弯镊从嗅球前下方勾起整个脑组织，离断颅底的脑神经，将脑组织转移至装有多聚甲醛的 EP 管中。

二、固定

取材后将泡在多聚甲醛的标本置于 4℃冰箱中，24h 后赶紧进入下一环节：脱水、透明、浸蜡、包埋。由于取材时进行了多聚甲醛灌注，所以后固定尽量不要超过 24h，至多一周，固定时间越长，抗原表位被封闭得越牢，后期染色阳性信号越低，尤其是免疫荧光受其影响很大。

三、脱水、透明、浸蜡、包埋

脱水：先从多聚甲醛中取出标本，自来水冲一遍，将脑置于脑模具中切块，一般建议每块厚度在 3～4mm，然后装进包埋盒中，用铅笔标记包埋盒，盖好盖子，置于流水中冲洗 2h，然后转移至浓度梯度酒精中，依次是 50% 90min，75% 90min，85% 120min，95%

120min，100％ I 90min，100％ II 60min。

透明：依次是无水乙醇二甲苯（1∶1）60min，二甲苯 I 30min，二甲苯 II 30min，二甲苯 III 30min。

浸蜡：65℃石蜡 I 60min，石蜡 II 60min，石蜡 III 30min，石蜡 IV 30min。以上三步一般在自动脱水机中完成。

包埋：选择合适大小的蜡托进行包埋，底面积最好要是标本截面面积的5倍以上，注意不要有气泡。包埋后蜡块常温保存即可，一般存一两年。

四、切片

石蜡切片要比冰冻切片简单一些。有三个注意事项，一是切之前先预冷，可以开启包埋机的冷台，−4℃，提前20min冷冻，然后切的过程中蜡块升温变软容易皱，这时可以再放回冷台冻一阵再切。二是刀片要用新的，如果看到切出来的切片有明显划痕赶紧换个新的位置切。如果没有冷台就放−20℃冰箱预冷，切的过程也可放在冰上复冷。三是最重要的一点，片子晾干后如何保存，如果一月之内做染色的常温保存即可，如果考虑要存放超过一个月的，可以放4℃冰箱，还可以装在抽真空袋中再放冰箱。建议要染色时再切，因为片子切了之后就暴露在空气中，会氧化，后果是信号减弱，背景加深，尤其是做免疫荧光时。

五、染色

烤片：将片子放置于染色架上（一般用不锈钢的，做与铁染色相关的可以用塑料的），65℃烤1～2h。

脱蜡：迅速从烤箱中转移至二甲苯中，二甲苯 I 10min，二甲苯 II 10min，二甲苯 III 10min。

水化：高浓度到低浓度酒精，100％ 5min，95％ 5min，85％ 5min，75％ 5min。

从下一步开始HE、组化和免疫荧光染色就各不相同了。

（一）HE染色

① 水化后流水冲洗5min，苏木素染色10min，流水冲洗10min，1％盐酸酒精分化2s，流水冲1min，PBS返蓝1min，流水冲洗1min，伊红染色30s。

② 脱水：75％酒精30s，85％酒精1min，95％酒精5min，100％酒精5min。

③ 透明：二甲苯 I 10min，二甲苯 II 10min，二甲苯 III 10min。

④ 封片：中性树胶封片，用棉签棒蘸，注意两点，一要在二甲苯未完全挥发之前加树胶，借助二甲苯的溶解增加树胶的流动性，这样能减少气泡；二要控制树胶的量，每张切片一小滴就够了。封完片留在通风橱中1h后再取出，因为二甲苯没挥发完，直接拿出通风橱会污染室内空气。

（二）组化染色（SP三步法DAB显色）

① 水化后纯水摇洗，3min×3次。

② 抗原修复：柠檬酸钠抗原修复液（pH6.8）先预热，然后将片子置入修复液中，微波炉高火煮至沸腾，转中火维持10min；接着自然冷却至室温；PBS摇洗，3min×3次；组化笔圈起组织；封闭内源性过氧化物酶活性，常温孵育3％过氧化氢溶液15min；PBS摇洗，3min×3次；血清封闭，10％二抗同源血清（PBS稀释）常温封闭30min。

③ 孵一抗：滴加一抗（10％二抗同源血清稀释），注意覆盖全组织即可，湿盒（放少量

水）中 4℃孵育 12～18h。

④ 复温 30min：从冰箱将湿盒拿出于室温环境中静置 30min。

⑤ PBS 摇洗，5min×3 次。

⑥ 孵二抗：滴加二抗（10％二抗同源血清稀释），常温孵育 15min。

⑦ PBS 摇洗，5min×3 次。

⑧ 孵 HRP：滴 HRP（PBS 稀释），常温孵育 15min。

⑨ PBS 摇洗，5min×3 次。

⑩ DAB 显色：DAB 工作液现配现用，每张切片覆盖全即可，镜下观察，秒表计时反应时间，同一个指标尽量控制相同的反应时间。注意不要用 20 倍及以上的高倍镜观察，否则显色液会污染镜头。

⑪ 显色结束用自来水终止反应，流水冲洗 5min。

⑫ 苏木素染色 3min，流水冲洗 10min。

⑬ 1％盐酸酒精分化 2s，流水冲 1min；PBS 返蓝 1min，流水冲洗 1min。

⑭ 脱水、透明、封片操作同 HE 染色相应部分。

（三）免疫荧光染色

① 水化后纯水摇洗，3min×3 次。

② 抗原修复：微波炉加热，EDTA 柠檬酸抗原修复液（pH8.0）或者 Tis-EDTA 抗原修复液（pH9.0），这里的修复液跟组化用的不一样，因为组化的是三步法，多了一级放大，所以组化的灵敏度高很多，但是荧光只有两步，灵敏度低，所以要从抗原修复的途径增大最后的信号，一般来说 pH 越高（但不要超过 9.5），抗原表位修复得越充分，但也要注意脱片的问题。操作同组化相应步骤。

③ PBS 摇洗，3min×3 次；组化笔圈起组织；透膜，0.3％PBST（Triton-100）常温孵育 15min；PBS 摇洗，3min×3 次；封闭，10％二抗同源血清常温封闭 60min。

④ 孵一抗复温同组化相应部分；PBST（PBS 中加 0.1％吐温 20）摇洗第一遍 5min，然后 PBS 摇洗 3min×2 次；孵二抗：荧光二抗之后的步骤开始避光操作，滴加二抗（10％二抗同源血清稀释），常温孵育 60min。PBST 摇洗第一遍 5min，然后 PBS 摇洗 3min×2 次；孵 Dapi，滴加 Dapi 水溶液，常温孵育 10min；PBST 摇洗第一遍 5min，然后 PBS 摇洗 3min×2 次；封片，抗荧光猝灭剂封片剂，用棉签棒蘸取少量封片剂，滴于组织边上，然后用指甲油加固，涂在盖玻片四周。

六、拍照

明场拍照：注意先拍低倍再拍高倍，命名要对应，匹配好光圈，可以选自动曝光，自动白平衡，一般同一批片子尽量用相同的参数拍。

荧光拍照：避光拍照，除了明场拍照的要求外，更要注意的是在激发光的照射下荧光信号会很快衰减，所以要干脆利落。这里要强调的是同一个指标拍照参数要基本一致，包括激发光光强、曝光时间、增益大小、亮度对比度。

七、注意事项

1.组织取材

为避免蛋白质丢失及组织受损引起的非特异试剂吸附，取材须快速（组织块也不宜太大）且要尽量避免人为损伤。

2. 固定

固定要及时、彻底，但也不能固定过久。实验证明甲醛固定时间越久的组织越容易出现自发荧光及非特异性染色。一般以 12～36h 最好。

3. 石蜡片与冰冻片的选择

石蜡片制作对设备要求较冰冻片低，组织结构更好，保存条件简单时间也久。但对部分蛋白质有较强烈的破坏作用，对蛋白质保护较冰冻片差。冰冻片对蛋白质的保护较石蜡片好，制作起来也较快。

4. 灭活

过氧化物酶（HRP）系统的一定要做内源性过氧化物酶的灭活，而对于碱性磷酸酶（AP）系统和免疫荧光这个步骤不需要做。

5. 抗原修复

不同的样本、不同的蛋白质其最佳的抗原修复方式会有所区别，热修复〔酸性修复液（柠檬酸盐修复液）〕、碱性修复液（EDTA 修复液）及酶修复（蛋白酶）都可做尝试。对于陈旧的样本要增加修复强度，比如延长修复时间。

6. 封闭

常用的封闭液有 5% BSA 和血清。BSA 是通用型的封闭液。血清应选择与二抗同源的血清。

7. 抗体孵育

一抗一定要与实验样本匹配，孵育条件以 4℃ 过夜最佳。二抗应匹配一抗，37℃ 孵育半小时即可。

8. 显色

DAB 显色建议在镜下控制反应时间，在阳性及背景之间选择平衡点。

参 考 文 献

Jehan Z，Uddin S，Al-Kuraya KS，2012. In-situ hybridization as a molecular tool in cancer diagnosis and treatment. Curr Med Chem，19：3730-3738.

O'Leary TJ，2001. Standardization in immunohistochemistry. Appl Immunohistochem Mol Morphol，9：3-8.

Schipper C，Zielinski D，2020.〔RNA in situ hybridization：technology, potential, and fields of application〕. Pathologe，41：563-573.

Tsuchiya KD，2011. Fluorescence in situ hybridization. Clin Lab Med，31：525-542.

第五章
基因研究方法

第一节　单细胞/单核 RNA 测序

RNA 测序是一项重要的技术，通过将 RNA 转化为 cDNA，可以量化、发现和配置 RNA。大多数 RNA 测序是在组织样本或细胞群上进行的。细胞之间的生物差异可能被误认为是技术性噪声，也可能被平均数据所掩盖（宋金益等，2022）。

一、基因差异表达分析

高等生物含有成千上万个不同的基因，其中仅有约 15% 得到表达，基因表达的变化是调控细胞生命活动过程的核心机制，因此，分析基因表达的差异不仅在发育、分化和突变等研究领域有着极大的应用价值，而且已成为基因克隆的有效手段之一，其技术发展也非常迅速。目前主要有 mRNA 差异显示技术（DDRT）、抑制消减杂交（SSH）、基因表达系列分析技术（SAGE）、基因芯片、cDNA 扩增片段长度多态性、Solexa 高通量测序技术。尽管这些具有代表性的方法均不完善，不能通过它们得到所有的差异表达基因，但已经有大量的重要基因通过这些方法得到了分离和鉴定。下面对这些技术的主要原理、基本过程、优越性和主要缺陷做一比较分析（Khozyainova et al，2023）。

（一）mRNA 差异显示技术（DDRT）

1992 年 Liang 和 Pardee 建立了 mRNA 差异显示技术，这种技术根据成熟 mRNA poly(A) 尾巴这一特性，以 olige（dT）12MN 引物中的一种（M＝A、C、G，N＝A、C、G、T）将所选材料的 mRNA 反转录成 cDNA，并用此引物锚定 cDNA 第二条链的 3′端，用另一条随机寡核苷酸引物与 cDNA 第一链互补进行 PCR 扩增。mRNA 扩增的片段大小不同，因为寡核苷酸随机结合在 cDNA 的互补链上，利用高分辨率的聚丙烯酰胺凝胶电泳，对 PCR 扩增产物进行分离，可显示差异表达的 cDNA 片段。

mRNA 差异显示技术的优点就是起始 RNA 用量比较少（仅需 $0.2\mu g$ 总 RNA 作为起始材料）、简便快速、准确、灵敏度高，可同时比较多个样品，并可以通过 PCR 获得全长来深化分子及功能特性的研究等。缺点就是出现很多的差条带，这些片段有的是源自差异表达的基因，有的是源自组成型表达的基因；扩增片段的分子长度较短，一般小于 600 bp；上游的差异基因可能会检测不到，一般检查到的是 3′端出现差异的基因；只能检测高丰度的基因（Fu et al，2020）。

（二）抑制消减杂交（SSH）

1996 年，Diatchenko 等建立了一种新的以 PCR 反应为基础的 cDNA 消减杂交方法，称为抑制消减杂交。该方法运用了杂交二极动力学原理，即高丰度单链 cDNA 在退火时产生同源杂交的速度快于低丰度的单链 cDNA，从而使原来在丰度上有差别的单链 cDNA 相对含量达到基本一致。杂交双方为 Tester 和 Driver，首先提取组织中或细胞中的总 RNA，然后用试剂盒提取出 mRNA，反转录为 cDNA，经限制性内切酶消化后，将分为两份，分别接上不同的接头（tester 和 driver），然后在杂交液中进行反应。第一轮杂交反应完毕后，将两个样品混合，再加入过量变性的继续杂交。两轮杂交后的群体经末端补平后，用与接头外测序列对应的一对巢式引物进行第二次 PCR 扩增，二次扩增的 PCR 产物既可直接用于构建差减 cDNA 文库，又能用作杂交探针对文库进行差异筛选，筛选出来的克隆经杂交验证后，可进行测序分析。

SSH 技术有许多优点，主要表现在以下几个方面：基于杂交动力学原理使不同丰度的 m RNA 分子趋于一致，SSH 克服了不同 mRNA 分子拷贝数目不同对杂交结果的影响，从而大大提高了差减的灵敏度。仅需一轮差减杂交，即可对差异表达的 cDNA 分子达到 1000 多倍的富集，保证了低丰度 mRNA 的检出。速度快，效率高，一次 SSH 可以同时分离到几十甚至几百个差异表达的基因。阳性率可高达 94％。SSH 技术也存在一些缺点：需要较多的起始材料，对 RNA 的提取效果和质量有很高的要求，只能进行两样本之间的比较，不能同时进行多个材料之间的比较，有小片段缺失时不能有效检测出（Huang et al，2007）。

（三）基因表达系列分析技术（SAGE）

基因表达系列分析是 Velculescu 等在 1995 年建立的一种快速而高效的大规模研究基因表达的方法，其主要依据两个理论：一是一个来自转录物内特定位置的一个短的寡核苷酸序列（9～11bp），含有鉴定一个转录物特异性所需的足够信息，可以作为区别转录物的标签。二是这些标签可以通过简单的方法串联在一起，形成大量多联体（concatemer），对每个克隆到载体的多联体进行测序并应用 SAGE 软件分析，可确定表达的基因种类，并根据标签的数量来确定基因的表达丰度。

SAGE 技术流程主要包括：提取 mRNA，以生物素化的 oligo（dT）为引物反转录合成双链 cDNA，使用锚定酶（anchoring enzyme，AE）酶切生物素标记后的 cDNA，锚定酶酶切产物通过生物素磁珠分离含有 3′端 poly（A）尾巴的 cDNA 片段。将 cDNA 酶切片段等分为 A 和 B 两部分，分别与设计好的两种连接子 A 或 B 结合。每一种接头都含有标签酶（tagging enzyme，TE）酶切位点序列，连接产物 A 和 B 经标签酶酶切后，产生的两个含有接头序列和标签序列的短 cDNA 片段混合，进行平端连接。用接头引物 A 和引物 B 扩增双标签，用锚定酶酶切扩增产物，并分离双标签。测序结果采用 SAGE 分析软件对标签数据进行处理。统计原始序列中每个标签序列、数目及其发生率，生成相应的报告和丰度指标，分析整理数据。比较 SAGE 文库标签的丰度，分析其意义。

基因表达系列分析是一种高效、快捷、低成本的研究生物基因表达水平的方法，可在整体水平对细胞或组织中的大量转录本同时进行分析，从而全面反映细胞或组织中的基因表达情况，同时还可进行不同组织或细胞的所有差别表达基因的比较和研究。但由于 SAGE 程序的复杂性，在应用过程中还存在一些问题，如平端连接的效率低和连接速率受末端 DNA 序列的影响明显，测序过程中产生误差等。这些问题在很大程度上影响了后期的统计分析结果。SAGE 方法需要较多的 mRNA，因此微量样本的检测受到了很大的限制，科学家对此方法做了改进，建立了多种微量的试验方法，如 micro SAGE 和 mini SAGE 等（Mardis，2008）。

（四）基因芯片

基因芯片是指把大量核酸片段固定在载体基片上，组成密集的按序排列的探针集群，通过与标记样品核酸杂交，杂交信号检测，判断靶核酸的有无或数量的一项技术。常见的芯片可分为两大类：一种是原位合成，适用于寡核苷酸；一种是直接点样，多用于大片段 DNA，有时也适用于寡核苷酸，甚至 mRNA。基因芯片技术主要包括 3 个方面的内容：芯片的制备、杂交、检测。基因芯片将半导体工业的微型制造技术与分子生物学技术结合起来，通过把巨大数量的寡核苷酸、cDNA 等固定在一块面积极小的硅片、玻片或尼龙膜等基片上而构成。由于该技术同时将大量的探针固定于支持物上，可以一次对大量序列进行检测和基因分析，解决了传统的核酸印迹杂交操作复杂、自动化程度低、检测序列数量少等缺点。具有并行性、多样化、微型化、自动化等特点。但其价格昂贵，探针的合成和固定比较复杂，低丰度表达基因不易被检测，还有待于改进提高。目前基因芯片在基因表达分析、医学科研与疾病诊断等各领域得到了广泛应用。

（五）cDNA 扩增片段长度多态性（cDNA-AFLP）

cDNA-AFLP 技术结合了 RT-PCR 和 AFLP 技术，其基本原理：以纯化的 mRNA 为模板，反转录合成 c DNA。用识别序列分别为 6bp 和 4bp 的两种限制性内切酶酶切双链 cDNA，酶切片段与人工接头连接后，利用与接头序列互补的引物进行预扩增和选择性扩增，扩增产物通过聚丙烯酰胺凝胶电泳显示。

cDNA-AFLP 的实验流程大致可分为 4 步：

① 模板的制备和 cDNA 的合成；

② 双链 cDNA 片段的酶切和人工接头的连接；

③ 酶切片段的预扩增和选择性扩增；

④ 凝胶电泳分析。

预扩增过程为选择性扩增提供了大量充足的模板。而且 cDNA-AFLP 所用的原始材料量极少，每份样品 100～200mg，因而可对小组织样品进行精确筛选。用 AFLP 分析基因组 DNA 时，引物的 3′端需用 3 个选择性碱基。cDNA 相对简单，引物 3′末端用 2 个选择性碱基，约 256 个引物组合即可满足实验的需要。cDNA-AFLP 扩增的片段大小在 100～1000bp 之间，平均每对引物约扩增 50 条谱带。因此，利用一对合适的内切酶组合和 256 对引物即可得到大约 13000 条带。

cDNA-AFLP 的技术特点：重复性好，假阳性率低，可检测低丰度表达的 mRNA，准确反映基因间表达量的差别，全面获取转录组的表达信息。

（六）Solexa 高通量测序技术

自 1977 年 Sanger 测序法问世以来，测序技术取得了一系列发展。以单分子阵列原位扩增测序技术为核心的 Illumina 公司 Solexa 基因组分析仪（Illumina Solexa Genome Analyzer）推动了下一代测序技术。

测序的流程：采用总 RNA 提取试剂盒提取所需组织的总 RNA，以 $2\mu g$ 总 RNA 为模板，cDNAPCR Library 试剂盒（TaKaRa）反转录合成双链 cDNA，并 PCR 扩增。采用 Pure Link TM PCR Purification 试剂盒去除体系中小于 300bp 的片段。通过多次的 PCR 扩增、纯化、浓缩，最终共收集到双链 cDNA $10\mu g$，浓度超过 $1\mu g/\mu L$，应用新一代高通量测序平台 Illumina's Solexa Genome AnalyzerⅡ对 cDNA 样品测序，然后对序列拼接、功能注释及分类最后进行发育分析。Solexa 高通量测序的长度完全可以满足序列数据分析的要求，且 Solexa 测序还具有速度快、通量高、成本低的优点。

二、反向遗传

靶向诱导基因组局部突变（targeting induced local lesions in genomes，TILLING）技术是一项十分重要的反向遗传技术，是由美国华盛顿 Fred Hutchinson 癌症研究中心以 Steven Henikoff 为首的科学家发展建立的，它将诱发产生高频率点突变的化学诱变方法与 PCR 筛选技术和高通量检测方法有效结合，以发现分析目标区域的点突变，是一种全新的高通量、低成本的反向遗传学研究方法。反向遗传学是相对正向遗传学而言的，是在已知基因序列的基础上分析研究基因的功能。随着基因序列库的不断扩充，反向遗传学方法正逐步替代以表型筛选为主的正向遗传学方法成为功能基因组学研究的主要方法（Sánchez et al，2018）。

TILLING 技术的操作流程：TILLING 技术先用化学诱变剂诱发产生一系列的点突变，再用设计的特异性引物进行 PCR 放大，而后将 PCR 扩增产物变性退火形成变异源双链核酸分子，再用一种特异切割错配的内切酶酶切，最后变性处理采用双色聚丙烯酰胺凝胶电泳检测分析。

TILLING 技术的特点：一种全新的反向遗传学研究方法，高通量、低成本，可自动化操作，适用于大量或少量的筛选，能有效排除假阳性。

第二节 转录组学

转录组学是一门在整体水平上研究细胞中基因转录的情况及转录调控规律的学科。转录组学是从 RNA 水平研究基因表达的情况，是研究细胞表型和功能的一个重要手段。转录组即一个活细胞所能转录出来的所有 RNA 的总和。以 DNA 为模板合成 RNA 的转录过程是基因表达的第一步，也是基因表达调控的关键环节。由于转录组技术提供了一个无偏的空间组成图像，已被用于生成组织图谱，作为参考提供了有价值的资源（Tian et al，2023）。

在神经生物学方面：基于空间转录组学的方法已经建立了整个小鼠大脑或特定区域的详细图谱，如视觉皮层、初级运动皮层、中颞回、下丘脑视前区、海马和小脑。相关研究在对背外侧前额叶皮质的分析中确定了已知精神分裂症和孤独症相关基因的空间模式，从而提出了精神分裂症遗传易感性的机制。

在发育生物学中：时间分辨的空间转录组图谱有助于阐明心脏发育、精子发生和肠道发育的空间动力学。同样，对人类子宫内膜在月经周期的增殖期和分泌期的全面研究发现了 WNT 和 Notch 信号在调节向纤毛或分泌型上皮细胞分化中的作用。这些图谱一直是合作项目协调努力的重点，为研究界提供了有效的资源，并得到人类细胞图谱计划（Human Cell Atlas）项目和艾伦脑研究所（Allen Institute for Brain Science）的支持。

除了正常的发育和生理研究之外，空间转录组学很适合研究疾病中的组织结构紊乱。空间转录组学能够识别在癌症中起作用的机制，即正常生理功能的组织结构发生改变。随着人们对肿瘤微环境重要性认识的日益增加，空间转录组学已被用于研究其与不同状态癌细胞的关系。特别是，空间转录组学能够研究癌症和正常组织之间的分子特征。例如，在皮肤鳞状细胞癌中发现了免疫调节性癌细胞状态。空间转录组学还为神经退行性疾病（包括阿尔茨海默病和肌萎缩侧索硬化症）、感染和炎症过程（如麻风病、流感和败血症）以及风湿病（包括类风湿性关节炎和脊柱关节炎）中组织失调机制提供了见解。

空间转录组学在发现疾病因子、建立空间图谱、描绘空间蓝图等方面已得到了广泛应用和推广，但其潜力远不止于此。例如，在细胞间通讯的研究中，不同细胞类型的相互作用是从转录组学数据和已知的配体受体复合物中推断出来，然而，单个细胞之间正在进行的相互作用很难被立即捕捉到。无论是在组织中还是在培养环境中，空间相邻的细胞更有可能相互作用，这正是空间转录组发挥作用的地方，因此，将空间转录组学引入细胞间通讯研究是值得期待的。此外，单细胞组学技术在许多方面促进了空间转录组学的发展，例如可以从细胞分型提供标记基因，这反过来又可以利用空间位置信息协助单细胞组学区分亚群。此外，由于基于图像的空间研究方法可以提供亚细胞视图来观察单个细胞内的分子行为，这使得分析基因-基因相互作用组、基因调控网络和多模态组学成为可能。

参 考 文 献

宋金益，胡海洋，2022. 单细胞转录组测序技术进展及其在生物医药领域的应用革新. 科技与创新，173-177.

Fu R, Sekercioglu N, Berta W, et al, 2020. Cost-effectiveness of deceased-donor renal transplant versus dialysis to treat end-stage renal disease：a systematic review. Transplant Direct，6：e522.

Huang X, Li Y, Niu Q, et al, 2007. Suppression subtractive hybridization (SSH) and its modifications in microbiological research. Appl Microbiol Biotechnol，76：753-760.

Khozyainova AA, Valyaeva AA, Arbatsky MS, et al, 2023. Complex analysis of single-cell RNA sequencing data. Biochemistry (Mosc)，88：231-252.

Mardis ER, 2008；Next-generation DNA sequencing methods. Annu Rev Genomics Hum Genet，9：387-402.

Sánchez M, Signor C Le, Aubert G, et al, 2018. Targeting induced local lesions in genomes (TILLING) in *Medicago truncatula*. Methods Mol Biol，1822：71-82.

Tian L, Chen F, Macosko EZ, 2023. The expanding vistas of spatial transcriptomics. Nat Biotechnol，41：773-782.

第二篇

神经科学研究相关新技术

第六章

神经信号分子定量检测技术

第一节 微透析技术

微透析技术（microdialysis）是使用微透析测量大脑中的神经化学物质，具有组织损伤小、取样少、方便、快捷、实时可连续监测，且易实现自动化等优点。细胞外液微透析收集之后可以进行化学分析，可清楚地识别大多数小分子。脑微透析已成了一种监测脑损伤和脑治疗的重要工具。目前微透析的应用可分为两大领域（Bourne，2003）：一种是内源性物质的收集，主要是神经递质；另一种是通过微透析套管输注药物。通过微透析可研究各种脑部疾病病理过程中大脑中化学物质的改变，如帕金森病、癫痫、恶性肿瘤、缺血性脑损伤、创伤性脑损伤和蛛网膜下腔出血。

一、脑微透析基本原理

微透析是基于水溶性物质可通过半透膜扩散的原理。微透析膜仅可允许水和小分子溶质渗透，在膜一侧用灌注液连续泵注冲洗，而膜的另一侧面向组织间隙（图6-1）。膜两侧物质产生的浓度梯度驱使该物质从组织间隙通过透析膜扩散至另一侧。作为一种取样工具，微透

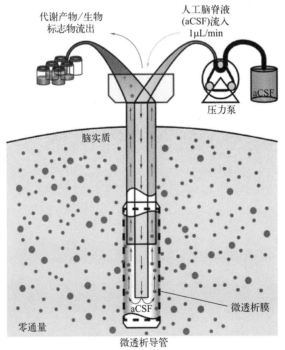

图 6-1　透析过程中物质分子通过透析膜的迁移方向（Stangler et al，2021）

析可以在体检测直接接触细胞和其他目标结构组织液中的化学成分。根据分析装置所具备的功能，微透析可以对组织间液中的可溶性分子进行检测分析。

二、微透析系统及其特点

微透析有五个关键组成部分：微透析探针、连接管、灌注介质（灌注液）、灌流泵和样品（透析液）收集装置（图 6-2）。同心型探针是最常用的垂直探头。一个微型探针可以直接置入神经递质释放部位进行测量，并尽可能地避免影响数据分析的扩散效应。最初都是各实验室自行制作探针，目前市场上已有满足不同使用需求的商品化探针供应。连接管主要用于连接微透析系统的各个组件，包括灌注泵、探针和样品收集装置。因此，它必须对灌注液/透析液呈惰性，并保持一定的活动性以免在实验对象移动时对实验对象或设备造成损害。聚乙烯软管通常用于脑组织，将与其连接带有透析膜的微透析探针（直径约 0.6mm）穿过头皮下方并通过在颅骨上的钻孔或直接通过螺栓固定器置入大脑目标位置进行测量。微量输液泵以不同的速率向导管灌注人工脑脊液，使其与导管周围的组织间液保持平衡。对于作为灌注介质的灌流液，最重要的是保持灌流液中的离子含量与脑脊液（cerebrospinal fluid，CSF）中的离子含量相似，以确保微透析期间组织间隙正常离子稳态。灌流流出液，即透析液中含有各种神经递质及其代谢物，以及通过微透析在神经系统细胞成分之间传递的代谢前体和废物。

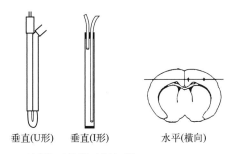

垂直(U形)　　垂直(I形)　　水平(横向)

图 6-2　不同类型的微透析探针（de Lange et al，1997）

对于大多数物质而言，由于组织间液和灌注介质之间的含量不完全相同，所以植入脑组织前必须对微透析探针进行校准，即测定透析管的相对回收率。相对回收率和绝对回收率代表了微透析的效率。当探针周围介质中的物质浓度大于灌注介质中的物质浓度时，就会从周围组织液中去除该物质。灌注介质中该物质的浓度与透析探针周围组织液该物质浓度的百分比称为相对回收率。绝对回收率是指在单位时间内灌注介质引流的某种物质的总量，这不是真正的细胞外浓度。影响微透析效率的主要因素包括温度、灌注流速、透析膜本身的特性（材料、孔径）、灌注介质的成分、神经化学物质的特性（大小、电荷、溶解度）以及微透析探针周围的脑组织密度（Kho et al，2017）。一般建议将灌注液的温度设置在体温水平进行体内或体外微透析实验。流速应尽可能低，以避免探针内部的压力升高损害半透膜。相对回收率与透析膜的大小成正比。但是，采样组织决定了膜的长度。例如，用于大脑部位的膜比较短而用于肝脏和肌肉的膜则较长。回收率与扩散物质的分子量和半径以及组织的密度成反比。最后，体内微透析探针的回收效率比体外低。灌注溶液的组成是脑微透析中的关键因素，因为灌注介质可直接进入细胞外液，并对其产生影响。通常，人工脑脊液是最常用的脑微透析灌注液介质。

三、微透析技术的应用

目前应用微透析技术检测的相关物质有：能量代谢产物，主要包括葡萄糖、乳酸盐、丙酮酸盐、腺苷、黄嘌呤等；氨基酸类神经递质，包括谷氨酸、天冬氨酸、γ-氨基丁酸等；自由基相关物质，如尿酸等；组织损坏标记物，如甘油等；各种药物等。

第二节 高效液相色谱

高效液相色谱（high-performance liquid chromatography，HPLC），又称高效液相层析法，是一种色谱分析技术，用来分离混合物，以确认并量化各个成分的比例。它依靠泵使含有样品混合物的加压液体溶剂通过填充固体吸附剂材料的柱，样品中的各个组分与吸附剂材料的相互作用略有不同，导致不同组分的流速不同，并导致各组分在流出色谱柱时发生分离。

一、HPLC 操作流程

将待分离和分析的样品混合物以小体积（通常为微升）引入通过色谱柱的流动相中。样品的组分以不同的速度通过色谱柱，这与吸附剂（也称为固定相）的特定物理相互作用的函数相关。每个组分的流速取决于其化学性质、固定相（柱）的性质和流动相的组成。特定分析物洗脱（从色谱柱中出现）的时间称为保留时间。在特定条件下测量的保留时间是给定分析物的识别特征。

在 HPLC 分析时，有许多不同类型的色谱柱可以使用。它们主要是根据吸附剂粒径大小、孔隙度和表面化学性质进行分类，使用更小颗粒尺寸的色谱柱需要使用更高的操作压力。孔径越小，色谱分辨率（从柱中出现的连续分析物之间的峰分离程度）越高。吸附剂颗粒在性质上可能是疏水或极性的。

常用的流动相包括水与各种有机溶剂（最常见的是乙腈和甲醇）的混合。一些 HPLC 使用无水流动相。流动相的水相组分可能含有酸（如甲酸、磷酸或三氟乙酸）或盐，以协助样品组分的分离。在色谱分析过程中，流动相的组成可以保持恒定（"等度洗脱模式"）或变化（"梯度洗脱模式"）。当样品组分与固定相的亲和度有很大差异时，等度洗脱通常是有效的。在梯度洗脱中，流动相的组成通常从低洗脱强度到高洗脱强度不等。流动相的洗脱强度反映在分析物的保留时间上，高的洗脱强度产生快速洗脱（短的保留时间）。反相色谱中一个典型的梯度洗脱模式可以从 5％乙腈（在水或水缓冲液中）开始，在 5～25min 内线性进展到 95％乙腈。恒定的流动相组成时期可以是任何梯度剖面的一部分。例如，流动相组成可以在 5％乙腈中保持 1～3min 不变，然后线性变化到 95％乙腈。

流动相的选择取决于不同样品组分（"被分析物"）和固定相之间相互作用的强度。根据它们对固定相和流动相的亲和性，分析物在色谱柱中在两相之间相互转化。这种分配过程与液-液萃取过程相似，但是连续的，而不是分步的。使用水/乙腈梯度，一旦流动相在乙腈中浓度更高（即在洗脱强度更高的流动相中），就会有更多的疏水组分洗脱（脱离色谱柱）。流动相成分、添加剂（如盐或酸）和梯度条件的选择取决于色谱柱的性质和样品成分。通常要对样品进行一系列的试运行，以找到能充分分离的 HPLC 方法。

二、等度和梯度洗脱

流动相成分在整个过程中保持不变的分离方法被称为等度洗脱。如在整个过程中甲醇的百分比保持不变，即 10％。梯度洗脱指的是流动相的成分没有保持不变，在分离过程中改变流动相成分的分离方式。如梯度洗脱从 10％甲醇开始，20min 后结束在 90％甲醇。流动相的两种成分通常被称为"A"和"B"；A 是"弱"溶剂，只允许溶质缓慢洗脱，而 B 是"强"溶剂，可以快速将溶质从柱子上洗脱。在反相色谱中，溶剂 A 通常是水或水基缓冲液，而 B 是与水混溶的有机溶剂，如乙腈、甲醇、四氢呋喃（THF）或异丙醇。

在等度洗脱中，峰宽随着保留时间的增加而线性增加，这与理论板的效率因子 N 的方程式有关。这导致了晚期洗脱的峰变得非常平坦和宽阔，使它们无法被识别为峰。梯度洗脱降低了后期洗脱成分的保留，使它们洗脱得更快，使大多数成分的峰更窄（和更高）。这也改善了有尾峰的峰形。因为有机洗脱液的浓度增加会将峰的尾部向前推送。这也增加了峰的高度（峰看起来"更尖锐"），这对痕量分析很重要。梯度程序可以包括有机成分百分比的突然"阶梯式"增加，或在不同的时间有不同的斜率。所有这些都是为了在最短的时间内实现最佳分离。在等度洗脱中，如果柱子的尺寸（长度和内径）发生变化，选择性也不会改变，也就是说，色谱峰的洗脱顺序是一样的。在梯度洗脱中，洗脱顺序可能随着尺寸或流速的改变而改变。反相色谱法的驱动力源于高阶水结构。流动相中的有机成分的作用是减少这种高阶，从而降低水相成分的阻滞强度。

三、应用

HPLC 可用于药物分析、营养物质分析等。尿液、血清是常见的待测样本。有研究对竞争性蛋白质结合测定法（competitive protein binding assays，CPBA）和 HPLC 在检测维生素 D 的灵敏度方面进行了比较，主要用于诊断儿童维生素 D 缺乏症。结果发现 CPBA 的灵敏度和特异性只达到 HPLC 能力的 40％和 60％（Zahedi et al，2015）。此外，HPLC 也可用于 GABA、褪黑素水平等细胞因子、神经递质的测定。

第三节　质谱

大脑中有亿万个神经细胞，这些神经细胞在细胞形态、突触连结、细胞结构、电生理以及生理功能上具有高度的多样性。不同种类的神经细胞中，其化学分子组成、含量、代谢也都有着很大的差别。因此，对脑内单个神经元的化学成分进行分析，则具有重要的生物学价值。质谱分析因为具有高灵敏度、大的线性范围以及高通量分析化学分子的特点，广泛应用于神经信号分子检测。

一、质谱在神经肽类中的应用

基于质谱的大规模肽段组学进展相对缓慢，主要是因为肽段的降解以及如何更好地鉴定目标肽段等问题。有研究建立了一套方法流程，可以实现对于神经肽组学的大规模分析及鉴定，其中的一些方面很值得借鉴。首先，该研究优化了样本处理方法。简单来说，先对老鼠灌注蛋白酶抑制剂，并在处死后迅速对脑部进行热失活处理。这种热处理比常用的速冻法更好地保护了肽段不被降解。接着，裂解脑组织然后提取肽段，并且使用 30kDa 的分子筛去除较大的肽段以减少背景干扰，然后进行质谱分析。为了更好地分析得到的数据，还优化了数据分析方法。简单来说是通过整合多物种的信息以建立更全面的基于功能的数据库，这样更有利于发现新的神经肽；同时，在数据处理时引入一种叫 LPVs（最长多肽变体，longest peptide variants）的算法来最大程度地减少非特异肽酶对数据的影响，最终可以实现对于与生物功能相关的肽段的更好的鉴定（Secher et al，2016）。

二、质谱在蛋白质组学中的应用

数年来，中枢神经系统的复杂性阻碍了对其系统的探索，但强大的"组学"技术正以越来越快的速度推动神经科学研究前沿的发展。基于质谱的蛋白质组学的研究也随之发展起来。质谱的蛋白质组学重点关注全蛋白质组分析、蛋白质相互作用和翻译后修饰。这些工具和方法已经勾勒出了详细和定量的大脑蛋白质组图及其信号结构，对健康和疾病产生了新的见解。同时该方法还将加速生物标志物的发现，并有助于神经退行性疾病和其他大脑相关疾病的新疗法的研究（Hosp et al，2017）。

三、质谱在单个神经元 RNA 修饰中的作用

RNA 转录后修饰越来越多被人们认为是细胞翻译机制中的关键调控层。然而，目前分析 RNA 修饰的方法主要是针对大量组织样本中的修饰，这可能会使群体平均值掩盖了单个细胞的独特的表观转录组。有研究开发了一种方法，即通过质谱进行单神经元 RNA 修饰分析（single neuronal RNA modification analysis-mass spectrometry，SNRMA-MS），该方法能够检测和定量单细胞中的大量转录后修饰核苷。与常规 RNA 提取方法相比，SNRMA-MS 利用优化的样本制备方法，能够检测加利福尼亚州海兔中枢神经系统单个神经元中的 16 种 RNA 修饰。研究工作揭示了与周围大块组织不同的单个神经元的细胞特异性 RNA 修饰特征。通过将 SNRMA-MS 与稳定同位素标记相结合，可以比较 RNA 甲基化动力学。通过定量 SNRMA-MS，进一步了解了单细胞分辨率下神经元的独特 RNA 修饰。同时，利用单细胞分辨率表征表观转录组标记的能力有望在其他同质细胞群体中提供关于细胞特异性转录后调节的信息（Clark et al，2021）。

四、质谱在单神经细胞中的应用

目前对于脑内单个神经元的化学成分分析方法需要使用大量有机试剂对细胞进行处理，无法保持采样时细胞的活性；冗长的处理和分离过程也导致较慢的分析速度，无法短时间内完成大量单细胞分析；并缺乏来自同一细胞的电生理信号；最终导致单细胞代谢物的质谱分析无法大规模用于神经细胞的分析。Zhu 等依托电生理膜片钳以及电喷雾离子源技术建立的稳定的单神经元胞内组分取样和质谱组分分析技术，对小鼠海马、前额叶、杏仁核、纹状体等脑区单个神经元内的数千种化学小分子进行了快速质谱检测，并且可以做到同步采集电生理信号，在单细胞层次上成功地完成了对神经元功能、代谢物组成及其代谢通路的研究。这项研究首次利用化学质谱方法直接无稀释地检测单个神经元中多种神经递质、代谢物、脂质等化学小分子，实现了单个神经元化学成分及代谢物的即时分析，该技术将目前神经细胞成分分析的研究推向了一个活细胞及单细胞水平，有望在单细胞层次上去研究神经生物学、代谢组学、毒理学等生命科学的重大问题，具有非常重要的应用前景（Zhu et al，2017）。

五、质谱成像

质谱成像是一种近年来发展迅速的探究分子空间分布的技术。2014 年，来自瑞典乌普萨拉大学的 Per E. Andren 课题组在《神经元》（Neuron）杂志首次报道了基于 2,4-二苯基吡喃盐四氟硼酸盐（DPP-TFB）的基质。该基质具有特异性，能够与神经递质中的 1 号位氨基发生反应。随后，通过激光电离将反应产物进行质谱检测，成功实现了对多种神经递质的同时成像，包括酪氨酸、色氨酸、酪胺、苯乙胺、多巴胺、3-甲氧基酪胺、5-羟色胺、γ-氨

基丁酸和谷氨酸等（Shariatgorji et al，2014）。然而，这项技术无法检测神经递质脱氨基后的下游产物。2019 年，该课题组在《自然方法》（*Nature Methods*）杂志上报道了 2-氟-1-甲基吡啶盐（FMP）基质能够与酚羟基、1 号位氨基或 2 号位氨基反应，从而实现了对多种神经递质及其上下游分子的同时成像，横向分辨率达到 10 μm。作者利用这一新技术揭示了帕金森病患者和大鼠、非人灵长类帕金森模型中神经递质系统的变化情况，为探索神经递质介导的神经疾病提供了重要工具（Shariatgorji et al，2019）。

第四节　同位素示踪技术

同位素示踪技术（isotopic tracer technique）是利用同位素作为示踪剂对研究对象进行标记的微量分析方法，即把同位素原子引入研究对象中，通过质谱仪、核磁共振仪等分析仪器测定其反应后的位置、数量等变化，从而了解其反应的机制和途径（Fan et al，2012）。目前在神经科学中常用的同位素研究方法主要包括两大类：放射性同位素示踪（radionuclides isotopic tracer）和稳定性同位素示踪（stable isotopic tracer）。

一、放射性同位素示踪

最常见的正电子发射断层扫描（positron emission tomography，PET）中放射性核素以碳-11（$t_{1/2}$ 约为 20min）和氟-18（$t_{1/2}$ 约为 110min）为主，而单光子发射计算机断层扫描（single-photon emission computed tomography，SPECT）以锝-99m（$t_{1/2}$ 约为 6h）和碘-123（$t_{1/2}$ 约为 13h）为主。近年来，人们不断地探索 PET 成像中除了常规使用的氟-18（^{18}F）以外的其他放射性核素，发现了镓-68（$t_{1/2}$ 约为 68min）和其他半衰期相对较长的放射性核素，如碘-124（$t_{1/2}$ 约为 4d）、铜-64（$t_{1/2}$ 约为 13h）和锆-89。（$t_{1/2}$ 约为 78h）。这些同位素由于与大部分生物大分子相容性较好，被广泛应用。

在放射性药物方面，应用 2-［^{18}F］氟-2-脱氧-d-葡萄糖（［^{18}F］FDG）仍然是 PET 临床神经成像的主要手段（图 6-3）。［^{99m}Tc］HMPAO（［^{99m}Tc］异丙基异烯胺单核苷酸）和［^{123}I］DaTscan（碘［^{123}I］氟潘）是常用的单光子发射计算机断层扫描（SPECT）示踪剂，用于评估各种神经系统疾病的脑血流，并分别作为显像载体来区分帕金森病和特发性震颤。在临床环境之外，新的放射性示踪剂正在被开发。放射性核素成像现在常用来研究靶点、剂量反应、药代动力学/药效学和疾病/生物学，以及诊断、患者分层、监测治疗反应和随访等

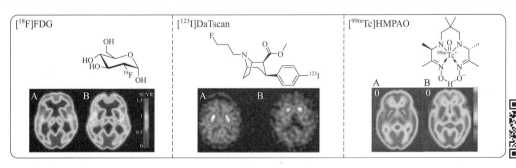

图 6-3　使用放射性核素进行临床神经影像学检查

［^{18}F］FDG：A —认知正常人，B—阿尔茨海默病高风险人；［^{123}I］DaTscan：A —阿尔茨海默病患者，
B —正常人（Gee et al，2020）；［^{99m}Tc］HMPAO：A —路易体痴呆，B —非路易体痴呆

（Bernard-Gauthier et al，2017）。一般来说，对神经退行性疾病的特定生物标志物的成像需求，加上不断扩大的多位点临床研究（如阿尔茨海默病神经成像）和治疗试验等引发了 PET 在神经成像方面的广泛应用（Rinne et al，2010）。此外，由于人口老龄化的增长，医疗保健的改善，以及对精神健康疾病的认识，PET 神经成像的应用可能会进一步增加。

神经成像的应用与放射性示踪剂的可用性密切相关。放射性示踪剂设计依赖于适当生物靶点的选择、潜在候选分子的设计和选择、放射标记策略、体外和体内对候选放射性示踪剂的临床前评估以及临床应用。在过去的几十年里，许多新的放射性示踪剂正被用于神经受体、神经递质系统、错误折叠蛋白等的成像。虽然目前存在大量的放射性示踪剂来探测健康和疾病状态下中枢神经系统的变化，但仍需要努力开发用于某些关键靶点的显像剂。

1. 多巴胺能神经递质、受体和转运蛋白显像

在神经递质和受体显像中，多巴胺 D2 受体显像被广泛应用于临床诊断帕金森病（Parkinson's disease，PD）和 PD 综合征以及亨廷顿舞蹈症（Huntington disease，HD）。PD 是一种多巴胺受体性疾病，基本病因是黑质神经元变性脱失，纹状体的多巴胺含量明显减少，导致多巴胺与乙酰胆碱抗衡失调，从而表现出以震颤、少动和肌强直为典型特征的系列临床症状，用多巴胺类药物治疗有效，不同于由其他疾患引起的类帕金森病症候群。由于 PD 的症状前期较长和较隐蔽，临床或临床辅助诊断（血清学或尿液检查）对本病早期诊断存在一定困难。即使有些 PD 患者临床症状明显，但 X-CT 和 MRI 检查无特异性改变。用中枢多巴胺能神经递质功能显像、多巴胺受体显像和多巴胺转运蛋白显像等可显示病变部位异常。

2. 乙酰胆碱受体显像

^{11}C 或 ^{123}I-QNB 和 ^{11}C-nicotin 乙酰胆碱受体显像用于诊断阿尔茨海默病（AD）和早老性痴呆患者，观察到前者大脑皮质和海马 M2 毒蕈碱受体分布密度明显减少，后者脑皮质摄取 ^{11}C-nicotin 明显降低，并得到尸解结果印证。因此，乙酰胆碱受体显像在研究探讨 AD 病的病因与病理变化及痴呆方面具有重要意义（Kuhl et al，1996；Iyo et al，1997；Shinotoh et al，1999）。

3. 苯二氮䓬类受体显像

癫痫（epilepsy，EP）发作期间的苯二氮䓬受体显像可见病灶部位受体分布密度减少，其在显示病变上较之脑血流显像为优，联合其他医学影像学检查诸如 MRI 可进一步提高病灶检出率。早老性痴呆患者可见 ^{123}I-碘西尼（iomazenily）与脑内苯二氮䓬受体结合减少，临床上苯二氮䓬受体研究对 EP 灶的定位和早老性痴呆诊断以及监测疗效有实用意义（Schubiger et al，1991）。

4. 5-羟色胺受体显像

5-羟色胺受体与狂躁/抑郁精神病有关，用 ^{123}I-2-酮舍林（ketanserin）、^{123}I-β-CIT SPECT 显像观察到神经精神性疾病患者脑 5-羟色胺受体密度减少和活性降低，同时还能判断西酞普兰（citalopram）抗抑郁症治疗后脑内 5-羟色胺再摄取的变化（D'haenen et al，1993）。

5. 阿片受体显像

阿片受体研究发展迅速，其生理作用极为广泛，主要与麻醉药成瘾有关。国外已用 PET/^{11}C-DPN、^{11}C-卡芬太尼（carfentanil）和 SEPCT/^{123}I-DPN 或 ^{123}I-o-IA-DPN 进行人脑中枢阿片受体显像，发现颞叶 EP 灶放射性浓度明显增高（Frost et al，1990；Fisher et al，1991）。同时阿片受体显像还可用于观察和评价吗啡类药物成瘾性和依赖性临床研究或药物戒断治疗的研究（Tafani et al，1989）。PET ^{11}C-卡芬太尼阿片受体显像可观察美沙酮

（methadon，10～18ng/d）治疗阿片成瘾患者时美沙酮占据阿片受体的程度，从而提供一种监测美沙酮药效和合理用药的有效手段。

二、稳定性同位素示踪

稳定性同位素通常半衰期较长，不受研究时间的限制，几乎不存在毒性，使用也比较方便。因此稳定性同位素示踪技术（stable isotope tracer technique）现已广泛应用于分子生物学、医学、农业、工业、环境科学等领域。在代谢调控研究中，采用传统方法对代谢产物进行定量分析时，检测到的化合物是机体代谢物的总和，无法区分来自哪条代谢通路，具体的代谢途径只能依靠推测。而采用稳定同位素示踪技术可对所研究的代谢通路中的前体物质进行针对性的标记（如^{13}C-葡萄糖、^{15}N-谷氨酰胺等），通过示踪原子追踪标记化合物在机体内的活动规律，并依据中间代谢产物的同位素峰分布来判断其代谢途径，通过计算通量对整个代谢通路进行分析，从而为疾病机制的探究及药物作用机制的研究提供依据。

稳定性同位素是天然存在于生物体内的不具有放射性的一类同位素，其原子核结构是稳定的，不会自发地放出射线而使核结构发生改变。迄今为止，发现的稳定同位素有 274 种，但得到产业化生产并已广泛应用的主要为氢-2（^{2}H）、碳-13（^{13}C）、氮-15（^{15}N）、氧-18（^{18}O）、氖-22（^{22}Ne）、硼-10（^{10}B）等少数几种产品。

稳定性同位素和放射性同位素均可用来示踪，但在实际应用中，稳定性同位素具有放射性同位素无法比拟的优越性：①安全、无辐射，稳定性同位素对动植物不会造成伤害，在使用、运输和储存的过程中比较方便；②半衰期长，放射性同位素因其半衰期太短而没有实用性，限制了其应用，而稳定性同位素的半衰期均大于$1×10^{15}$年，因而不受研究时间的限制；③可同时测定，放射性同位素一次只能测定一种同位素，而稳定性同位素允许对不同质量数进行同时测定，因此可以对同一元素的不同同位素或不同元素的同位素进行同时测定，从而提高实验效率；④物理性质稳定，稳定性同位素的信号值不会随时间而衰减。

然而，稳定性同位素的测定对仪器设备要求比较高，尤其是同时标记多种元素时，则需要超高分辨率的质谱进行测定，必要时还需要进行衍生化。此外，由于可作为示踪剂的稳定同位素种类较少、价格也比较昂贵，故其应用范围受到了一定的限制，需要更全面和深入地进行探究。

三、在脑代谢中的应用

由于大脑是通过神经系统控制器官的，它的内部环境是由血脑屏障的作用来维持的。血脑屏障是一种功能屏障，不同分子通过率不同。它允许葡萄糖和氨基酸等必需物质通过特定转运蛋白的作用以有限的速率进入大脑。脂质物质进入大脑的能力受其分子大小的限制以及脂溶性的限制。这些限制阻碍了对大脑内代谢反应的分析。然而，对脑内脂质代谢的研究已经引起了许多领域科学家的兴趣，包括生物化学、神经化学、营养科学、病理生理学、内分泌学和儿科学。由于放射性标记的前体易于使用，它们已被用于许多大脑新陈代谢的研究。然而，放射性同位素具有很多缺陷（前面已述），因此稳定的同位素标记十分重要。

在检测大脑的新陈代谢时，有许多方面需要考虑，包括前体的摄取或转运、前体的转化、生理状态下脑成分的合成和分解代谢以及病理引起的代谢变化。稳定性同位素标记的大分子，如脂肪酸和甾醇，已被用于研究大脑中的脂质代谢。这些研究为脑内发生的体内脂质代谢提供了许多证据。

（一）稳定同位素分子代谢研究

1. 脑中不饱和脂肪酸代谢

大脑是一个独特的器官，它的脂质含量高。与其他器官不同，三酰甘油和胆固醇酯不是作为其生理成分存在。大脑细胞的细胞膜由一种特殊的脂质成分组成（Agranoff et al，1999）。这引起了脂质学家们的关注。由于哺乳动物无法在体内合成机体必需脂肪酸，所以大脑必须从循环中获得必需脂肪酸。Pawlosky 采用气相色谱-质谱选择离子模式分析氘标记脂肪酸含量，发现在脑中 $C_{18:2}n$-6 摄入多于 $C_{18:3}n$-3，尤其是在小脑中。有证据表明，大脑中 $C_{18:3}n$-3 可转变为 $C_{20:5}n$-3、$C_{22:5}n$-3 和 $C_{22:6}n$-3（docosahexaenoic acid，DHA）。这种转化表明大脑中存在一种特定的去饱和酶活性。因此，在大脑中 DHA 一部分来自 $C_{18:3}n$-3，一部分来自食物当中（Pawlosky et al，1996）。必需脂肪酸已经被证明可以从血液进入大脑。那么非必需脂肪酸是否能够被大脑吸收？有研究在中枢外器官中发现过氘棕榈酸、硬脂酸和油酸，但在大脑中没有。相反，过氘亚油酸存在于包括大脑在内的所有器官中。此外，在大脑中还发现了用回收的氘新合成的非必需脂肪酸。这表明了主要的饱和脂肪酸和单不饱和脂肪酸完全是在大脑内从头合成产生的，而不是从循环中吸收。

2. 脑内固醇类物质代谢

中枢神经系统只占人体总质量的 2%，但却含有人体近四分之一的胆固醇。胆固醇在大脑中的代谢被认为是独立于神经外器官和血清的代谢。体内的胆固醇处于一个动态平衡过程，在这个过程主要涉及从食物中获取胆固醇、胆固醇从头合成、胆固醇转变成胆汁酸以及胆汁酸排泄。那么胆固醇如何在大脑中维持动态平衡？以往的研究已经证明，大脑中的胆固醇会转化为 24-羟基胆固醇（脑固醇），并从大脑中移除，经肝脏代谢，随粪便排出。在阿尔茨海默病中，24-羟基胆固醇的神经毒性可能是神经退行性疾病的危险因素和诊断标准（Kolsch et al，2003）。在一项研究中，将 $[^2H_6]$ 胆固醇注入大鼠和小鼠体内，分析其转化为羟甾醇的情况。在脑内的胆固醇或 24s-羟基胆固醇中均未观察到显著的氘掺入（<1%），而在血浆中则发现大量标记的 7α-羟基胆固醇和 7β-羟基胆固醇（胆固醇的自动氧化产物）。另一方面，一个有趣的发现是标记为 7α-羟基胆固醇和 7β-羟基胆固醇出现在大脑中。这些数据显示了羟甾醇进入大脑的运输过程。另外氘标记的 27-羟基胆固醇可以从血浆中明显地融入脑脊液中（Leoni et al，2003）。这表明，胆固醇不能穿过血脑屏障，但羟基甾醇可以自由进出大脑。

（二）稳定同位素在神经化学研究中的作用

由于血脑屏障的存在，生物分子选择性地进入大脑。通过大分子循环作为前体的全身给药往往不适合大脑的代谢研究。下面以谷氨酸为例，解释稳定性同位素在神经化学研究中的作用。调节兴奋性神经递质谷氨酸的释放和再摄取，对大脑的功能至关重要。神经元释放的谷氨酸被星形胶质细胞迅速吸收并转化为谷氨酰胺。谷氨酰胺从星形胶质细胞释放出来，被神经元吸收，在神经元中，谷氨酰胺被转换回谷氨酸。这一系列反应被称为谷氨酸-谷氨酰胺循环，或者简称谷氨酰胺循环。谷氨酸也是 γ-氨基丁酸（γ-aminobutyric acid，GABA）合成的前体物质。葡萄糖是谷氨酸的主要前体，谷氨酸在代谢上与谷氨酰胺处于平衡状态。神经元培养在 U-^{13}C 培养基中，根据有无未标记的谷氨酰胺，分为两组，对照组无未标记的谷氨酰胺，实验组有未标记的谷氨酰胺。通过 GC/MS 测定谷氨酸、GABA、天冬氨酸和富马酸的叔丁基二甲基硅基衍生物的标记百分比。前者被认为会直接扰乱谷氨酸-谷氨酰胺循环，而后者被认为会增加能量需求或用于供应谷氨酸的葡萄糖的数量。脑切片被用作体外脑模型，其中细胞结构和神经元连接部分在体内功能保留，但血脑屏障丢失。采用 GC/MS 同时测定内源性和新合成的神经递质氨基酸（谷氨酸、氨基丁酸和天冬氨酸）和谷氨酰胺。海马切片在含有 $[^{13}C_6]$ 葡萄糖、$[2,3-^{13}C_2]$ 丙酮酸盐、$[1,2-^{13}C_2]$ 醋酸盐人工脑脊液中人工灌流 30min。脑片在 80％乙醇水溶液中均质，采用 GC/MS 选择离子模式测定样品中作为叔丁基二甲基硅基衍生物的氨基酸。利用神经组织中代谢区隔的概念，发现存在两种不同的谷氨酸池。在神经元细胞中，葡萄糖和丙酮酸似乎是谷氨酸的优先前体。在星形胶质细胞中，通过谷氨酸-谷氨酰胺循环，乙酸酯优先与另一个谷氨酸池结合。

稳定性同位素示踪技术已广泛应用于糖、脂、氨基酸及激素等代谢调控的研究中，但目前大部分研究仅限于通过对单一的化合物进行标记并对单一的代谢通路进行分析，对于机体复杂而庞大的代谢网络而言是远远不够的。现已有研究者开始将稳定同位素示踪技术与代谢组学相结合，以同位素标记的前体化合物为起始原料，通过分析其中间代谢产物的同位素峰分布，研究生物体内天然产物在机体内的生物合成路径，该技术的引入给代谢组学的发展带来了新的思路。借助稳定同位素示踪技术，采用不同元素对不同化合物进行同时标记，有望实现对生物体内所有代谢物进行定量分析，寻找代谢物与生理病理变化的对应关系，以探索疾病形成的机制，寻求预防和治疗疾病的有效途径。

第五节　电化学及荧光成像技术

随着神经科学技术的不断发展，对神经信号分子的精确检测除了微透析和电生理等传统技术外，电化学及荧光成像技术也逐步发展起来。

一、电化学

基于氧化还原反应原理的电化学检测方法近年来得到了快速发展。安培法（amperometry）是利用氧化还原反应来检测神经信号分子的动态变化（Bucher et al，2015）。利用此方法检测神经递质释放时，需要将电极放置在被记录细胞表面附近，给予电极一个固定的电压，并保持该电压高于被检测神经递质的氧化还原电位。当神经递质从细胞释放并扩散至电极表面会被氧化，进而发生电子的转移，通过电极记录到的电流指示神经递质的释放（Mosharov et al，2005）。快速扫描循环伏安法（fast scan cyclic voltammetry，FSCV）也是基于氧化还原反应原理的方法，被广泛用于检测可被氧化还原的神经信号分子的释放（Wightman et al，2006）。与安培法不同的是，FSCV 给予的电极是呈特定波形并不断变化的电压，而不是恒定的电压，不同的神经信号分子在不同的电压下发生氧化还原反应，并产生相应的电流。因此，本方法可在一定程度上弥补安培法无法区分不同神经信号分子的缺陷。该方法已被广泛用于小鼠脑片以及活体小鼠研究单胺类神经递质的释放。如利用该方法在小鼠脑片上记录到大脑中线背核（dorsal raphe nucleus，DRN）5-羟色胺能神经元释放的 5-羟色胺（Marcinkiewcz et al，2016），在活动小鼠的海马中记录到不同发情周期内五羟色胺的释放（Saylor et al，2019）。虽然 FSCV 具有较高的时间分辨率和一定的神经信号分子的特异性，但是难以做到对多个区域内神经信号分子的同时检测。此外，虽然碳纤电极的直径可达到微米级别，但是依然难以精确定位到特定突触，很难实现对亚细胞特异性的检测。

二、荧光成像法

（一）非基因编码的光学工具

到目前为止，已经开发了多种神经信号分子的光学报告器，包括化学染料法，如放射性物质标记的神经递质、磁共振以及功能磁共振探针；细胞探针，如基于细胞系构建的神经递质探针（cell-based neurotransmitter fluorescent engineered reporters，CNiFERs）和基于合成纳米材料的探针。例如非基因编码荧光儿茶酚胺纳米探针（nongenetically encoded fluorescent catecholamine nanosensor，nIRCat）是将单壁碳纳米管与单链寡核苷酸以非共价键结合作为其识别元件，而将儿茶酚胺相互作用的纳米管作为近红外探针。该技术可以检测脑片中儿茶酚胺的释放，同时与质谱机器相互兼容。近红外范围的探针可以为 nIRCat 提供与其他光谱兼容的光学探针。这使得该方法可以检测多种信号，包括钙信号和其他神经信号分子的动态变化。然而，nIRCat 的选择性有待进一步提高。目前对多巴胺和去甲肾上腺素的反应都只有 3 倍辨别能力（Beyene et al，2019）。同时，虽然非基因编码工具不需要基因传递或蛋白表达，但它们仍然需要被传递到目标区域，并且不能用于检测特定细胞类型的神经信号分子的释放。

（二）基于细胞系构建的神经递质探针

早在 2010 年，Nguyen 团队为了检测内源性儿茶酚胺的释放，开发了一种基于细胞系神经递质探针 M1-CNiFERs（cell-based neurotransmitter fluorescent engineered reporters）（Nguyen et al，2010）。他们将一个代谢型的乙酰胆碱受体（M1）与基于荧光共振能量转移（fluorescence resonance energy transfer，FRET）原理构建的钙离子探针 TN-XXL 表达在人胚胎肾细胞系 HEK293T 中，M1 与乙酰胆碱结合会招募下游 Gq 蛋白，通过三磷酸肌醇（IP3）信号通路引起细胞中钙离子浓度的升高，钙离子探针检测到钙离子浓度的变化，并通过改变荧光信号的强度最终反映乙酰胆碱浓度的变化（图 6-4A）。由于此探针是基于内源乙酰胆碱受体与乙酰胆碱的结合引发下游信号通路的原理构建的，保留了受体与配体结合的特异性与亲和力，而且通过下游信号通路的放大作用增强了探针的灵敏度。通过将表达 M1-CNiFERs 的细胞系种植在小鼠的大脑皮层，可检测到电刺激 Meynert 基底核（nucleus basalis of Meynert，NBM）乙酰胆碱能神经元远程投射到皮层释放的乙酰胆碱。同时，该团队还构建了多巴胺探针（D2-CNiFERs）和去甲肾上腺素探针（α1A-CNiFERs）的细胞系，并成功地检测活体小鼠内源性神经递质的释放（图 6-4B 和图 6-4C）（Muller et al，2014 和 Reimer et al，2016）。此方法虽然具有一定的时间和空间分辨率、对神经递质具有高度的特异性、灵敏度和亲和力，但将外源细胞系植入动物大脑中存在一定的困难，包括细胞移植的操作要求较高、受体动物的免疫排斥反应等。

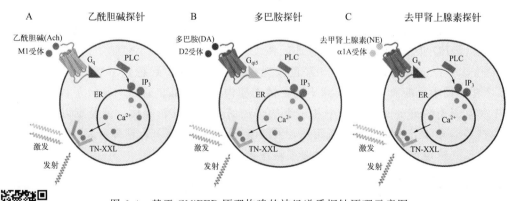

图 6-4 基于 CNiFER 原理构建的神经递质探针原理示意图

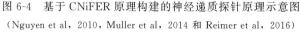

(Nguyen et al，2010，Muller et al，2014 和 Reimer et al，2016)

（三）检测下游报告基因的 Tango-assay

Barnea 等（Barnea et al，2008）早在 2008 年就开发了一种利用两种融合蛋白之间的相互作用启动下游报告基因表达检测神经信号分子释放的方法，并将其命名为 Tango assay。该方法的原理是将一种细胞膜定位的受体（如 GPCR）与一种转录因子（如 tTA）融合在一起，并在这两种蛋白质之间插入一段可被特异性蛋白酶识别的酶切位点（如烟草花叶病毒 TEV 蛋白酶识别的酶切位点），同时，将一种在膜受体激活后可与之发生相互作用的蛋白（如 β-arrestin2）与对应的蛋白酶相融合。当神经信号分子激活 GPCR 后，β-arrestin2 会被招募到 CPGR 附近，并与之发生相互作用，此时 TEV 蛋白酶会对 GPCR 和 tTA 之间的酶切位点进行识别与切割，继而 tTA 被释放，进入细胞核，启动下游报告基因萤光素酶的表达，最终通过萤光素酶催化的荧光反应实现对神经信号分子的检测（图 6-5A）。基于此方法开发的 Tango-mapping 系统已被成功地应用于活体果蝇内源性多巴胺的释放及相关的神经环路研究（Inagaki et al，2012）。

随着神经科学研究技术的不断进步，Lee 等（Lee et al，2017）在 2017 年将 Tango assay 进行改造，并将其命名为 iTango（图 6-5B）。iTango 包含了三个组件开关的控制系统，该系统是由两种融合的蛋白质组件以及一个带有四环素反应元件（tetracycline response element，TRE）

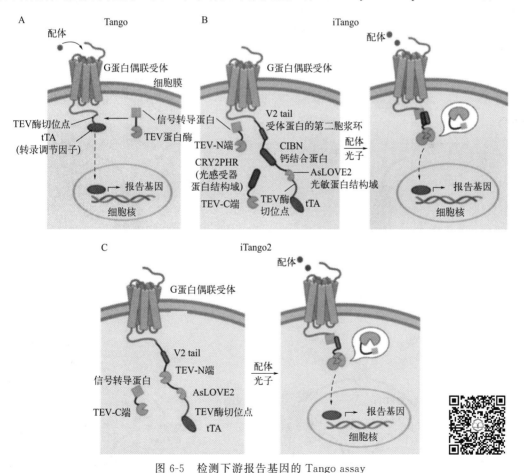

图 6-5　检测下游报告基因的 Tango assay

A 为 Tango assay 通过下游报告基因检测配体与受体结合原理示意图；基于 iTango assay（B）

与 iTango2 assay（C）原理构建的检测多巴胺释放的试验体系示意图

（Barnea et al，2008；Lee et al，2017；Kennedy et al，2015）

的单个报告基因载体组成。随后，该研究组对系统进行进一步的优化，将 CRY2PHR-CIBN 这对光开关去除，并将新系统命名为 iTango2（图 6-5C）。该系统已被成功用来标记以及操纵小鼠大脑中接收多巴胺的神经元。相比于最初的 Tango assay，iTango2 具有背景信号低、信噪比高的优点，但由于转录因子启动下游报告基因的表达需要数分钟至数小时，时间分辨率相对较低，在瞬息万变的神经网络里，依然很难检测到神经递质的动态变化。

（四）化学遗传探针 Snifits

该探针原理是通过一个荧光蛋白与一个发色基团或者两个发色基团之间的能量共振转移检测神经递质浓度的变化（Brun et al，2009）。Snifits 探针是基于 SNAP-tag 以及 CLIP-tag 标记的探针。其中 SNAP-tag 可特异地与活细胞中的苄基鸟嘌呤（benzyl guanine，BG）衍生物形成共价键。这类探针通常包含一个 SNAP-tag、一个荧光蛋白或者 CLIP-tag、一个可与神经递质结合的蛋白（binding protein，BP）、一个合成的可与 BP 结合的带发色基团的配体分子（图 6-6A 和图 6-6B）。合成的配体通过相应的 BG 衍生物偶联到 SNAP-tag 上，在分子内与 BP 结合。当神经递质不存在时，探针处于关闭的状态；当神经递质出现时，与合成的配体分子竞争，后者从 BP 上解离下来，探针切换到开放的状态，两个发色基团之间的位置发生改变，影响二者之间 FRET 的效率。此方法已被用于开发 γ-氨基丁酸的探针，此探针以一个代谢型的 GABA$_B$ 受体作为 BP，与 SNAP-tag、CLIP-tag 蛋白融合表达。同时，

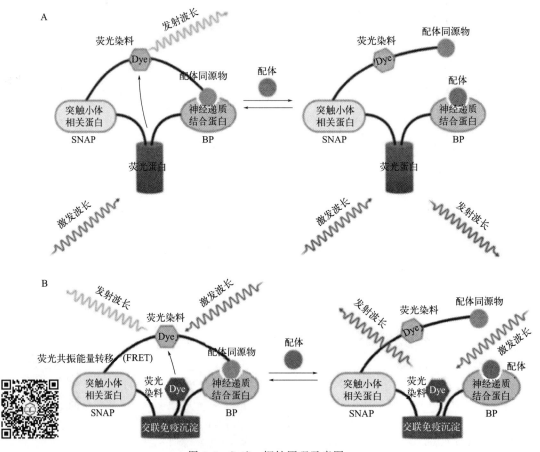

图 6-6　Snifits 探针原理示意图

A. 带有荧光蛋白的 Snifits 类探针；B. 带有 CLIP-tag 的 Snifits 类探针（Brun et al，2009）

SNAP-tag 和 CLIP-tag 分别连接一个发色基团，作为 FRET 的供体和配体（Masharina et al，2012）。此外，此方法还被用于谷氨酸和乙酰胆碱探针的开发，但此类探针尚未应用于活体生物中内源性神经递质的检测。此类探针具有较高的灵敏度和特异性，但需要将外源合成的发色基团偶联到 SNAP-tag，导致较高的背景，限制了其在活体动物体内的应用。

（五）可遗传编码的神经递质/神经调质探针（GENIs）

一般的可遗传编码的荧光探针主要是由两部分组成，一部分是连接神经信号分子的配体结合模块；另外一部分是荧光模块（由成对或单个荧光共振能量转移蛋白组成）。在适当的神经信号分子刺激下，配体结合模块构象发生改变，从而引起荧光模块信号变化。根据配体结合模块的类型，基因编码神经递质荧光探针主要分为两类，分别以细菌周质结合蛋白（periplasmic binding protein，PBP）为骨架和以 G 蛋白偶联受体（GPCR）为骨架。

1. 基于细菌周质结合蛋白构建的可遗传编码的神经递质或神经调质探针

PBP 是蛋白超家族中的一员，能够结合多种配体，包括各种神经信号分子。配体结合后能够引起 PBP 构象发生改变，为 GENIs 设计提供依据（图 6-7A）。目前以 PBPs 为基础构建的神经探针主要包括谷氨酸探针、GABA 探针、ATP 探针以及乙酰胆碱探针。以检测谷氨酸释放的荧光探针为例，早期的谷氨酸探针 FLIP-E 以及改良版的 SuperGluSnFR 均是基于 FRET 原理构建的，融合了来自细菌中可与谷氨酸结合的蛋白 ybeJ 以及两个可发生 FRET 的荧光蛋白，但此类探针在体使用的信噪比不高（Duerst et al，2019；Okumoto et al，2005 和 Hires et al，2019）。后期的谷氨酸探针 iGluSnFR 依然使用了 ybeJ 蛋白，但是没有 FRET 原理，而是改用经过循环重排并对构象变化敏感的绿色荧光蛋白（circular permutated enhanced green fluorescent protein，cpEGFP）（Marvin et al，2013）。iGluSnFR 相较于原来的 SuperGluSnFR 在信噪比方面有了较大的提升，更适合在体检测内源谷氨酸的释放。此外，单个荧光蛋白占用的光谱相较于原来两个荧光蛋白占用的光谱更窄。因此可与其他颜色的探针联合使用，更适用于多色成像系统。此后，基于单个荧光蛋白以及细菌 PBP 骨架构建的可遗传编码的神经递质探针被相继开发出来。包括可检测 γ-氨基丁酸的 iGABASnFR、可检测 ATP 的 iATPSnFR、可检测乙酰胆碱的 iAChSnFR 以及可检测 5-HT 的 iSeroSnFR（在乙酰胆碱探针上引入 19 个突变形成）。来自细菌的 PBP 与神经调质的结合能力较差，这使得它们能够以毫秒级的速度响应神经递质的改变。但是，来自细菌的 PBP 虽能与神经递质结合，作为探针的骨架蛋白，不适合应用于大规模神经递质探针的开发。一方面，并非所有的神经递质都能够找到与之结合的 PBP，尤其是一些神经肽类。另一方面，PBP 蛋白来自细菌，将其表达在真核细胞中，容易出现膜定位差、表达量低等问题。

2. 基于 G 蛋白偶联受体（GPCR）构建的可遗传编码的神经递质或神经调质探针

GPCR 是最大的跨膜蛋白家族，已经发展成为检测细胞外信号分子的天然探针，具有极高的特异性（图 6-7B 和图 6-7C）。目前已知的大部分神经递质都有相应的 GPCR 作为受体。因此，GPCR 作为一类可与神经信号分子结合的天然内源性受体，是构建可遗传编码神经递质探针的首选骨架。其优势主要有两方面：一方面，GPCR 来自真核细胞，不存在由原核转移到真核细胞引起的蛋白表达及包装运输方面的问题；另一方面，GPCR 作为神经递质本身的内源受体，保留了二者之间的高选择性和亲和力。基于已解析的 GPCR 晶体结构，结构生物学家发现配体与 GPCR 结合后，主要引起后者的第五和第六个跨膜区构象的改变，并且此变化在不同的 GPCR 中较为保守（Wang et al，2018；Yin et al，2018）。因此，通过将 cpEGFP 插入连接第五和第六个跨膜区的第三个胞内环（intracellular loop 3，ICL3）的位置，配体与 GPCR 的结合会引起后者构象的改变，而这种变化又引起 cpEGFP 发生构象的变化，进一步影响其发色基团周围的微环境，最终导致其荧光强度的改变。目前基于 GPCR 激活原理构建的神经递质探针被命名为 GRAB（GPCR activation based sensor）探针，如 GRAB$_{ACh}$、GRAB$_{DA}$、GRAB$_{NE}$（Jing et al，2018；Sun et al，2018 和 Feng et al，2019）。

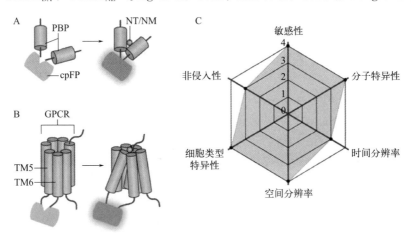

图 6-7　可遗传编码的荧光探针

A. 基于细菌周质结合蛋白构建的可遗传编码的神经递质或神经调质探针；B. 基于 G 蛋白偶联受体（GPCR）构建的可遗传编码的神经递质或神经调质探针；C. GENIs 性能指标的雷达图（Wu et al，2022）

神经递质作为大脑中一类重要的信息传递分子，参与了多种生理过程，神经递质的释放与调节出现异常时，可引发多种疾病。因此，精确地检测生理与病理过程中神经递质的释放与调控，可更好地理解某些疾病的发病机理，并为临床治疗奠定基础。

传统的检测神经递质释放的方法包括基于生化的微透析法、基于电化学原理的安培法和快速扫描循环伏安法存在时空分辨率不够高、分子特异性比较低等问题；检测下游报告基因的 Tango assay 存在时间分辨率较低、背景信号较高等问题；基于细胞系的 CNiFER 存在免疫排斥、操作复杂等问题；化学遗传探针 Snifts 需要外源加入带荧光的发色基团，不适合动物的活体研究。基于 PBP 构建的可遗传编码的神经递质荧光探针既保证了探针与神经递质之间的分子特异性，又保证了探针与配体之间的亲和力，但此方法目前可否广泛用于神经递质探针的构建还有待研究。因为部分神经递质很难在细菌中找到可与之结合的蛋白质，而原核生物的蛋白质在真核生物中的表达及运输也需要大量的优化工作。目前，基于 GPCR 激活原理已成功构建了可检测乙酰胆碱、多巴胺和去甲肾上腺素的荧光探针，此系列探针表现出了较高的灵敏度、分子特异性和时空分辨率，可在果蝇、斑马鱼和小鼠等多种模式生物的不同行为范式中特异性地检测相应神经递质的释放。同时，基于 GPCR 构建的神经递质探针相较于基于 PBP 构建的探针存在以下优势：大多数的神经递质都有相应的 GPCR 受体，较容易找到探针的骨架蛋白；根据解析出来的 GPCR 晶体结构，其构象变化相对保守，因此该原理普适于开发神经递质的探针。此外，通过改变荧光蛋白的颜色，可进一步拓宽神经递质探针的光谱，开发红色、蓝色等不同颜色的探针，用于多色成像研究不同神经递质之间的相互调节。随着各种新型遗传工具的发展〔如 AAV（腺相关病毒，adeno-associated virus）和 CRISPR（成簇规律间隔短回文重复序列，clustered regularly interspaced short palindromic repeats）技术〕，以及显微成像技术的发展（如大视场显微镜和三光子显微镜），可在哺乳动物（包括非人灵长类）中运用神经递质探针，实现同时多色大范围对内源神经递质释放的检测，为研究生理和病理情况下各种神经递质的释放与调控奠定基础，使得最终解释人类大脑的工作机制成为可能。

参 考 文 献

Agranoff BW，Benjamins JA，Hajra AK，1999. Lipids. In：Siegel GJ，Agranoff BW，Albers RW，Fisher SK，Uhler MD，editors. Basic neurochemistry. Philadelphia，New York：Lippincott-Raven：47-67.

Barnea G，Strapps W，Herrada G，et al，2008. The genetic design of signaling cascades to record receptor activation. Proc Natl Acad Sci U S A，105（1）：64-69.

Bernard-Gauthier V，Collier TL，Liang SH，et al，2017. Discovery of PET radiopharmaceuticals at the academia-industry interface. Drug Discov Today Technol，25：19-26.

Beyene AG，Delevich K，Del Bonis-O'Donnell JT，et al，2019. Imaging striatal dopamine release using a nongenetically encoded near infrared fluorescent catecholamine nanosensor. Sci Adv，5（7）：eaaw3108.

Bourne JA，2003. Intracerebral microdialysis：30 years as a tool for the neuroscientist. Clin Exp Pharmacol Physiol，30（1-2）：16-24.

Brun MA，Tan KT，Nakata E，et al，2009. Semisynthetic fluorescent sensor proteins based on self-labeling protein tags. J Am Chem Soc，131（16）：5873-5884.

Bucher ES，Wightman RM，2015. Electrochemical analysis of neurotransmitters. Annu Rev Anal Chem（Palo Alto Calif），8：239-261.

Clark KD，Rubakhin SS，Sweedler JV，2021. Single-Neuron RNA modification analysis by mass spectrometry：characterizing RNA modification patterns and dynamics with single-cell resolution. Anal Chem，93（43）：14537-14544.

de Lange EC，Danhof M，de Boer AG，et al，1997. Methodological considerations of intracerebral microdialysis in pharmacokinetic studies on drug transport across the blood-brain barrier. Brain Res Rev，25（1）：p. 27-49.

Dugast C，Suaud-Chagny MF，Gonon F，1994. Continuous in vivo monitoring of evoked dopamine release in the rat nucleus accumbens by amperometry. Neuroscience，62（3）：647-654.

Dürst CD，Wiegert JS，Helassa N，et al，2019. High-speed imaging of glutamate release with genetically encoded sensors. Nat Protoc，14（5）：1401-1424.

D'haenen H，Bossuyt A，Mertens J，et al，1993. SPECT imaging of serotonin 2 receptors in depression [J]. Psychiatry Research Neuroimaging，45：227-230.

Fan TW，Lorkiewicz PK，Sellers K，et al，2012. Stable isotope-resolved metabolomics and applications for drug development. Pharmacol Ther，133（3）：366-391.

Feng J，Zhang C，Lischinsky JE，et al，2019. A genetically encoded fluorescent sensor for rapid and specific in vivo detection of norepinephrine. Neuron，102（4）：745-761.

Fisher RS，Frost JJ. 1991. Epilepsy. J Nucl Med，32（4）：651-659.

Frost JJ，Mayberg HS，Sadzot B，et al，1990. Comparison of [^{11}C] diprenorphine and [^{11}C] carfentanil binding to opiate receptors in humans by positron emission tomography. J Cereb Blood Flow Metab，10（4）：484-492.

Gee AD，Herth MM，James ML，et al，2020. Radionuclide imaging for neuroscience：current opinion and future directions. Mol Imaging，19：1536012120936397.

Hires SA，Zhu Y，Tsien RY，2008. Optical measurement of synaptic glutamate spillover and reuptake by linker optimized glutamate-sensitive fluorescent reporters. Proc Natl Acad Sci U S A，105（11）：4411-4416.

Hosp F，Mann M，2017. A Primer on concepts and applications of proteomics in neuroscience. Neuron，96（3）：558-571.

Inagaki HK，Ben-Tabou de-Leon S，Wong AM，et al，2012. Visualizing neuromodulation in vivo：TANGO-mapping of dopamine signaling reveals appetite control of sugar sensing. Cell，148（5）：1065.

Iyo M，Namba H，Fukushi K，et al，1997. Measurement of acetylcholinesterase by positron emission tomography in the brains of healthy controls and patients with Alzheimer's disease. Lancet，349（9068）：1805-1809.

Jing M，Zhang P，Wang G，et al，2018. A genetically encoded fluorescent acetylcholine indicator for in vitro and in vivo studies. Nat Biotechnol，36（8）：726-737.

Kennedy MJ，Hughes RM，Peteya LA，et al，2010. Rapid blue-light-mediated induction of protein interactions in living cells. Nat Methods, 7 (12): 973-975.

Kho, C. M, et al, 2017. A Review on microdialysis calibration methods: the theory and current related efforts. Mol Neurobiol, 54 (5): 3506-3527.

Kolsch H, Lutjohann D, Bergmann KV, et al, 2003. The role of 24S-hydroxycholesterol in Alzheimer's disease. J Nutr Health Aging, 7: 37-41.

Kuhl DE, Minoshima S, Fessler JA, et al, 1996. In vivo mapping of cholinergic terminals in normal aging, Alzheimer's disease, and Parkinson's disease. Ann Neurol, 40 (3): 399-410.

Lee D, Creed M, Jung K, et al, 2017. Temporally precise labeling and control of neuromodulatory circuits in the mammalian brain. Nat Methods, 14 (5): 495-503.

Leoni V, Masterman T, Patel P, et al, 2013. Side chain oxidized oxysterols in cerebrospinal fluid and the integrity of blood-brain and blood-cerebrospinal fluid barriers. J Lipid Res, 44: 793-799.

Marcinkiewcz CA, Mazzone CM, D'Agostino G, et al, 2016. Serotonin engages an anxiety and fear-promoting circuit in the extended amygdala. Nature, 537 (7618): 97-101.

Marvin JS, Borghuis BG, Tian L, et al, 2013. An optimized fluorescent probe for visualizing glutamate neurotransmission. Nat Methods, 10 (2): 162-170.

Masharina A, Reymond L, Maurel D, et al, 2012. A fluorescent sensor for GABA and synthetic GABA (B) receptor ligands. J Am Chem Soc, 134 (46): 19026-19034.

Mosharov EV, Sulzer D, 2005. Analysis of exocytotic events recorded by amperometry. Nat Methods, 2 (9): 651-658.

Muller A, Joseph V, Slesinger P, et al, 2014. Cell-based reporters reveal in vivo dynamics of dopamine and norepinephrine release in murine cortex. Nat Methods, 11, 1245-1252.

Nguyen QT, Schroeder LF, Mank M, et al, 2010. An in vivo biosensor for neurotransmitter release and in situ receptor activity. Nat Neurosci, 13 (1): 127-132.

Okumoto S, Looger LL, Micheva KD, et al, 2005. Detection of glutamate release from neurons by genetically encoded surface-displayed FRET nanosensors. Proc Natl Acad Sci U S A, 102 (24): 8740-8745.

Pawlosky RJ, Ward G, Salem N Jr, 1991. Essential fatty acid uptake and metabolism in the developing rodent brain. Lipids, 31: S103-S107.

Reimer J, McGinley M J, Liu Y, et al, 2016. Pupil fluctuations track rapid changes in adrenergic and cholinergic activity in cortex. Nature communications, 7: 13289.

Rinne JO, Brooks DJ, Rossor MN, et al, 2010. ^{11}C-PiB PET assessment of change in fibrillar amyloid-beta load in patients with Alzheimer's disease treated with bapineuzumab: a phase 2, double-blind, placebo-controlled, ascending-dose study. Lancet Neurol, 9 (4): 363-372.

Saylor RA, Hersey M, West A, et al, 2019. Corrigendum: in vivo hippocampal serotonin dynamics in male and female mice: determining effects of acute escitalopram using fast scan cyclic voltammetry. Front Neurosci, 13: 726.

Schubiger PA, Hasler PH, Beer-Wohlfahrt H, et al, 1991. Evaluation of a multicentre study with Iomazenil--a benzodiazepine receptor ligand. Nucl Med Commun, 12 (7): 569-582.

Secher A, Kelstrup CD, Conde-Frieboes KW, et al, 2016. Analytic framework for peptidomics applied to large-scale neuropeptide identification. Nat Commun, 7: 11436.

Shariatgorji M, Nilsson A, Goodwin RJ, et al, 2014. Direct targeted quantitative molecular imaging of neurotransmitters in brain tissue sections. Neuron, 84: 697-707.

Shariatgorji M, Nilsson A, Fridjonsdottir E, et al, 2019. Comprehensive mapping of neurotransmitter networks by MALDI-MS imaging. Nat Methods, 16, 1021-1028.

Shinotoh H, Namba H, Yamaguchi M, et al, 1999. Positron emission tomographic measurement of acetylcholinesterase activity reveals differential loss of ascending cholinergic systems in Parkinson's disease and progressive supranuclear palsy. Ann Neurol, 46 (1): 62-69.

Stangler L A, Kouzani A, Bennet K E, et al, 2021. Microdialysis and microperfusion electrodes in neurologic disease monitoring. Fluids Barriers CNS, 18 (1): 52.

Sun F, Zeng J, Jing M, et al, 2018. A Genetically encoded fluorescent sensor enables rapid and specific detection of dopamine in flies，fish，and mice. Cell，174（2）：481-496. e19.

Tafani JA，Lazorthes Y，Danet B，et al，1989. Human brain and spinal cord scan after intracerebroventricular administration of iodine-123 morphine. Int J Rad Appl Instrum B，16（5）：505-509.

Wang S，Che T，Levit A，et al，2018. Structure of the D2 dopamine receptor bound to the atypical antipsychotic drug risperidone. Nature，555（7695）：269-273.

Wightman RM，2006. Detection technologies. Probing cellular chemistry in biological systems with microelectrodes. Science，311（5767）：1570-1574.

Yin W，Zhou XE，Yang D，et al，2018. Crystal structure of the human 5-HT1B serotonin receptor bound to an inverse agonist. Cell Discov，4：12.

Zahedi Rad M，Neyestani TR，Nikooyeh B，et al，2015. Competitive protein-binding assay-based enzyme-immunoassay method，compared to high-pressure liquid chromatography，has a very lower diagnostic value to detect vitamin D deficiency in 9-12 years children. Int J Prev Med，6：67.

Wu Z，Lin D，Li Y，2022. Pushing the frontiers：tools for monitoring neurotransmitters and neuromodulators. Nat Rev Neurosci，23：257-274.

Zhu H，Zou G，Wang N，et al，2017. Single-neuron identification of chemical constituents，physiological changes，and metabolism using mass spectrometry. Proc Natl Acad Sci U S A，114（10）：2586-2591.

第七章

神经电生理检测

电生理学是生理学中研究细胞与组织电学特性的分支，它包括对单个离子通道到整个器官的电压、电流的测量与操控。在神经科学领域，电生理涉及对神经元电活动的测量，尤其是对动作电位的测量。此外，神经系统记录得到的大规模电学信号，如脑电图，也被认为是电生理记录的一种。这些电信号既是机体基础生命活动的表现，也在疾病的诊断与监测方面起重要作用。大脑中的信息由一系列复杂的电脉冲所编码，因此理解这些脉冲对理解大脑有着极为重要的作用（关兵才等，2013）。

第一节　膜片钳技术概述

一、膜片钳技术基本介绍

膜片钳技术是基于电工学和电化学原理，通过玻璃微电极与细胞膜形成紧密封接的方法，采用钳制电压或电流对生物膜上离子通道的电活动进行记录的微电极技术（刘振伟，2006）。

膜片钳中的"膜片"指的是离子通道记录中的一小片细胞膜，也可以指全细胞记录中的整个细胞膜。"钳"是人为控制的意思，根据电学参数的不同，技术上可以分为电压钳（voltage clamp，VC）和电流钳（current clamp，IC）两种。电压钳是人为控制细胞膜两侧的电位差以检测跨膜电流，电流钳则是人为控制细胞膜的电流以检测跨膜电压。电压钳模式能够较好地研究离子通道的电压依赖性，也可以用于细胞膜电容的测定。电流钳能够用于检测细胞膜的静息膜电位以及进行电流刺激，人为诱发动作电位。不同尺度膜片钳技术的应用见图 7-1。

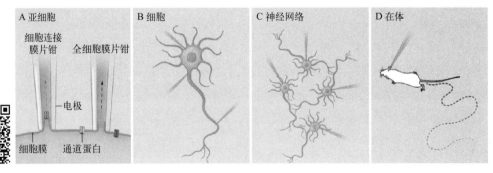

图 7-1　不同尺度膜片钳技术的应用

A. 亚细胞水平上可以记录离子通道电流或全细胞电流；B. 细胞水平可同时记录一个神经元不同部位，研究信号传递的方向；C. 网络水平可同时记录不同神经元，以研究神经网络功能连接；D. 在体水平对清醒动物神经元进行膜片钳记录

二、膜片钳中的电极

细胞膜上离子通道电流非常微弱，因此降低背景噪声是记录成功的关键。膜片钳记录中

使用的微电极是将玻璃电极管通过电极拉制仪拉制而成。玻璃微电极是 Ag/AgCl 电极的依托，相当于液体盐桥，玻璃微电极尖端与细胞膜形成高阻抗封接，是记录微弱离子电流的关键。

银丝及其表面镀的 AgCl 被称为 Ag/AgCl 电极，无论是与膜片钳实验系统的信号地相连的接地电极，还是与放大器相连的记录电极，都需要 Ag/AgCl 与含有 Cl⁻ 的溶液接触构成可逆电极。由于 Ag/AgCl 电极使用简单，电极电位稳定不容易产生极化现象，常被用于膜片钳等电生理实验。

玻璃微电极由杆部、肩部、颈部和尖部四部分组成。在膜片钳实验中，要求玻璃微电极颈部尽可能短、直径大，以降低电极电阻。对于单通道记录，由于电流较弱，电极电阻不是噪声主要来源，玻璃的电学噪声成为噪声的主要来源。在全细胞记录中，由于电流幅度大，对玻璃电学噪声的控制要求相对于单通道记录较低。玻璃微电极主要包括软质玻璃（苏打玻璃）、硬质玻璃（硼硅酸盐玻璃或铝硅酸盐电极）以及石英。软质玻璃熔点较低，易于拉制和抛光，对电极拉制仪的损耗较小，因而拉制的稳定性更好。但是目前实验室使用较多的是硼硅酸盐电极，因其电导率低、噪声小而适用于单通道以及全细胞的记录。石英电极熔点非常高，需要配置激光源的拉制仪，且价格昂贵，因此使用较少。

一般要求拉制微电极用的玻璃管外径 1.2 ~ 1.7mm，厚度 0.2mm 以上，管壁越厚，电极的跨壁电容越小，噪声也越小。在玻璃微电极拉制过程中，一般分为两步或多步拉制，第一步使玻璃软化，拉制出电极颈部，最后一步拉制电极尖部。一般玻璃微电极的尖端直径在 1 ~ 3μm，充灌细胞内液后电极电阻为 2 ~ 10MΩ。由于玻璃微电极尖端易附着灰尘，要求现用现拉制，否则影响细胞贴附效果。

（一）膜片钳记录的电压和电位

细胞膜由脂质双分子层和蛋白质组成，将细胞内液与细胞外液分离，细胞膜内外因带电离子分布差异而存在的电位差称为跨膜电位或膜电位（membrane potential，Vm），细胞在非兴奋状态下的膜电位称为静息膜电位。不同类型的细胞其静息电位存在差异性，例如大脑皮层神经元静息电位为 -70mV 左右，视网膜细胞静息膜电位为 -40mV 左右。静息膜电位受到电刺激或化学刺激时发生变化，产生局部电位或动作电位（action potential，AP）。神经元在受到足够强烈的电或化学刺激时，膜电位达到阈电位从而诱发动作电位。阈电位指能够使膜上 Na⁺ 离子通道大量开放而产生动作电位的临界膜电位。动作电位一般由神经元的递质释放引起，具有"全或无"的特点，即动作电位产生后其幅度及形状不依赖于刺激强度。动作电位一旦产生，在沿着神经纤维传导过程中的形状和幅度保持不变。

当某种离子跨膜流动的净电荷为 0 时即称为平衡电位（equilibrium potential）。1888 年德国物理化学家 Walter Nernst 根据热力学基本原理提出 Nernst 方程计算平衡电位。对于离子 X，其平衡电位为：

$$E_x = \frac{RT}{zF} \ln \frac{[X]_o}{[X]_i}$$

其中，E_x 表示离子 X 的平衡电位，R 是气体常数，T 是绝对温度，z 是离子的价，F 是法拉第常数，$[X]_o$ 和 $[X]_i$ 是细胞内外离子 X 的浓度。

通过膜片钳放大器或信号采集软件对细胞或膜片发出的电压指令被称为命令电压（command voltage），用于钳制细胞膜电位，使细胞膜去极化或超级化。

（二）膜片钳记录的电流、电导、电阻和电容

在一定条件下，跨越细胞膜的离子流动产生的电流称为跨膜电流（transmembrane current，

Im）。跨膜电流包括离子通道电流、离子泵电流和交换体电流等。离子通道包括电压门控离子通道（如 Na^+、K^+、Ca^{2+}、Cl^- 等）、配体门控离子通道（如谷氨酸受体、多巴胺受体等）、第二信使介导的离子通道（如 ATP 敏感的 K^+ 通道）等。不同的离子通道对离子的选择性不同，因而电流特点也不一样。细胞膜上除了离子通道蛋白外还存在一些转运蛋白，通过自身构象改变来结合特定的离子进行跨膜转运，比如 Na-K 泵、Ca 泵等，所产生的跨膜电流即离子泵电流。

电导（conductance，G）为电阻（R）的倒数。根据欧姆定律，电导为：$G = I/V$，其中 G 是电导，I 是电流，V 是电阻两端电压差。

膜电阻（membrane resistance，R_m）指电流流过细胞膜时遇到的阻力，在细胞静息状态下，R_m 主要来自细胞膜脂质双分子层的电阻，而当细胞膜上离子通道开放时，R_m 将显著降低。在膜片钳实验中还存在电极电阻，是玻璃微电极自身的电阻，一般与电极口径有关。从电生理实验角度看，电极电阻越小所带来的噪声越小。

电容即由绝缘体隔开的两个导体组合，细胞膜的脂质双分子层可以被认为是绝缘体，因而由细胞外液-脂质双分子层-细胞内液组成了细胞膜电容（membrane capacitance，C_m）。C_m 的大小与细胞膜面积成正比，与脂质双分子层厚度成反比。在玻璃微电极中，电极内液与电极外液间也存在电容，称为跨壁电容（transmural capacitance，C_t）。在玻璃电极分隔的电极内液与浴液间还有电极电容（pipette capacitance，C_p）。这些电容电流将会干扰电信号的采集，因此膜片钳实验中需要进行电容补偿。

（三）膜片钳记录模式

根据研究需要及膜片钳记录特点的不同，一般分为 4 种基本记录模式：细胞贴附记录、内面向外记录、外面向外记录和全细胞记录。

1. 细胞贴附记录（cell-attached recording）

电极接触细胞膜，轻轻给予负压即形成细胞贴附模式，通过微电极对高阻抗封接的细胞膜进行电位钳制，从而测量流经离子通道的电流。细胞贴附模式通常用于测量自发细胞放电，但也可用于记录单通道电流。在这种模式下，细胞内成分不会被电极内液改变和影响，可以将试剂添加到电极内液中，以隔离电导或研究相关离子通道的活性。细胞贴附记录可用于研究依赖于可扩散第二信使活动的离子通道或易于衰减的通道。自发细胞放电活动可在电压或电流钳模式下记录，细胞通常保持在 0mV 或零电流水平，以无创方式测量电活动。

2. 内面向外记录（inside-out recording）

细胞吸附模式形成后，电极迅速提起，脱离细胞，黏着在电极尖端的细胞膜因具有流动性会自动融合形成囊泡。电极提出液面暴露于空气 $1\sim2s$ 后囊泡外表面破裂，再次放入浴液，即形成内面向外记录。内面向外记录模式中，细胞膜的细胞质表面暴露于浴液中，因而可以在细胞浴液中添加细胞内信使，来研究其对细胞膜的作用。同样可以在电极内液中添加药物，来研究对细胞外离子通道结构域的影响。单通道记录也经常使用切除的内面向外膜片进行，特别是在研究细胞内信使的作用的情况下。该模式的缺点是造成胞内物质的丧失，使受胞内信使调控的通道不能正常活动。另外，细胞膜边缘易发生再封接造成记录电流误差。

3. 外面向外记录（outside-out recording）

细胞吸附模式形成后，继续负压吸引至膜片破裂，缓慢提起电极不离开液面，与原细胞分离的断端游离部分自行融合成脂质双分子层，形成外面向外记录模式。该模式的优点在于容易改变膜片外侧成分，常用于研究配体门控离子通道的行为。缺点在于胞内物质丢失造成很多通道难以正常活动，此外也会有细胞膜边缘再封接造成记录失真的情况。

4. 全细胞记录（whole-cell recording）

细胞吸附模式形成后，继续负压吸引至膜片破裂，使电极内液与细胞内液完全融合，形成全细胞记录模式。最终封接是否良好也可以通过将电压钳制在静息电位时的电流幅度（保持电流）来衡量，这是观察膜片钳是否维持在千兆欧封接的指标。全细胞记录模式的优点是易于控制和改变细胞外物质成分、对细胞损伤小、易于进行电压或电流钳制、噪声小。其不足之处主要表现为细胞内液成分易被电极内液稀释而产生的电化学反应失真。全细胞记录能获得完整细胞信息以反映细胞功能状态变化，甚至细胞间的信息传递，因此是当前最常用的膜片钳技术记录模式。

四种基本的膜片钳技术记录模式如图 7-2 所示。

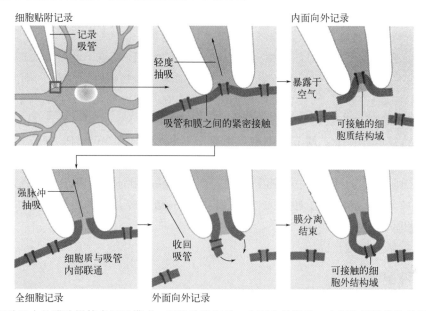

图 7-2　四种基本的膜片钳技术记录模式：细胞贴附记录、内面向外记录、全细胞记录以及外面向外记录

第二节　膜片钳技术的应用

膜片钳实验目前主要包括离体（in vitro）脑片记录实验和在体（in vivo）神经元记录实验。离体脑组织在适当的温度、渗透压等条件下可以保持较好的生理状态，保持了神经元原有的细胞形态、受体分布、递质释放和完整的突触回路等功能信息。在体膜片钳技术是对麻醉或清醒动物大脑进行膜片钳记录。例如神经科学界的模式动物斑马鱼，因其具有脑组织透明、结构保守、行为丰富等优势被广泛应用于基础神经环路、神经疾病等的研究。而在体膜片钳技术也随之得到发展和应用，成为当前研究神经功能的利器。尤其近些年随着光学成像、荧光标记等技术的进步，目前在小鼠大脑上可以看到接近 1mm 左右的神经元，并进行在体膜片钳记录。在体膜片钳一般采用全细胞或细胞贴附模式进行记录，在神经元膜片钳记录的操作上与离体脑片无本质差别（Noguchi et al，2021）。

一、膜片钳实验基本流程

① 检查实验系统各仪器间的线路连接。

② 打开各仪器的电源开关和实验软件，检查各参数的初始设置。

③ 将实验脑片或实验动物置于倒置显微镜的载物台上，调节好灌流液速度。

④ 电极安装：将 Ag/AgCl 接地电极丝与探头的信号接地端相连，将玻璃微电极充灌电极内液，安装在微电极夹持器上。

⑤ 偏移电位的补偿和电极电阻的测定：在玻璃微电极进入浴液前，施加小幅度方波电压脉冲，对电极内施加正压以避免液面漂浮物贴附电极尖端影响封接过程。接着控制电极进入浴液，电流基线通常会立刻漂离零位，若此时处于电压钳模式，在维持电压为零时，通过调节偏移电位补偿，使电流基线等于零，此时可见基线上叠加有响应电流方波。

⑥ 细胞封接：调节微电极至要记录的目标神经元附近，微电极尖端接触细胞释放正压，再施加负压，达到高阻抗封接。

⑦ 电极电容补偿：在电压钳模式下将保持电位调至预设定值，一般将保持电位设为细胞静息电位平均值。将电流放大倍数调高，调节电极电容补偿参数。

⑧ 破膜：全细胞记录需要加大微电极内的负压将细胞膜吸破，此时可见时间常数较大的全细胞膜电容电流的出现，以及方波电流的轻微加大。细胞破膜后，若所用浴液的渗透压比电极内液的渗透压略高，则应该将所施加的负压力在几秒内或几十秒内去掉；反之，适当保留一点负压对破膜状态及细胞的稳定更有利。

⑨ 全细胞膜电容补偿：调节全细胞膜电容补偿板块中的 Cm 和 Rs 进行膜电容电流补偿，使输出电流信号中细胞膜电容电流成分消失或变至最小。

⑩ 串联电阻补偿：打开串联电阻补偿键，调节串联电阻补偿至不产生震荡为度。

⑪ 漏减调节：若研究离子通道的电压依赖性，一般需要进行漏电流调节，将电流方波和电流基线调平，使之变为一条直线。

⑫ 进行数据采集与分析。

二、溶液配制

膜片钳实验中的细胞外液（external solution）也被称为细胞浴液、灌流液、人工脑脊液等，是模拟细胞在体外的生理环境代用液。因此，其离子成分、渗透压、pH 值等要求与机体组织液尽量接近。膜片钳用的内液（internal solution）也被称为电极内液。内液基本离子成分和外液相似，但是浓度差别较大。内液中一般需要加入 Ca^{2+} 螯合剂 EGTA，使游离钙浓度低于细胞外液，内液中通常还需要添加葡萄糖和 ATP 以提供能量物质，维持更好的细胞状态。一般根据实验标本和实验目的来调整配方成分，配制需要的溶液。例如对小鼠海马神经元脑片全细胞记录，配制细胞外液：NaCl 140mmol/L，KCl 5mmol/L，$CaCl_2$ 2mmol/L，$MgCl_2$ 1mmol/L，HEPES 10mmol/L，葡萄糖 10mmol/L，使用 NaOH 调 pH 至 7.4。

对于全细胞记录和外面向外记录模式，电极内液即细胞内液。常规细胞内液：KCl 130mmol/L，$CaCl_2$ 2mmol/L，$MgCl_2$ 1mmol/L，EGTA 10mmol/L，Na_2-ATP 3~5mmol/L，HEPES 10mmol/L。pH 调至 7.2~7.3，渗透压 280~320mOsm/L，一般略低于细胞外液渗透压。细胞内液的配制一般要求高 K^+、低 Na^+、低 Ca^{2+}，适当补充能量物质如 Na_2-ATP、Na_2-GTP 等，以维持更好的细胞活性。需要注意的是，ATP 等能量物质不稳定，一般少量配制，分装保存，或者现用现加。

溶液的渗透压对维持细胞功能非常重要，目前实验室常用渗透压仪检测，一般渗透压调整为 280~320mOsm/L。如果渗透压偏低可加入蔗糖调节，渗透压偏高可加水调节。通常情况下，细胞外液渗透压较内液略高。

三、离体脑片制备及培养

① 预冷人工脑脊液：取配制好的人工脑脊液在室温下充 $95\%O_2$-$5\%CO_2$ 混合气体至饱和，密闭后置于 $-20℃$ 冰箱 $1\sim2h$ 形成冰水混合状态。

② 实验工具：准备好手术刀、手术剪、骨钳、眼科剪、眼科镊、培养皿、琼脂块、滤纸、胶水等。

③ 取脑组织：对小鼠或大鼠进行麻醉后迅速断头，使用骨钳和剪刀等切开颅骨，快速取出全脑放入预冷的脑脊液中。取脑过程尽量控制在 $2min$ 内完成，取材等操作过程中避免挤压牵拉脑组织。

④ 切片：使用胶水将脑组织与琼脂块固定在切片机的载物台上，迅速倒入冷却的脑脊液浸没脑组织，使用振动切片机切取所需厚度和位置的脑片，一般厚度为 $200\mu m$ 左右。切片过程中最后持续通氧气，以减少脑组织缺氧损伤。

⑤ 孵育：使用吸管或软毛刷将脑片转移到 $95\%O_2$-$5\%CO_2$ 混合的脑脊液中，在 $34\sim37℃$ 水浴锅中孵育 $1h$ 左右，使脑片中的神经元功能状态恢复。

四、离体脑片膜片钳记录

① 脑片固定：孵育后的脑片转移到记录槽中，镊子轻压脑片边缘部位调节脑片位置，再使用盖网压住脑片，防止漂动。

② 脑片灌流：使用蠕动泵或依靠重力持续向脑片记录槽灌流 $95\%O_2$-$5\%CO_2$ 混合人工脑脊液，流速 $1\sim2mL/min$，脑片浸没于液面下 $1\sim2mm$。实验过程中可以通过加温系统维持灌流液在 $34\sim37℃$。

③ 玻璃微电极：根据需要记录的细胞大小、脑片深度、实验目的等选择合适型号的电极以及拉制直径。

④ 膜片钳记录：首先在低倍镜下调节脑片到视野中心位置。接着切换高倍物镜，找到要记录的目标神经元至视野特定位置。寻找细胞以轮廓光滑、立体感好为佳。接着对灌注好内液的电极给予正压，将电极尖端移至液面下，并尽快到目标神经元附近。接着使电极尖端接近目标神经元，当电极尖端在细胞表面压下明显凹痕时，快速撤出正压，并施加负压，完成高阻抗封接。

五、在体动物准备

目前在体膜片钳技术已成功应用于研究大脑和脊髓神经元，已有报道的动物包括猫、大鼠、小鼠、斑马鱼、果蝇、线虫等。以目前使用较多的小鼠和斑马鱼作为示例进行介绍。

① 动物麻醉：小鼠可以使用戊巴比妥腹腔注射或吸入方式麻醉，斑马鱼可以使用银环蛇毒素进行肌肉麻痹。

② 固定与解剖：小鼠一般使用脑立体定位仪固定，头皮剪开暴露颅骨，使用颅骨钻在颅骨开孔。斑马鱼使用低熔点琼脂糖固定，再使用玻璃微电极剖开实验区域上方的头皮组织，暴露实验所需的大脑位置，解剖部位越小越好，以保持动物处于较佳状态。

③ 电极植入：小鼠进行颅骨钉固定，接着用电极夹持器夹住电极，使用微操控制电极靠近要记录的目标脑组织位置。对于斑马鱼，使用微操控制电极靠近目标神经元。

④ 膜片钳记录：根据能否看见细胞一般分为盲法记录和可视记录。因为光学成像等技

术原因，对于小鼠较深部位神经元，一般采用盲法记录。斑马鱼因其脑组织透明，一般可视下记录。对于可视记录，首先需要通过转基因或者染料注射等方法对目标类型神经元进行荧光标记，为了看到更深层的神经元，一般需要在双光子或多光子显微镜下进行。

六、应用

1. 离子通道的研究

离子通道活动是细胞电生理功能的基础，膜片钳技术可以直接观察和分辨单离子通道电流及其开闭时程、区分离子通道的离子选择性，同时可发现新的离子通道及亚型，并能在记录单细胞电流和全细胞电流的基础上进一步计算出细胞膜上的通道数和开放概率，还可以用以研究某些胞内或胞外物质对离子通道开闭及通道电流的影响等。同时用于研究细胞信号的跨膜转导和细胞分泌机制。结合分子克隆和定点突变技术，膜片钳技术可用于离子通道分子结构与生物学功能关系的研究。

利用膜片钳技术可以研究细胞离子通道的靶向特性。离子通道还能作为各种信号分子的靶点，传递具有靶向特性的电生理信号以维持细胞生理稳态，所以膜片钳技术在离子通道与药物相互作用的研究方面也起着非常重要的作用。如神经元烟碱受体为配体门控性离子通道，膜片钳全细胞记录技术通过记录烟碱诱发电流，可直观地反映出神经元烟碱受体活动的全过程，包括受体与其激动剂和拮抗剂的亲和力，离子通道开放、关闭的动力学特征及受体的失敏等活动。

离子通道结构的改变或功能异常也会导致离子通道相关疾病的发生。目前研究发现几十种与离子通道相关的疾病，如心肌 Na^+ 通道异常相关的 Brugada 综合征。

2. 突触水平研究

膜片钳技术是研究细胞间电信号传递的有效手段，尤其在神经突触电信号方面的研究中具有重要作用。神经元之间、神经元与胶质细胞间甚至神经元与血管间信号的传递均依赖突触的功能，当神经元接收到外界刺激时，突触前膜和后膜上的受体、突触后膜的离子通道、神经递质等结构或物质会发生改变，神经元的电生理状态也随之发生改变，进而影响细胞的生理功能乃至整体脑网络活动状态。因此，利用膜片钳技术研究神经细胞间电信号的传递可以帮助我们理解细胞生理状态与各种刺激因素之间的联系，以及神经系统疾病和神经行为学的调节机制。

3. 高通量药物筛选

传统的膜片钳技术操作难度大、技术烦琐、实验效率较低，因此难以进行大规模药物筛选研发。自动膜片钳技术的出现很大程度上解决了这些问题，自动膜片钳是通过计算机系统控制，实现自动寻找细胞、封接、破膜、加药等过程，使高通量大规模药物筛选成为可能。自动膜片钳具有全自动、高通量、一体化、均一化等优势，可一次进行几十甚至上百个细胞的膜片钳记录，大大提高了膜片钳实验效率。自动膜片钳局限性主要有记录模式单一、价格昂贵、对细胞标本制备要求高等，因此主要被药物研发公司用于离子通道相关靶点药物的前期筛选。

七、膜片钳技术的新发展

1. 膜片钳与光学技术结合

光遗传学技术（optogenetics）是近年来发展迅速的神经科学研究技术，首先需要在神经细胞转入特定的光控激活蛋白，进一步可通过光控操纵激活特定神经元。膜片钳技术与光遗传学技术的结合，可以研究细胞激活或抑制状态下膜电位的活动、离子通道的活动等电生理特点以及神经解剖与功能的关系（Kim et al，2017）。

膜片钳技术还可以与电压敏感染料成像（voltage sensitive dye imaging）技术、钙成像（calcium imaging）技术相结合。膜片钳与光学成像技术的结合可以同时检测更多的神经元电压活动或者钙信号活动，同时在介观尺度对单个神经元的电生理信号进行检测，可以用于对动物行为反应的介观尺度神经细胞活动到微观的神经网络活动进行更全面的研究。同时也可以对通道的激活、失活机制以及构象变化进行研究。

2. 膜片钳与转基因病毒追踪技术结合

从解剖学角度看，膜片钳全细胞记录模式可以在细胞内应用生物素或者转入 DNA 质粒，帮助追踪标记所记录细胞上游的神经元。这种追踪技术可以进行单细胞逆向突触追踪，将神经网络的电生理特点与神经环路解剖结构相连接。

3. 膜片钳与单细胞 RNA 测序技术结合

为了将单个神经元的电生理特点与分子遗传学特点相联系，科学家们开发出全细胞记录与单细胞 RNA 测序的结合，并命名为 Patch-seq。该技术主要是在活体组织取材切片或在活体动物上首先进行单个神经元膜片钳记录，接着通过膜片移液管抽取细胞内容物进行后续的RNA 测序。与普通膜片钳不同的是，玻璃微电极必须经过严格清洁处理，以排除其他 RNA干扰。与常规 RNA 测序技术相比，Patch-seq 技术可以更好地进行原位神经细胞研究。Patch-seq 技术适用于离子通道和受体基因的研究，可以预测神经生理学表型。这两项技术的结合可对形态相似而电活动不同的细胞进行分子水平的研究分析，在观察电生理功能的同时，分析有关基因表达的情况，成功地实现了在单个细胞内同时研究功能与分子的变化。

膜片钳技术其他技术的结合如图 7-3 所示。

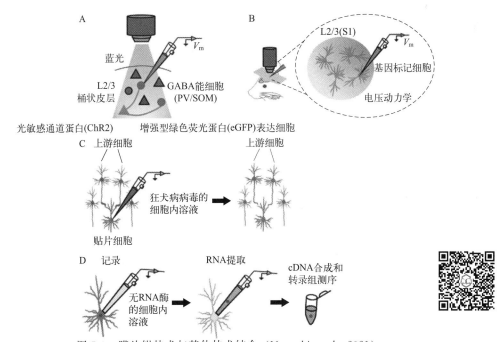

图 7-3　膜片钳技术与其他技术结合（Noguchi et al，2021）

A. 膜片钳与光遗传学技术结合；B. 在体全细胞记录与电压敏感染料结合；C. 膜片钳与病毒胞内注射技术结合，在膜片钳实验结束后在细胞内注射跨级追踪病毒；D. 膜片钳与 RNA 测序技术结合，在全细胞记录后吸取细胞内容物进行 RNA 测序

参 考 文 献

关兵才，张海林，李之望，2013. 细胞电生理学基本原理与膜片钳技术 [M]. 北京：科学出版社.

刘振伟. 2006. 实用膜片钳技术 [M]. 北京：军事医学科学出版社.

Kim CK，Adhikari A，Deisseroth K，2017. Integration of optogenetics with complementary methodologies in systems neuro-science. Nat Rev Neurosci，18：222-235.

Noguchi A，Ikegaya Y，Matsumoto N，2021. In vivo whole-cell patch-clamp methods：recent technical progress and future perspectives. Sensors，21（4）：1448.

第八章

神经细胞标记及示踪的新方法

人类大脑包含近 10^{11} 个神经元，形成约 $10^{14\sim15}$ 个突触，由此构成的神经环路网络是人类执行认知、情感、记忆、感觉和运动等一系列高级功能的结构基础。在神经生物学研究中，核心问题之一就是认识神经元的连接方式，描绘神经环路的精细结构从而了解其功能；神经科学的另一个基本问题是，大脑中的不同谱系是如何建立的，不同类型的细胞对神经系统有什么贡献，以及它们如何影响神经系统的行为。谱系追踪技术由此发展而来。人类对脑的结构和功能认识的深入有赖于神经形态学技术的进步，一系列特异性标记细胞种类、传导方向可控、可视化的示踪工具的不断丰富和进步推动了神经环路网络的精确认识和研究。本节将主要介绍神经细胞标记及示踪的技术原理、应用及进展。

第一节 转基因动物成像法

活体动物体内光学成像技术（optical in vivo imaging）是在动物基因水平利用内源性或外源性成像试剂标记细胞、蛋白质或 DNA，在活体状态下呈现特定生物学事件的发生发展的一种技术。包括生物发光成像（bioluminescence）和荧光成像（fluorescence）。生物发光是用萤光素酶（luciferase）基因标记细胞或 DNA，而荧光技术则采用荧光报告基团（GFP、RFP、Cyt 及 dyes 等）进行标记。该技术具有实时性、非侵入性、可靠性、易检测、可重复性、高敏感性的特点，在转基因动物标记中已被广泛应用。

为研究目的基因是在何时、何种刺激下表达，将萤光素酶基因插入目的基因启动子的下游，并稳定整合于实验动物染色体中，建立转基因动物模型。利用其表达产生的萤光素酶与底物作用产生生物荧光，从而反映目的基因的表达情况，实现对目的基因的研究（图 8-1）。发育生物学着重于研究动物发育过程中特定基因的时空表达情况；药理学研究则是观察药物诱导特定基因表达及其他生物学事件引起的相应基因表达或关闭；神经示踪研究主要是针对中枢神经系统和周围神经系统神经解剖学、神经纤维联系、神经疾病或损伤的诊断及治疗。

一、转基因技术示踪

转基因技术示踪是指利用基因打靶和基因转导技术进行标记示踪。转基因小鼠的神经元胞体、轴突及树突可表达不同颜色的荧光蛋白，使得神经元结构、功能及发育的研究可直接在荧光显微镜下进行，而不需要额外的组织染色或免疫组织化学处理。转基因小鼠是一种神经束路特异的、表达固有荧光的动物模型。首先，这项技术标记发生在基因水平，能够克服传统标记物的局限和缺点；其次，在标记方式上，由"宏观"的物理标记法转变为"微观"的基因打靶标记，从根本上解决了物理标记过程造成细胞损伤以及随着传代标记会被稀释的问题；最后，在示踪手段上，通过借助光学显微镜，实行活体示踪和观察，可以在同一个体反复多次获得一系列数据，消除个体差异。

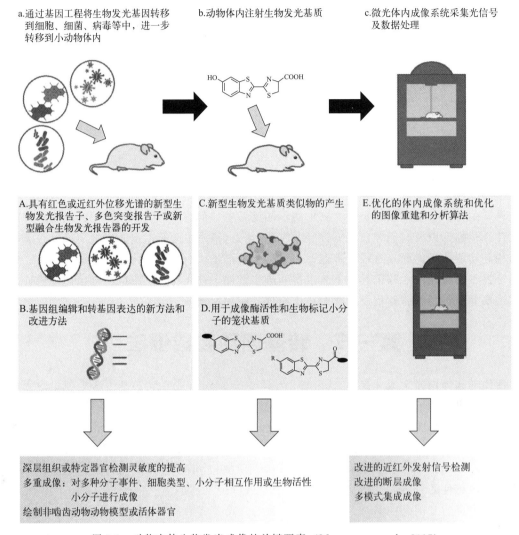

a.通过基因工程将生物发光基因转移到细胞、细菌、病毒等中，进一步转移到小动物体内

b.动物体内注射生物发光基质

c.微光体内成像系统采集光信号及数据处理

A.具有红色或近红外位移光谱的新型生物发光报告子、多色突变报告子或新型融合生物发光报告器的开发

C.新型生物发光基质类似物的产生

E.优化的体内成像系统和优化的图像重建和分析算法

B.基因组编辑和转基因表达的新方法和改进方法

D.用于成像酶活性和生物标记小分子的笼状基质

深层组织或特定器官检测灵敏度的提高
多重成像：对多种分子事件、细胞类型、小分子相互作用或生物活性小分子进行成像
绘制非啮齿动物动物模型或活体器官

改进的近红外发射信号检测
改进的断层成像
多模式集成成像

图 8-1　动物在体生物发光成像的关键要素（Mezzanotte et al，2017）

利用转基因技术的示踪分为瞬时示踪和长效示踪。长效示踪主要指构建 Cre/loxP 转基因品系。Cre/loxP 重组酶系统是以条件性基因打靶、诱导性基因打靶、时空特异性基因打靶策略为技术核心。该技术由 Sternberg 和 Hamilton 提出，在新型基因打靶中获得广泛应用。Cre 重组酶是一种位点特异性重组酶，特异识别 loxP 位点并介导位点间序列被删除或重组，无须借助任何辅助因子，可作用于多种结构 DNA 底物，如线形、环状，甚至超螺旋结构。瞬时示踪技术指的是 DNA 进入细胞后，不整合到宿主细胞的基因组 DNA 上，只是利用宿主细胞的蛋白表达体系，在转染后的某个时间段内表达外源蛋白或病毒；随着细胞的不断分裂，外源 DNA 逐渐被代谢清除，细胞停止外源基因的表达。

神经系统的发育伴随着各类神经细胞的分化，意味着特异性基因的表达，所以通过组织或细胞特异性启动子启动 Cre 重组酶的表达，去除 loxP 位点间的抑制序列，从而激活受体基因（如 LacZ、GFP 等），以此标记所有带该启动子的细胞及其子代来达到示踪的目的。该技术目前已在斑马鱼（Rodrigues et al，2012；Hochgreb-Hägele et al，2013）和小鼠中广泛使用。

目前转基因示踪技术主要有两种，即 Cre/loxP 和 Flp-FRT 重组系统。在转基因小鼠品系中加入他莫昔芬诱导，扩大了在转基因生物（genetically modified organism，GMO）中进行细胞研究的可能性（Feil et al，1997）。在特定启动子的控制下易发生诱导性 Cre 重组的转基因小鼠品系可以驱动荧光报告基因（fluorescence reporter，FR）的表达来绘制体内神经前体细胞的命运图（Dhaliwal et al，2011）。通过给予低剂量他莫昔芬，可以根据感兴趣的谱系，产生在特定启动子控制下编码不同 FR 的转基因小鼠，表现出独特的优点和缺点（Lacar et al，2010）。早期谱系追踪研究使用由四足动物胚胎产生的嵌合体小鼠，能够确定体内许多结构的起源（Le Douarin，2005）。此外，将 GMO 中的标记细胞移植到野生型动物中也被用于追踪细胞谱系（Merkle et al，2007）。

建立转基因品系进行示踪克服了瞬时转染表达时间短、不能传代的缺点，使研究者能够长效地对目的细胞及其后代进行追踪和观察。通过将它们与最先进的方法结合，如细胞类型特异性光遗传学操作、单细胞转录组学分析、细胞消融、活细胞成像、膜片钳记录、双光子显微镜、脑切片制备和观察，可帮助研究者们更好地理解谱系是如何在大脑中衍生的。但从载体构建到注射到细胞筛选到最终成为转基因动物，耗时长，技术难度大且成功率低。目前适用的研究模型还比较局限。转基因品系构建成功后也仅限于某类带特异性启动子细胞的研究，相对局限，不如其他方法灵活多变。

二、成像试剂

无论是生物发光成像还是荧光成像，都需要选择合适的成像试剂。依照标记方式的不同，这些试剂可分为内源性试剂和外源性试剂。内源性试剂主要是荧光蛋白，外源性试剂主要为荧光染料和荧光量子点等新型纳米标记材料。生物发光技术中通常采用内源性试剂标记，即用萤光素酶基因标记细胞或 DNA，将萤光素酶基因整合到细胞染色体 DNA 上以表达萤光素酶。当外源（腹腔或静脉注射）给予其底物萤光素（luciferin），即可在几分钟内产生发光现象。但是这种酶需在 ATP 及氧气存在下，催化荧光素的氧化反应才可以发光。因此只有在活细胞内才会观察到发光现象，并且光的强度与标记细胞的数目正相关。

（一）内源性标记

内源性试剂通常利用体内的一个酶介导的过程，在加入底物后产生可检测的光（Rice et al，2001）。最常用的报告系统是荧光蛋白和萤光素/萤光素酶生物发光系统。荧光蛋白无须另外加入物质或底物即可发挥指示作用。而萤光素在合成过程中与其他蛋白质融合表达，因而荧光蛋白基因的表达可以直接用于信号的指示。

哺乳动物的生物发光是将萤光素酶基因（通常为萤火虫萤光素酶）整合到细胞染色体 DNA 上以表达萤光素酶，在 ATP 及氧气存在时，外源给予底物萤光素，萤光素酶氧化底物产生发射光，具有较强的特异性。萤光素酶反应的发射光具有较宽的发射光谱，通常超过 600nm。此时发射光被组织吸收少，而动物本身没有任何自发光。因而生物发光具有背景低、信噪比高的特点。与基于荧光蛋白的荧光成像相比，基于萤光素酶的生物发光成像体内检测灵敏度更高。由于只有在活细胞内才会产生发光现象，并且光的强度与标记细胞的数目成正比，因而生物发光成像可用于定量分析。

（二）外源性标记

与内源性试剂不同，外源性试剂不必整合到基因组或是特定的载体上，其经过一定的修饰后可以和蛋白质、多肽、核酸及细胞相结合。这意味着这些试剂可以用于靶向示踪，具有广泛用于临床的潜力。目前这类试剂主要是有机染料（如 Cy5.5）和新型纳米材料量子点（quantum dots，QD）。传统有机染料容易猝灭，成像时非特异背景高，相比之下量子点具有独特的光学和电学特征，在超灵敏度体内成像中显示出更明显的优点。量子点由于其表面积与粒子大小的高比例，存在量子尺寸效应（quantum size effect），可以通过调节其大小来改变发射光的特征；同样也可以通过调整其组成来改变发射光的波长。量子点具有很高的消光系数，作为检测探针更为明亮，在多组分检测中分辨率高；而且量子点具有抗光漂白特征，适合长期稳定使用。不过，虽然适当的修饰可以去除量子点的细胞毒性，但由于量子点本身的特性，仍需要进一步研究量子点的体内降解机制，以防止其他可能的损伤机制。

哺乳动物的荧光发光则有多种方式，既可以将 GFP 或其突变体基因整合到细胞染色体 DNA 上以表达荧光蛋白，在激发光源的作用下而发光；也可以利用一些荧光基团标记特定的物质，注入小动物体内而发光。

三、在体动物成像技术应用进展

神经特异性表达荧光蛋白的转基因小鼠模型被广泛应用于中枢神经系统和周围神经系统研究，Thy1-eYFP-H 小鼠（Porrero et al，2010）是典型动物模型。在周围神经系统中，eYFP-H 小鼠将成像水平从神经束提高到单个轴突水平，是周围神经活体示踪研究的主要模型。利用荧光解剖显微镜对 Thy1-YFP 转基因小鼠的隐神经轴突再生过程以及横断后神经移植修复进行荧光成像研究，可以直观观察周围神经损伤后轴突再生的整个过程。进行活体荧光成像观察，发现浅表的神经可以进行经皮直接可视化及定量研究，而不必进行手术暴露和动物处死。利用 Thy1-GFP 转基因大鼠还可以对坐骨神经挤压伤、横断后直接缝合等情况进行研究。

单一影像试剂在实际应用中能够满足很多研究的需要。但由于其单一性，所能提供的指标和信息也有限，为此很多研究者结合不同影像试剂的特性，构建了双报告系统，实现多参数的平行比较和体内外研究的结合。

（一）生物发光成像中的双报告系统

双靶点或多重标记在外源性标记的荧光成像中较为普遍，但在生物发光成像中并不多见。海肾萤光素酶的出现使得在生物发光成像中使用双报告系统成为可能。由于萤火虫萤光素酶的底物萤光素和海肾萤光素酶的底物不发生交叉反应，同时使用这两种报告系统即可利用生物发光实现在同一动物体内平行的多参数监测，评判基因治疗效率和基因递呈效率的直接相关性。

（二）生物发光系统和荧光报告系统的联合应用

多个研究应用萤光素酶和荧光蛋白基因同时与目的基因进行融合表达，实现细胞水平和体内研究的结合。另一方面，发光体如萤光素酶/底物系统和荧光受体包括荧光蛋白或荧光量子点间在一定的分子邻近距离内能够发生辐射自由能转移，即生物发光共振能量转移（bioluminescence resonance energy transfer，BRET）。萤光素酶与荧光量子点的螯合物，以及萤光素酶与荧光蛋白的融合报告系统可以不需要外源激发光源而直接进行荧光成像，既具有荧光多重体内成像探测不同靶标的优势，又解决了由激发光引起的高背景问题。有研究者将修饰后的量子点与海肾萤光素酶蛋白的突变体相偶联获得螯合物，即生物发光量子点（So et al，2006），适合于生物发光成像和荧光成像两种模式，在细胞和动物体内，甚至在动物深层组织中都能发射较长波长（从红色到近红内）的光线，非常适合多重体内成像。

（三）多色谱系示踪

多色谱系方法随 Brainbow 技术的发展而起源。Brainbow 转基因小鼠经过 Cre/loxP 系统驱动的随机重组，最多可有 4 种不同的荧光蛋白表达，形成了单细胞水平易于识别的多色混合体。这种方法能够对单个标记细胞的形态进行高度详细的可视化，因此被认为是一种非常有效的细胞追踪方法。尽管这不是一种谱系追踪的方法，但对谱系追踪领域产生了巨大的影响。设计荧光蛋白的组合已被成功地应用于小鼠（小鼠脑彩虹标记，d-Brainbow）、黑腹果蝇（果蝇彩虹标记，Flybow）和斑马鱼（斑马鱼斑点标记，Raeppli）的谱系示踪模型中。其他克隆方法则在涉及不同转基因品系的随机细胞中进行了分离和重组，如双标记镶嵌分析（MADM）（Hippenmeyer et al，2013），这一方法也已应用于黑腹果蝇（双斑点）（Griffin et al，2009）。但该技术对转基因动物有要求，准确定义子细胞的组合范围较小，另外其中一些转基因小鼠中可视化荧光信号需要免疫染色（Calzolari et al，2015）。由于缺乏特异性识别这些 FR 的抗体，这是一个重要的限制。为了将多色谱系追踪扩展到不同的生物体，甚至扩展到体外实验，研究人员设计了重组病毒颗粒或 DNA 质粒。已经产生了编码不同 FR 的重组慢病毒，有助于谱系追踪（LeGo）的多色镶嵌（Weber et al，2011）。新的方法涉及编码不同 FR 的重组 DNA 构建体，并且可以转染到目标细胞中，允许追踪单细胞的所有子代（Star-Track：通过标记每个细胞及其所有后代细胞的荧光蛋白来实现单细胞追踪；CLONE：通过标记每个细胞并记录其后代细胞的分化和迁移过程实现单细胞追踪；MAGIC：可以在细胞系谱系发育过程中标记并追踪单个细胞及其后代的发展轨迹。iON：可以用于标记和追踪单个细胞及其后代的行为和功能）（Kumamoto et al，2020）。

四、发展前景

活体生物发光成像技术能够对活体状态下的生物过程进行组织、细胞和分子水平的定性和定量研究。该技术检测灵敏度高而实验费用相对较低，可以在短时间内获得较为精确的实验结果，又能减少实验动物的使用数量，在医学及生物学研究领域应用广泛。活体成像技术使研究者能够实现活体内实时动态地观测神经活动，报告基因的应用更加增强了在体无损伤研究完整细胞或活体器官功能的能力。将这种高灵敏度、高精确性的观察方法与结构成像（如 MRI、PET）相结合，是该项技术的一个发展方向，将会在观测到结构信息的同时，获得功能性信息。随着小鼠及人类基因组图谱的绘制完成，可以应用生物发光信号在转基因鼠体内研究特定基因的表达情况，从而了解其功能。

第二节　活体导入标记方法（电穿孔质粒导入）

电穿孔技术是指利用 DNA 带负电荷的特点，以及细胞膜的通透性，将外源分子导入细胞的技术。该技术能快速直接地使不同形式的重组质粒在体内表达，是一种广泛使用的提高 DNA 进入细胞效率的技术。局部注射 DNA 后应用电脉冲暂时打开细胞膜，促进 DNA 摄取。这种方法可作为病毒基因转移、转基因或基因敲除动物的替代方法。中枢神经系统（CNS）的不同区域，包括发育中的神经管和脊髓，以及出生前和出生后的脑，已经能够成功地实施电穿孔技术，大大拓宽了神经科学研究的范围，增加了神经科学研究的深度。同时在很大程度上弥补了在体转染安全性、转染效率、特异性等的不足。

一、电穿孔基因转染的特点

几乎所有类型的细胞，包括植物原生质体、动物初生细胞，以及不能用其他方法转染的细胞和组织，都可以成功地使用电穿孔技术进行基因转移。有研究应用电穿孔技术将质粒DNA转入新生小鼠皮肤，实现了外源基因的体内转移。电穿孔是一个瞬时复杂的动力学过程，大致可以分为三个阶段。初级阶段，细胞膜在施加外电场的几微秒内开始出现大量微小孔洞；次级阶段，孔洞出现后的几微秒内孔径迅速扩大，引发细胞内物质外喷并形成火山口形的孔洞，稳定保持数秒；最后阶段，电脉冲结束后数秒内微孔孔径逐渐缩小直至完全消失，在细胞膜上留下坑状压痕，若孔径继续扩大则可造成细胞裂解死亡。电穿孔原理如图8-2所示。

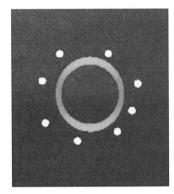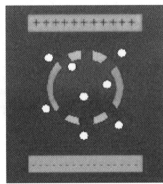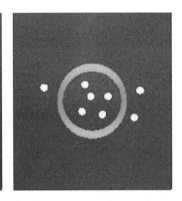

图 8-2　电穿孔原理示意

对于细胞膜可逆电穿孔的机理尚无系统性的描述，目前较为广泛接受的是瞬态亲水孔模型（Weaver，2000）。根据这一宏观描述模型，当对细胞施加瞬时高压电脉冲时，细胞膜局部磷脂双分子层由于跨膜电位提高和伴随能量产生的热波动重新排布，出现亲水性孔洞（或气孔）。其中电场能量可以通过仪器参数来控制，它直接决定了细胞膜跨膜电位，因此对细胞膜表面亲水孔的形成及其孔径大小起决定性作用。热波动带来的"能量"与温度高低有关，所以它具有随机性。因为细胞膜几乎是绝缘体，而细胞内的细胞质（包括各种物质成分）和细胞外的缓冲液相当于含离子的电解质溶液，因此施加外加电场会引起膜两边的电解质离子极化，从而在细胞膜上形成跨膜电压，当外加电场产生的电压超过最低跨膜电压时就会击穿细胞膜，在一部分细胞膜上形成亲水性孔洞。

电穿孔基因转染将物理技术和生物技术相结合，具有明显优势：①与显微注射相比，电穿孔技术一次可以实现数百万细胞的导入，操作相对简单；②和化学方法相比，电穿孔技术无须使用化学试剂，因而几乎没有生物或化学的副作用，低细胞毒性、低免疫原性、生物相容性好、可以生物降解；③细胞电穿孔是一种物理过程，因而可以广泛应用于各种细胞类型，且通常情况下比化学方法基因转移效率高得多。

二、操作条件及注意事项

目前，基础研究和临床所应用的典型的电穿孔仪（electroporator）由脉冲发生器和电极两部分组成。脉冲发生器将由电源引入的交变电压转变成特定幅值（一般为几百到几千伏特）的直流电压，通过对高压功率开关的控制实现输出脉冲重复频率的调控。另外，脉冲的宽度由脉冲发生器中的储能电容器以及输出回路中阻抗值的大小决定。电极材质一般为铂或不锈钢，正、负电极间距在数毫米至数厘米之间，负责输出脉冲。

体内电穿孔法转基因只需很小量的 DNA 就能实现，对于导入的外源基因片段大小没有特别限制。许多研究证明，线状 DNA 较环状 DNA 在建立体内电穿孔法表达体系中效果更好。DNA 的浓度应在 1～40mg/mL 的范围内。DNA 溶液中不应含有不能分解为离子的组分，如甘露醇、蔗糖等，否则会降低基因的转移效率。

控制基因的特异性是体内电穿孔转基因技术中的重要环节，应根据表达载体来选择基因转移和表达的靶器官组织。如果基因在电通透作用下非特异地进入细胞，会造成细胞离子浓度失衡，甚至可能引起细胞功能性失调和死亡。另外，保证受体的存活也是电穿孔实施过程中需要格外注意的。

皮肤电阻在每一次电穿孔后都有所降低，说明电穿孔使皮下组织形成孔道，且其大小随电穿孔而变大，经过电穿孔的处理后外源基因更易在更深的真皮和毛囊内表达。但电穿孔次数不能过多，否则会对局部细胞组织造成不可逆损害，基本应在 10 次以内，每组电穿孔时间应在 20～100ms。由于电穿孔瞬间在局部会产生大量热。因此操作过程中，DNA 转染试剂应保持 4℃，同时电穿孔操作部位的温度也应适当降低。研究证明温度较低的情况下，外源基因的转移表达效率会明显提高（Muramatsu et al，2001）。此外在电穿孔操作部位温度降低的同时，可有效抑制局部组织的出血和外源 DNA 流失，这样也在一定程度上保证了基因导入效率。

三、电穿孔基因转染技术的应用

近年来在体电穿孔技术用于神经系统的研究不断增多，1997 年首次描述了体内电穿孔在鸡胚胎中枢神经系统中的 DNA 传递（Muramatsu et al，1997）。随后很快有研究采用这种技术在鸟类中进行发育研究（Momose et al，1999）。研究证实 DNA 电穿孔也可以用于在小鼠胚胎中导入基因（Akamatsu et al，1999）。他们通过手术将 9.5d 大的胚胎从子宫中取出，并在注射了质粒 DNA 后，将神经管在脑室水平上进行了电穿孔。后来研究者在胚胎第12～17d 进行了宫内电穿孔试验，将增强型绿色荧光蛋白（EGFP）引入小鼠的大脑中（Tabata et al，2001）。同时进行子宫内/体外电穿孔方法，在电穿孔后 6 周内，小鼠脑中质粒 DNA 保持稳定表达。成年大鼠出生后使用针状电极在海马 CA1 区和脑室周围区域也可进行脑电穿孔（Kondoh et al，2000）。可见电穿孔技术在神经科学研究领域的优势日趋显著，是一种高效的活体基因导入方法。

电穿孔基因转染技术是一种方便、安全、高效的活体基因转染方法。在胎鼠侧脑室内注入质粒，并在胎鼠脑两侧施加一定的电场刺激，细胞膜瞬间出现小的裂孔且很快就会自动闭合，这对于细胞的存活一般不产生影响但可以使质粒顺着电场方向从裂孔电泳入细胞内完成转染过程。

将目的质粒和带有荧光的质粒用自制玻璃电极穿过母鼠子宫注入胚胎小鼠侧脑室，给予一定条件的电脉冲刺激，将基因转入小鼠脑内细胞。如果在转染后不同时间取脑，可以观察到转染细胞在不同时段的迁移动态变化。如果改变电场的方向，正极放在注射质粒脑室对侧，可以转染到未来向海马区迁移的前体细胞，最终的结果是得到海马神经元被转染。所以可以研究迁移速度、迁移位置和迁移范围的影响。并且选用带有很强启动子的荧光质粒和目的质粒共转染可使转染的细胞均带有很强的荧光，在体内表达较长时间。

在体转染后可以结合其他实验技术，如电生理技术，在转染后的皮层神经元或海马神经元上作全细胞记录。应用胚胎电转染技术联合特定标记新生或迁移的神经元技术，可以对神经损伤后损伤区以及周边的神经元再生和功能恢复进行深入研究。可选择性将RNAi的基因转染到神经细胞中，转染细胞的比例相对可以控制，并且提高了动物的生存率。转染后1个月可以保持较好的荧光强度，适用于脑片电生理研究细胞通道、突触发育和可塑性。另外，一般电转染24h后，细胞可以表达荧光，在此后可以取胎脑进行细胞培养，较一般细胞培养胚胎电转染基因修饰后对于细胞的影响小一些。

神经前体细胞起源于侧脑室，在这一区域注射质粒DNA并进行电穿孔，用表达荧光蛋白的质粒来示踪，可用于研究大脑的发育。此外，参与神经元发育的基因可以被小干扰RNA（siRNA）或表达短发夹RNA（shRNA）的质粒过度表达或抑制。通过这种方式，可以研究大脑发育过程中皮质神经元的迁移、祖细胞向神经元或星形胶质细胞的分化，以及进行启动子/增强子分析。此外，出生后大脑的电穿孔为研究生理或病理过程提供了额外的方法，如记忆功能、疼痛、损伤后的再生或肿瘤生长。一般来说，电穿孔可以在整个大脑范围内进行，使用板状电极，包括放在动物头部周围的镊型电极、钳型电极或卡尺电极，或者可以用插入大脑的针状电极进行区域性限制。

基于胚胎干细胞的小鼠基因打靶技术和使用Cre/loxP的条件性基因敲除系统能够以特定地区或特定时间的方式分析基因功能，但它们需要较长的时间和昂贵的设备。显微注射也需要专业的技术人员和昂贵的设备且成功率较低。有研究结合电穿孔和CRISPR/Cas9系统（Take和iGONAD）的受精卵基因组编辑技术能够经济高效地制备转基因小鼠（Gurumurthy et al，2019）。这种方法能够在125d内利用16只小鼠产生针对CaMK1外显子5和6的转基因小鼠模型。但只允许将短的（1kb或更短）单链DNA（ssDNA）引入细胞核。因此，尽管基于电穿孔的方法允许有效地发展相对较短的标签的敲入，但它不适合用来创建删除长基因组区域的条件性基因敲除小鼠。

利用CRISPR/CAS9系统和宫内电穿孔技术，在大脑神经元β-肌动蛋白基因第一个ATG密码子之后的位置插入一个绿色荧光蛋白编码序列诱导绿色荧光蛋白标记的β-肌动蛋白在皮质2/3层锥体神经元中的表达。可以通过表位标记在不改变神经元和突触功能的情况下阐明各种内源性蛋白质在神经元中的定位。这项技术还可以用于将特定的基因引入突变，以研究大脑神经元中蛋白质和基因组元素的功能（Nishizono et al，2021）。

啮齿动物小脑是追踪小脑颗粒神经元（cerebellar granular neurons，CGN）发育和形态发生的理想系统。运用在体电穿孔技术，将发育中的小鼠小脑中的颗粒神经前体细胞进行稀疏标记，以进行随后的形态分析。这项技术的有效性体现在它能够展示CGN成熟的关键发育阶段，特别是树突棘的形成，树突棘是这些细胞接收大部分突触输入的特异性结构。此外这项技术还适用于以细胞自主的方式对颗粒神经元进行遗传操作，以研究任何感兴趣的基因的作用及其对CGN形态、树突棘发育和突触发生的影响。

在体电穿孔技术的应用也扩展到了其他种属。成年斑马鱼端脑的室管膜神经胶质细胞中的一部分显示出干细胞特性，并在斑马鱼的大脑中产生新的神经元。研究它们的行为对于确定它们在神经发生和再生中的作用至关重要。通过电穿孔引入质粒可以对单个室管膜神经胶质细胞进行长期标记和追踪。此外，Cre重组酶或Cas9等质粒可以被输送到单个室管膜神经胶质细胞，有望实现基因重组或基因编辑，并且可以评估细胞在受控的生理环境中自主的基因功能。

大脑中不同的体内电穿孔方法见图8-3。

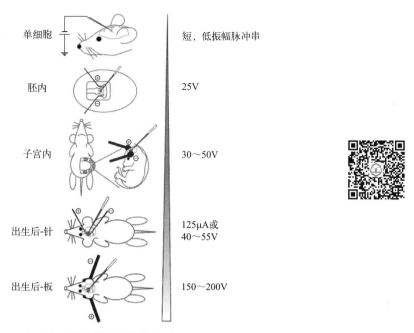

图 8-3　大脑中不同的体内电穿孔方法（De Vry et al，2010）

四、电穿孔的研究进展

几乎所有报道电穿孔的研究都使用电压控制脉冲，即在刺激过程中电压保持不变。这导致施加电脉冲期间组织的电阻由于毛孔的形成而趋于下降，电流增加。一些研究报道了在肌肉组织中使用电流控制电穿孔，其中电流被设置为恒定参数（Khan et al，2005；Zampaglione et al，2005）。然而，只有极少数的研究利用在体电流控制的大脑电穿孔。一项研究使用大电流（10mA，2ms 脉冲，10Hz 刺激 5s）将质粒 DNA 电穿孔到成年仓鼠的视交叉上核（suprachiasmatic nucleus，SCN）中（Wang et al，2007b）。还有研究在小鼠的小脑和嗅球中实现了单细胞电穿孔的钙示踪剂（Nagayama et al，2007）技术。通过在充满示踪剂的玻璃吸管上施加一系列脉冲来进行电穿孔（在小脑，2～4min 刺激 1～5mA 脉冲，25ms，5Hz；在小鼠嗅球，刺激 1～5mA，25ms，2Hz，10min）。而后使用针状电极的电流控制微电穿孔（5 个脉冲 125mA，在 1Hz 时为 50ms）将质粒 DNA 高效地输送到成年小鼠的海马区（De Vry et al，2010a）。这种方法与平板电极高压方案比较可以在脉冲为 1/3000 甚至更小的情况下达到较高的转染率。

综上，电流控制的电穿孔允许在体电穿孔期间传递恒定的电流。此外，计算机控制的设备允许实时调整电场强度，从而通过避免过多的脉冲来限制组织损伤。

五、在体电穿孔技术的问题

电穿孔引起的机体组织损害一直是研究者们关注的问题之一。电压过低时，无法造成细胞膜表面状态的改变，外源 DNA 无法进入细胞内。电压过高时，局部组织积聚过多热量，会造成细胞的死亡或组织失去功能，即使外源基因导入细胞，也无法进行正常的表达。更强和更长的电脉冲通常会有更高的转染率，但与此同时，由于外部介质扩散到细胞内，对细胞的毒性将增加，可能导致细胞死亡、组织损伤和炎症反应。对于大多数哺乳动物而言，常用

的活体电压大多为 $20\sim100V/cm$，最高在 $250\sim2500V/cm$ 的电压才可获得有效转染，而电压的强度和电击的时间也需要根据转入的组织、所使用电极和目的的不同而进行调整。有实验证明，在小鼠表皮使用无针电穿孔后一周便观察不到皮肤角质层的损害（Babiuk et al，2003）。在电流的作用下，细胞摄取了更多的质粒 DNA，至于是否会增加质粒 DNA 和基因组 DNA 整合的危险，导致抗 DNA 抗体的出现，还需进一步观察研究。因此，电穿孔参数的优化是平衡转染率、组织损伤和活性的一项困难的工作。

除毒性外，其他因素也可对电穿孔动物造成损或影响其生存能力。首先，插入针头用于注射或电穿孔会导致机械损伤。紧随其后的是针道上的星形胶质细胞增生，这是中枢神经系统损伤的最重要的组织病理学标志之一。除此之外针道还常常出现细胞凋亡的情况。使用放置在动物头部周围的平板电极，而不是进入大脑的针状电极，可以减少此类组织损伤。其次，体内电穿孔可能导致促炎反应（Chiarella et al，2008）。此外，电脉冲可以触发和募集炎症细胞，并且已有研究证明存在质粒 DNA 的情况比注射生理盐水时具有更明显的炎症反应（电穿孔后 7d 进行分析）（Hartikka et al，2001）。尽管这些影响乍看起来是有害的，但它们也可以转化为自己的优势。DNA 免疫是将外源抗原引入宿主体内，诱导机体对传染病和恶性肿瘤产生保护性免疫。电穿孔后增强的免疫反应是有利的，因为它们创造了炎症环境，增加了抗原交叉呈递的可能性（Chiarella et al，2008）。因此，DNA 疫苗接种受益于电穿孔，因为它增加了这种治疗方法的效力（Kaptein et al，2008）。第三，据附带报道，强烈的电脉冲可导致脉冲期间的极端运动痉挛，并最终导致呼吸暂停（De Vry et al，2010a）。第四，当施加电脉冲时，由于过度加热，可能会导致组织烧伤，尽管这只有在使用高压方案的文章中进行了报道（Chiarella et al，2008）。

由于体内电穿孔法在很大程度上受到个体遗传差异和生理状态影响，在运用电穿孔法进行基因转移过程中，规范和标准化的实验体系条件和实验操作依然是需要不断摸索和细化的内容。同时，体内电穿孔的实施需要在前期工作、手术、基因注射等大量已有技术的基础上进行，能够影响实验结果的因素很多，又因实验材料的准备十分复杂，在实验过程中全程设置对照很难实现，导致实验经常难以溯源。这就更需要实验操作者不断地在实验过程中总结得失，对于其中的细节，不能仅仅停留在经验层面，而是需要上升到理论层面。

第三节　病毒示踪技术

现代神经科学研究的核心目标之一，是了解不同脑区之间的细胞特异性的连接方式以及其中详细的调节机制。在神经环路中，可以通过基因表达谱、生理学和形态学对神经元进行更细致的分群。大脑不同脑区的信息交流主要通过神经元的突触传递进行，轴突末梢的突触常常与其他神经元的树突进行连接，而神经示踪技术可以绘制这些细胞的连接方式。通常顺行示踪剂会通过顺轴浆运输移动到投射下游。而逆行示踪剂则能通过逆轴浆运输从轴突末梢移动到胞体。利用病毒传播的自然特性，越来越多的病毒被改造用于神经环路的示踪，极大地促进了大脑神经环路和特异性神经投射的网络研究。

病毒示踪策略可以通过病毒特异性受体以及特异性细胞重组蛋白的表达，有效地靶向特定细胞类型，并且通过修改病毒可以有效地在目标细胞内表达特定的小分子示踪剂，比如 WGA，以至于现在神经科学病毒示踪技术逐渐取代化学示踪技术。

一、病毒工具的使用原则

病毒工具的发展在某种程度上来说表征着大脑科学的快速进展，并使光遗传学、化学遗传学、钙成像、透明脑等技术的应用成为可能。在某种程度上来说，病毒示踪工具重新定义了大脑的解剖学。但是在具体的实验中，不同病毒也有着其显著的优缺点，这使得病毒工具的选择对于中枢神经系统的研究及设计实验至关重要。在重组病毒的使用过程中要注意的几个原则如图 8-4 所示。

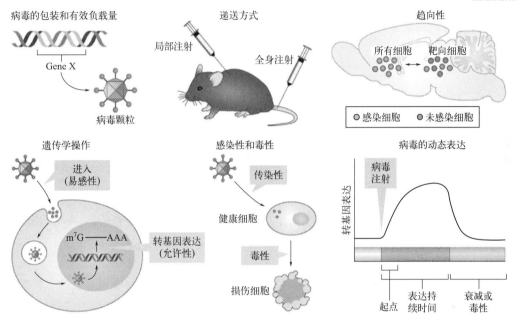

图 8-4　神经科学中病毒载体使用的关键原则（Nectow et al，2021）

（一）病毒的包装和有效负载量

选择重组病毒首要的考虑因素是病毒的包装和有效负载量（packaging and payload）。病毒的基因组由 DNA 或者 RNA 组成，这些基因组装载到病毒颗粒后，要能再次将基因组结构打开并递送到细胞内。每一类病毒由于病毒基因组大小不一，能装载的核酸分子长度区别较大，并存在着包装极限的差异。

（二）递送方式

递送方式是指病毒如何进入 CNS。目前病毒递送的主流方式是通过立体定位注射，在一个或多个脑区注射不同的重组病毒，让不同的病毒发挥协同作用，达到实验目的。也可以将病毒通过尾静脉或者眼眶注射入外周血中，然后通过转基因鼠或特定的启动子元件来驱动病毒在不同类型的细胞中表达。立体定位注射不同的病毒被细胞吸收的方式也存在差异。例如腺相关病毒（AAV）、顺式狂犬病毒（CAV）和伪狂犬病毒（PRV）三类病毒的局部脑区注射，AAV 病毒通过感染神经元胞体将基因组递送入细胞内，而 CAV 和 PRV 则优先被神经末梢吸收，并从末梢逆轴浆运输传递到胞体中（图 8-5）。

（三）趋向性

趋向性（tropism）即病毒到哪里去的问题，表现为病毒颗粒感染特定细胞的能力。要进入特定的细胞，病毒首先需要结合细胞上特定的受体，这些受体可以是蛋白质，也可以是

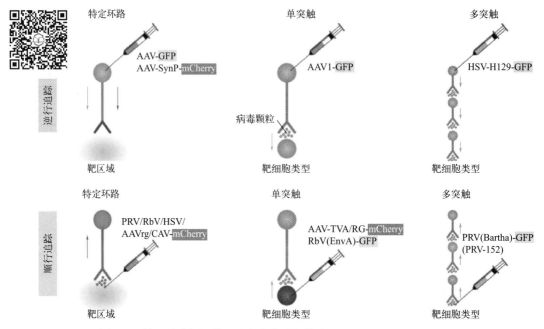

图 8-5　神经示踪标记神经元的病毒选择策略（Nectow et al，2021）

脂质。特异性的受体通过内吞作用将基因组传递到细胞内。但需要注意的是一种病毒可以对应结合多种受体，而不同类型的病毒也有可能使用同一个受体分子。

（四）遗传学操作

病毒遗传学信息的获取依赖于病毒颗粒与细胞的附着和基因组的输入与表达，针对病毒的特点进行遗传学操作（genetic access）可以达到预期的实验目的。例如不表达 G 糖蛋白的狂犬病毒（RbV）无法跨突触传递，利用重组的禽类肉瘤病毒的外膜蛋白（EnvA）包装的 RbV 形成的病毒颗粒，只能识别在禽类细胞表达的 TVA 受体。TVA 受体蛋白可以与病毒的外模蛋白 EnvA 相互作用，介导病毒进入目标细胞。通过共同应用 TVA 受体和表达 G 糖蛋白的 RbV- EnvA-ΔG 病毒，可以实现对特定神经元的感染和标记。

（五）感染性和毒性

感染性和毒性（infectivity and toxicity）即病毒感染细胞的效率和病毒对细胞的毒性。所有细胞都有一个内在防御系统，该系统通过模式识别受体与外来的蛋白质或核酸结合，启动一系列的细胞防御反应，比如：细胞因子表达或细胞凋亡。因此对于理解病毒的作用和潜在的毒性，选择对应的病毒载体尤为重要。理想的病毒应该是高感染性和低毒性，但是两者之间往往难以统一，需要折中处理。在神经科学中，AAV、单纯疱疹病毒（HSV）、CAV称为半惰性载体，可以降低细胞的防御能力；而狂犬病毒（RV）、PRV、HSV-H129虽然能快速感染并表达目的基因，但会引起强烈的免疫反应。

（六）病毒表达的动态

理解病毒表达的动态（expression dynamics）变化对选择病毒尤为重要，需要知道病毒颗粒将基因组表达到细胞内，基因组什么时候开始表达，什么时候达到峰值，什么时候不能表达。如果需要病毒在局部快速表达，但不需要长期表达，HSV 病毒是一个不错的选择。但如果希望病毒在局部长期表达，但不需要快速表达，则 AAV 病毒较为合适。当然还可以结合其他遗传工具（Cre-ER 、tTA 等）特异性限制病毒表达的时间窗。

二、用于神经环路示踪的工具病毒

病毒工具在神经科学中的使用是高度跨学科的，因此，我们在这里介绍关于病毒的一般知识，以便读者可以更加合理地在各自的科学研究中使用病毒。一个完整的具有传染性的病毒颗粒，由被病毒衣壳蛋白质保护层包围的核酸组成，衣壳是由病毒基因组编码的蛋白质，衣壳的不同形态是区分病毒的基础。一些病毒还有一层覆盖层，被称为包膜。病毒衣壳和包膜调节病毒的附着和与宿主细胞表面的受体相互作用，这决定了病毒的趋向性。假病毒策略就是用另一种病毒包膜或衣壳蛋白替换原病毒的包膜或衣壳蛋白，可创造出有新的趋向性和运输特性的病毒载体。

病毒是根据分子和结构特征进行分类的，包括核酸类别、包膜的存在与否以及它们的基因组复制模式。病毒通常分为单链或双链基因组 DNA 或 RNA 病毒，单链基因组由一串未配对的核苷酸组成，而双链基因组由一串互补配对的核苷酸组成。对于大多数 RNA 基因组病毒和一些单链 DNA 基因组病毒，单链根据核苷酸序列是否与病毒的信使 RNA 互补，分为正义链和反义链。正义链病毒 RNA 可直接被宿主细胞翻译，而反义链的 RNA 和病毒的mRNA 互补，因此必须在翻译前通过病毒依赖的 RNA 聚合酶转化为正义链。对于 DNA 病毒，正义单链 DNA 与病毒 mRNA 序列相同，也是编码链。而双链 DNA 病毒中同时包含模板链和编码链（图 8-6）。

神经科学研究中常使用的病毒是基因改造或重组的野生型病毒株。包括腺相关病毒、腺病毒、单纯疱疹病毒、伪狂犬病毒、慢病毒和其他逆转录病毒、辛德毕斯病毒、塞姆利基森林病毒、狂犬病毒、水疱性口炎病毒（CVSV）、牛痘苗病毒和杆状病毒等。

按病毒基因组、病毒结构、基因表达及复制模式区分的不同类型的动物病毒如图 8-6 所示。

三、用于细胞标记和基因传递的病毒载体

（一）腺相关病毒

腺相关病毒（adeno-associated virus，AAV）属细小病毒科，基因组为大小约 5kb 的单链正义链 DNA，是具有自然复制缺陷的无包膜病毒。野生型 AAV 既能感染分裂细胞，也能感染非分裂细胞，并能以位点特异性的方式整合到宿主细胞基因组中。AAV 的基因组包括 2 个反向末端重复序列（inverted terminal repeat，ITR，145bp）和两个开放阅读框（open reading frame，ORF）Rep 和 Cap。ITR 对合成互补双链 DNA 是必需的。其中 Cap 蛋白表面一些关键的氨基酸残基会与细胞表面的受体相互作用，介导 AAV 病毒特异性感染到目的组织和器官。目前 AAV 病毒有 12 种血清型，100 多种变体。不同的血清型对组织或器官有不同的亲和力（表 8-1）。由于具有安全性高，免疫原性小，表达周期长等优点，AAV 病毒被称为目前最适合在体研究基因功能的利器。

重组的 AAV（recombinant AAV，rAAV）因其具有较好趋向性被广泛运用于神经科学的研究。与 AAV 相比，rAAV 载体的基因组通常不会整合到宿主体内，但在转导细胞的细胞核中主要以环状形式存在（Colella et al，2018）。rAAV 虽然插入基因容量较小（约 4.8kb），但是其可轻松修改衣壳蛋白来获得偏好转导不同细胞类型的病毒（Pillay et al，2016）。rAAV通常与 Cre/loxP 和 Flp 重组酶技术结合。病毒滴度和衣壳受体相互作用是影响 AAV 进入细胞和转录 scDNA 效率的关键因素。由于在宿主体内合成互补链是一个漫长的过程，这大大限制了 rAAV 病毒的表达和转染速率。二聚体或自互补 AAV（self-complementary AAV，

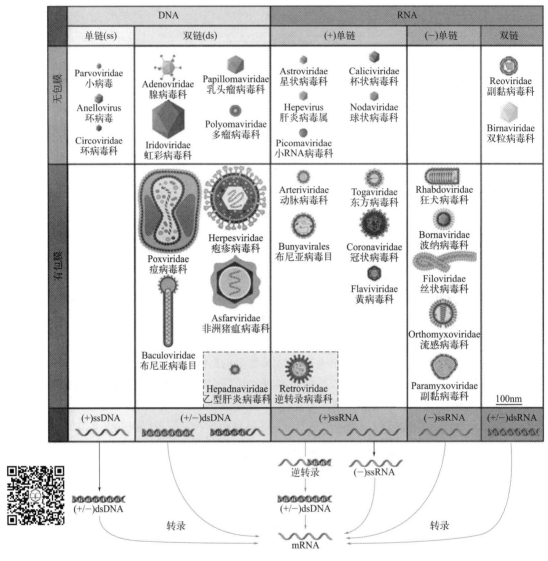

图 8-6　按病毒基因组、病毒结构、基因表达及复制模式区分的不同类型的动物病毒（Xu et al，2020）

表 8-1　AAV 病毒血清型选择

AAV 血清型	组织亲和力						
	肌肉	肝脏	肺脏	脑组织	视网膜	胰腺	肾脏
AAV1	√			神经元和胶质细胞	√	√	
AAV2					√		√
AAV5			肺泡细胞	神经元和胶质细胞	√		
AAV6	√		√				
AAV7	√			神经元	√		
AAV8	√	√		神经元	√	√	
AAV9	√	√	√	神经元	√	√	√

注：√代表推荐使用。

scAAV）可以克服这种局限。与 rAAV 相比，scAAV 在体外的转染速率可提高 5～140 倍，在体内也能够高效快速地进行基因表达（McCarty et al，2001）。然而 scAAV 插入的基因容量更小（＜2.5kb）。

（二）腺病毒

腺病毒（adenoviruses，AdVs）属腺病毒科，基因组为大小在 26～48kb 之间的双链 DNA。其衍生载体在大多数哺乳动物中转导效率较高，并且不依赖宿主细胞分裂，但会引起比 AAV 更大的细胞毒性。最常用的病毒载体是人类的 5 型腺病毒（AdV5）。腺病毒载体的改进包括去除病毒复制基因和非结构基因，以降低病毒的免疫原性。HC-AdVs（高容量腺病毒载体，high capacity adenoviral vectors）是基于腺病毒改进的一种病毒，它的插入基因容量增加至 36kb。同时由于该种病毒缺乏腺病毒复制基因，需要借助另外一种病毒或者辅助病毒以反式的方式提供 HC-AdVs 病毒包装所需要的蛋白质。AdV 载体介导的基因表达较为短暂（2 周到数月不等），不适合长期研究。

（三）逆转录病毒

逆转录病毒（retroviruses）属逆转录病毒科，基因组大小在 7～10kb 之间，为带有两个拷贝的单链正义链 RNA 病毒。感染宿主后，病毒基因组 RNA 首先逆转录成 DNA，然后整合到宿主细胞基因组中。大多数逆转录病毒不能感染非分裂的细胞，例如神经元。目前神经科学中使用的逆转录病毒主要是由 HIV 病毒发展起来的。其中最常使用的是以 HSV-1 作为基因表达的病毒载体。但是该类病毒载体可导致获得性免疫缺陷综合征（acquired immuno deficiency syndrome，AIDS）。因此，出于安全的考虑，来自其他慢病毒的载体，如非灵长类动物马传染性贫血病毒和猫免疫缺陷病毒，已被开发为中枢神经系统的基因转移载体（Poeschla et al，2003）。另一个显著的逆转录病毒载体属于小鼠逆转录病毒，被称为小鼠白血病病毒。该载体已被证明是标记新生神经元谱系追踪应用的重要工具（Yu et al，2009）。除此之外，它也被用于成人大脑中新生神经元的环路和功能研究（Vivar et al，2012）。

（四）其他病毒

慢病毒的趋向性主要由于其包膜上的糖蛋白。水疱性口炎病毒和伪狂犬病毒（PRV）的包膜糖蛋白已经被用于制作假型慢病毒载体（Mazarakis et al，2001）。辛德毕斯病毒和塞姆利基森林病毒是球形包膜病毒，病毒载体大小为 10～13kb，这类病毒感染神经元会引起细胞凋亡致脑炎。基于此类病毒开发出来的病毒载体可在神经中枢快速高表达。单纯疱疹病毒（herpes simplex virus，HSV）和伪狂犬病毒（pseudorabies virus，PRV）属于疱疹病毒科。HSV1 作为病毒载体时可装载高达 50kb 的基因组 DNA，是已知的装载量最大的病毒载体之一。PRV 和狂犬病毒并不相同，通常 PRV 并不会引起灵长类动物的感染。狂犬病毒属于弹状病毒科，基因组长度从 11～15kb 不等，机体感染狂犬病毒通常是致命的，但是并不会引起广泛的神经元死亡，目前狂犬病毒已经广泛运用到多物种的逆行跨突触标记。上述病毒相关总结如表 8-2、表 8-3 所示。

表 8-2　神经科学应用中基因传递常用病毒载体特性

特性	腺相关病毒	慢病毒	腺病毒	杆状病毒
科	细小病毒科	逆转录病毒科	腺病毒科	杆状病毒科
薄膜	无	有	无	有
基因组类型	（＋）ssDNA	（＋）ssRNA	dsDNA	dsDNA
基因组大小	约 5kb	约 10kb	约 36kb	约 135kb
载体容量	约 4.8kb	约 8kb	约 8～36kb	＞38kb
生物安全水平	BSL1	BSL2	BSL2	BSL1

特性	腺相关病毒	慢病毒	腺病毒	杆状病毒
感染性	感染分裂和非分裂细胞；不同血清型具有不同趋向性和不同入侵途径；炎症反应小	感染分裂和非分裂细胞；炎症反应小	感染分裂和非分裂细胞；炎症反应大	天然感染昆虫细胞，可通过改造包膜糖蛋白扩大细胞嗜性
优势	非致病性，安全的转基因传递，许多血清型具有不同的趋向性，低免疫原性	通过宿主细胞基因组整合实现稳定而持久的转基因表达	高效转导大多数细胞和组织	容易操纵以容纳外源的DNA大片段插入；具有良好的生物安全状况

特性	单纯疱疹病毒1型	伪狂犬病毒	狂犬病毒	水疱性口炎病毒
科	疱疹病毒科	疱疹病毒科	弹状病毒科	弹状病毒科
包膜	有	有	有	有
基因组类型	dsDNA	dsRNA	（一）ssRNA	（一）ssRNA
基因组大小	约150kb	约142kb	约12kb	约11kb
载体容量	约50kb	约50kb	约4kb(目前最大插入)	可能与狂犬病毒相似
生物安全性水平	BSL2	BSL2	BSL2	BSL2
感染性	HSV1感染广泛的宿主细胞，并在中枢神经系统显示出快速的跨神经元扩散	嗜神经性PRV感染很多宿主种类，在周围神经系统与中枢神经系统中显示跨神经元扩散	狂犬病毒是一种嗜神经性病毒，感染的宿主范围广泛，包括几乎所有哺乳动物	具有非常广泛的细胞趋向性并在不同物种诸多细胞系中快速复制
优势	包装容量大，神经取向性强，多重复制缺陷和复制能力强的菌株；H129的顺行神经回路传输	PRV Bartha株仅显示逆行传播；可用来转基因修饰，是非常优秀的解剖工具	狂犬病毒是一种特异的逆行跨突触示踪剂；基于RV基因修饰的单突触追踪系统得到了很好的发展和广泛的应用	细胞向性广，细胞周期相对独立，复制快，病毒产量高；人类VSV感染的实例是罕见的带有RV糖蛋白的伪型vsv，具有逆行特异性传输特性

表 8-3　神经科学应用中基因传递部分病毒载体特性

项目	腺病毒	慢病毒	逆转录病毒	腺相关病毒
起始时间	2～3d	3～4d	3～4d	2～3周
持续时间	<10d	>2个月	>2个月	>3个月
滴度要求	$>1\times10^{10}$	$>1\times10^{8}$	$10^{7}\sim10^{8}$	$>1\times10^{12}$
扩散能力	强	一般	一般	强
免疫原性	强	一般	一般	弱
细胞类型	广泛	广泛	分裂细胞	血清型决定

四、神经环路示踪

根据研究目的的不同，将神经环路示踪系统分为不跨突触的标记系统、跨多级突触的标记系统和跨单级突触的标记系统。

（一）不跨突触的标记系统

1. 高效原位转导系统

rAAV是一种在非致病的野生型AAV基础上改造成的新型基因载体。rAAV具有安全性高、免疫原性低、宿主范围广、病毒血清型种类多、可感染分裂和非分裂细胞、能介导基因在动物体内长期稳定表达等特点，被广泛用于外源基因在特定类型神经细胞中的表达，以及通过使用不同类型神经细胞的特异启动子控制外源基因的表达；另外，rAAV 也被广泛用于携带各种分子遗传元件实现神经环路的范围、连接方向、神经元类型等的可控性标记及神经环路的监控和操纵。Wu 等基于杆状病毒系统优化了 rAAV 的生产工艺，使得 rAAV 能够大规模量产（Wu et al，2018）。

水疱性口炎病毒（vesicular stomatitis virus，VSV）囊膜糖蛋白 G 为其跨突触必需蛋白。G 蛋白敲除的 VSV 病毒不能跨突触传播，但仍具有可在感染后短时间内高丰度地表达外源蛋白、宿主范围广等优势，因此具有对不同物种神经元实现快速、高亮标记的潜在应用价值，进一步借助 EnvA/TVA 系统可控制所标记的神经元的特异性（Beier et al，2011）。但由于 VSV 对标记的神经元细胞有相对较大的细胞毒性，需对其进行进一步减毒改造。

塞姆利基森林病毒（Semliki forest virus，SFV）也可在感染后短时间内高丰度地表达外源蛋白，使用 VSV-G 或 RV-G 包装的假型 SFV 可将 EGFP 递送到神经元中，实现局部神经元的非特异性快速标记（Jia et al，2017）。

2. 经轴突末端感染逆行标记的载体系统

狂犬病毒（rabies virus，RV）的囊膜糖蛋白受体大量分布在神经元轴突末端，是其逆行跨突触所必需的蛋白，感染后可沿轴突逆行感染进入神经元并开启病毒复制。G 蛋白缺失的 RV（RV-G）会丧失跨突触能力，复制和转录不受影响，外源基因仍可持续高丰度表达。因此，RV-G 携带报告基因后，其功能类似示踪染料 CTB 和 retrobeads 等，可逆向高亮标记神经元精细结构，完成对神经元树突或轴突的追踪和重构。

犬 2 型腺病毒（canine adenovirus type 2，CAV2）是神经科学常用的工具，能有效感染轴突末端神经元并逆行到胞体。携带 Cre 酶的 CAV2 病毒（CAV2-Cre）能够沿着轴突逆行表达，但是相较于 AAV 或 AAV2 逆行表达的病毒，在同等转染条件下，CAV2-Cre 的毒性更大。

神经科学中常用的 2、5、8、9、10 等血清型 AAV，适用于局部区域转染，以达到局部神经元高效表达的目的。Tervo 等人在 2 型病毒的基础上，开发出高效逆行感染的 AAV 病毒血清型 rAAV/Retro 工具病毒。该病毒的逆行标记水平高，其中对皮层神经元的侵染效率最高，比其他血清型逆行感染效率提高了 100 倍以上（Tervo et al，2016）。但是，该病毒对其他区域侵染效率较低。

单纯疱疹病毒 1 型（herpes simplex virus，HSV-1）具有强神经嗜性，已经被广泛地用来构建各种基因转移载体，常见的 HSV-1 源性基因载体包括条件复制性载体、复制缺陷型载体和 HSV-1 扩增子载体。HSV-1 扩增子载体为不含病毒结构的假蛋白载体。其具有以下特点：装载容量大（可达 150kb）；宿主细胞广泛，可感染分裂和非分裂细胞，包括神经系统；不含编码病毒结构蛋白的基因；不整合至宿主细胞；不含有 HSV-1 的致病基因，仅含有 HSV-1 基因的复制起点 ori 和切割包装信号 pac，具有很好的安全性。这些优势使得 HSV-1 扩增子载体成为一种十分有力的神经系统基因治疗载体，为中枢神经系统等多种系统疾病的基因治疗开辟道路（Stein et al，2016）。

3. 稀疏高亮标记系统

神经环路是大脑行使各项功能的结构基础，数量巨大、种类多样的神经元之间通过突触连接，其结构的精确解析有助于人们更好地理解大脑的工作原理。目前介观水平常用的研究神经环路的方法主要分为大数量标记和稀疏标记。其中大数量标记是指标记大脑特定区群体神经元，以研究群体神经元的神经网络结构。然而由于群体神经元中每个个体形态结构千差万别，不同个体之间轴突纤维彼此相互缠绕，大数量标记很难揭示群体神经元中每个个体完整清晰的结构，制约了人们对神经环路精细组织构架的理解。因此，人们开发各种稀疏标记，以期对大脑特定区域神经元进行少量高亮度标记，结合一定的成像手段，研究其中单个神经元的全脑完整投射，从而进一步理解单个神经元信息的传递以及不同单个神经元之间如何形成特定的神经环路。

目前常用的稀疏标记的方案主要包括转基因小鼠遗传标记以及病毒标记等。现简述如下。

① 将高倍稀疏的表达 Cre 剪切酶的 rAAV 病毒与 Cre 剪切酶依赖的表达荧光蛋白的 rAAV 病毒混合后注射在小鼠特定的脑区。由于 Cre 剪切酶病毒被高倍稀释，最终注射液中表达 Cre 剪切酶的 rAAV 病毒浓度极低，因此被启动荧光表达的神经元数目极少，且由于 Cre 剪切酶的高效性，被启动荧光表达的神经元可达一定亮度。

② 通过 Cre-ER 转基因小鼠控制他莫昔芬剂量的药物诱导表达进行稀疏标记。该类方法结合多种表达 Cre-ER 转基因小鼠并通过控制他莫昔芬的剂量诱导特定细胞类型神经元的稀疏标记。该方法的优点在于转基因小鼠药物诱导表达是非侵入性的标记方法，对小鼠的大脑神经网络影响较小，可以进行规模化的样本制备，并且该方法标记的神经元也具有一定的亮度。

③ 利用四环素诱导表达系统中的泄露机制进行稀疏标记。该方法利用四环素诱导表达系统中的泄露机制实现非特定细胞类型或特定细胞类型神经元的稀疏标记，主要通过 rAAV 病毒中 TRE 的泄露机制启动混合病毒系统中荧光蛋白的表达。该方法可用于非特定细胞类型或特定细胞类型神经元的稀疏标记，并且被标记的神经元也具有一定的亮度。

④ 通过轴突末梢侵入限定数目的你想运输病毒启动上游神经元稀疏标记。该方法通过控制神经元轴突末梢侵入限定感染数目的逆向运输病毒实现稀疏标记。该逆向运输病毒通常表达 Cre 剪切酶，进而逆向启动上游神经元中 Cre 剪切酶依赖的荧光蛋白的表达，以实现上游目标脑区神经元的稀疏标记。该方法可以标记数目较少、亮度较高的神经元。

（二）跨单级突触的标记系统

跨单级突触标记系统的标记工具构建原理一般是将病毒跨突触所必需的蛋白质缺失，在感染细胞后，通过辅助病毒（如 rAAV 等）反式补偿该蛋白质，使感染的病毒粒子完成跨突触事件，病毒进入二级神经元后，由于缺少跨突触必需的蛋白质，不能继续沿突触向下一级传播。

1. 顺行跨单级标记

Zeng 等基于 HSV1 H129 细菌人工染色体，通过删除 HSV 复制必需基因 TK 并引入 tdTomato 荧光基因表达框构建，获得 H129ΔTK-tdT，该病毒感染神经细胞不能复制跨突触。用 AAV 辅助病毒补偿表达 TK 蛋白可实现 HSV 顺行跨单级突触示踪标记（Zeng et al，2017）。rAAV 是一种复制缺陷型的假病毒载体。2017 年，Zingg 等为 1 型和 9 型 AAV 表现出的顺行跨单级突触传播提供了证据。但是与嗜神经病毒相比，AAV2/1 型病毒跨突触效率低。其过程是完整病毒颗粒在上级神经元胞体处被包入神经细胞，通过轴突胞吐作用释放到下一级神经元中。缺点是跨突触效率低，不能被 Cre 酶选择控制，但其优点是毒力低。可通过 Cre/loxP 方式控制下游神经细胞长期表达基因。实验中 AAV2/1-Cre 能有效转导突触前神经元，Cre 表达于特定的突触后神经元，沿轴突实现顺行标记（Zingg et al，2017）。AAV2/1 病毒使用时需注意注射高滴度病毒＞10^{13} vg/mL，并且只能搭载 Cre/Flp 重组酶系统，实现顺行跨一级突触表达 Cre/Flp 操控下游基因。

2. 逆行跨单级标记

G 蛋白缺失的 RV 感染神经元后不能复制子代病毒传播到起始细胞之外，除非在起始细胞内通过辅助病毒反式补偿足够的 RV G 蛋白，以便病毒完成包装后跨突触到突触前神经元。这可通过不同方式实现，例如利用辅助病毒或转基因动物在特定细胞中表达相应的组分，结合 EnvA/TVA 系统可实现细胞特异性起始感染（Arenkiel et al，2009）。Reardon 等构建了缺失 G 蛋白的 RV 的 CVS-N2C 株，CVS-N2C 毒株比 SAD-B19 株系的逆行跨突触传播效率更高（Reardon et al，2016）。缺失 G 蛋白的 RV 的细胞毒性并未完全消除，Ciabatti 等利用基因工程手段，将一段烟草蚀刻病毒蛋白酶体靶向结构域的切割序列 PEST 和 N 蛋白连接，能使 RV 病毒在感染的神经元中持续表达 2 周后被蛋白酶体清除掉，大大降低对细胞的毒性（Ciabatti et al，2017）。与 HSV 顺行跨单突触原理类似，疱疹病毒科病毒 PRV 也可通过删除复制必需基因 *TK*，并引入荧光基因表达框，构建可逆行跨单级的病毒载体。

（三）跨多级突触的标记系统

嗜神经病毒本身的感染嗜性决定其可沿神经环路跨突触传播。HSV1 H129 株和 VSV 具有顺向跨突触传播的能力，而 RV 和 PRVBartha 株具有逆向跨突触传播的能力。这些病毒可用于研究大脑特定区域的全脑范围多级输入和输出网络结构，认识神经发育过程中的神经网络变化，以及追踪外周器官与中枢神经系统间的联系通路等。

1. 顺行跨多级标记

特异性顺行跨突触应用最多的病毒是单纯疱疹病毒 1 型 H129 株。在神经环路示踪研究中发现，H129 具有顺向跨突触传播特性，和神经冲动传递的方向一致，适合于神经输出环路的示踪研究（Wojaczynski et al，2015）。HSV 病毒载体还具有以下优点：基因组序列结构、遗传背景清楚，便于分子遗传改造；近一半基因为非必需基因，外源基因容载量高达 40kb，可携带复杂调控元件和多样外源基因；宿主范围广，能有效感染斑马鱼、啮齿类和非人灵长类等多种生物，普适性好（Archin et al，2022）。除了 HSV，Beier 等测试了 VSV 在啮齿类动物大脑中的顺行跨突触能力和神经元感染的特异性，之后又进行了一系列设计和改造工作，实现了 VSV 对特定神经网络跨多级的顺向标记示踪（Beier et al，2013）。

2. 逆行跨多级标记

PRV Bartha 株能严格逆行跨突触在神经元之间传播。Banfield 等构建表达红色荧光蛋白的 PRV Bartha 重组病毒 PRV-614，建立双病毒跨神经元标记技术，研究单个神经元与大脑中的多个神经回路之间的连接，尽管如此，PRV-152 和 PRV-614 存在表达效率低的问题，需要通过免疫组化放大信号才能获得完整的标记结果，因此给研究带来了不便（Banfield et al，2003）。基于该问题，Jia 等优化了报告基因的表达水平，构建了两个新的逆行跨多突触示踪病毒 PRV531 和 PRV724。PRV 条件性表达神经网络逆向病毒示踪系统是基于 Cre/loxP 系统。在特异性表达 Cre 重组酶的细胞中感染 PRV Bartha 衍生物 Ba2001，在 Cre 存在的条件下，该病毒衍生物才允许表达 GFP 及胸苷激酶，逆向跨突触传播（Jia et al，2019）。野生型 RV 病毒也具有逆行跨多级的特性，囊膜糖蛋白 G 为跨突触必需蛋白，受体大量分布在轴突末端。基于野生型 RV 构建的标记工具可用于外周神经网络向中枢神经系统的输入网络示踪。利用 RV 衍生物 RV-b2c-egfp（EGFP 插入在 RV-b2c 品系的 G 和 L 序列之间）注射在小鼠腘窝淋巴结，可逆向追踪在中枢神经系统的上游多突触回路（Sun et al，2019）。

（四）跨血脑屏障的 AAV（PHP. B）

大脑的血脑屏障（blood-brain barrier，BBB）为中枢神经系统提供了强有力的保护，但也使得药物和其他分子的递送变得极为困难。近来，关于血脑屏障/神经血管单元的研究不断增多，以便找到更好的方法将治疗性分子有效地投递到大脑中。常规的方法是将基因载体通过立体定位手术直接注射入脑内，其弊端是基因扩散范围小，且难以控制，另外，侵入性的方法不利于基因治疗在人体中的应用。来自 Deverman 等的研究发现基于 Cre 重组的 AAV 靶向（Cre recombination-based AAV targeted evolution，CREATE）的病毒衣壳选择方法，筛选出可以转导体内 Cre 的细胞群体的 AAV 病毒衣壳变异体，其中一种变异体病毒是 AAV-PHP.B，经静脉注射后能够高效地和广泛地转导成年小鼠中枢神经系统。AAV-PHP.B 经尾静脉注射，进入神经系统感染后表现出以下特点：AAV-PHP.B 可高效转导中枢神经系统的多数细胞，其中包括星形胶质细胞，少突胶质细胞和神经元；相比 AAV-9（control），AAV-PHP.B 对中枢神经系统的感染效率至少高出 40 倍（Deverman et al，2016）。

参 考 文 献

Akamatsu W，Okano HJ，Osumi N，et al，1999. Mammalian ELAV-like neuronal RNA-binding proteins HuB and HuC promote neuronal development in both the central and the peripheral nervous systems. Proc Natl Acad Sci U S A，96（17）：9885-9890.

Archin NM，Atherton SS，2022. Rapid spread of a neurovirulent strain of HSV-1 through the CNS of BALB/c mice following anterior chamber inoculation. J Neurovirol，8（2）：122-135.

Arenkiel BR，Ehlers MD，2009. Molecular genetics and imaging technologies for circuit-based neuroanatomy. Nature，461（7266）：900-907.

Babiuk S，Baca-Estrada ME，Foldvari M，et al，2003. Needle-free topical electroporation improves gene expression from plasmids administered in porcine skin. Mol Ther，8（6）：992-998.

Banfield BW，Kaufman JD，Randall JA，et al，2003. Development of pseudorabies virus strains expressing red fluorescent proteins：new tools for multisynaptic labeling applications. J Virol，77（18）：10106-10112.

Beier KT，Saunders A，Oldenburg IA，et al，2011. Anterograde or retrograde transsynaptic labeling of CNS neurons with vesicular stomatitis virus vectors. Proc Natl Acad Sci U S A，108（37）：15414-15419.

Beier KT，Saunders AB，Oldenburg IA，et al，2013. Vesicular stomatitis virus with the rabies virus glycoprotein directs retrograde transsynaptic transport among neurons in vivo. Front Neural Circuits，7：11.

Calzolari FJ，Michel EV，Baumgart F，et al，2015. Fast clonal expansion and limited neural stem cell self-renewal in the adult subependymal zone. Nat Neurosci，18（4）：490-492.

Chiarella PE，Massi M，De Robertis，et al，2008. Electroporation of skeletal muscle induces danger signal release and antigen-presenting cell recruitment independently of DNA vaccine administration. Expert Opin Biol Ther，8（11）：1645-1657.

Ciabatti E，González-Rueda A，Mariotti L，et al，2017. Life-long genetic and functional access to neural circuits using self-inactivating rabies virus. Cell，170（2）：382-392. e14.

Colella P，Ronzitti G，Mingozzi F，2018. Emerging issues in AAV-mediated in vivo gene therapy. Mol Ther Methods Clin Dev，8：87-104.

De Vry，J Martínez-Martínez P，Losen M，et al，2010. In vivo electroporation of the central nervous system：a non-viral approach for targeted gene delivery. Progress in neurobiology，92（3）：227-244.

Deverman BE，Pravdo PL，Simpson BP，et al，2016. Cre-dependent selection yields AAV variants for widespread gene transfer to the adult brain. Nat Biotechnol，34（2）：204-209.

Dhaliwal J，Lagace DC，2011. Visualization and genetic manipulation of adult neurogenesis using transgenic mice. Eur J Neurosci，33（6）：1025-1036.

Feil R，Wagner J，Metzger D，et al，1997. Regulation of Cre recombinase activity by mutated estrogen receptor ligand-binding domains. Biochem Biophys Res Commun，237（3）：752-757.

Figueres-Oñate M，Sánchez-González R，López-Mascaraque L，2021. Deciphering neural heterogeneity through cell lineage tracing. Cell Mol Life Sci，78（5）：1971-1982.

Griffin RA，Sustar M，Bonvin R，et al，2009. The twin spot generator for differential Drosophila lineage analysis. Nat Methods，6（8）：600-602.

Gurumurthy CB，Sato M，Nakamura A，et al，2019. Creation of CRISPR-based germline-genome-engineered mice without ex vivo handling of zygotes by i-GONAD. Nat Protoc，14（8）：2452-2482.

Hartikka J，Sukhu L，Buchner C，et al，2001. Electroporation-facilitated delivery of plasmid DNA in skeletal muscle：plasmid dependence of muscle damage and effect of poloxamer 188. Mol Ther，4（5）：407-415.

Hippenmeyer S，Johnson RL，Luo L，2013. Mosaic analysis with double markers reveals cell-type-specific paternal growth dominance. Cell Rep，3（3）：960-967.

Hochgreb-Hägele T，Bronner ME，2013. A novel FoxD3 gene trap line reveals neural crest precursor movement and a role for FoxD3 in their specification. Dev Biol，374（1）：1-11.

Jia F，Lv P，Miao H，et al，2019. Optimization of the fluorescent protein expression level based on Pseudorabies virus bartha strain for neural circuit tracing. Front Neuroanat，13：63.

Jia F，Miao H，Zhu X，et al，2017. Pseudo-typed Semliki Forest virus delivers EGFP into neurons. J Neurovirol，23（2）：205-215.

Kaptein SJ，Jungscheleger-Russell J，Martínez-Martínez P，et al，2008. Generation of polyclonal antibodies directed against G protein-coupled receptors using electroporation-aided DNA immunization. J Pharmacol Toxicol Methods，58（1）：27-31.

Khan AS，Pope MA，Draghia-Akli R，2005. Highly efficient constant-current electroporation increases in vivo plasmid expression. DNA Cell Biol，24（12）：810-818.

Kondoh T Y. Motooka A K. Bhattacharjee，et al，2000. In vivo gene transfer into the periventricular region by electroporation. Neurol Med Chir（Tokyo），40（12）：618-622.

Kumamoto T，Maurinot F，Barry-Martinet R，et al，2020. Direct readout of neural stem cell transgenesis with an integration-coupled gene expression switch. Neuron，107（4）：617-630. e616.

Lacar B，Young SZ，Platel JC，et al，2010. Imaging and recording subventricular zone progenitor cells in live tissue of postnatal mice. Front Neurosci，11 May.

Le Douarin N，2005. The Nogent Institute--50 years of embryology. Int J Dev Biol，49（2-3）：85-103.

Mazarakis ND，Azzouz M，Rohll JB，et al，2001. Rabies virus glycoprotein pseudotyping of lentiviral vectors enables retrograde axonal transport and access to the nervous system after peripheral delivery. Hum Mol Genet，10：2109-2121.

McCarty DM，Monahan PE，Samulski RJ，2001. Self-complementary recombinant adenoassociated virus（scAAV）vectors promote efficient transduction independently of DNA synthesis. Gene Ther，8：1248-1254.

Merkle FT，Mirzadeh Z，Alvarez-Buylla A，2007. Mosaic organization of neural stem cells in the adult brain. Science，317（5836）：381-384.

Mezzanotte L，van't Root M，Karatas H，et al，2017. In vivo molecular bioluminescence imaging：new tools and applications. Trends Biotechnol，35（7）：640-652.

Momose T，Tonegawa A，Takeuchi J，et al，1999. Efficient targeting of gene expression in chick embryos by microelectroporation. Dev Growth Differ，41（3）：335-344.

Muramatsu T，Mizutani Y，Ohmori Y，et al，1997. Comparison of three nonviral transfection methods for foreign gene expression in early chicken embryos in ovo. Biochem Biophys Res Commun，230（2）：376-380.

Muramatsu T，Mizutani Y，Ohmori Y，et al，2001. In vivo gene electroporation confers nutritionally-regulated foreign gene expression in the liver. Int J Mol Med，7（1）：61-66.

Nagayama S，Zeng S，Xiong W，et al，2007. In vivo simultaneous tracing and Ca（2+）imaging of local neuronal circuits. Neuron，53（6）：789-803.

Nectow AR，Nestler EJ，2020. Viral tools for neuroscience. Nat Rev Neurosci，21（12）：669-681.

Nishizono H，Hayano Y，Nakahata Y，et al，2021. Rapid generation of conditional knockout mice using the CRISPR-Cas9 system and electroporation for neuroscience research. Mol Brain，14（1）：148.

Pillay S，Zou W，Cheng F，et al，2017. Adeno-associated virus（AAV）serotypes have distinctive interactions with domains of the cellular AAV receptor. J Virol，91.

Poeschla EM，2003. Non-primate lentiviral vectors. Curr Opin Mol Ther，5：529-540.

Porrero C，Rubio-Garrido P，Avendaño C，et al，2010. Mapping of fluorescent protein-expressing neurons and axon pathways in adult and developing Thy1-eYFP-H transgenic mice. Brain Res，1345：59-72.

Reardon TR，Murray AJ，Turi GF，et al，2016. Rabies virus CVS-N2c（ΔG）strain enhances retrograde synaptic transfer and neuronal viability. Neuron，89（4）：711-724.

Rice BW，Cable MD，Nelson MB，2001. In vivo imaging of light-emitting probes. J Biomed Opt，6（4）：432-440.

Rodrigues FS，Doughton G，Yang B，et al，2012. A novel transgenic line using the Cre-lox system to allow permanent lineage-labeling of the zebrafish neural crest. Genesis，50（10）：750-757.

So MK，Xu C，Loening AM，et al，2006. Self-illuminating quantum dot conjugates for in vivo imaging. Nat Biotechnol，24（3）：339-343.

Stein B，Alonso MT，Zufall F，et al，2016. Functional overexpression of vomeronasal receptors using a Herpes Simplex Virus Type 1（HSV-1）-derived amplicon. PLoS One，11（5）：e0156092.

Sun L，Tang Y，Yan K，et al，2019. Differences in neurotropism and neurotoxicity among retrograde viral tracers. Mol Neurodegener，14（1）：8.

Tabata H，Nakajima K，2001. Efficient in utero gene transfer system to the developing mouse brain using electroporation：visualization of neuronal migration in the developing cortex. Neuroscience，103（4）：865-872.

Tervo DG，Hwang BY，Viswanathan S，et al，2016. A designer AAV variant permits efficient retrograde access to projection neurons. Neuron，92：372-382.

Vivar C，Potter MC，Choi J，et al，2012. Monosynaptic inputs to new neurons in the dentate gyrus. Nat Commun，3，1107.

Weaver JC，2000. Electroporation of cells and tissues. IEEE Transactions on Plasma Science，28（1）：24-33.

Weber K，Thomaschewski M，Warlich M，et al，2011. RGB marking facilitates multicolor clonal cell tracking. Nat Med，17（4）：504-509.

Wang YJ，Liu JQ，Miehe G，2007. Phylogenetic origins of the Himalayan endemic *Dolomiaea*，*Diplazoptilon* and *Xanthopappus*（Asteraceae：Cardueae）based on three DNA regions. Ann Bot，99（2）：311-322.

Wojaczynski GJ，Engel EA，Steren KE，et al，2015. The neuroinvasive profiles of H129（herpes simplex virus type 1）recombinants with putative anterograde-only transneuronal spread properties. Brain Struct Funct，220（3）：1395-1420.

Wu Y，Jiang L，Geng H，et al，2018. A recombinant baculovirus efficiently generates recombinant adeno-associated virus vectors in cultured insect cells and larvae. Mol Ther Methods Clin Dev，10：38-47.

Xu X，Holmes TC，Luo MH，et al，2020. Viral vectors for neural circuit mapping and recent advances in trans-synaptic anterograde tracers. Neuron，107（6）：1029-1047.

Yu YC，Bultje RS，Wang X，et al，2009. Specific synapses develop preferentially among sister excitatory neurons in the neocortex. Nature，458：501-504.

Zampaglione I，Arcuri M，Cappelletti M，et al，2005. In vivo DNA gene electro-transfer：a systematic analysis of different electrical parameters. J Gene Med，7（11）：1475-1481.

Zeng WB，Jiang HF，Gang YD，et al，2017. Anterograde monosynaptic transneuronal tracers derived from herpes simplex virus 1 strain H129. Mol Neurodegener，12（1）：38.

Zingg B，Chou XL，Zhang ZG，et al，2017. AAV-mediated anterograde transsynaptic tagging：mapping corticocollicular input-defined neural pathways for defense behaviors. Neuron，93（1）：33-47.

第九章

电极记录新技术

микро电极是指至少在一维尺度上不大于 $25\mu m$ 的电极，是电生理实验研究细胞电活动的一种电极。通常应用玻璃毛细管（尖端内径在 $1/10^6 m$ 以下），灌以电解质溶液，然后引导电线与电解质溶液相接触，并连接到电生理记录仪上观察电变化。玻璃毛细管微电极在微操纵仪的控制下，可安置到细胞表面的附近，也可以插入细胞内，观察单个细胞的电活动。此外，在尖端极小的金属表面涂上绝缘材料（除电极尖端外）后，也可作为微电极应用。微电极包括两种含义。一指电极的微型化。如可用于直接观察体液甚至细胞内某些重要离子的活度变化的微型化离子选择性电极，如玻璃毛细管电极。在医学上微电极是研究细胞的一种工具。二是指在电化学分析中电极面积很小但整个电极并非微型化的一类电极。如极谱法和伏安法中用的指示电极、滴汞电极、悬汞电极，库仑滴定中的指示电极、微铂电极等也称为微电极。这类电极由于电极面积极小，电流密度很大，容易发生浓差极化。

第一节 多通道微电极

人类的大脑约由 10^{11} 个神经细胞构成，这些神经元之间的连接将大脑组成了一个超复杂的神经网络。要研究大脑的功能机制，破译其神经网络的信息编码原理，一个重要的方法是在大脑神经元网络中同时观察、记录尽可能多的单个神经元活动信号。植入式多通道神经微电极作为一种可实时记录多个神经元峰电位信号的器件，在神经信号的时间分辨率和设备的便捷性方面有着其他神经成像技术不可替代的优点。在不影响大脑功能甚至动物行为的前提下，为了在大脑中植入通道数更多的电极，需要在植入式多通道电极的材料、结构、集成方式和植入及封装方法等方面不断地进行改进创新和优化（Wang et al，2003）。

植入式神经微电极是将以离子为载体的神经电信号转化成以电子为载体的电流或电压信号的传感器件。神经电极通常由金属材料制成，为了传感测量神经组织中局部区域（单个细胞或神经元群体）的电势变化，需要对暴露在体液中电极的面积进行限制，方法是仅留出一定的电极面积与体液中的离子接触，其他部分则通过镀覆绝缘层的方法与体液隔绝。暴露在绝缘层外的电极面积，通常称为记录点或电极位点。当用作胞外记录的植入式神经微电极放置在神经元附近时，伴随着神经元活动，记录点位置处的离子浓度产生变化，进而引起电极电位的变化，由此记录到神经元的电活动信号。记录点的大小和界面阻抗决定了其所能记录到的神经信号的特征和信噪比。通常，为记录单个神经元的峰电位信号，记录点的大小应与神经元的尺寸相当或更小。因此，胞外记录电极位点的大小通常在几十微米以下，但由于电极本底噪声的限制，电极记录点的面积不能无限缩小，目前报道的最小记录点面积为 $3\mu m \times 1.5\mu m$。对于相同面积大小的电极，阻抗越低，所记录到的信号质量越好，对电极表面进行材料改性或界面修饰可大幅降低界面阻抗，提高电极的信噪比。

术中微电极记录技术是功能上确认核团性质的"金标准"，多通道微电极记录技术（记录电极根数≥3）相比单通道微电极记录技术（记录电极根数＝1）而言，不仅可根据术中记录到的神经元放电情况对不同核团进行初步判定，而且还能对同一核团的不同亚区进行功能鉴定，从而可根据不同微电极记录神经元放电的情况选择最佳植入针道，实现脑深部电刺激（DBS）效应最优化。

帕金森病（PD）脑深部电刺激（DBS）治疗的主要靶点是丘脑底核（STN），使用多通道微电极记录可以准确地发现 STN 的感觉运动区，提高治疗精准度和治疗效果。丘脑底核深部脑刺激术（STN-DBS）是目前神经外科治疗原发性帕金森病最常用的手术方式。研究表明，丘脑底核深部脑刺激术不仅能改善患者的震颤、僵直、运动迟缓等运动症状，也能不同程度地改善一些非运动症状如疼痛、焦虑等。而已有多项研究证实，DBS 术中将电极植入 STN 的感觉-运动区其术后临床效果最佳，因此深入探讨如何在术中精确、有效地确定 STN 感觉-运动区则显得尤为重要。

目前国内绝大多采用的是单通道微电极记录技术确认核团位置，而国际大型 DBS 植入中心则多采用多通道微电极记录技术。多通道微电极记录技术在确认 STN 感觉-运动区概率及选择最佳植入针道等多方面具有明显优势，并且未见出血等并发症，这对 DBS 术中精准电极植入提供了关键的技术保障。其中植入式多通道神经微电极应用最为广泛（Hu et al，2023）。

胞外记录的多通道神经微电极可同步记录自由活动的动物或人的神经信号，经常用于研究神经活动和行为之间的对应关系。记录到的神经元数量越多，找出两者之间确定对应关系的可能性就越大，Alivisatos 等还在《细胞》（Cell）杂志上撰文提议要记录"每个神经元的每个动作电位"。为了增加可同时植入大脑的神经电极的通道数，首先需将单个胞外记录电极的器件尺寸降低到最小；其次，需选择适当的组装和封装方法，将多个通道连接并集成在一起，装配到一个可与放大电路连接的接口上。到目前为止，植入式多通道微电极的通道数量已从 20 世纪的数十通道发展到上千通道；多通道记录电极的材料结构集成方式和封装工艺也从最初的金属微丝电极阵列，发展到现在的以硅材料为代表的微纳加工制备方法为主的多种材质和电极结构并存。

一、多通道微丝电极

微丝电极，或者称为针状电极，是最早出现的胞外记录电极类型之一，是将细丝或针的最前端暴露作为记录点，一般由包裹了绝缘材料的金属材料制备而成。这种电极的特点是一根微丝（针）上只有一个记录点。神经电极的绝缘材料要求具有低的介电常数、稳定的化学性质、优异的防水性以及良好的生物相容性，一般采用玻璃、陶瓷、聚四氟乙烯（polytetra-fluoroethylene，PTFE）、聚酰亚胺（polyimide，PI）或聚对二甲苯（parylene）等作为电极绝缘材料。常用的电极导电材料有镍铬合金、钨（W）、金（Au）、铂（Pt）、铱（Ir）等贵金属材料，这些材料电导率大，化学性质稳定，能长期在体液环境中工作。早在 20 世纪 50 年代，Strumwasser 等利用直径 80pm 的不锈钢神经电极记录了松鼠的神经电信号。玻璃绝缘的钨丝电极通过饱和 KNO_3 腐蚀，将钨丝记录点前端变细，在减小损伤的同时提高了对单个神经元放电的分辨能力，在猫的脑干区域清晰记录到了调控后的神经元放电。为了增加可同时记录神经元的数量，Tsai 等建立了 8 导和 16 导多通道金属丝神经电极阵列，其制备方法是将 PTFE 绝缘后的金属微丝按照预设的间距手工组装排布，固定后焊接在电极接口上。得到了间距为 $200\sim300\mu m$ 的 8 通道垂直电极和间距为 $400\sim500pm$ 的 16 通道平面电极。到目前为止，利用直径 $12\sim30\mu m$ 预制好的电极丝材料，通过截断和组装的方法制作而成的通道数 16～32 导的电极阵列仍在实验室广泛使用。将金属微丝排布成通道数更多阵列的操作较为困难，如唐世明利用金属微丝排布了上百通道的高密度电极阵列。在制备方法中，手工操作的比例较大，制备合格的电极需要经验丰富的操作人员。为了使金属电极的排布标准化，Fofonoff 等采用火花放电及线切割加工方法，在块状金属钛上以减法的形式加工出电极阵列，然后通过化学腐蚀、针体绝缘、针尖暴露等工艺，最后形成 100 通道数目的微丝电极阵列，如图 9-1A 所示。此时，所有的针状电极的根部都还连接在金属底座上，因此无论多通道电极阵列的规模有多大，电极与电极之间的间距一致性将得到保障。这时还需在电极根部填充绝缘材料，以固定阵列，并使得阵列间的各通道相互绝缘。最后，通过线切割，将金属块状衬底去除，制备成通道数规模在 100 导左右，间距和电极形状一致性都很好的金属微针电极阵列。

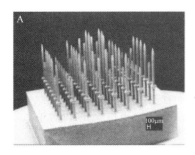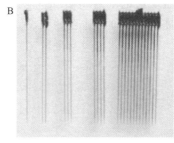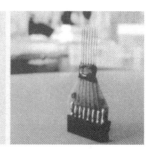

图 9-1　多通道微丝电极
A. 火花放电加工的 100 导金属微丝阵列；B. 多通道硅针微电极阵列

　　与金属材料相比，基于硅材料的微加工技术更为丰富和成熟，微电子产业的发展使得硅材料，特别是单晶硅的杂质和缺陷得到了很好的控制。同时，硅材料成本大幅降低。加上硅材料良好的机械特性和生物相容性，与硅工艺兼容的氮化硅、氧化硅等完备的绝缘材料体系，这些条件和优势使得硅成为加工多通道微电极阵列的最佳材料之一（图 9-1）。以犹他电极为代表的硅电极，延续了金属微丝电极单通道重复组合的阵列结构，将神经电极的通道数目提升到百导量级，降低了金属微丝电极对手工操作的依赖。利用光刻等微加工工艺，提高了批量制备多通道神经电极的效率和电极之间的一致性。但由于每根针体结构仅包含一个记录点，当电极的通道数目增加时，电极尺寸成比例增加，植入损伤随之而增加，限制了电极通道数目的进一步提升（Wang et al，2023）。

二、薄膜电极

　　薄膜电极是基于平面加工工艺发展出来的神经微电极，一般由支撑层、下绝缘层、导电层和上绝缘层组成。薄膜电极打破了单根针体上仅有一个记录点的传统电极结构，充分利用微纳加工技术优势，在一根针体上制备了多个记录点，增加了记录通道数，减小了电极尺寸，提高了电极密度。以硅材料为衬底的薄膜电极不仅提高了神经电极的密度，其制备工艺与集成电路制备工艺兼容，还便于与后端神经信号处理电路集成，这一特点大大提高了这种电极结构在通道数和功能方面的可扩展性（Cho et al，2021）。

　　最具代表性的薄膜电极是由密歇根大学（University of Michigan）开发的电极，其商品名称为 Neuronexs。1985 年，Najafi 等制备了长 3mm、宽 $50\mu m$、厚 $15\mu m$ 的单针硅基薄膜电极，该电极以硅为支撑层，上下绝缘层是氮化硅和氧化硅的复合膜，夹在两层绝缘层之间的金属被加工成 4 根电极通道导线，包含 4 个记录点，如图 9-2A 所示。在制备方法上，使用 P 形晶向的单晶硅片为衬底，先将硅片氧化，在氧化后的硅片上进行光刻，形成图形化的光刻胶图形。在光刻胶的掩膜下刻蚀氧化硅，然后以被刻蚀后的氧化硅层图形作为掩膜，在 1175℃进行浓硼掺杂 15h（浓硼掺杂区一方面可作为自停止腐蚀区用于定义器件层的厚度和平面轮廓，另一方面重掺杂衬底可消除衬底中载流子定向移动带来的噪声），随后去除氧化硅层。然后在硅片表面化学气相淀积（chemical vapor deposition，CVD）300nm/800nm 氧化硅和氮化硅的复合膜作为下绝缘层（复合膜还被用于平衡材料间应力，避免电极针体产生较大的应变），光刻后沉积 50nm 钽，剥离后形成图形化的钽导线作为导电层，再 CVD 沉积氮化硅和氧化硅作为上绝缘层。等离子刻蚀去除记录点和压焊点区域的上绝缘层，并在暴露区沉积 Au，以改善记录特性，并形成可压焊连接的 pad 区。最后，以浓硼掺杂区的自停止腐蚀特性，在 EPW 溶液中腐蚀除去非掺杂区，将针体释放下来。制备完成的 Michigan 电极压焊封装后，在沙鼠小脑皮层记录到约 $200\mu V$ 的单个神经元放电。基于这一结构和制备工艺，薄膜电极可通过拓展单个器件所包含的电极针体数目以及单个针体上所包含记录点数目，不断增加通道数规模。通过后期电极与电极之间的高密度封装，能够得到记录点通道数成倍增加的薄膜电极阵列。2001 年，Wise 研究组通过组装薄膜电极的方式制备了 256 导神经电极，如图 9-2B 所示。集成在电极后端的电路旨在减小各通道间串扰并抑制神经电信号的衰减，该电极包含了 64 个电极针体，针体密度过高，该 256 通道电极的动物植入实验未见报告。

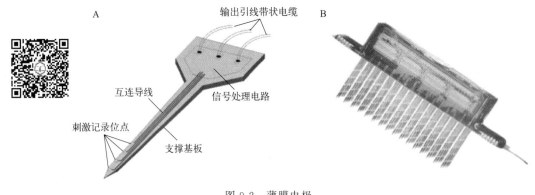

图 9-2　薄膜电极

A.密歇根电极示意图；B. 256 导组装电极

第二节　电极阵列

一、微电极阵列

微电极阵列（MEA）是一种集成了数十或者更多个微采集单元的元件，具有无损伤性、环境可控性和操作简便等优点，能够以无损的方式长期、实时地检测离体神经元的电生理活动，为离体神经网络的相关研究提供了一种有力的研究手段。目前，微电极阵列系统已经在神经突触可塑性、神经网络功能连接与再生、神经网络发育规律研究、生理节律以及神经药理毒理学等方面有了大量的应用，成为神经生物学相关研究领域的重要工具和手段。微电极阵列经过数十年的发展，相关研究已取得了明显进展。出现了多种不同用途的微电极阵列和系统，部分常规微电极阵列和系统已经达到了较高的水平，并且实现了商业化，如德国 MCS 系统等。尽管商业化系统做工精细、软件界面美观人性化、数据处理功能强大而且系统稳定，但是存在价格昂贵、易损耗等不足，为相关研究的大量开展带来沉重的经费负担。微电极阵列一般可分为用于体内的可植入 MEA 和用于体外不可植入的 MEA（Atkinson et al，2022）。

（一）体外阵列

标准类型的体外微电极阵列采用 8×8 或 6×10 电极的模式。电极通常由氧化铟锡或钛组成，直径在 $10 \sim 30 \mu m$ 之间。这些阵列通常用于单细胞培养或急性脑切片。体外 MEA 面临的一个挑战是使用高功率透镜的显微镜对它们进行成像，需要微米量级的低工作距离。为了避免这个问题，已经使用盖玻片创建了 "薄"-MEA。这些阵列约为 $180 \mu m$，可用于高倍率镜头。在另一个特殊设计中，60 个电极被分成 6×5 的阵列，间距为 $500 \mu m$。一组内的电极间隔 $30 \mu m$，直径为 $10 \mu m$。诸如此类的阵列用于检查神经元的局部反应，同时还研究器官切片的功能连接性。空间分辨率是 MEA 的主要优势之一，当使用高密度 MEA 时，它允许以更高的精度获取远距离发送的信号。这些阵列通常具有 256 个电极的方形网格图案，覆盖面积为 $2.8mm \times 2.8mm$。基于 CMOS 的高密度微电极阵列提供了更高的空间分辨率，该阵列具有数千个电极以及集成读出和刺激电路，位于缩略图大小的紧凑芯片上。甚至已经证明了沿单个轴突传播的信号的分辨率。为了获得高质量的信号，电极和组织必须彼此紧密接触。穿孔的微电极阵列设计将负压施加到基板上的开口，以便组织切片可以定位在电极上以增强接触和记录信号。降低电极阻抗的另一种方法是修改界面材料，例如使用碳纳米管，或修改电极结构，例如使用金纳米柱或纳米腔。

（二）体内阵列

可植入 MEA 的三大类是微线、硅基和柔性微电极阵列。微丝 MEA 主要由不锈钢或钨制成，它们可用于通过三角测量来估计单个记录神经元的位置。基于硅的微电极阵列包括两个特定模型：密歇根和犹他阵列。密歇根阵列允许更高密度的植入传感器以及比微线 MEA 更高的空间分辨率。它们还允许沿着柄的长度获得信号，而不仅仅是在柄的末端。与密歇根阵列相比，犹他阵列是 3D 的，由 100 个导电硅针组成。然而，在犹他阵列中，仅从每个电极的尖端接收信号，这限制了一次可以获得的信息量。此外，犹他阵列的制造具有设定的尺寸和参数，而密歇根阵列允许更多的设计自由度。灵活的阵列，由聚酰亚胺、聚对二甲苯或苯并环丁烯制成的灵活电极阵列，由于能够提供更紧密的机械匹配，相较于刚性微电极阵列更具优势。且由于刚性微电极阵列中硅的杨氏模量远高于脑组织的杨氏模量，可能还会导致剪切引起的炎症。

（三）微电极阵列的优势

一般来说，与更传统的方法相比，体外阵列的主要优势包括：

① 允许一次放置多个电极而不是单独放置。

② 在相同的实验设置中设置控制的能力（通过使用一个电极作为控制，其他电极作为实验）。这在刺激实验中特别有趣。

③ 能够在阵列中选择不同的记录位置。

④ 能够同时从多个站点接收数据。

来自完整视网膜的记录非常有趣，因为它可以提供实时光学刺激，例如，可以重建感受野。然而，就体内阵列而言，与膜片钳相比的主要优势是高空间分辨率。可植入阵列允许从单个神经元获得信号，从而获得可用于控制假肢装置的运动位置或速度等信息。在动物行为过程中，至少在啮齿动物中，可以使用数十个植入电极进行大规模并行记录。这使得这种细胞外记录成为识别神经回路和研究其功能的首选方法。然而，使用多电极细胞外阵列明确识别记录的神经元仍然是一个问题。

（四）微电极阵列的缺点

与膜片钳和动态钳系统相比，体外多电极阵列由于空间分辨率较低，不太适合记录和刺激单个细胞。与动态钳的能力相比，MEA 电极可以有效传输到其他细胞的信号的复杂性是有限的。微电极阵列的植入也有几种生物学反应，特别是在慢性植入方面。这些影响中最值得注意的是神经元细胞丢失、神经胶质瘢痕和功能电极数量的减少。组织对植入的反应取决于许多因素，包括 MEA 电极阵列的大小、电极之间的距离、MEA 材料成分及植入时间段，这些组织反应通常分为短期反应和长期反应。短期反应发生在植入后数小时内，并从设备周围的星形胶质细胞和神经胶质细胞数量增加开始。招募的小胶质细胞而后引发炎症并开始吞噬异物。随着时间的推移，被招募到设备中的星形胶质细胞和小胶质细胞开始积累，在阵列周围形成一个鞘，在设备周围延伸数十微米。这不仅增加了电极探针之间的空间，而且使电极绝缘并增加了测量阻抗。阵列长期植入的问题一直是这些设备研究的驱动力。一项新的研究检查了慢性植入引起的炎症的神经退行性影响。免疫组织化学标记显示出令人惊讶的过度磷酸化 tau 蛋白的存在，这是阿尔茨海默病的一个指标，靠近电极记录部位。电极材料的吞噬作用也引发了对生物相容性反应的质疑，研究表明这种反应很小，在体内 12 周后几乎不存在。将器械插入的负面影响降至最低的研究包括用促进神经元附着的蛋白质（如层粘连蛋白或药物洗脱物质）对器械进行表面涂层。

（五）微电极阵列系统的应用

微电极阵列（MEA）系统适用于培养多种组织系统，包括分离的神经细胞、视网膜、心肌细胞、干细胞、有机培养物和急性分离脑片等。在 MEA 培养皿上，可以同时记录和刺激多个位点，这大大地扩展了研究的视野，同时又保持了对单细胞的准确记录。在基础生物学和医疗诊断等研究中广泛得到越来越重要的应用。

1. 应用于神经网络方面的研究

研究培养分离的神经网络：MEA 非常适合用于探测分离培养细胞的网络或系统行为特性。哺乳动物神经元可以用机械的或化学酶解方法从脑组织中分离出来，在合适的条件下，可以培养长达几个月。在培养的初期，神经元伸展出许多神经突，形成突触，并开始发展出自发的兴奋活动，包括单个的或爆发式的复杂动作电位序列。放置在培养皿上的神经元是尾端分化的，它们继续分化和增生扩散，直到被接触限制或被细胞分裂的外部抑制子所限制。MEA 培养皿上，可以同时记录和刺激超过 100 个神经元。MEA 技术可以用非侵入和非破坏式的方法将胞外电极放置在培养基底来研究培养神经元网络的分布式模式。这些电极还可用于胞外刺激神经元，甚至可以在长时程培养过程中，将神经网络与电脑相连，构成所谓的"硅-神经接口"。MEA 可以在同一时间从更多细胞上得到更多的数据。这样，不仅记录单个神经元的响应幅度事件关联，更重要的是能记录到沿神经元分布的神经冲动的精确时间关联。这种相关性分析，是神经生物学研究中的重要工具。在不同脑结构的早期发育过程中，多电极同时记录分布式神经元活动对于分析自发生的时空模式具有指导意义。多记录位点分析可以揭示出在发育过程中的神经网络中的精确时间相关特性。

研究急性分离的神经网络：急性分离的脑片组织内部原始的网络都被保留下来，但切片组织最外面一层的细胞被破坏了，因此需要使用切片内部深处的完好细胞。通过使用形状尖锐的三维微电极做到可以穿刺切片组织以接触到深层神经细胞。与培养的神经元网络相比，脑片的细胞结构和连接很接近于完整的脑，这种神经网络的输入输出可能被更明确地定义了。但是对于在更多细节上分析网络和细胞，脑片上的细胞就显得太多了。此时 MEA 记录脑片的场电位，而不是单细胞活动。

研究神经元突触可塑性：双脉冲异化（PPF）、长时程增强（LTP）和长时程抑制（LTD），都是突触可塑性的最常见形式，可以在急性分离的或培养的样本上进行研究。对于 PPF，MEA 技术允许快速检查许多独特的刺激位点，这比常规电生理方法要容易得多。对于研究特殊位点的 LTP，如果用传统电生理办法，将非常麻烦。MEA 技术通过同时记录海马切片的所有的区域（CA1、CA3、DG），可以帮助高效地研究 LTP。对于位点特异性研究，用传统的电生理方法将非常困难。例如同时记录 CA1、CA3 和 DG，需要使用 3 个微操和 3 个单独的电极来手动操作。而 MEA 技术克服了这些限制，没有微操漂移的麻烦或那么多电线电缆导致的无法消除的噪声。而且从 60 个通道同时记录可以比 3 个电极得到更多的信息。

2. 应用于胚胎干细胞方面的研究

MEA 可广泛用于心肌细胞的培养，从基本心脏生理到新的治疗策略，例如针对心律失常的病理生理学方面。MEA 还在安全药理学方面扮演重要角色。根据美国食品药品监督管理局（FDA）最新的文件和欧洲药物评估局的报告，MEA 是一个经济快捷的研究平台。MEA 在人类和鼠的胚胎干细胞的电生理特性研究和发育特性方面的应用有增长趋势。一个重要的研究，显示出人类胚胎干细胞可以分化成心肌细胞，该研究中的电生理特性是利用 MEA 获得的。干细胞分化成心肌细胞，通过电生理特性例如心跳频率和传导速度来监视。当前，多个小组正应用 MEA 研究神经元起源的电生理特性。在一个正在进行的研究中，观察到依赖标准方法例如形态学分化和免疫化学神经标记来评估干细胞的成熟是不够的。通过形态学分化和免疫化学神经标记评估，培养物表现出一个典型的神经细胞特性；然而其神经细胞的电生理特性，却在两周后才能被观察到，这表明完全神经成熟比免疫化学神经标记的标准要推迟很长时间。

3. 应用于心肌细胞方面的研究

心血管疾病是现代社会人类健康的主要威胁。因此关于个体的基因或药物的副作用是如何影响心脏的正常兴奋特性方面的认识，变得极为重要。MEA 为在急性分离的心肌或胚胎干细胞分化成的心肌上进行速率条件、节律/无节律行为和 QT 传播等研究提供了解决方案。细胞可在 MEA 上培养，可在大区域内记录心肌细胞的自发兴奋或电诱发兴奋特性。

4. 应用于医疗诊断

神经再生：成熟的神经系统在机械损伤后一般是无法再生的。通过化学营养因子功能性的电刺激、移植全能的干细胞等，可以使情况得到改善。离体模型系统显示，可以在 MEA 上培养视网膜细胞层和颗粒细胞层，并且它们之间可以相互影响。培养物可以在 MEA 上维持数周的活性，提供了一个理想的研究机械损伤后的神经再生系统。

视网膜移植/神经移植：眼部损伤和退行性疾病都可能导致视网膜的电视网膜图（electroretinogram，ERG）显著变化，因此视网膜改变是一种非常有价值的诊断依据。视网膜（人造视网膜）可以在 MEA 上培养，研究其生物相容性、综合视听等外界刺激因素的超感官知觉试验、刺激的视网膜响应、施加药物后的视网膜电图（ERG）的活动性等。

生理节律：过去几十年里发现的动物和人类每天的活动的生物钟现象给出了重要的提示。睡眠、夜间活动和新陈代谢依赖于内部细胞时钟。海马区的 SCN 神经元对于理解细胞时钟如何工作以及它们如何发起动物和人类的行为节律最令人感兴趣。MEA 技术可以帮助长时程研究培养的 SCN 神经元。

5. 应用于高通量药物筛选

以分子水平和细胞水平的实验方法为基础，以芯片形式作为实验工具载体，以自化操作系统执行实验过程，以灵敏快速的检测仪器采集实验数据，以计算机对实验获得的数据进行分析处理，在短时间内能够对数以千万计的样品进行测试，并以相应的数据库支持整个技术体系的正常运转。

MEA 在 30 年前就出现了，随着微制造技术的发展，MEA 已经成为系统生物学实验中主要的工具。MEA 提供了一个单一平台，样本跨度从细胞水平到组织水平到生物系统水平。在目前国际性的学术会议上，MEA 应用都呈上升趋势，除了一年两次 MEA 设备和应用会议，美国生物物理学会和美国神经科学学会年会都有基于 MEA 进展的专门报告会。而在制药工业，高通量的 MEA 平台在药物安全评估方面成为重要工具。MEA 设备配合多孔平台，可以加速基于 MEA 平台在药物筛选和开发方面的应用。MEA 在医学诊断、环境监测、反生物恐怖主义等领域有着潜在应用价值。在干细胞研究，例如心肌和神经细胞等电兴奋细胞的研究中，MEA 正成为研究细胞分化和成熟的强有力平台。研究显示，免疫化学标准对于细胞类型功能鉴定是不充分的，在细胞被认为完全分化之前，基于功能特性的更严格的检验是必须的。MEA 为细胞电生理功能长时程发展特性研究提供了一个理想的平台。该技术还可用于研究发展替代细胞，在治疗各种组织退化疾病，例如糖尿病、神经退行疾病和心血管疾病等方面 MEA 均有良好的应用前景。

二、超薄丝绸电极阵列

超薄丝绸电极阵列是一种脑波测量仪器。这种以丝绸为载体的超薄电极阵列，植入大脑，黏附于脑组织表面，丝绸可自然分解，可用于治疗瘫痪、癫痫等疾病（Zhou et al, 2022）。

（一）超薄丝绸电极阵列的研发

丝绸以柔软轻薄著称，美国科学家利用丝绸的这一特性设计出一种以丝绸为载体的超薄电极阵列，将其植入大脑，黏附于脑组织表面，丝绸自然分解后，电极阵列就与脑组织紧密契合，忠实记录脑神经活动。这种新装置的潜力需要在长期的脑机接口研究中才能完全发挥。现在还没有与脑组织契合度如此之高的脑机接口，新装置能够在很长一段时间内稳定地提供神经信号。

（二）超薄丝绸电极阵列的特点

有些硅制的脑机接口在植入过程中需要穿刺脑组织，可能造成损伤，即使是放置于脑部表面的脑机接口也存在问题：这些电极往往放置得过宽，很难获得高分辨率的神经信号，此外这类装置往往引起大脑的免疫反应，降低其使用寿命。脑机接口通常使用很短时间就失灵，有时甚至只能维持几个月，然后患者必须经历多次手术更换装置。开发者之一的科学家莫里森表示，这种新的"超薄丝绸电极阵列"系统能够克服所有这些困难，带来更先进的神经修补技术。由于可以随意弯折，而又非常纤薄，以丝绸为载体的脑机接口可以深入到以前无法到达的大脑区域。超薄丝绸电极阵列试验研究团队发现，这种植入设备的外形与人脑模型的轮廓完美契合。研究人员使用猫脑进行实验，发现植入猫脑视觉感应区域后，这种厚度仅有纸张的四十分之一的电极阵列能够忠实地记录神经活动，而且植入一个月后，没有引起任何炎症之类的问题。由于这种超薄系统能够与脑组织更紧密地结合，其接收信号的效果要好于固定形状的电极阵列，普通电极阵列的厚度是这种新型装置的 30 倍。

（三）超薄丝绸电极阵列的用途

"超薄丝绸电极阵列"可延展、超薄的设计可以用于制造更好的脑机接口，脑机接口可用于记录瘫痪患者的脑神经活动，并将其转换为控制命令，用以控制假肢、计算机鼠标键盘、机械手臂等，从而帮助那些肢体残疾、脊髓损伤、卒中、肌萎缩侧索硬化，以及其他神经肌肉退化的患者，建立一个大脑与外界世界直接交互的新途径，改善他们的生活质量。科学家们计划拓展该研究成果的适用范围，使用这种完全可分解的植入电极监控、刺激组织生长。此外新装置可以折叠，由头盖骨上的小孔进入，简化手术难度并使患者更容易恢复。科学家们还希望将这种技术用于视网膜和耳蜗植入设备，从而治疗各种神经和精神疾病。这一成果开创了一种全新类型的可植入医疗装置，不仅可用于植入大脑，还可广泛用于其他人体组织。这一新技术由于能更好地使电极阵列黏附于大脑表面，将显著改善大脑记录设备的功能。

三、犹他电极阵列

1989 年，犹他大学的 Normann 研究组提出了利用体硅材料加工微针电极的方法，制备了由 100 个 1.5mm 长的硅微针和 4.2mm×4.2mm×0.12mm 的基板组成的电极阵列，以研究机构的名字命名为犹他电极（UEA）阵列。通过机械切割结合化学腐蚀的方法加工得到针体，每根微针尖端暴露出电极记录点并镀覆金属（Maynard et al，1997）。改进后具体的工艺流程，如图 9-3 所示：选择厚度 1.8mm，电阻率 0.01～0.05Ω·cm 的 p 型＜100＞晶向的硅片，首先用划片机在硅片一面切割出深度 500μm，间距为 400μm 的纵横交错的沟槽（图 9-3 B），在沟槽中填充玻璃粉，高温烧结后打磨抛光（图 9-3 C）。然后翻转硅片，用划片机将玻璃沟槽包围的区域隔离出来，这些柱状阵列均匀分布在剩余的厚度约为 0.2mm 的基板上（图 9-3 D）。接着通过两步氢氟酸和硝酸的湿法刻蚀工艺，减小硅柱的直径并锐化尖端（图 9-3 E）。最后在硅针尖端镀覆氧化铱以增强电荷转移能力，针体其余部分用聚对二甲苯绝缘（图 9-3F～H）。

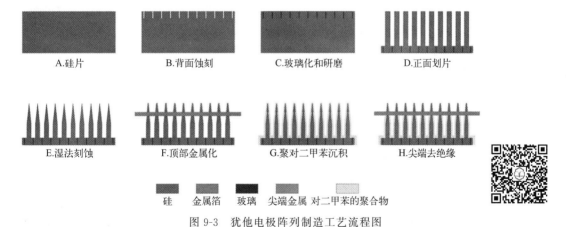

A.硅片　　　　　B.背面蚀刻　　　　C.玻璃化和研磨　　　D.正面划片

E.湿法刻蚀　　　F.顶部金属化　　　G.聚对二甲苯沉积　　H.尖端去绝缘

硅　金属箔　玻璃　尖端金属　对二甲苯的聚合物

图 9-3　犹他电极阵列制造工艺流程图

每个电极通过围绕在基部的玻璃沟槽与相邻的电极绝缘并保证结构的连接。电极的引出采用压焊的方式将直径 25μm 的绝缘金线键合到基板背部焊盘上，然后将所有 100 根引线封装成单束形式，其方向与基板背表面共面，引线的另一端与可固定在颅骨上的电极帽相连。由于 UEA 有柔性引线，且质量较轻、基板较薄，植入后电极可以浮在大脑皮层表面，实验对象的颅骨可以闭合，有效地增加了电极在体内的工作寿命。目前，UEA 已经通过美国食品药品监督管理局（FDA）批准，是唯一可以用于人类大脑皮层内信号记录的植入式神经电极。因为传统 UEA 的电极长度相同，所以植入的 UEA 通常不会接触到该平面上方和下方一定深度的神经元，在植入时将记录点限制在平行于皮质表面的单个平面。因此，这类 UEA 植入周围神经系统时采集效果不够理想。为了有选择性地与多层神经元建立连接，Branner 等制造出如图 9-4A 所示的犹他斜电极阵列（Utah slanted electrode array，USEA），电极长度在整个阵列中由 0.5～1.5mm 线性变化，保证了记录点与不同层神经元的接触。进一步，Bhandari 等利用可变深度切割的方法制造出一种回旋形电极阵列（图 9-4B），电极尖端构成复杂的曲面形状，可以更好地与植入组织的几何形状相配合。这两种电极的其他工艺过程实际与 UEA 相同，对于 $400\mu m$ 间隔的电极阵列来说，神经纤维距离电极尖端记录点不超过 $200\mu m$，由于植入的微电极可记录的信号范围约为 $150\mu m$，这两种电极阵列提供了 100 个具有空间选择性的神经通路，可用于中枢神经和周围神经系统的临床研究。

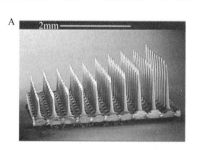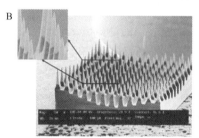

图 9-4　犹他电极阵列

A. 犹他斜电极阵列；B. 回旋形电极阵列

（一）基于 UEA 的电极阵列

1. 硅基电极阵列

硅基电极阵列采用成熟的微机电系统（MEMS）加工工艺，有其他类型电极无法达到的加工精度和一致性。此外，利用硅材料制作电极可实现电极与硅基放大及信号处理电路的单片集成，简化系统的复杂度，提高神经元信号的信噪比。UEA 是最具代表性的硅基电极之一。

尽管 UEA 在神经科学研究以及脑机接口应用等方面取得了许多突破，但 UEA 一个硅针仅包含一个记录点的结构特点使得其通道数目难以进一步提升。通道数目的增加将扩大电极整体尺寸，这样不仅会导致植入困难，而且会对脑组织造成严重的损伤。针对这一问题，Shandhi 等设计了一种犹他多点电极阵列（Utah multisite electrode array，UMEA）（如图 9-5A），在 UEA 单个电极周围设计多个记录点。该方法将传统 UEA 单个电极的基板区域一分为九，并通过玻璃相互绝缘。电极尖端连接中心区域，电极侧面沉积八个记录点和金属导线，分别连接到其余八个区域，由此制造出与传统 UEA 体积相同的高通道密度神经电极阵列。UMEA 每个电极有 9 个通道，通道密度为 $56.25mm^{-2}$，是传统 UEA（$6.25mm^{-2}$）的 9 倍。为了使电极直径更小，排列更紧密，能更好地与神经元特别是小直径神经建立连接通路，Wark 等设计了如图 9-5B 所示的高密度犹他斜电极阵列（high-density Utah slanted electrode array，HD-USEA），它的电极间距为 $200\mu m$，通道密度为 $25mm^{-2}$。随后，将这种高密度电极阵列植入大鼠坐骨神经，发现周围神经功能存在短暂性损伤，但在植入两周后恢复到正常水平。Fujishiro 等研究表明，减小电极直径可以最大限度减小组织损伤，所以小直径、高密度电极阵列更有利于在神经科学方面的应用。

另一方面，UEA 使用成束细线连线和头戴式连接器进行信号记录存在一些问题：①经皮连接器可能会引起感染和手术并发症；②长引线增加了信号在电极和电子电路之间传输时受到干扰的概率；③引线束缚力引起的电极移动改变了记录特性并进一步激发免疫系统反应；④由于存在机械应力和暴露于体内环境，引线失效的可能性很高；⑤电极加上引线整体繁杂，患者的行动受到限制。因此许多由有线连接带来的问题将通过引入无线神经接口来解决，必须摆脱有线连接来实现长期植入的目标，实现信号的无线传输。Kim 等基于传统 UEA 集成了无线神经接口，该系统由 100 个通道的 UEA、定制的信号处理和遥测电路、感应线圈和 SMD 电容器组成（如图 9-5C）。但实验发现这类无线神经接口的传输距离有限，无法进行体内测试。Yin 等研制的新型无线传感器，可以与 UEA 的头戴式连接器相配合，并已成功用于监测灵长类动物在自然运动和睡眠-觉醒转换过程中大脑皮层的神经元活动。未来将此无线传感器微型化后直接集成在 UEA 的背板上，有望实现皮质内神经信号的无线传输。

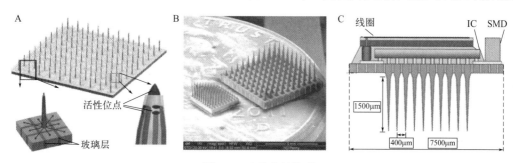

图 9-5　硅基电极阵列

A. 犹他多点电极阵列示意图；B. 高密度犹他斜电极阵列；C. 无线神经接口的集成示意图

2. 玻璃基电极阵列

电刺激技术代表了神经科学领域的重大突破，但它仍然存在一些临床限制，比如无法作用于神经回路中的特定细胞类型。玻璃材料主要用于制作光电极阵列，不同的刺激手段可以调控大脑神经网络。光遗传学是实现细胞特异性调节的一项新技术，具有毫秒级的时间精度。光遗传学技术首先通过基因工程方法将光敏通道蛋白选择性表达在特定类型的神经元上，然后利用光照刺激或者抑制神经元的活性，未表达光敏通道蛋白的神经元对光刺激没有响应，从而实现细胞特异性调节。此外，光敏通道蛋白还可以顺着转染的神经元胞体向突触生长，甚至跨越突触至下一级神经元的胞体，因此光遗传学技术又具有细胞空间特异性，这有利于对神经回路中各脑区特定细胞群进行精准调控。

在 UEA 的基础上，Abaya 等以玻璃为基底，加工了如图 9-6A 所示的犹他光电极阵列（Utah optrode array，UOA）。首先用斜角刀片预切割出 UOA 尖端的锥角，后分多步切割出阵列结构并进行湿法刻蚀。由于在光传输过程中电极的粗糙表面会造成散射损失，将电极在高温下进行热处理可降低其表面粗糙度。UOA 的电极间距、长度、宽度和尖端角度可以改变，以分别满足对空间分辨率、通道深度、光束大小和发散度的要求。随后，研究人员将 UOA 插入组织中测试发现，UOA 可以有效地减轻组织介质造成的光衰减，并产生适合神经刺激的发射光谱。Scharf 等在 UOA 的背板上连接了一个光传导器来减少相邻光极之间的光串扰，限制光的传播路径（如图 9-6B～C）的同时加强了背板的机械稳定性。该装置由 UOA、光传导器、微 LED 阵列三部分堆叠而成，可对皮层深处进行光遗传学刺激。

3. 金属基电极阵列

研究人员通过先进的硅微加工技术已经实现了 UEA 的晶片级制造方法，但硅基工艺不

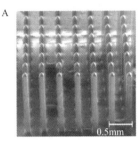
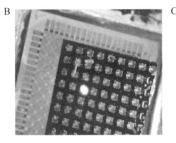
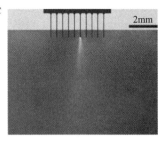

图 9-6 玻璃基电极阵列

A. 犹他光电极阵列；B. 光传导器限制光在一个电极中传播；C. 光电极在荧光素溶液中的传播

可避免地要采用光刻和各向同性/异性刻蚀，工艺过程复杂，目前单个器件的成本仍然很高。而且脆性硅针容易断裂，植入后可能引发安全问题。另一方面，即使 UEA 采用低阻硅，其导电性也远不如金属。此前，多采用手工组装的方法获得金属电极阵列，为使其排布标准化，Fofonoff 等通过火花放电及线切割的方法，在块状金属钛上加工出 100 个微针组成的电极阵列（如图 9-7A）。Goncalves 等将铝块进行切割和湿法刻蚀，也加工出 6 × 6 的铝基电极阵列（如图 9-7B）。Li 等通过将多个金属微针组装在定制的柔性 PCB 板上，制造了一种与 UEA 有相似的密度和特征尺寸的金属微针电极阵列（结构示意图见图 9-7C），其稳定的低接触阻抗特性满足神经元刺激和记录的要求。由于电极结构的灵活性，微针的数量、高度、直径、阵列的布局以及连接线的长度可以个性化定制。此外，柔性 PCB 基板相比金属基板产生更小的组织损伤，且能够与信号处理系统集成。尽管已经设计制造出诸多微针电极阵列，但这些电极材料的硬度远大于神经组织，植入后会造成组织损伤，引起免疫反应，所以生物相容性问题迫切需要解决。

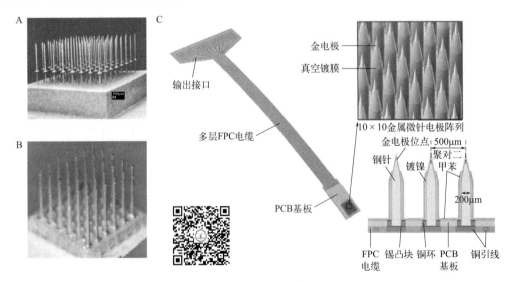

图 9-7 金属基电极阵列

A. 火花放电加工的钛微电极阵列；B. 6×6 铝基电极阵列；C. 金属微针电极阵列的示意图和截面图

（二）UEA 的临床应用

假肢技术和脑机接口已经在临床应用上取得了可喜的进展，有助于增强瘫痪患者和截肢者的活动性和独立性。研究表明，四肢瘫痪的患者运动想象的能力通常是完整的，通过植入式微电极阵列绕过受损的神经通路，可以记录反映个体运动意图的大脑活动。这些信号可用于提取和解读有意识的脑源命令，用于外部设备的控制。因此，具有运动功能障碍的患者可以使用来自其大脑运动区域的信号控制屏幕上的光标，有效地与计算机进行交互，或者控制机械臂。志愿者用"意念"控制光标向显示器中的橙色方块移动。随后的测试中，该男子甚至可以在交谈过程中利用光标打开电子邮件。匹兹堡大学的 Collinger 等在瘫痪患者的大脑皮层中植入两个 UEA，通过训练教会其用大脑控制机械臂运动，进行伸出、抓取并操控物体等一系列复杂的手部动作。瘫痪患者可通过脑机接口设备吃到巧克力。2020 年 1 月，浙江大学求是高等研究院脑机接口团队与浙大二院合作完成中国第一例植入式脑机接口临床转化研究。患者利用大脑皮层信号可以精准控制机械臂实现三维空间的运动，并且首次证明高龄患者利用植入式脑机接口进行复杂而有效的运动控制是安全可行的。（手臂）实现更灵活地控制机械臂手指是新一代假肢技术的发展趋势，拥有真实手臂的人能够对手指（手臂）进行高度灵活地控制，部分原因是其手指、肌肉、皮肤等部位可以产生躯体感觉和触觉反馈。研发轻便、高效、手指（手臂）关节包含传感器的多自由度上肢假肢是研究人员的共同目标。在匹兹堡大学的另一项研究中，瘫痪患者在植入电极后控制机械手臂与奥巴马握手，由于机械手上装有传感器，每个传感器连接不同的电极，当机械手受到压力，对应的传感器就通过电极将刺激信号传入感觉皮层，让患者感受到被握住。未来希望截肢者将他们的假肢视为"他们的手指（手臂）"，而不是他们被截肢的部位附着的硬件。将 USEA 植入截肢部位上方切断的周围神经是获取神经控制信号更直接的一种方法，植入电极的尖端将分布在整个神经束中，一些电极邻接传出的运动纤维，另一些电极邻接传入的感觉纤维。记录到的运动信号可用于直接控制假肢中的执行器，同时由于在假肢上安装了各种传感器，其接收到信号后通过 USEA 来刺激之前用于向大脑传递感觉输入的感觉纤维，因此患者能够获得近乎"自然"的感觉反馈。

　　UEA 是神经科学研究的重要工具，有助于提高我们对人类大脑的认识。新型电极阵列和电极表面修饰技术都有了巨大的进步，取得诸多成果，但以下问题仍然存在：①电极密度很难进一步提高，在细胞密集脑区的采样效果不好；②电极的基板和电极轴都是平整结构，只能够植入一些平整脑区；③集成无线神经接口难度较大，且集成后的电子元件具有发热问题，对使用造成影响；④缺乏针对 UEA 表面修饰后的活体长期植入实验；⑤刚性材料与生物组织的模量匹配不平衡，在植入和使用过程中的电极会对组织造成损失。目前，大多数植入体内的电极阵列只有几个月或几年的寿命，因此，实现长期记录的关键问题是解决电极的生物相容性。电极表面可以进行修饰，设计新的阵列结构，同时可以使用植入损伤更小的柔性材料。此外，还需要改进动作电位提取程序，将用于解码信号的计算算法优化；研究用无线连接向电极传递信号和能量，消除可能由经皮引线造成的感染；以及开展多功能 UEA，如集成药物递送通道、光源及温度传感器等。

参 考 文 献

Atkinson D，D'Souza T，Rajput JS，et al，2022. Advances in implantable microelectrode array insertion and positioning. Neuromodulation，25：789-795.

Cho C，Kang P，Taqieddin A，et al，2021. Strain-resilient electrical functionality in thin-film metal electrodes using two-dimensional interlayers. Nat Electron，4：126-133.

Hu R，Fan P，Wang Y，et al，2023. Multi-channel microelectrode arrays for detection of single-cell level neural information in the hippocampus CA1 under general anesthesia induced by low-dose isoflurane. Fundamental Research，19 June.

Maynard EM，Nordhausen CT，Normann RA，1997. The Utah intracortical electrode array：a recording structure for potential brain-computer interfaces. Electroencephalogr Clin Neurophysiol，102：228-239.

Wang JY，Luo F，Han JS，2003. ［In vivo multi-channel recording methods for central neural activities］. Sheng Li Ke Xue Jin Zhan，34：356-358.

Wang Y，Wang Q，Zheng R，et al，2023. Flexible multichannel electrodes for acute recording in nonhuman primates. Microsyst Nanoeng，9：93.

Zhou Y，Gu C，Liang J，et al，2022. A silk-based self-adaptive flexible opto-electro neural probe. Microsyst Nanoeng，8：118.

第十章

光学测量新技术

第一节　荧光成像

有些物质能自发荧光，如维生素 A 发红色荧光、绿色荧光蛋白发绿色荧光、胶原纤维发蓝绿色荧光；有些物质不能自发荧光，用荧光染料染色后，其结合物可发出荧光，均可用于荧光成像（表 10-1）。但需注意，荧光分子的辐射能力在受到激发光较长时间的照射后会减弱甚至导致荧光猝灭，这是由于激发态分子的电子不能恢复到基态，所吸收的能量无法以荧光的形式发射。因此荧光物质的保存应注意避免与其他化合物的接触和光的直接照射（特别是紫外光）。荧光显微镜是最常用的实时观察荧光的设备（Miyawaki，2013）。

表 10-1　常用的荧光染料

荧光染料	激发光	荧光颜色	应用范围
溴化乙锭（ethidium bromide）	蓝紫	红	DNA
HO33258（Hoechst33258）	紫外	蓝白	DNA
吖啶橙（acridine orange，AO）	蓝光	绿（DNA） 红（RNA）	DNA、RNA
派洛宁 Y（pyronine Y）	绿光	红	RNA
异硫氰酸荧光素（fluorescein isothiocyanate，FITC）	蓝光	黄绿	蛋白质及抗体标记
四乙基罗丹明（tetramethyl rhodamine，RIB 200）	绿光	橘红	抗体标记
四甲基罗丹明异硫氰酸酯 （tetramethyl rhodamine isothiocyanate，TRITC）	绿光	橘红	抗体标记
荧光素二乙酸酯（fluorescein diacetate，FDA）	蓝光	绿	细胞脂酶、细胞活力
芥子阿的平（quinacrine mustard，QM）	紫外光	蓝白	染色体分带

一、常用试剂配制

0.01% 的吖啶橙荧光染料的配制：

① 0.1mol/L（pH7.0）磷酸盐缓冲生理盐水（PBS）：A 液为 2.76g $NaH_2PO_4 \cdot H_2O$，加蒸馏水至 100mL。B 液为 5.36g $Na_2HPO_4 \cdot 7H_2O$，加蒸馏水至 100mL。取 16.5mL A 液、33.5mL B 液、8.5g NaCl，用蒸馏水稀释至 100mL。

② 0.1% 的吖啶橙：0.1g 吖啶橙加蒸馏水 100mL。

③ 0.01% 的吖啶橙：临用前将 0.1% 的吖啶橙用 0.1mol/L（pH7.0）PBS 稀释 10 倍。

二、常规试验操作

取干净载玻片，用牙签刮取口腔黏膜上皮细胞涂在载玻片上，待载玻片上细胞稍干后以

95％乙醇固定5min，然后晾干，滴加0.01％的吖啶橙染液染色2min，PBS漂洗，保留一滴PBS，加盖玻片临时封固，选用紫外激发滤片在荧光显微镜上观察。

一般标本染色后立即观察，因时间久了荧光会逐渐减弱；也可用封裱剂封片。用封裱剂封片的标本不易干燥，可用于较长时间观察或将标本放在聚乙烯塑料袋中4℃保存，可延缓荧光减弱时间。

封裱剂常用甘油，必须无自发荧光，无色透明。荧光的亮度在pH8.5～9.5时较亮，不易很快褪去，所以，常用甘油和0.5mol/L pH9.0～9.5的碳酸盐缓冲液的等量混合液作封裱剂，也有用0.1mol/L pH9.0的磷酸缓冲液与甘油以1∶9比例混合后作封裱剂的。

经0.01％的吖啶橙荧光染料染色的细胞，细胞核内的DNA和细胞质、核仁中的RNA分别被激发产生绿色和橙红色两种不同颜色的荧光。

第二节　新型荧光探针

荧光探针就是以荧光物质作为指示剂，并在一定波长光的激发下使指示剂产生荧光，通过检测所产生的荧光实现对被检测物质的，定性或者定量分析（Dou et al，2022）。荧光分子探针通常由三部分组成：识别基团（receptor，R）、荧光基团（fluorophore，F）、连接体部分（spacer，S）（图10-1）。识别基团决定了探针分子的特异性和选择性，荧光基团则决定了识别的灵敏度，而连接体部分则可起到分子识别枢纽的作用。

图 10-1　荧光分子探针的结构

一、锌离子荧光探针

香豆素作为荧光基团，邻氨基苯硫醚作为识别基团，两者以席夫碱相连，加入锌离子后，与硫醚上的硫原子、席夫碱上的氮原子及香豆素上的氧原子配位得到结构**2**，抑制了席夫碱上C═N键的旋转，实现了荧光从无到有的变化（图10-2）。

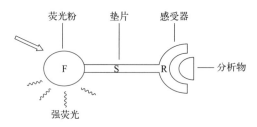

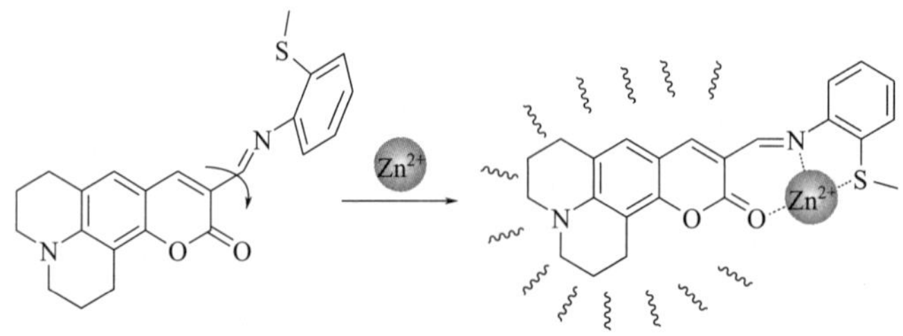

图 10-2　锌离子荧光探针的结构

二、分子信标

分子信标是一种基于荧光能量转移原理而设计的发夹型寡聚核酸荧光探针（图10-3）。它通过与核酸等靶分子相互作用后发生构象的变化而产生荧光信号，对靶分子的检测具有灵敏度高、选择性强、适合于活体实时检测等优点。分子信标技术的建立满足了人们迫切需要一种具有高灵敏度和高亲和力的生物分子探针的需求。

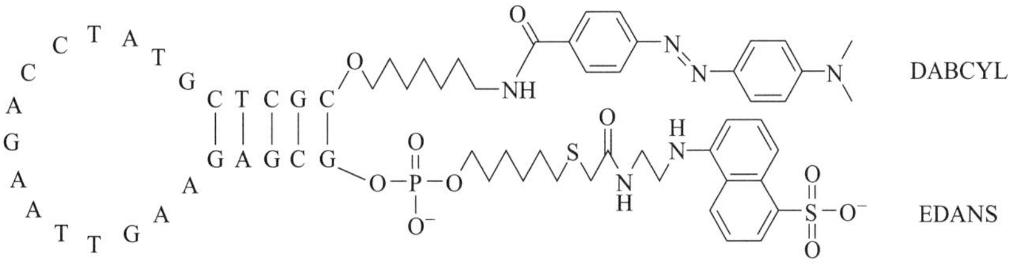

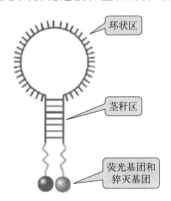

图 10-3　经典分子信标结构

分子信标是一种由寡聚核酸形成的发夹型分子。它包括一个环，环由与靶分子互补的核酸碱基序列组成；茎秆为两列互补的碱基序列，在分子信标中，荧光基团共价地连接在其茎秆部分的一个末端，猝灭基团也靠共价键连接在茎秆部分的另一末端（图10-4）。

图 10-4　分子信标

分子信标未与靶分子结合时，茎秆部分两列互补碱基对之间的氢键连接，使得荧光基团与猝灭基团距离很近，荧光基团将能量转移给猝灭基团而发生荧光猝灭；当分子信标与序列互补的靶分子结合时，环与靶序列杂交而形成了比茎秆部分更长更稳定的碱基对氢键连接，分子信标发生构型的变化，茎秆部分被打开，从而使荧光基团远离猝灭基团，荧光基团产生的荧光得到几乎100％恢复，且所检测到的荧光强度与溶液中靶标的量成正比（图10-5）。

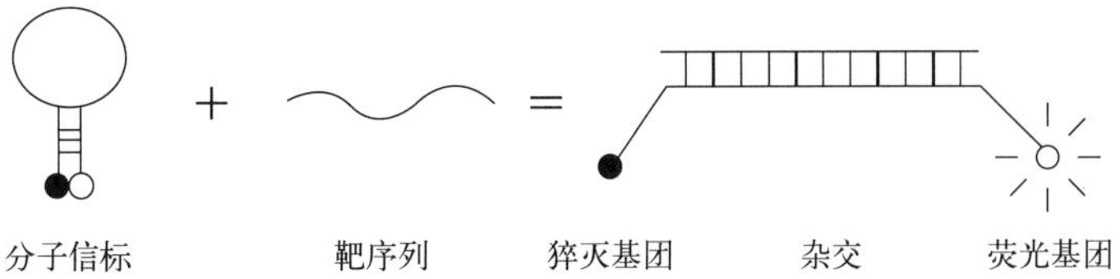

分子信标　　　　＋　　　靶序列　　　＝　　　猝灭基团　　　杂交　　　荧光基团

图 10-5　分子信标的原理

分子信标可用于：①实时监测聚合酶链反应；②基因变异的检测；③分子信标生物传感器；④活细胞中 RNA 的检测；⑤ DNA 与蛋白质相互作用研究。

三、荧光探针的一般设计原理

(一) 结合型荧光探针

结合型荧光探针是利用化学共价键将荧光基团和识别基团连接起来的一类荧光探针，是比较常见的一类荧光探针。该类探针通过对比光谱位置的移动、荧光寿命的改变或加入分析物前后荧光强度的变化等实现对分析物的检测。在该类荧光化学传感器的设计中，必须充分考虑三方面因素。①受体分子的荧光基团设计、合成：考虑到用于复杂环境体系的荧光检测，要求荧光基团要有强的荧光（高荧光量子产率，有利于提高检测的灵敏性），Stokes 位移要大（可有效消除常规荧光化合物如荧光素等具有的自猝灭现象），荧光发射最好要在长波长区（最好位于 500nm 以上，可避免复杂体系的常位于短波长区的背景荧光的干扰，另外由于长波长区发射的荧光能量的降低可减少荧光漂白现象的发生而延长传感器的使用寿命）。②受体分子的识别基团：受体分子的识别基团设计以软硬酸碱理论、配位作用以及超分子作用力（如氢键、范德瓦尔斯力等）作为理论指导，多选择含氮、硫、磷杂环化合物作为识别分子。③荧光超分子受体的组装：组装荧光超分子受体就是利用一个连接基将识别基团和荧光基团通过共价键连接在一起，要充分考虑到荧光基团和识别基团之间能通过连接基进行信号传递，对识别对象的识别信息（如荧光的增强或减弱、光谱的移动、荧光寿命的变化等）可以及时传递出去（图 10-6）。

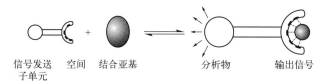

信号发送　空间　结合亚基　　　分析物　　　输出信号
子单元

图 10-6　结合型荧光探针

采用共价连接法设计了一种荧光探针（图 10-7），它分别以具有优良光学性质的蒽作为荧光基团，以对 Zn^{2+} 能特异性识别的基团 N,N-二（2-吡啶甲基）胺（DPA）为识别基团，通过亚甲基将识别基团和荧光基团连接在一起。通过对比加锌前后荧光强度的不同实现了对锌离子的检测。

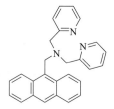

图 10-7　共价连接型锌离子荧光探针

(二) 置换型荧光探针

利用置换法设计的荧光探针是通过识别基团分别与荧光指示剂和被分析物结合能力的强弱来实现对被分析物的检测（图 10-8）。该类传感器对识别基团和荧光指示剂的要求都比较高，既要选择能和识别基团结合但结合能力又不是特别强的荧光指示剂，又要设计对被分析物能特异识别的识别基团。该类设计方法多用于阴离子传感器的设计。

以邻苯二酚紫作为荧光指示剂，双锌配合物为 HPO_4^{2-} 识别基团，可将二者组装成化合

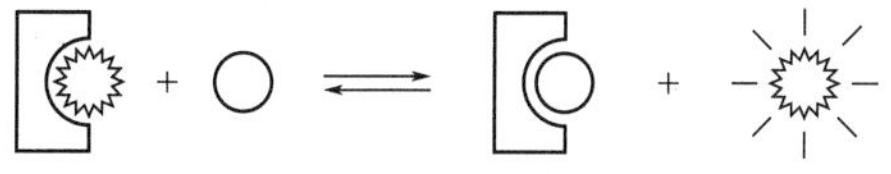

受体与指示剂结合　　受体与阴离子结合　空闲指示器

图 10-8 置换型荧光探针

物（图 10-9），用于中性条件下水溶液中 HPO_4^{2-} 的检测。加入识别客体 HPO_4^{2-} 后，由于 HPO_4^{2-} 与双锌配位能力强于邻苯二酚紫，从而把邻苯二酚紫挤开，使之进入溶液，表现为其原来颜色。在识别过程中，溶液颜色从蓝色变为黄色，常见的 CH_3COO^-、CO_3^{2-}、NO_3^-、ClO_4^-、S^{2-}、F^-、Cl^-、Br^- 都不影响 HPO_4^{2-} 的检测，表现出较好的选择性。

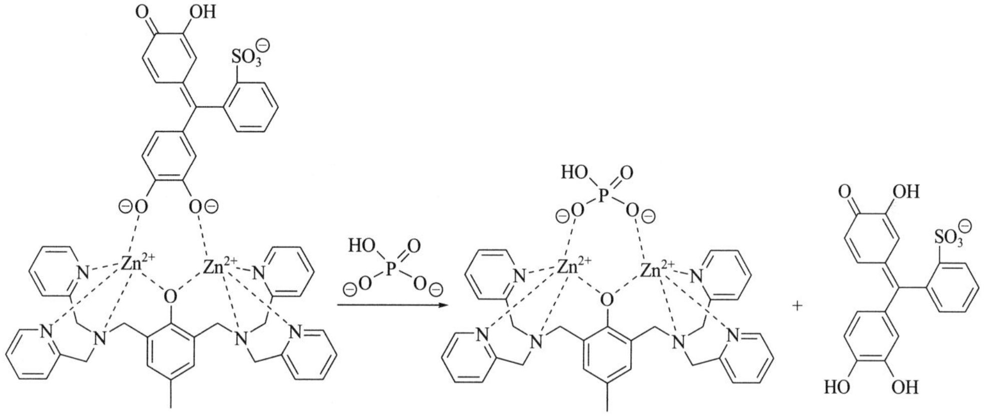

图 10-9 置换型 HPO_4^{2-} 化学传感器

（三）化学计量型荧光探针

化学计量型荧光探针分子是利用探针分子与识别客体之间特异不可逆的化学反应前后产生荧光信号的不同而对分析对象进行检测的一类探针。主要包括两种类型：一类是探针分子和目标离子发生化学反应后仍旧通过共价键相连接（Ⅰ）；另一类是目标离子催化了一个化学反应（Ⅱ）（图 10-10）。

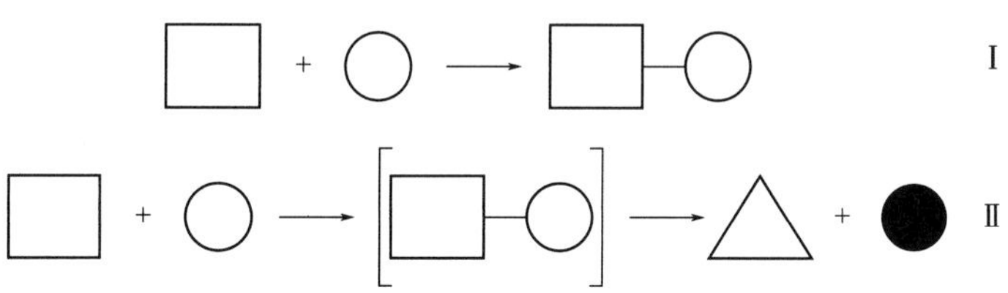

图 10-10 化学计量法的两种类型

一般而言，化学计量型荧光探针分子都具有不可逆性和专一性。尽管这类探针已有不少报道，但由于反应不够灵敏和设计较为困难等缺陷其研究进展较为缓慢。

第三节 钙成像技术

钙离子是一种重要的二价阳离子，它不仅是重要的细胞内第二信使，参与肌细胞收缩、腺细胞分泌、神经递质释放、受精、细胞分化和程序死亡等过程，而且还作为二价阳离子维持胞内外电化学梯度。除了胞膜上的钙通道调节钙平衡外，能引起胞内钙升高的还有肌浆网或内质网上的 IP3R 和雷诺丁受体（RyR），其特点是可以被 IP3 或钙离子直接激活，而释放内钙。维持钙平衡的任何一个蛋白质突变或功能异常，都会导致严重的疾病。如 IP3R 在神经组织的自发突变会导致阿尔茨海默病；毛细胞质膜上钙泵的突变导致耳聋；RyR 在骨骼肌细胞中的功能异常会导致恶性体温升高而在心肌中表达下调导致心力衰竭。利用钙离子测定和成像技术进行研究和监控，不仅可以揭示其发挥生理作用的机制，而且可以阐明某些疾病的发病机理。

一、钙指示剂

钙测定必须借助外界的某种可视化物质作为它的标识物，这就是钙离子指示剂（简称钙指示剂）。钙指示剂都是荧光物质，能捕捉钙，与钙结合后发生荧光强度或波谱性质的变化。其发展大致经历了三个阶段：生物发光蛋白、化学荧光指示剂和荧光蛋白指示剂。

（一）生物发光蛋白

生物发光蛋白是 20 世纪 60 年代从水母体内陆续发现的钙结合型发光蛋白，包括 aequorin、obelin、clytin 等。aequorin 是应用最为广泛的生物发光蛋白。它是由分子质量为 22kDa 的脱辅基发光蛋白、腔肠素（coelenterazine）发光团和氧分子组成的复合体。一个复合体可以结合 3 个钙离子。钙离子的结合可以释放氧分子，氧化 coelenterazine 而发出波长 465nm 的蓝色荧光。aequorin 的这种发光反应的钙有效浓度范围在 $0.1\mu mol/L \sim 0.1mmol/L$ 之间，可以用来测量大部分的细胞内钙事件。其缺点是不能透过细胞膜，需要用微注射或转化表达的方式来负载细胞，对技术要求较高。量子效率低，对指示剂的浓度要求大，同时也需要灵敏的光监测系统。因此，用生物发光蛋白来做钙测定的研究已不是主流。但通过基因工程手段改建水母素，将其和编码各种细胞器前驱序列的基因相连，制成重组水母蛋白来测量细胞器内的钙信号，则是目前生物发光蛋白的一个非常有前途的应用所在。

（二）化学荧光指示剂

一些常用的钙指示剂大都是钙螯合剂 BAPTA 或 EGTA 的类似物，是在其分子结构的基础上加上了一些苯环结构而制成的，如 Quin 2、Indo 1 和 Fura 2 等。这类指示剂种类繁多，有不同的分类方法：①根据测光原理和所得数据的性质，可分为非比值型（单波长型）和比值型。除 Indo 1、Fura 2、Benzothiaza 和 BTC 等少数系列外，化学荧光指示剂大都为非比值型染料。②根据激发波长可以分为可见光型和紫外光型。前者包括 Fluo 3、钙绿和 Rhod 2 等；后者包括 Quin 2、Indo 1、Fura 2 等，数目较少。③根据发射波长可以分为蓝光型，如 Indo 1；绿光型，如 Fura 2、Fluo 3、钙绿；黄/橙光型，如 Calcium orange，Rhod 2；红光型，如钙深红、Fura red 等（表 10-2）。

在选择化学荧光指示剂时应考虑以下几个因素。光源的光谱性质由于指示剂皆为荧光物质，需要激发光，所以，光源所能提供的光谱范围应包含染料的激发波长。这一点对汞灯和氙灯光源来说一般不存在问题，因为它们的光谱在经过合适的滤光后都能满足紫外光和可见光范围内的激发要求。但对于 CLSM 系统需要特别注意，因为目前所常用的氩或氩氪激光器所提供的波长一般不包括紫外波段的波长。染料的商品化形式实验方法和目的直接决定所要选择的染料的化学形式，如单纯对培养细胞或对急性分离的成批细胞进行测钙，可以考虑酯质染料。而和膜片钳记录相结合，则可以考虑染料的酸性形式。酸式染料分子量小，易于通过膜片尖端扩散进细胞，且不容易发生染料的渗漏和区室化。对一些较大的细胞如卵母细

表 10-2 常见的化学荧光钙指示剂各项参数

指示剂	吸收波长/nm		发射波长/nm		K_d	F_{max}/F_{min} R_{max}/R_{min}	注释
	游离钙 (Ca^{2+}-free)	结合钙 (Ca^{2+}-bond)	游离钙 (Ca^{2+}-free)	结合钙 (Ca^{2+}-bond)			
Quin 2	353	333	495	495	60nmol/L	5～8	钙螯合效应突出
Indo 1	346	330	475	401	230nmol/L	20～80	双波长发射(405/485)
Fura 2	363	335	512	505	224nmol/L	13～25	双波长激发(340/380)
Indo 1FF	346	330	475	401	33mmol/L	5～10.6	低亲和力
Fura 2FF	360	335	505	505	35mmol/L		低亲和力
Indo PE3	346	330	475	408	260nmol/L		抗渗漏
Fura PE3	364	335	508	500	250nmol/L	18	抗渗漏
Benzothiaza-1	368	325	470	470	660nmol/L		双波长激发(340/380)，中等亲和力
Benzothiaza-2	368	325	470	470	1.4mmol/L		双波长激发(340/380)，中等亲和力
BTC	464	401	533	529	7mmol/L		双波长激发400/480
Fluo 3	503	506	526	526	400nmol/L	40～100	最常用的可见光波长染料
Fluo 3FF	506	515	526	326	41mmol/L		低亲和力
Fluo LR	506	506	525	525	500nmol/L		抗渗漏
Calcium green-1	506	506	531	531	190nmol/L	14	量子产率高
Calcium green-2	506	503	536	536	550nmol/L	60～100	量子产率高，较 calcium green-1 发光强度大
Calcium green-5N	506	506	532	532	14mmol/L	38	低亲和力
Calcium orange	549	549	575	576	185nmol/L	3	
Calcium crimson	590	589	615	615	185nmol/L	25	
Oregon green	494	494	523	523	170nmol/L	14	对 pH 值敏感
BAPTA 488-1							
Fura red	472	436	657	637	140nmol/L	5～12	双波长激发(420/480)，与 Fluo 3 Calcium green 可以进行双发射波长比值测定
Rhod 2	556	553	576	576	1mmol/L	14～100	易于聚集于线粒体中
X-rhod 1	576	580	none	602	700nmol/L		易于聚集于线粒体中
Rhod 5N	547	549	none	576	320mmol/L		易于聚集于线粒体中,低亲和力
X-rhod 5N	576	580	none	580	350mmol/L		易于聚集于线粒体中,低亲和力

胞进行测钙，如果操作者具备微注射技术，可以考虑葡聚糖偶联的染料。这种染料直接注入细胞，可以精确控制染料的胞内浓度且不会发生渗漏现象。一般情况下主要通过测量胞质钙的变化来确定染料的钙亲和度。由于胞质钙平均水平较低，可以选择解离常数较小的高亲和力染料，如 Indo 1、Fura 2、Fluo 3、钙绿、钙黄和钙红等。而如测试者欲测量细胞器钙，则应该选择高 K_d 值的低亲和力染料如 Indo 1FF、Fura 2FF、Fluo 3FF、Rhod 2、Rhod 5N 等。一般待测钙变化符合 $0.1 \times K_d < [Ca^{2+}] < 10 \times K_d$ 条件时，测钙效果最好。染料的动力域在以上各条件的基础上，选择动力域大的染料可以增强信噪比，有利于信号的检出。

（三）荧光蛋白钙指示剂

荧光蛋白钙指示剂是基于绿色荧光蛋白（GFP）基础上的钙指示剂。绿色荧光蛋白于 1962 年发现于水母体内，1992 年其编码基因被克隆。随后，利用分子生物学突变技术，蓝色荧光蛋白（BFP）、青色荧光蛋白（CFP）、黄色荧光蛋白（YFP）、远红外荧光蛋白（DsRed）相继出现，掀开了生物学领域的"绿色革命"。荧光蛋白的一个直接应用就是研究生物大分子之间相互作用或大分子本身构象变化的荧光共振能量转移（fluorescence resonance energy transfer，FRET）技术。其基本原理是：在一个大分子上偶联上荧光供体基因如 BFP，在与其作用的另一个大分子上偶联上受体荧光蛋白如 GFP。当两个分子没有结合时，在用 BFP 的激发波去激发时，只有 BFP 可以发出蓝色荧光而 GFP 只发出很微弱的荧光或不发光。但当两个分子结合而且相互作用发生构象变化时，由于两个荧光基团间的空间距离缩小，供体的发射的能量便可以转移至受体，而使受体被激发发出自己的荧光。因此，供体的荧光减弱而受体的荧光增强。这样，受体荧光信号与供体荧光信号之间的比值就可以用来检测两个分子间是否发生了相互作用。目前应用 FRET 的荧光蛋白配对有以下三对：BFP-GFP、CFP-YFP、GFP-DsRed。配对有两个基本原则：①供体的激发波长和受体的激发波长不能重叠过多，否则会发生交叉激发；②供体的发射波长需和受体的激发波长有相当的重叠，否则能量转移不能进行。基于 FRET 原理，Miyawaki 于 1997 年研制出了利用 FRET 测钙的分子系统，命名为 cameleon。cameleon 是用分生手段构建的蛋白质复合体。它包括四个部分：钙调蛋白（CaM），是最为普遍的细胞内钙受体，可以介导钙的许多生物学效应；M13，是肌球蛋白轻链激酶的 26 个氨基酸序列，可以和 CaM 结合；荧光供体 BFP 或 CFP；受体 GFP 或 YFP。以 CFP cameleon 为例，如图 10-11 所示，CaM 的一端连接 CFP，另一端通过 M13 连接 YFP。CaM 的分子呈哑铃形，两端的"EF 手"结构可以分别结合两个钙离子。一旦和钙离子结合，CaM 会发生构象变化，其两端的"球形结构"向中间靠拢，以 M13 为纽带，YFP 和 CFP 间的距离缩小而发生荧光共振能量转移。这样，当用 440nm 波长的蓝光激发时，CFP480nm 的青色荧光减弱而 YFP 530nm 的黄色荧光增强，利用 F_{YFP}/F_{CFP} 便可以间接衡量细胞内钙信号的变化。荧光蛋白指示剂与发光蛋白和化学染料相比有其优越性。与发光蛋白相比，属于比值测定，且荧光信号强，对光子监测系统要求低。与化学荧光剂比较，可以微注射或异源表达测钙，染料的靶向定位好，可以测量特定的细胞器内的钙信号，而且无渗漏现象。但它也有缺点，如信号的动力域窄（$R_{max}/R_{min}<2$），对 pH 值变化敏感等（Xu et al，2004）。

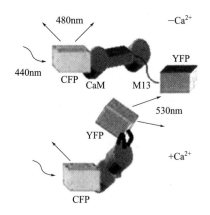

图 10-11　Ca^{2+} 发光示意图（史娟等，2006）

二、钙指示剂入胞途径

指示剂只有成功地进入细胞，才可能监控钙信号。常见的有微注射法和膜片尖端扩散法。

（一）微注射法

该法针对膜不可通透性的染料，如蛋白质染料、酸式染料以及葡聚糖偶联染料。将染料溶解在配制的细胞内液中（内液成分尽可能与细胞质成分接近），灌注至玻璃微管，缓缓注入细胞内。这种方法直接将染料注入细胞内，精确性高。但对操作者的技术要求高，对细胞的损伤大，而且仅限于大型细胞，不适合于成批细胞的钙测定。

（二）膜片尖端扩散法

该法是将电生理膜片钳记录和钙离子测定相结合时所用的负载法。这种方法可以将钙信号和电信号相结合，对于阐明某些受体、离子通道的生理功能非常具有说服力。将染料溶在电极内液中，染料通过低阻抗玻璃微电极尖端和细胞形成的传统全细胞封接口被动扩散进入细胞。利用这种方法负载染料，可以针对任何一种染料形式。但酸式染料扩散快，分子量小，效果最好。扩散进入的染料只存留于细胞质，不存在渗漏和区室化问题。但染料本身的扩散受很多条件如细胞大小、输入阻抗、系统阻力、电极尖端的大小、内液黏度和时间等因素的影响。大口径低阻抗（$1\sim2M\Omega$，灌注正常电极内液），系统阻力在 $10M\Omega$ 以下的小细胞的扩散相对较快，$5\sim10min$ 即可达到较好的扩散效果，而小口径高阻抗、高系统阻力、大细胞则需要较长的时间。

除了以上两种常用的负载法，染料的负载常用的还有酯质载入法，另外，还有低钙法、ATP法、低渗透休克法和脂转运法等。这些方法只是针对特定的细胞或组织、实验目的和条件时所用的特定方法，不具有普遍性，不再赘述。

（三）钙离子测定的潜在问题和解决方法

钙离子测定虽然操作过程简单，技术难度低，但在对结果的衡量和评估时有很多潜在的问题点需要考虑和分析。

1. 细胞内缓冲效应

所有的钙指示剂都是钙离子的螯合物。钙离子与之结合虽然会改变指示剂的波谱性质或发光强度，但反过来指示剂也会对钙离子的微弱变化进行缓冲。因此在利用这些高亲和力染料进行测钙时，时间控制、合适的浓度和孵育温度很关键。切忌时间过长和孵育浓度过高造成染料的高浓度聚集。

2. 自发荧光

很多的细胞内组分可以发出自发荧光，如一些胶原纤维和结缔组织成分等。克服这一问题的一个方法就是在指示剂负载前记录待测细胞的背景荧光，而后从实际测量结果中减去此背景值。使用一些长波长指示剂也可避免自发荧光污染。

3. 细胞毒和染料的褪色

指示剂属于外来物质，长时间的滞留对细胞多少具有毒害作用。这主要表现在对细胞呼吸和增殖的抑制作用。另外，长时程的光照可以导致染料的褪色，即指示剂本身发生某种变化而变得对钙离子或对激发光不敏感。染料褪色的直接影响就是信号强度随时程的延长而基线下滑。因此，必须摸索既可以获得良好的信噪比又可以缩短光照时间的平衡点。克服染料褪色的另一个方法就是在灌流液中加入抗氧化剂或在测定台上充盈氮气以达到隔绝氧气的作用。

4. 染料的区室化

区室化是利用化学荧光指示剂测钙时的一个非常普遍和重要的问题。它是指染料被某些细胞器捕获而没有均匀地分布在细胞质中。由于细胞器中的钙信号变化和在细胞质中有很大的不同，故染料的区室化可以影响最终的细胞质钙信号。由于染料的区室化都是由酶-蛋白质系统介导，属生化反应，对温度很敏感，预防的一个措施就是降低孵育和测钙温度。

5. 染料的渗漏

染料可以从细胞内渗漏至细胞外。其机制和区室化相似，由质膜上的阴离子转运系统和染料的不完全水解造成。克服染料渗漏的有效方法包括：①选择电负性弱的染料，例如钙绿由于比 Fura 2 多一个正电荷，其渗漏现象弱于 Fura 2；②选择抗渗漏型染料，如 Fura PE3、Indo PE3、Fluo LR 等，这些染料在母体染料的基础上加上了哌嗪环，后者在细胞内可以质子化达到抗渗漏的目的；③选择葡聚糖偶联的染料或通过膜片尖端源源不断地负载染料。

参 考 文 献

史娟，李继硕，2006. 细胞内钙成像和钙测定的基本原理及应用. 神经解剖学杂志，(04)：455-462.

Dou WT，Han HH，Sedgwick AC，et al，2022. Fluorescent probes for the detection of disease-associated biomarkers. Sci Bull (Beijing)，67：853-878.

Miyawaki A，2013. Fluorescence imaging in the last two decades. Microscopy (Oxf)，62：63-68.

Xu T，Yang W，Huo XL，et al，2004. Abnormal spectra alteration observed in Triton calibration method for measuring $[Ca^{2+}]$ i with fluorescence indicator，fura-2. J Biochem Biophys Methods，58：219-226.

第十一章

显微成像新技术

显微成像技术就像给人类眼睛装上了放大镜，使人们能直观、实时地观察到微观世界的变化。主要包括电子显微镜技术、超分辨光学显微技术、宽场照明成像技术。

第一节　电子显微镜技术

光学显微镜存在分辨率极限，无法观测到小于 $0.2\mu m$ 的细微结构，即亚显微结构或超微结构。为了突破这一极限，发展了电子显微镜（electron microscope，EM，简称电镜），用电子束和电子透镜代替光束和光学透镜，在高放大倍数下对超微结构进行成像。近年来，电镜有了很大的发展：一方面，电镜分辨率不断提高，透射电镜点分辨率达到了 $0.2\sim0.3nm$，晶格分辨率在 $0.1nm$ 左右，已经达到了原子水平；另一方面，扫描电镜、分析电镜等纷纷涌现。

一、透射电子显微镜

透射电子显微镜（transmission electron microscope，TEM）可分为大型透射电镜（conventional TEM）、低压小型透射电镜（low-voltage electron microscope，LVEM）和冷冻电镜（cryo-electron microscopy，cryo-EM）。大型透射电镜的分辨率高，可达 $0.2\sim0.1nm$，可用来观察组织和细胞内部的超微结构及微生物和生物大分子的全貌，缺点是对样品厚度要求更高，制样困难，对样品损伤大；LVEM 的图像衬度（不同区域间存在的明暗程度差异）和对比度高，且对样品损坏小，但分辨率低，大约为 $1\sim2nm$，尤其适合观察高分子、生物样品等（Nebesářová and Vancová，2007）；冷冻电镜加装了样品冷冻设备，可减小电子束轰击对样品的损坏，减小样品形变，适用于观察蛋白质、生物切片等对温度敏感的样品。

二、扫描电子显微镜

扫描电子显微镜（scanning electron microscope，SEM）主要用于观察样品的表面形貌、割裂面结构、管腔内表面的结构等。SEM 制样对样品的厚度没有特殊要求，可以采用切、磨、抛光等各种方法将特定剖面呈现出来。其主要优点是景深长、视野大、成像立体感强，可用来观察生物样品的各种形貌特征。缺点是分辨率较 TEM 低，只能观测样品表面形态。

三、电子显微镜的应用进展

电镜和其他分析仪器相结合，可以做到观察微观形态的同时进行物质微区成分分析，在很多领域都具有重大作用。而在医学领域中，电镜和生物样品制备技术的发展和应用，不仅揭示了生物细胞中各种细胞器的超微平面和立体结构，而且做到了对生物大分子，特别是核酸、蛋白质、酶、抗原和受体等在超微结构中的准确定位、定性和定量。

（一）免疫电镜技术

免疫电镜技术又称免疫细胞化学技术，是将免疫化学技术与电镜技术相结合，利用电子显微镜在超微结构水平研究和观察抗原、抗体结合定位的一种实验新技术。一方面抗原、抗体结合具有高度的特异性，且结合物具备较高的电子密度供电镜识别，另一方面电镜具有高分辨和放大成像的特点，将二者联合，实际上是将细胞水平的荧光免疫技术的原理应用到分子水平上，研究超微结构水平的免疫反应，识别细胞抗原成分并进行精确定性、定位和半定量，进一步探究细胞形态与功能的关系。主要用于病毒及细菌等抗原定位、免疫性疾病发病机理及超微结构免疫细胞化学的研究等（彭拥军等，2013）。

免疫电镜技术主要根据有无标记物分为两大类。无标记物的免疫电镜技术常采用的是免疫凝集电镜技术，即先进行抗原抗体凝集反应，经负染后直接在电镜下观察。目前更多的是采用有标记物类，即利用带有特殊标记的抗体与所研究的相应抗原相结合，在经过固定、包埋、聚合、蚀刻、染色等一系列操作后，通过电镜观察免疫反应。有标记物的免疫电镜技术经过了铁蛋白标记抗体技术、放射性同位素标记抗体技术、酶标记抗体技术和胶体金标记抗体技术等阶段的发展，现已渐趋完善。更有研究者提出了双/多标记免疫电镜技术，这是基于不同的标记物在电镜下可呈现出不同形态和电子密度的原理，利用两/多种标记物和相对应的抗原或受体结合，以同时观察两/多种抗原或受体在细胞内的定位（Kaito et al，2006）。

与常规电镜技术相比，免疫电镜技术对标本制备的要求更高，标本制备的完成度直接影响到观察结果的好坏。比如，制备标本切片使用的固定剂，对于常规电镜技术而言，一般只要求尽可能完好地保存细胞的超微结构，以呈现真实的细胞形态，而对于免疫电镜，除此之外还需考虑保存抗原的良好活性。目前常用的固定剂有 4% 多聚甲醛固定液、高碘盐酸-赖氨酸-多聚甲醛固定液（PLP）、多聚甲醛-戊二醛固定液（PG）和苦味酸-多聚甲醛固定液等，其中以 1% 多聚甲醛＋0.01%～0.05% 戊二醛最为理想，但无论使用何种固定液，都需先进行一系列预实验保证效果。此外，标记物和抗体的稀释度、溶液 pH、切片厚度、非特异性吸附等都是免疫电镜技术的影响因素。

目前使用最为广泛的是胶体金免疫电镜技术（CGIMT）。金纳米粒子（直径 1～150nm）表面带负电荷且具有疏水性，故它们在水溶液中由于相互之间的静电排斥力将分散形成悬浮液或胶体液，即胶体金，也称为纳米金溶胶。有说法认为胶体金表面的负电荷与细胞内大分子的正电荷基团因静电吸附作用而相互结合，再利用胶体金的高电子密度在电镜下成像，大量聚集时还可用肉眼观察到红色斑点。通过还原氯金酸还可以制备直径不同的胶体金颗粒，而不同粒径的胶体金会显现出不同颜色的荧光，故适用于多重标记（萨仁高娃，2007）。

（二）冷冻电镜技术

冷冻电镜（cryo-EM）技术，也称为低温电镜技术，顾名思义，就是将样品低温冷冻后在电镜下观察成像的技术。具体而言，它是将生物大分子在毫秒之内快速冷冻包埋在玻璃态冰中，即对生物大分子进行玻璃化，然后在液氮或液氦的温度下应用低温透射电子显微镜对其进行二维投影成像，最后利用三维重建技术得到目标生物大分子的高分辨率三维结构。尤其适用于解析复杂的、具有一定动态性的超大分子复合体的三维精细结构及动态结构（朱亚南等，2017）。冷冻电镜的开发者获得了 2017 年诺贝尔化学奖，也成了一股席卷生物物理技术革命的新浪潮。

以分辨率为例，光学显微镜受可见光波长的限制；常规电镜为了减少电子束对样品轰击造成的损伤，一般采用负染法，即应用重金属试剂在接触电子束的区域表面染色，而若不对样品进行负染，保护样品所需要付出的代价则是减少电子剂量，产生噪声图像，降低信噪比。冷冻电镜在液氮或液氦温度下成像相较常温可以将辐射损伤降至约 1/6，由此可以增加电子剂量，提高信噪比，分辨率可达 0.4～2nm。此外，多幅低剂量图像平均法，即对同一样品单元重复采集大量图像相加后取平均值，是冷冻电镜降噪的又一技术。该技术首次应用于螺旋组装体和二维蛋白晶体的室温成像及低温成像，与低温成像技术共同构成了现代高分辨率生物电子显微镜的基础。

高压冷冻（high-pressure freezing，HPF）/冷冻置换（freeze substitution，FS）技术是目前常用的冷冻电镜制样方法，可用于层析成像、单颗粒成像以及螺旋和二维晶体等的冷冻电镜制样（Milne et al，2013）。首先应用高压快速冷冻技术，在高压条件（210MPa 以上）下使样品获得毫秒级的快速冷冻，从室温降至液氮温度，样品内分子瞬间固定在原位，之后采用冷冻置换，在足够低温下用有机溶剂替换样品中的冷冻状态的水分，既不会形成冰晶，又避免了常规脱水对样品造成的皱缩和损坏，更好地保持了样品细微结构的天然状态。但是 HPF/FS 技术可固定的样品直径不能超过 1mm，厚度不能超过 $200\mu m$，这一要求大大限制了它在神经科学研究领域中的应用，为此，将 HPF/FS 技术与器官型切片培养（organotypic slice culture）技术相结合，研究了长时程效应（long-term potentiation，LTP）对突触精细结构造成的变化，同时对比了 HPF/FS 技术与传统化学固定的差异（Zhao et al，2012）。结果显示细胞和组织的超微结构更加清晰完整，形态更接近于自然状态，并可明显提高胶体金标记的阳性率和特异性（图 11-1）。LTP10min 后突触小泡的数量明显下降，突触结构明显改变。该技术为突触小泡递质释放和再循环机制，以及相关蛋白在突触上的超微结构定位和定量等研究奠定了基础。

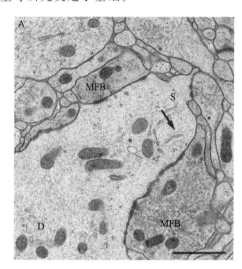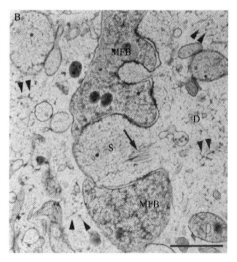

图 11-1　HPF 后切片培养物中的海马 CA3 区域（Studer et al，2014）

A. 冷冻制样的样品；B. 传统化学固定的样品

电子探测器的发明是冷冻电镜的又一突破。电子束的高能量轰击不仅会对样品造成损伤，也会破坏显微镜器件，因此一般会利用荧光屏或一些探测器将电子束转换为光信号，再通过 CCD 相机将光信号转成电信号后得到图像，这样虽然达到了保护成像器件的目的，但"电-光-电"的转换过程对分辨率产生了不容忽视的影响。而如今电子探测器能够直接探测电子数量，与互补型金属氧化物半导体（CMOS）感光元件的联合应用还能够支持在 1s 内获得几十张投影图片，再经过后期的漂移修正和叠加处理，得到的图像十分清晰，大幅提高了冷冻电镜的分辨率（黄岚青等，2017）。

由于最新的信号探测器的应用，以及单颗粒三维重建算法的革新和不断改进，冷冻电镜技术已成为解析生物大分子三维结构的最重要手段。其中单颗粒分析法（single particle analysis，SPA）的解析精度已可在单分子条件下达到近原子分辨率水平（0.12～0.22nm），具有极大的应用前景（孙飞等，2011）。SPA 是在含有许多分子复合物的场的图像中，通过人工或自动算法选择单个粒子，再利用统计学方法根据图像结构特征对它们排序，逐帧得到二维投影图像的数据，最后结合分子复合物在不同方向上的相同副本，完成三维重建（Milne et al，2013）。SPA 在冷冻电镜中的应用使得越来越多具有重要生物医学功能的蛋白质及其复合体的高分辨三维结构被解析出来，正在世界范围内引发一场结构生物学革命。

与 SPA 相补充，冷冻电子断层成像（cryo-electron tomography，cryo-ET）技术通过获取同一区域多个角度的二维投影图来反向重构目标分子的三维结构，对于在纳米级水平研究结构复杂的蛋白质、病毒、细胞器及其复合体的三维结构发挥了重要作用。虽然目前 cryo-ET 的分辨率只有 4～10nm，但其在研究不定形、不对称和不均一的生物样品的三维结构和功能中有着不可替代的作用。且近几年来 cryo-ET 对细胞器等在体结构的原位信息解析水平得到了极大提升，已经能够达到亚纳米甚至近原子级的分辨率水平（张凯等，2010）。cryo-ET 的出现有效填补了通过 MRI、SPA 等技术得到的细胞内高精度结构和通过光学显微技术得到的低分辨率细胞整体图像之间的空白。

第二节　超分辨率光学显微技术

当透镜把入射光会聚到它的焦点上，由于光具有波粒二象性，在经过一定大小的透镜口径时会发生衍射，这导致入射光不能无限聚焦成理想的一个点，而是形成一个光斑，即艾里斑（airy disc），其大小与光的波长和透镜的焦距成正比，与透镜的直径成反比，公式如下：

$$x = 1.22 \frac{\lambda f}{d}$$

其中，x 为艾里斑的直径，λ 为光的波长，f 为透镜的焦距，d 为透镜的直径。

将光学成像过程简化来说，就是把样品上无数极小的点通过光学透镜转换成艾里斑，之后再把所形成的无数个艾里斑叠加起来，由此形成样品图像。那么，当样品上的两个点相距较远时，我们可以很轻易地分辨出它们各自的艾里斑；将这两个点逐渐互相靠近，直到某一个距离能够使两个艾里斑恰好被区分，这个距离就是衍射极限，根据瑞利判据，这个距离就是一个艾里斑的中心和另一个艾里斑的第一级暗环重合时所对应的距离；此后如若继续将两点靠近，它们所形成的艾里斑则几乎重合而无法被分辨出是两个点的成像了。由于透镜的直径不可能无穷大，所以艾里斑的直径必然有一定大小，这就对光学显微镜的分辨率造成了一定限制。

对于目前常用的可见光显微镜来说，由于光学显微镜的分辨率大约为光波长的一半，而可见光波长范围是 400～800nm，故其分辨率的极限大约为 200nm，其中，横向和纵向分辨率分别约为 250nm 和 800nm，基本处于细胞器水平，完全无法支持亚细胞结构的成像。失去"眼睛"的科学家举步维艰，为了生物科学研究的深度推进，提高显微镜的分辨率是首要的迫切任务。为此，科学家们提出采用波长小的入射光，再利用能检测出非可见光的探测器用于成像，但一些波长较小的光，如极紫外或 X 射线，能量极高容易破坏样品，并且透镜无法将其汇聚，实施可能性低。除此之外，将光替换成高速电子是相对可行的办法，电子的德布罗意波长非常小，可以达到极高的分辨率，但电子显微镜所使用的是高速电子，同样面临着样品损坏的问题，更特殊的是，电子显微成像必须在真空环境下进行，故无法用于活体成像。在重重困境之下，发展一种分辨率极高的光学显微镜对于超微结构成像意义重大。

所谓的超分辨率光学显微技术就是通过各种方法突破光学衍射限制和有限孔径分辨率极限，并力求以较快的成像速度实现活体显微成像。主要分为三大类：STED 技术、基于单分子定位的 PALM/STORM/DNA-PAINT 技术和基于结构光照明成像的 SIM 技术（Wang et al，2019）。

一、受激辐射损耗超分辨显微技术

受激辐射损耗（stimulated emission depletion，STED）超分辨显微技术是第一个克服光学衍射极限的远场显微成像技术。它的成像原理是在共聚焦显微成像技术的基础之上，增加了一路损耗光，从而使激发区域大幅缩小，突破分辨率极限。具体而言，就是采用两束激光同时照射样品，其中一束是激发光，用来激发荧光分子，通过物镜在焦平面处形成艾里斑。此时为了摆脱艾里斑的衍射限制，使激发区域的范围缩小，可以采用另外一束激光，它被设计成一束中心处零光场分布的环形损耗光，用来猝灭荧光分子，通过相位板后再聚焦形成一个 Donut 形（甜甜圈形）的区域。将两束激光叠加，就可以使和甜甜圈区域重叠的艾里斑边沿区域的激发态荧光分子通过受激辐射损耗过程（激发态荧光分子与损耗光束的光子相互作用，光子的能量正好与激发态和基态之间的能量差相匹配）返回基态，最终只有未重叠的艾里斑中心区域的荧光分子处于激发态，辐射荧光，减小了有效荧光的发光范围，分辨率因此提高。

Willig 等（Willig et al，2014）利用 STED 超分辨显微镜在成像深度大于 $40\mu m$ 的活体小鼠中观察，获得了 $43\sim70nm$ 的成像分辨率，并直观地观察到神经元内肌动蛋白微丝的形态和分布，如图 11-2，进一步提高了 STED 技术的活体成像水平。

二、光激活定位显微技术

光激活定位显微技术（photoactivated localization microscopy，PALM）是一种单分子定位超分辨成像技术。它的成像原理是基于 William Moerner 发现的光激活方法。Moerner 在 1989 年观测到单个荧光分子，并于 1997 年发现绿色荧光蛋白突变体 PA-GFP 可以随意"开""关"。当他用波长为 488nm 的光线激发某种蛋白质时，这种蛋白质开始发出荧光，但很快荧光消失，此后只在 405nm 的光线照射时才能再次复活并发出荧光。

以 PALM 为基础的单分子定位超分辨成像技术就是充分利用了荧光探针可以分成两种不同状态（开和关）的特殊性能来实现空间分辨率的显著增强。通过选择性地打开和关闭单个荧光基团，确保成像区每次仅有少量、随机、离散的单个荧光分子发光，再通过高斯拟合，定位单个荧光分子的中心位置，以实现高精度的空间定位，最后将系列图片叠加合成一幅超分辨图像。不同技术的主要区别就在于所使用的"开""关"荧光的方法不同。

PALM 是用光激活荧光蛋白 PA-GFP 来标记目标分子，首先用 405nm 的激光激活一部分荧光蛋白，一般一次激活的荧光蛋白较少，在视野范围内分布稀疏。之后再用 488nm 的激光照射，通过高斯拟合对这些荧光单分子精确定位，完成原始数据采集后，再用 488nm

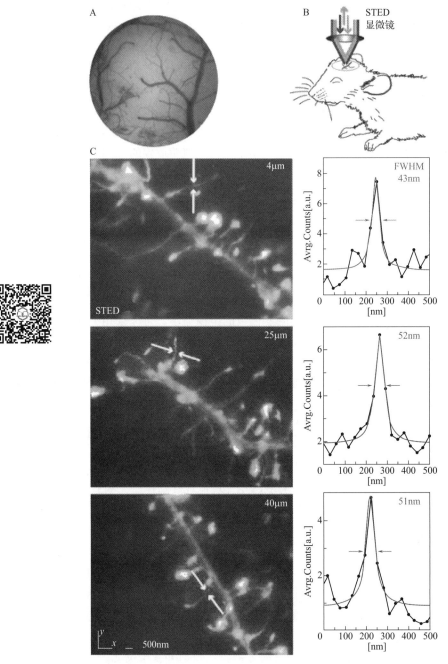

图 11-2 活体小鼠视觉皮层中肌动蛋白微丝的 STED 成像 (Willig et al, 2014)

A. 显微镜下的视觉皮层;B. 麻醉小鼠的直立 STED 成像;C. (左) 视觉皮层分子层中 $4\mu m$、$25\mu m$ 和 $40\mu m$ 深度的肌动蛋白微丝。在 500nm 轴向 (z) 距离内拍摄的五张 (xy) 图像堆叠的最大强度投影。(右) 标记位置的线轮廓;原始数据的五行平均值和洛伦兹拟合曲线的半高全宽 (FWHM)

的激光长时间照射以漂白这部分已经定位准确的荧光蛋白直至完全失活,保证它们不会被下一轮激光所激活。重复使用 405nm 和 488nm 的激光分别进行激活和漂白,循环上百次后,就可以得到样品中的所有目标分子的精确定位,将所有的图像合并,就得到了目标分子的超分辨率图像。PALM 的分辨率仅受限于单分子成像的定位精度,理论上来说可以达到 1nm

量级。但 PALM 只能用于观察外源表达的蛋白质，无法分辨细胞内源蛋白质的定位。

Betzig 等人（Betzig et al，2006）在研究中将 PALM 与全内反射荧光显微镜（TIRF）进行了比较，如图 11-3，可以看到 PALM 对于荧光分子的定位精度远高于 TIRF。

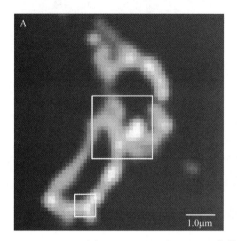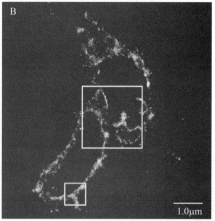

图 11-3　TIRF 和 PALM 分辨率比较（Betzig et al，2006）
表达溶酶体跨膜蛋白 CD63（用 PA-FP Kaede 标记）的 COS-7 细胞的冷冻制备
薄切片内相同区域的 TIRF（A）和 PALM（B）图像

三、随机光学重构显微技术

随机光学重构显微技术（stochastic optical reconstruction microscopy，STORM）与 PALM 类似，STORM 也是通过"开""关"与目标分子结合的荧光基团，对其进行分批定位，确定其中心位置，叠加产生超分辨率图像。不同的是，PALM 使用的是光激活荧光蛋白与目标分子结合，而 STORM 使用的是合成的光转换荧光染料。

不同波长的激光可以控制染料 Cy5 在荧光激发态和暗态之间切换，例如 633nm 的红色激光短时间照射可以激活 Cy5 发出荧光，而长时间照射则会使 Cy5 从激发态转换成暗态，在暗态中若与自由氧结合，将进入漂白状态，不再发出荧光。532nm 的绿色激光照射 Cy5 分子可将其从暗态转换成激发态，而此过程的长短依赖于第二种染料分子 Cy3 与 Cy5 之间的距离。因此，将 Cy3-Cy5 分子对与特异的蛋白质抗体偶联，就可以用于标记细胞内源蛋白质。应用某个特定波长的激光激活染料，之后应用另一个波长的激光来观察、精确定位以及漂白荧光染料，此过程循环上百次，从亮到暗再到亮的状态转换看起来就像是染料在"闪烁"一样。将所有成像图片重构得到最终的细胞内源蛋白质的超分辨率图像（Rust et al，2006）。

STORM 与 PALM 相比最大的进步就是可以用来研究细胞内源蛋白质的超分辨率定位，但同时，STORM 对荧光染料的要求很高：既需要产生足够强的荧光信号，又需要具有良好的闪烁密度。如果染料闪烁得太慢，便可能无法获得足够多的图像来定位每个分子，但如果闪烁得太快，相邻的分子之间又可能产生干扰，无法精确定位单个分子。故目前使用最多的染料是 Alexafluor 647，基本上可以达到 20～30nm 的成像分辨率。

此后庄小威团队（Huang et al，2008）基于 STORM 技术，使用光学散光的原理来确定单个荧光基团的轴向和横向位置，以此构建三维 STORM 图像，实现了横向尺寸 20～30nm，轴向尺寸 50～60nm 的图像分辨率（图 11-4）。

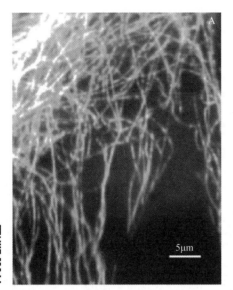
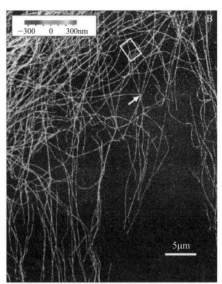

图 11-4　细胞内微管的三维 STORM 成像（Huang et al，2008）
A. BS-C-1 细胞中大面积的微管的常规间接免疫荧光图像；B. 同一区域的三维 STORM 图像

四、DNA-PAINT 技术

DNA-PAINT（基于 DNA 的纳米级地形成像点积累，DNA-based point accumulation for imaging in nanoscale topography）是一种在 PALM 和 STORM 的基础上更为创新的技术。其原理是利用 DNA 双链的互补性进行超分辨率荧光成像，成像分辨率可以达到 25nm。

在 DNA-PAINT 中，由于 DNA 双链之间是高度特异性结合的，所以两条互补的 DNA 链可以自发结合。此时，若将其中一条 DNA 链与目标分子相连，作为对接链（docking strands），另一条与荧光分子相连，作为成像链（imager strands），DNA 双链互相结合时就能够在焦平面上发出单分子荧光，精确定位目标分子。DNA 双链的反复产生瞬时结合和脱离，可以获得类似 PALM 和 STORM 中的"闪烁"效果，且通过调整成像链的结合强度和浓度，还能够精准控制达到成像的最佳闪烁速率（Jungmann et al，2014）。类似地，对所有成像数据进行重建后就可以得到最终的超分辨率图像。此外，DNA-PAINT 不受荧光染料的限制，成像链可以与任何染料相连，这意味着 DNA-PAINT 可进行多通道超分辨率成像（图 11-5）。

五、结构光照明显微技术

结构光照明显微技术（structured illumination microscopy，SIM）是基于莫尔条纹（Moire pattern）的原理，利用带有空间结构照明的宽视场显微镜而实现超衍射极限空间分辨率。莫尔条纹是由两个空间频率相近的周期性光栅图形叠加而形成的光学条纹，是一种光学错觉效应。

通过在照明光路中插入一个结构光的发生装置（如光栅、空间光调制器等），照明光受到调制后，形成亮度规律性变化的图案，经物镜投影在样品上，发出该图案和样品上被激发的荧光团的混合频率，就可以将样品中通常不可见的高频信息携带至显微镜的可见低频带，进而被观察拍摄显现，如图 11-6。通过移动和旋转照明图案使其覆盖样本的各个区域，记录

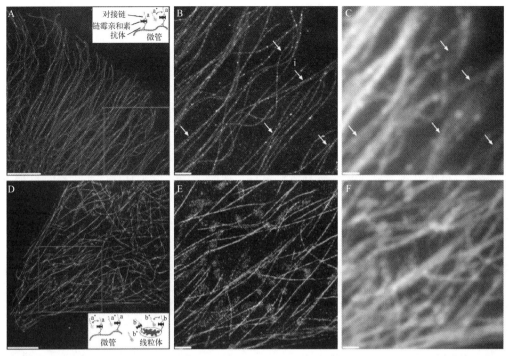

图 11-5　固定 HeLa 细胞内微管和线粒体的多通道 DNA-PAINT 超分辨率成像（Jungmann et al，2014）

A. 使用 Atto655 标记的成像链对固定 HeLa 细胞内的微管成像所获得的 DNA-PAINT 超分辨率图像。插图为细胞内 DNA-PAINT 的标记和成像示意图：用预组装的抗体-DNA 偶联物标记微管，生物素化的抗微管蛋白抗体和生物素化的 DNA 对接链之间使用链霉亲和素连接。B. A 图的局部放大。C. 与 B 图中相同区域的衍射限制图像。箭头突出显示 DNA-PAINT 图像分辨率显著提高的位置。D. 使用 Cy3b 标记的成像链（绿色）和使用 ATTO 655 标记的成像链（洋红色对固定 HeLa 细胞内的微管和线粒体成像所获得的双色 DNA-PAINT 超分辨率图像。插图为细胞内 DNA-PAINT 的标记和成像示意图。E. D 图的局部放大。F. 与 E 图中相同区域的衍射限制图像

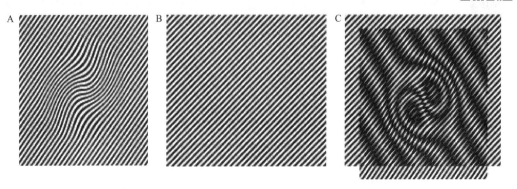

图 11-6　通过莫尔条纹效应扩展分辨率（Gustafsson，2005）

如果一个未知的样品结构（A）与一个已知的有规律的照明模式（B）混合叠加，就会出现莫尔条纹（C）。莫尔条纹发生在图案频率和样品结构的每个空间频率分量之间的空间差频率上，即使原始的未知图案是不可解的，也可以通过显微镜观察。其他无法观察到的样品信息可以从条纹中推导出来，并通过计算进行恢复

荧光结果并从拍摄的多幅图像数据集中提取携带的高频信息，组合重建出该样品的超分辨率图像。SIM 的 XY 分辨率理论上可以达到传统荧光显微镜的两倍（Gustafsson，2005）。

　　STED 技术和 PALM、STORM、DNA-PAINT 等单分子定位技术在空间分辨率上都实现了非常高的提升，但高能量激发光的使用也意味着它们在活细胞成像上存在一定阻碍。且

单分子定位技术还需要进行多帧采集，所需时间长。而 SIM 技术利用荧光分子发出的光子，可以大幅降低照明功率，适合活细胞成像。SIM 成像也需要一定时间来组合多个图像，但远比单分子定位超分辨显微技术迅速得多。

在 SIM 的基础上，发展出了 mSIM（multifocal SIM，多焦点 SIM）和 iSIM（instant SIM，即时结构光成像显微镜）技术。mSIM 将共聚焦和结构光照明两种技术相结合，用多个稀疏的光点取代实线，排列成图案进行照明。微透镜形成的焦点阵列可以实现 2 倍的光学收缩，振镜可以将带有图案的激发光投射到整个样品上进行成像。iSIM 基于 mSIM，通过

微透镜阵列和扫描振镜直接组合多幅图像，省去了软件处理的时间，速度较 STORM 等单分子定位超分辨显微技术提高了 100 倍左右，甚至可以很好地应用于活细胞动态观察。利用 iSIM 非常清楚地捕捉到了在约 100ms 的时间尺度上的内质网生长过程，如图 11-7。

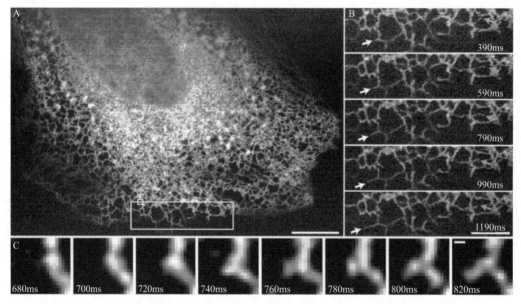

图 11-7　iSIM 显示 100Hz 下的 ER 动态观察（York et al，2013）
A. 200 个时间点系列中的第一张图像，显示 MRL-TR 转化的人肺成纤维细胞内用 GFP-Sec61A 标记的 ER。
比例尺：10μm。B. A 图中白色大矩形的局部放大。白色箭头表示 ER 小管的生长，蓝色箭头表示 ER 小管的重塑。
比例尺：5μm。C. A 图中白色小矩形的局部放大。表明在 140ms 内形成了新的小管。比例尺：200nm

第三节　宽场照明成像技术

根据照明方式的不同，光学显微镜可以分为基于点扫描的显微成像技术和基于宽场照明的显微成像技术。在点扫描显微镜中，激发光以平行光正入射到物镜后焦面（back focal plane，BFP），经过物镜后聚焦到样品中，每一次只激发一个范围内的荧光分子。通过移动扫描激发点并相应地接收每个点的荧光信号，可以获取全视场范围内的样品图像。在基于宽场照明的显微镜中，激发光则是聚焦到物镜 BFP，经过物镜后以平行光形式照明样品，激发整个样品三维空间内的荧光分子发光。若聚焦点距离 BFP 中央有一定距离，则平行光以一定角度斜入射样品。当距离再增大，超过 BFP 的全反射环范围，同时物镜侧的折射率（n_1）大于样品侧的折射率（n_2）时，激发光就会超过临界角度照明样品，发生全内反射，

这种照明模式下的显微镜称为全内反射荧光显微镜（total internal reflection fluorescence microscope，TIRFM）。在 TIRFM 中，虽然入射光发生了全反射无法照明样品，但是会在样品表面产生一层光强随着深度衰减的倏逝波，其照明深度只有几百纳米。宽场成像较点扫描共聚焦成像具有时间分辨率高和光毒性低的优势，因此在快速以及活细胞成像方面都具有明显的优势。在活体细胞成像应用中，宽场显微镜可从细胞整体水平、亚细胞水平及分子水平研究细胞的运动、分裂和命运。

一、宽场显微镜分类

1. 按照明方式分类

按照明方式分为落射（反射）显微镜和透射显微镜。

2. 按结构形式分类

按结构形式分为正置式显微镜和倒置式显微镜。

① 正置显微镜：可满足样品制成薄片后的观察方式。除可作可见光观察外，还可作荧光观察。

② 倒置显微镜：倒置显微镜的组成和正置显微镜一样，只不过物镜与照明系统颠倒，前者在载物台之下，后者在载物台之上。宽大的载物台使它能胜任各种活细胞应用实验，用于培养的活细胞的观察。

二、观察方式

1. 明场观察

明场观察（bright field）是大家比较熟悉的一种镜检方式（图 11-8），广泛应用于病理、检验，用于观察被染色的切片，所有显微镜均能完成此功能。适合的染色样品包括 HE、Nissl、Azan、Silver、Gold、Congo、PAS 等。

2. 相衬/相差观察

相差（也称相衬）（phase contrast）观察是利用被检物体样品的厚度和折射率引起的相位差，也就是有效地利用光的干涉现象，将人眼不可分辨的相位差变为可分辨的振幅差，即使是无色透明的物质也可变得清晰可见。这大大便利了活体细胞的观察，因此相差镜检法广泛应用于倒置显微镜（图 11-9）。

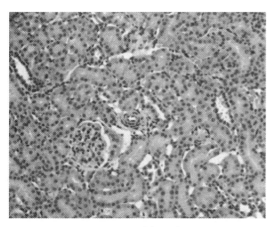

图 11-8　明场观察

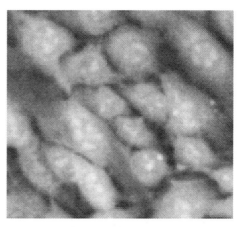

图 11-9　衬/相差观察（Chen et al，2018）

（1）原理

把透过标本的可见光的光程差变成振幅差，从而提高了各种结构间的对比度，使各种结构变得清晰可见。光线透过标本后发生折射，偏离了原来的光路，同时被延迟了 $1/4\lambda$（波长），如果再增加或减少 $1/4\lambda$，则光程差变为 $1/2\lambda$，两束光合轴后干涉加强，振幅增大或减小，提高反差。

（2）构造

相差显微镜有不同于普通光学显微镜两个特殊之处：

① 环形光阑（annular diaphragm）：位于光源与聚光器之间，作用是使透过聚光器的光线形成空心光锥，聚焦到标本上。

② 相位板（annular phaseplate）：在物镜中加了涂有氟化镁的相位板，可将直射光或衍射光的相位推迟 $1/4\lambda$，分为两种。A＋相板：将直射光推迟 $1/4\lambda$，两组光波合轴后光波相加，振幅加大，标本结构比周围介质更加亮，形成亮反差（或称负反差）。B＋相板：将衍射光推迟 $1/4\lambda$，两组光线合轴后光波相减，振幅变小，形成暗反差（或称正反差），结构比周围介质更暗。

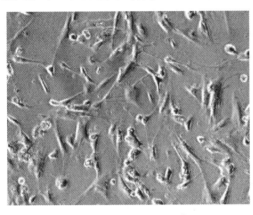

图 11-10　浮雕相衬观察

（3）适合样品

厚度在 $5\sim10\mu m$ 的透明样品最佳，适合塑料培养皿。

3. 浮雕相衬观察

浮雕相衬观察（relief contrast，RC）可以观察到透明样品的 3D 立体结构，适合较厚的透明样品观察（图 11-10）。

（1）原理

斜射光照射到标本产生折射、衍射，光线通过物镜光密度梯度调节器产生不同阴影，从而使透明标本表面产生明暗差异，增加观察对比度。

（2）特点

① 提高未染色标本的可见性和对比度；

② 图像显示阴影或近似三维结构而不会产生光晕；

③ 可检测双折射物质（岩石切片、水晶、骨头）；

④ 可检测玻璃、塑料等培养皿中的细胞、器官和组织；

⑤ 聚光镜的工作距离可以设计得更长；

⑥ RC 物镜也可用于明场、暗场和荧光观察。

（3）适合样品

常用于卵细胞注射等显微操作实验。

4. 微分干涉观察

微分干涉相衬观察法（differential interference contrast，DIC）不仅能观察无色透明的物体，而且图像呈现样品的精细 3D 结构，还可观察到不同 Z 轴平面上的样品结构变化，观察效果更为逼真（图 11-11）。

（1）原理

微分干涉相称镜检术是利用特制的渥拉斯顿棱镜来分解光束。分裂出来的光束的振动方向相互垂直且强度相等，光束分别在距离很近的两点上通过被检物体，在相位上略有差别。由于两光束的裂距极小，而不出现重影现象，使图像呈现出立体的三维感觉。

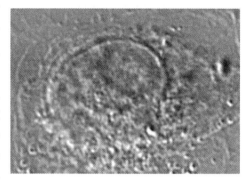

图 11-11　微分干涉观察（Chen et al，2013）

DIC 利用的是偏振光，有四个特殊的光学组件：偏振器（polarizer）、诺马斯基棱镜（DIC 棱镜）、DIC 滑行器和检偏器（analyzer）。偏振器直接装在聚光系统的前面，使光线发生线性偏振。在聚光器中则安装了 DIC 棱镜，此棱镜可将一束光分解成偏振方向不同的两束光（x 和 y），二者成一小夹角。聚光器将两束光调整成与显微镜光轴平行的方向。最初两束光相位一致，在穿过标本相邻的区域后，由于标本的厚度和折射率不同，引起了两束光发生了光程差。在物镜的后焦面处安装了第二个偌玛斯斯棱镜，即 DIC 滑行器，它把两束光波合并成一束。这时两束光的偏振面（x 和 y）仍然存在。最后光束穿过第二个偏振装置，即检偏器。在光束形成目镜 DIC 影像之前，检偏器与偏光器的方向成直角。

检偏器将两束垂直的光波组合成具有相同偏振面的两束光，从而使二者发生干涉。x 和 y 波的光程差决定着透光的多少。光程差值为 0 时，没有光穿过检偏器；光程差值等于波长一半时，穿过的光达到最大值。于是在灰色的背景上，标本结构呈现出亮暗差。

为了使影像的反差达到最佳状态，可通过调节 DIC 滑行器的纵行微调来改变光程差，光程差可改变影像的亮度。调节 DIC 滑行器可使标本的细微结构呈现出正或负的投影形象，通常是一侧亮，而另一侧暗，这便造成了标本的人为三维立体感，类似大理石上的浮雕。

（2）适合样品

适合大多数组织切片和细胞样品，不可以使用塑料容器。

5. 偏光观察

偏光显微镜（polarizing microscope）是鉴定物质细微结构光学性质的一种显微镜。凡具有双折射的物质，在偏光显微镜下就能分辨清楚，当然这些物质也可用染色法来进行观察，但有些则不能，而必须利用偏光显微镜（图 11-12）。

偏光显微镜就是通过加装偏振器或偏振片到普通显微镜上，将入射光线进行偏振化，只有特定方向的偏振光能够通过，其余方向的光线被过滤掉。这样就将普通显微镜转变为偏光显微镜，能够观察样品对偏振光的响应，进而鉴别样品的光学性质，如（各向同性）或双折射性（各向异性）。

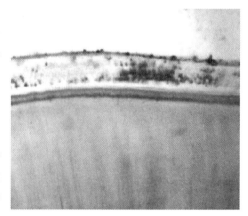

图 11-12　偏光观察（崔霞等，2018）

双折射性是晶体的基本特性。因此，偏光显微镜被广泛地应用在矿物、化学等领域，在生物学和植物学中也有应用。适合样品：生物中使用较少，常见于痛风患者的检验，查看尿酸晶体的含量。

6. 暗场观察

暗场（dark field，DF）观察观察到的是被检物体反射或衍射的光线。因此，视场成为黑暗的背景，而被检物体则呈现明亮图像（图 11-13）。暗视野原理是根据光学上的丁达尔现象，微尘在强光直射通过的情况下，人眼不能观察，这是强光绕射造成的。若把光线斜射微粒，由于光的反射，微粒似乎增大了体积，为人眼可见。暗视野观察所需要的特殊附件是暗视野聚光镜。它的特点是不让光束由下至上通过被检物体，而是将光线改变路径，使其斜射向被检物体，使照明光线不直接进入物镜，利用被检物体表面反射或衍射光形成的明亮图像。暗视野观察的分辨率远高于明视野，最高达 0.02～0.004mm。

适合样品：明视场下观察不到的极其微小的物体外部细节，细胞内微小颗粒和物体运动等。例如硅藻、放射虫类和细菌等具有规律结构的单细胞生物，及其鞭毛和纤维等。无需染色。

7. 荧光观察

荧光观察（fluorescence observation）是用短波长的光线照射用荧光素染过的被检物体，使之受激发后产生波长更长的新光线（图 11-14）。其优点是检出能力高（放大作用），对细胞的刺激小（可以活体染色），能进行多重染色。

适合样品：采用荧光素可观察物体构造，通过荧光的有无、色调比较进行物质判别。

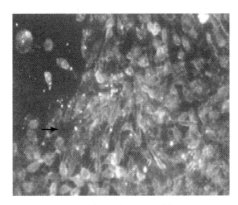

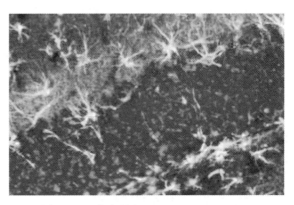

图 11-13　暗场观察（刘廷等，2009）　　　　图 11-14　荧光观察（Snyder et al，2011）

参 考 文 献

崔霞，陶永福，陈泓帆，等，2018. 含氟牙膏再矿化根面龋的体外研究. 大理大学学报，3（06）：69-72.

黄岚青，刘海广，2017. 冷冻电镜单颗粒技术的发展、现状与未来. 物理，46（02）：91-99.

刘廷，王瑶，王宜强，等，2009. 暗视野显微镜在眼科实验研究中的应用. 眼科新进展，29（11）：808-810.

彭拥军，王和生，孙建华，等，2013. CGIMT 在脑 IR 后 BBB 损伤大鼠脑组织超微结构及 AQP4 表达观察中的应用. 山东医药，53（27）：20-22.

萨仁高娃，其木格，吴岩，2007. 胶体金免疫电镜技术及其应用. 内蒙古医学院学报，29（5）：373-377.

孙飞，王雪，2011. 低温电子显微技术在膜蛋白结构研究中的应用和展望. 生命科学，23（11）：1130-1139.

张凯，张艳，胡仲军，等，2010. 电子显微三维重构技术发展与前沿. 生物物理学报，26（7）：533-559.

朱亚南，张书文，毛有东，2017. 冷冻电镜在分子生物物理学中的技术革命. 物理，46（2）：76-83.

Betzig E，Patterson GH，Sougrat R，et al，2006. Imaging intracellular fluorescent proteins at nanometer resolution. Science，313（5793）：1642-1645.

Chen HH，Lin YZ，Luo Y，2018. Isotropic differential phase contrast microscopy for quantitative phase bio-imaging. J Biophotonics，11（8）：e201700364.

Chen J，Xu Y，Lv X，et al，2013. Super-resolution differential interference contrast microscopy by structured illumination. Opt Express，21（1）：112-121.

Gustafsson MG，2005. Nonlinear structured-illumination microscopy：wide-field fluorescence imaging with theoretically un-limited resolution. Proc Natl Acad Sci U S A，102（37）：13081-13086.

Huang B，Wang W，Bates M，et al，2008. Three-dimensional super-resolution imaging by stochastic optical reconstruction microscopy. Science，319（5864）：810-813.

Jungmann R，Avendaño MS，Woehrstein JB，et al，2014. Multiplexed 3D cellular superresolution imaging with DNA-PAINT and Exchange-PAINT. Nat Methods，11（3）：313-318.

Kaito M，Ishida S，Tanaka H，et al，2006. Morphology of hepatitis C and hepatitis B virus particles as detected by immuno-gold electron microscopy. Medical Molecular Morphology，39（2）：63-71.

Milne JL，Borgnia MJ，Bartesaghi A，et al，2013. Cryo-electron microscopy--a primer for the non-microscopist. FEBS，280（1）：28-45.

Nebesářová J，Vancová M，2007. How to observe small biological objects in low voltage electron microscope. Microscopy and Microanalysis，13（S03）：248-249.

Rust MJ，Bates M，Zhuang X，2006. Sub-diffraction-limit imaging by stochastic optical reconstruction microscopy（STORM）. Nat Methods，3（10）：793-795.

Snyder JS，Soumier A，Brewer M，et al，2011. Adult hippocampal neurogenesis buffers stress responses and depressive be-haviour. Nature，476（7361）：458-461.

Studer D，Zhao S，Chai X，et al，2014. Capture of activity-induced ultrastructural changes at synapses by high-pressure freezing of brain tissue. Nat Protocols，9（6）：1480-1495.

Wang BK，Barbiero M，Zhang QM，et al，2019. Super-resolution optical microscope：principle，instrumentation，and appli-cation. Front Inform Technol Electron Eng，20（5）：608-630.

Willig KI，Steffens H，Gregor C，et al，2014. Nanoscopy of filamentous actin in cortical dendrites of a living mouse. Bio-phys J，106（1）：L01-L3.

York AG，Chandris P，Nogare DD，et al，2013. Instant super-resolution imaging in live cells and embryos via analog image processing. Nature Methods，10（11）：1122-1126.

Zhao S，Studer D，Chai X，et al，2012. Structural plasticity of hippocampal mossy fiber synapses as revealed by high-pres-sure freezing. J Comp Neuro，520（11）：2340-2345.

第十二章

生物成像技术

生物成像技术是重要的神经科学研究手段，包括激光共聚焦显微镜、磁共振成像、X射线、CT等。

第一节　激光扫描共聚显微镜

激光扫描共聚显微镜（confocal laser scanning microscope，CLSM）是在传统荧光显微镜的基础上加用了激光扫描装置，通过激光束来扫过样本，以产生光学切片；进而通过计算机进行相应图像的处理，从而得到所需生物样本微细结构的荧光图像。

CLSM是将激光扫描、光学显微镜和计算机成像技术相结合形成的一种新兴技术，除传统光学显微镜构造外，还由以下结构组成：激光发射装置、光栅、分光镜、探测器和计算机系统。其中，激光发射装置主要包括气体激光器、二极管激光器、光纤激光器等几种类型。而探测器主要运用的是高灵敏度的光电倍增管（图12-1）。

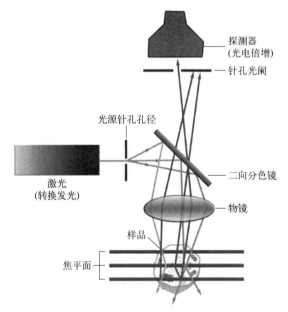

图 12-1　激光扫描共聚显微镜结构简图

一、生物样品制备注意事项

虽然共聚焦和计算机等技术近些年已经有了长足的发展，但对于显微镜成像来说，想要清晰地观察到样本的荧光图像和最终成像质量与样品的制备和处理也有很大的关系。以下介绍一些激光共聚焦样本制备的常规流程和方法。包括取材、荧光表达载体的培养、荧光样品的制备等。

1. 取材

组织标本：如动物标本、活组织标本等，常常采用液氮冷冻法或多聚甲醛固定法。液氮冷冻法：采集到新鲜动物组织后直接放入液氮进行保存。多聚甲醛固定法：实验动物经生理盐水和 4% 多聚甲醛灌洗并进行组织切取。组织切片常常要求单层，并且越薄的切片成像效果越好。

细胞标本：包括贴壁细胞和悬浮细胞，对于荧光显微镜来说常用的盖玻片为 1.5 号盖玻片，厚度为 0.17mm。对盖玻片灭菌处理后，即可进行细胞培养，贴壁细胞可以直接进行培养，对于悬浮细胞来说，可以加入细胞外基质进行包被。

2. 荧光表达载体的培养

实验室通常使用 PCR 技术来扩增目标蛋白的 cDNA，再进行荧光表达载体的构建，表达载体导入到培养细胞中后进行培养即可进行荧光蛋白的检测。表 12-1 是常见的共聚焦显微镜激发波长对应的荧光标记物（李成辉等，2020）。

表 12-1　常见荧光标记物选择

激光波长/nm	常见荧光标记物
405	DAPI、Hoechs、Cascade blue、BFP、VCFP
440/457	CFP、Fura red、Lucifer yellow、Cerulean
488	GFP、Alexa 488、FITC、Dio
514	YFP、TOTO-1、Calcium green
543/561	DS red、Cy3、Tritc、Dil
594	Alexa 594、Texas red、Mrfp
640	Cy5、Alexa 647、TOPRO-3、DRAQ-5

3. 荧光样本的制备

荧光样本的制备大致包括以下几个流程：固定、透化、封闭、免疫反应、封片等。

各个步骤所用到的常用试剂包括：固定剂 6% 多聚甲醛溶液，PBS 缓冲液即磷酸盐缓冲液（主要成分是 Na_2HPO_4、KH_2PO_4、NaCl 和 KCl），透化剂常用 Triton-X-100（一种常见的非离子表面活性剂和乳化剂），封闭缓冲液通常是包含牛血清白蛋白 BSA 和山羊血清的 PBS 缓冲液。

二、一般流程

1. 培养

首先，确保所有培养皿等接触细胞的器具保持无菌状态，均在 37℃、5%CO_2 条件下培养，此外不同细胞有其特殊的培养方式，例如小鼠骨髓树突状细胞需要在含有 10%FCS 和 20ng/mL 粒细胞-巨噬细胞集落刺激因子（GM-CSF）的 RPMI 液体中培养 11d，第 3d 加入额外培养液，第 6d 进行分离贴壁细胞，后加入 GM-CSF 重新进行悬浮。

2. 观察

在细胞达到合适的密度后，转移培养基用于免疫荧光研究培养 24h。

3. 固定

去除非贴壁细胞和死细胞，并用 PBS 溶液洗涤两次细胞后用 2%～4% 多聚甲醛进行固定 20min，后用 PBS 溶液洗涤 3 次。固定的目的是使组织和细胞中的蛋白质等物质不被破坏和溶解，并且使组织和细胞中的自溶性酶迅速失活，从而保持整个标本的完整性，使显微镜成像保持原有生物结构状态。

4. 透化

用 0.1% 的 Triton-X-100 培养 5～10min，这一步是为了使细胞通透。

5. 封闭

使用封闭液阻断细胞 1h，此时添加的血清应与二抗的物种匹配，此步骤是为了最大限度减少一抗非特异性结合。

6. 免疫反应

一抗反应：再次使用 PBS 溶液对细胞进行 3 次洗涤，并与一抗在封闭液中培养 1h。二抗反应：用 PBS 溶液洗涤细胞 5 次，用适当的 Alexa 荧光素与二抗进行偶联。将阻断缓冲液进行 1：2000 稀释，并培养 1h。

7. 封片

细胞用 PBS 液清洗 5 次后，如果封固剂为水性封固剂，则用透明指甲油封闭盖玻片，若是固体封固剂，则将盖玻片安装好后放置一夜进行凝固。

经过以上操作后即可使用 CLSM 成像。

三、优缺点

CLSM 与传统的荧光显微镜相比，其主要优势是具有"光学切片能力"、高分辨率、多标记物显示以及可以进行 3D 成像。

1. 进行光学切片

CLSM 由于增加了激光扫描装置，可以对组织进行非侵入性的"光学切片"而不是传统意义上的物理切割，激光对生物样本每一焦平面逐一扫描，获取每一平面相应的数字信号，产生"光学切片"可以有效减少对生物样本的损伤，提高成像的清晰度，并且使得对活组织成像成为可能。

2. 高分辨率

传统的光学显微镜在聚焦较厚的、光学密度高的样本时，会受到来自焦点外平面光线的干扰，造成成像的模糊，而 CLSM 其独特的共聚焦技术可以避免这一点。不仅能排除焦外荧光的干扰，而且激光本身具有的高能量集束光线，能更好地激发荧光物质。相对较弱的荧光信号也可以更好地探测到，CLSM 所呈现出的数字影像也较传统胶片影像产生速度更快，分辨率更清晰。

3. 显示多种标记物

传统的荧光显微镜往往只能显示一种荧光物质，而 CLSM 可以捕捉到多种不同的信号，通常以两个或多个不同的激发波长来同时收集产生的图像，而不是逐一收集。

4. 3D 成像

CLSM 激光逐层扫描提供了深入组织的能力，同时在显微镜的载物台上拥有精密的马达装置控制升降，从而可以从更精细的层面逐层扫描得到光学切片，获得高分辨率的二维光学断层图像。因此 CLSM 也被称为"细胞 CT"技术。后期可以通过图像处理以及三维重建软件组合成生物样本的 3D 形态。被广泛应用于超微结构的 3D 重建。

但是由于 CLSM 点扫描的特点，使得其整体扫描系统仍较为缓慢，若仅仅只是简单地通过增加扫描速度来提高，则会由于扫描驻留时间的减少导致总信号的降低。虽然增加光照强度可以弥补这一缺点，但同时也会对生物样本造成更大的损伤以及光漂白（在高强度光照下，荧光基团由于光引起的破坏而失去荧光的现象，会导致在对样品成像时荧光和信号的损失），此外 CLSM 的组织穿透能力也较弱。近年出现了双光子激光共聚焦技术，其光源使用的是超快速激光器，这种光源波长更长，能量更低，虽然单个光子不会引发样本荧光基团的激活，但两个光子同时激发则有足够的能量使荧光基团进入激发态。同时脉冲式发放的激光也会大幅度减少激光的平均功率从而减少光漂白和对组织损伤的作用。并且样本对双光子吸收只发生在物镜的焦点上，让其有了更高的成像亮度和信噪比。在一定程度上弥补了 CLSM 的缺陷（Hanrahan et al，2011；Sanderson et al，2014；Winter et al，2014）。

四、应用

由于可以深入组织成像，CLSM 在细胞、亚细胞甚至分子水平均可实现神经科学相关研究（张林西等，2004）。

（一）组织水平研究

神经系统的解剖水平的分析可以为神经系统的发育研究做出非常有价值的贡献。尽管在神经解剖领域对于节肢动物的研究有很多，但对其中的原肢类动物的深入研究却很少，由此，Heuer 在 2007 年基于 CLSM 分析了杂色沙蚕的大脑组织结构，详细地描述了蘑菇体和中央视神经两个区域的结构。杂色沙蚕的大脑位于它两只眼睛前口的后部，其大脑被神经鞘膜所包绕，由一个个中央神经细胞组成，这些神经细胞进行排列形成不同的簇，由此形成了独立的神经核团（Heuer et al，2008）。图 12-2 所示为杂色沙蚕头部水平切片的荧光成像图，以及头部内食道上神经节解剖示意图。

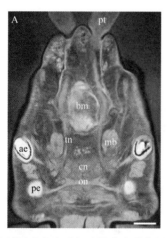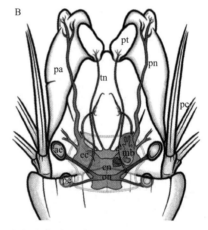

图 12-2　杂色沙蚕头部水平切片的荧光成像图和头部内食道上神经节解剖示意图（Heuer et al，2008）
A. 前体触手（pt）和部分触手神经（tn）、颊肌（bm）、中枢神经细胞区域（cn）和一对蘑菇体（mb）；
B. 来自前眼（ae）和后眼（pe）的传入信息融合在视神经细胞中，负责传递视觉信息到中枢神经系统进行处理

此外，Tan 等人为了研究麻醉药是否会影响儿童的神经系统发育的问题，选用 GFP 转基因小鼠作为模型，在氯胺酮、咪达唑仑处理下分别与对照组相比。并利用 CLSM 对其海马体的树突棘（树突棘可以作为一种衡量神经系统发育复杂性的指标）进行成像，发现了在麻醉药物的影响下，树突棘有不同程度的缩短，但属于可逆性损伤。进而判断麻醉药物对儿童神经发育几乎没有影响（图 12-3）。

（二）亚细胞水平研究

CLSM 除了可以在组织层面进行更精细的观察外，也可以对细胞内物质进行观察，如细胞内细胞器、细胞骨架、细胞内分子物质等。钙离子在人体内发挥着重要作用，它是人体生理

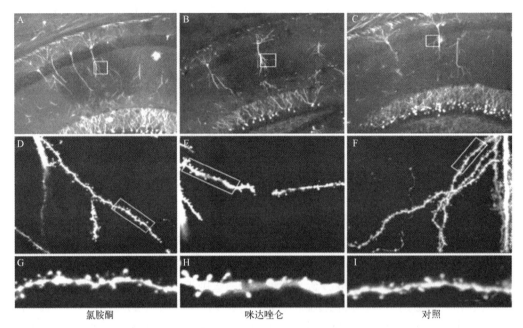

图 12-3　小鼠海马体树突棘 CLSM 成像（Tan et al，2009）

共聚焦显微镜图像显示了 P13 GFP-M 小鼠反复接触氯胺酮和咪达唑仑后海马 CA1 锥体神经元的形态。氯胺酮组（A、D、G）、咪达唑仑组（B、E、H）、对照组（C、F、I）。只有少数锥体神经元被 GFP 标记，树突和树突棘清晰可见

机能必不可少的离子。不仅可以维持细胞内外电位的平衡，还可以作为第二信使在细胞信号转导通路中发挥重要作用，维持正常神经的传导功能，此外钙离子也可以维持神经肌肉的正常活动，一些激素的作用也可以通过钙离子表现出来。拉莫三嗪是一种神经保护剂，在以往的研究当中，了解到它可以通过阻断钙离子通道来达到镇痛的作用，但是这种药物如何影响细胞内的钙离子浓度却很少研究。Lee 等人运用荧光标记并通过 CLSM 观察小鼠背根神经节钙离子变化，发现了神经保护剂拉莫三嗪可以诱导钙离子水平升高，并进一步通过实验了解到钙离子水平升高是通过细胞内储存钙的释放介导的（Lee et al，2013）。以下是通过 CLSM 得到的图像（图 12-4）。

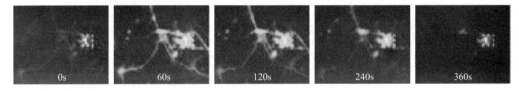

图 12-4　小鼠背根神经节细胞内钙离子 CLSM 成像（Lee et al，2013）

拉莫三嗪诱导钙离子浓度的上升，绿色荧光强度代表钙离子的增加

用二氯二乙酸酯荧光素（DCF-DA）来显示脑内 ROS 的产生，图 12-5A、B、C、D、E 表示在 0s、5s、10s、15s、20s 时乙醇处理后大鼠小脑激光共聚焦图像，发现随着时间增加荧光信号也随之增强，证明了细胞色素氧化酶 CYP2E1 与乙醇选择性损伤脑区有显著相关性（Zhong et al，2012）。

（三）活细胞成像

荧光技术的快速发展以及 CLSM 特殊的共焦技术，使得共聚焦显微成像可以用于较厚的组织切片成像。因此，完整组织的活细胞成像也将成为可能。这将更有利于研究那些离体

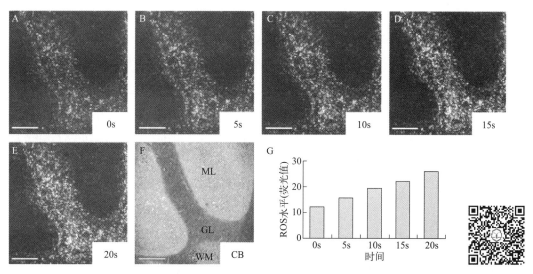

图 12-5　大鼠小脑内 ROS 延时 CLSM 图像

后结构性质易发生改变的组织。哺乳动物的听力器官有着极其复杂的精细结构，而听力器官又由不同的细胞所组成。听力系统的完整性是保证其功能完好的基础，因此对哺乳动物听力的研究就存在一定的限制和困难。CLSM 的运用使得这一研究成为可能。Tomo 等人对豚鼠进行麻醉手术，并在手术最后使用 CLSM 来对豚鼠耳蜗进行观察。成功观察到用荧光技术处理的活体豚鼠内耳组织精细结构（Tomo et al，2007），成像结果见图 12-6、图 12-7。

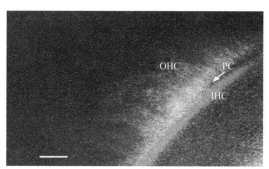

图 12-6　豚鼠耳蜗 CLSM 成像（Tomo et al，2007）

听觉器官的表面视图，以红色显示感觉内毛细胞和外毛细胞（IHC、OHC），由支持细胞带隔开

（柱状细胞的头部 PC，被钙黄绿素染成绿色）

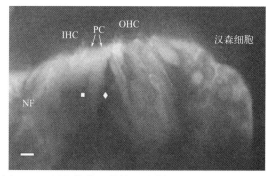

图 12-7　更高倍数显微镜下成像（Tomo et al，2007）

神经纤维（NF）、感觉细胞（IHC，内毛细胞；OHC，外毛细胞）和支持细胞（PC）

第二节 磁共振成像

一、磁共振成像

磁共振成像（magnetic resonance imaging，MRI）是机体中的氢原子核即氢质子（^{1}H）在外界强磁场的特定射频脉冲作用下产生磁共振现象，由计算机收集共振产生的信号进行图像重建的一种医学影像技术。

根据磁体构成方式和产生的磁场强度不同，MRI 设备可分为三类：常导式、超导式、永磁式。

（1）常导式磁体

又称为高阻式磁体，是由数个铜或铝线缠绕而成的大线圈构成，其主要优点为磁体简单，制作容易，成本低廉；但它可产生的磁场强度低，图像质量差，且运行过程会耗费大量的水电资源，目前已被永磁式和超导式取代。

（2）超导式磁体

超导式磁体是由表面镀有铌钛合金的铜线缠绕而成的线圈构成，除了线圈之外，磁体由内至外还有制冷剂液氦、真空套、液氮、真空套来和外界隔开减少热传导，保持线圈处于绝对温度 4K（-269.15℃），此时铌钛合金处于超导状态即电阻为 0，线圈通电时功率为 0，因此只需通电一次即可。铜线的作用是提供足够的机械强度和在制冷失效发生"失超"时起保护作用。超导式磁体使用寿命长，产生的磁场强度强（可产生高场强 1.5T 和 3.0T 以及超高场强 7.0T），磁场均匀度好，而且非常稳定，故形成的图像图质好、信噪比高，高场强超导型 MR 机功能齐全，可以进行包括功能磁共振在内的各种脉冲序列检查，但其购置和维护费用较高。

（3）永磁式磁体

由磁铁做成，直接利用磁体产生磁场，不需要消耗电和制冷剂，但其产生的磁场强度弱（$0.25 \sim 0.35$T），磁场均匀度差，热稳定差，会影响图像质量。其优点是购置和运行费用较低，且由于其磁场散发程度小，屏蔽需求较低，安置费用也低，图像质量尚可，但是功能相对单一，脉冲序列成像受限。

磁共振成像是利用电磁信号重构机体信息，在切断射频脉冲，离开外磁场之后，机体会回到原有状态，检查过程无电离辐射，无放射性危害，对机体影响相比传统 CT 检查更小。在动物成像中，一些重要的监控系统与麻醉系统是必要的，并且这些附件需要与 MRI 兼容，即必须是安全的、不会影响 MRI 成像的质量、不会显著干扰在磁共振情况下需要进行的手术操作。在一些情况下，也可以在实验动物清醒的状态下进行检查，但通常需要耗费更多的时间，且在检查前需要对动物进行一些挑战性训练以使它们可以适应扫描仪中的环境，因此，大多数研究都采用麻醉后的动物模型。其临床用途主要包括以下几方面。

（一）观察脑组织结构

一般无特殊要求，先进行普通平扫检查，常规为横断位 T_1 加权成像和 T_2 加权成像，成像特点：①一般为多序列、多幅断层图像，图像中组织结构无重叠；②T_1WI 和 T_2WI 图像上，骨皮质都是极低信号，脂肪组织则是高或较高信号；③富含水的液体（脑脊液、尿液等）在 T_1WI 图像上表现为低信号，而在 T_2WI 图像上表现为高信号（图 12-8）。

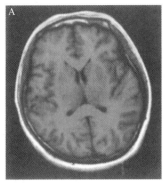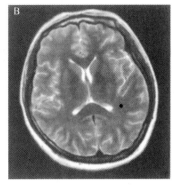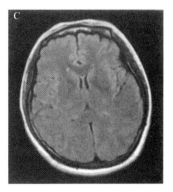

图 12-8　正常脑 MRI 图像

（二）脂肪抑制

应用特定的脂肪抑制技术和序列，抑制脂肪信号，其主要作用有①减少运动伪影、化学位移伪影等；②抑制脂肪组织信号，增加图像对比；③增强扫描效果；④判断病灶是否含有脂肪。

脂肪抑制 T_1WI 和 T_2WI 图像特点：其他组织与普通平扫 T_1WI 和 T_2WI 的信号特点相同，脂肪组织则呈现低信号。脂肪抑制技术分类：短反转时间反转恢复技术、频率选择脂肪饱和法、频率衰减反转恢复脉冲技术、选择性水激发技术、Dixon 技术及其他脂肪抑制技术。

（1）短反转时间反转恢复技术（short TI inversion recovery，STIR）

优点：场强依赖度低，磁场均匀度要求低，大 FOV 下取得较好效果。

缺点：特异性较差，图像信噪比下降；TR 时间延长进而增加扫描时间；不能用于增强扫描。

（2）频率选择脂肪饱和法（spectral presaturation with inversion recovery，SPIR）

优点：特异性好，图像信噪比基本不受影响；使用范围广；中高场强环境使用好；可用于增强扫描。

缺点：场强依赖较高，磁场均匀度要求较高，大 FOV 周边脂肪抑制效果差，增加 SAR 值，延长扫描时间。

（3）频率衰减反转恢复脉冲技术（spectral attenuated inversion recovery，SPAIR）

优点：特异性好，不会显著影响图像信噪比；对磁场均匀度不敏感（相对 SPIR）；能够用于增强扫描。

缺点：偏中性部位可能导致压脂不均，延长扫描时间。

（4）选择性水激发技术（principle of selection excitation technique，PROSET）

优点：主要用于 3D 序列，对梯度磁场均匀度要求较低，大 FOV 成像效果较好。

缺点：只能用于梯度序列，对主磁场均匀度要求较高，小 TE 受限。

（5）Dixon 技术（水脂分离成像技术）

优点：对主磁场 B_0 和射频场 B_1 不均匀性不敏感；"一出四"，一次检查生成四种对比。

缺点：由于采集正相位和反相位图像，最小 TR 增加；计算方法复杂，容易产生错误。

应用：使用特定的脂肪抑制技术和序列，能够明确病变部位是否含有脂肪组织，有利于含脂肪病变例如髓脂瘤、脂肪瘤和畸胎瘤的鉴别与诊断。

二、梯度回波同、反相位成像

梯度回波类序列（gradient recalled echo，GRE）是利用梯度磁场的正反向切换采集回波。

小角度脉冲激发后，施加离相位梯度场，加速组织 T_2 弛豫，当组织弛豫为零后，立即施加方向相反强度相同的梯度场，也就是聚相位梯度场，此时发生类似龟兔往返跑的现象，在原本离相位梯度场中进动频率快的质子此时进动频率被减慢，进动频率慢的质子此时进动频率被加快，经过离相位梯度场相同时间后，因离相位梯度场引起的质子失相位得到纠正，此时继续施加聚相位梯度场，质子会往反方向发生失相位，直至横向磁化矢量衰减为零。在施加聚相位梯度场的同时采集信号，会产生信号幅度从零到大再到零的完整回波，由于这种回波的产生是利用梯度场的反复切换，故被称为梯度回波序列。

（1）GRE 序列特点

采用小角度激发，加速成像时间：由于小角度激发，纵向弛豫所花时间较短，可以设置短 TR，同时小角度激发能够产生高效能的横向磁化矢量，如 90°脉冲激发产生 X 横向磁化矢量，而 30°脉冲激发则产生 1/2X 个横向磁化矢量。由于施加离相位脉冲缩短了 T_2 弛豫时间，而聚相位梯度场也比聚相位脉冲时间短，因此 TR、TE 时间都缩短。

采用梯度场切换采集回波信号，加快了采集速度：180°聚相位脉冲采集回波，TE 需要 10~15ms，而读出梯度场反向切换采集梯度回波 TE 可短至 2ms。

反映的是 T_2^* 弛豫信息，而不是 T_2 弛豫信息：由于梯度回波序列中梯度场的切换不能纠正主磁场的不均匀，造成质子失相位，因而得到的图像为 T_2^*WI 而非 T_2WI。

GRE 序列固有信噪比较低：由于梯度回波序列的回波比自旋回波序列幅度低，梯度回波序列信噪比相对较低。

GRE 序列对磁场的不均匀性敏感：由于没有 180°脉冲来抵消主磁场的不均匀性对信号产生的影响，这种序列常用于检查磁敏感性改变的病变，如出血、血色病等。然而 GRE 序列容易产生磁敏感伪影，特别是在气体和组织的分界面上。这些伪影在 T_2 加权图像中更为明显，且随着回波时间（TE）的增加而增强。

GRE 序列中血流常呈现高信号：回波利用梯度场切换而产生，梯度场切换无需层面选择，因此被激发的血流只要不流出有效梯度场或采集线圈的范围就显示为高信号。

（2）梯度回波序列的分类

扰相梯度回波序列、普通自旋回波稳态自由进动（spin echo steady-state free precession，SSFP）序列、反 SSFP 序列、平衡式稳态自由进动（balance SSFP）序列、双回波 DESS 序列、多回波合并的 GRE 序列。

（3）应用

颅脑扰相 GRE 三维 T_1WI：三维扰相梯度回波序列可在数分钟内获得各向同性空间分辨力的全脑 T_1WI。只需要一个方位，通常为矢状面，其他方位能够多平面重建（MPR）获得，可用于平扫、增强扫描，一般用于增强扫描，平扫一般用于脑功能成像的结构图。

三、磁共振水成像技术

磁共振水成像技术（MR hydrography）是重点突出水成分的磁共振成像技术，由于水样成分 T_2 值很高，因此用很长 TE 时间（数百上千毫秒），其他组织信号衰减，而水样成分仍保留较高信号，使组织和水形成良好对比。通常在成像中会失去一定信噪比、组织对比及解剖细节，以良好地展现水样成分及管道的信号。

分类：根据是否注射对比剂分为注射对比剂水成像和非注射对比剂成像；根据是否采集多帧图像进行对比分为静态成像和动态成像。其中非注射对比剂序列（no inject contrast enhancement，NICE）越来越受到重视。

常用序列：快速自旋回波序列（FSE）、单次激发快速自旋回波序列（SS-FSE）、半傅里叶采集单次激发 FSE（HASTE）序列、平衡式稳态自由进动（balance SSFP）序列。

快速自旋回波序列（FSE）、单次激发快速自旋回波序列（SS-FSE），这两个序列主要用于胆管和胰管等含液体管道的成像及病灶观察。半傅里叶采集单次激发 FSE（HASTE）序列的参数 TR＝3～6ms，TE＝1 矩阵 256×150～256×256，主要用于内耳水成像或椎管水成像。平衡式稳态自由进动序列的组织对比取决于 T_2/T_1，因此只有水、脂、血液会呈现高信号，其他组织均由于 T_2/T_1 较小而呈现低信号。再结合脂肪抑制技术和流空效应消除血、脂信号，实现水成像。

应用：

① MRTA 磁共振内耳水成像：通常利用水成像技术，通过显示脑脊液的高信号，勾勒出面神经、三叉神经等神经信号。同时经过处理还能够得到内耳结构。扫描序列：3DTSE序列、3D 平衡式稳态自由进动序列。

②磁共振椎管水成像（magnetic resonance myelography，MRM）主要序列：2D 单次激发、3D 序列。

四、磁共振弥散成像技术

磁共振弥散成像技术包括弥散加权成像（diffusion weighted imaging，DWI）与弥散张量成像（diffusion tensor imaging，DTI），其中 DWI 能够反映正常组织和病变组织内水分子弥散运动及受限程度，是无创检测水分子弥散运动的唯一方法；而 DTI 则能反映水分子弥散运动的各向异性，进而可以进行脑白质纤维束成像。弥散也叫扩散，指分子热能激发使分子发生微观、随机的平移运动并发生碰撞，弥散分为自由弥散和限制性弥散。自由扩散指水分子弥散运动不受任何约束，人体中脑脊液、尿液等水分子弥散运动视为自由扩散；限制性扩散指生物体中，水分子由于受周围介质的约束（例如细胞膜的屏障作用），其扩散运动将受一定程度的限制。

1. 弥散加权成像（DWI）

原理：人体一般组织中的水分子弥散属于限制性弥散，MR 通过磁化来标记示踪氢质子的弥散运动，在任一常规序列添加弥散梯度即可进行弥散加权成像，DWI 通过检测人体组织中水分子弥散运动受限的方向及程度，来间接反映组织微观结构的变化。

双极梯度场下的 DWI：180°脉冲两侧施加一对大小相同方向相反的梯度场，静止的组织受到两次梯度场的翻转，产生作用相互抵消，因此相位变化为零；而运动的组织在两个梯度场施加时位置发生变化，从而形成相位变化，沿着弥散梯度场方向运动越激烈的水分子，经历的梯度场变化越大，质子失相位，信号被衰减得越多，图像信号越低。

SE 序列下的线扫描技术中的 DWI：90°激发脉冲施加在横断面上，180°复相位脉冲施加在此平面垂直的平面上，同时在 180°脉冲的前后加上一对弥散敏感梯度。通过对 180°脉冲施加的平面进行一系列层面选择来代替相位编码。（矢状位上进行激发，冠状位水平方向持续激发，垂直方向逐层激发）然而，由于成像速度过慢，这种方法目前在临床工作中已经基本淘汰。

信号表现的影响因素：B 值、ADC 值、各向同性和各向异性、T_2 通过性。B 值，即弥散敏感因子，随 B 值的增加图像的弥散权重加大，病变组织与正常组织间的对比度也就增加，提高了 DWI 的敏感性，但 B 值的增加是通过延长梯度脉冲持续时间或延长脉冲间隔来实现，这就会使回波时间（TE）延长，进而使组织信号衰减，降低信噪比，因此不同组织需要选择合适的 B 值。另外也说明 B 值越大越偏重弥散像，B 值越小越偏向于 T_2 像。ADC 值，即表面弥散系数；活体组织 ADC 值受细胞内外水黏滞度、比例、膜的通透性、温度的影响。评价病变时，测量相应部位的 ADC，用 rADC 可部分消除对 ADC 的个体差异，ADC 增加代表水分子弥散增加，而弥散加权图像（DWI）信号降低。各向同性和各向异性：弥散是一个三维过程，若在各个方向弥散程度相同，称为各向同性，不同则称为各向异性。T_2 通过性：DWI 的 MR 的表现方式有很多，比如 DWI、T_2 纠正后的 DWI、ADC、eADC 等，但大多数 DWI 图像都是 SE-EPI（平面回波成像）T_2WI 序列下的图像，因此图像除了具有 ADC 不同形成对比外，还有 T_2 对比，当 DWI 图像上存在较为明显的 T_2 对比，即组织本身弥散不受限，但由于 T_2 值高，表现 DWI 图像上为弥散时限的情况叫 T_2 透过效应。

成像特点：弥散受限则 DWI 图信号增高-ADC 值降低-ADC 图变黑；弥散不受限则 DWI 图信号不高-ADC 值高-ADC 图偏亮。

应用：①超急性期脑梗死诊断；②急性脑缺血缺氧造成的细胞毒性水肿在 DWI 上表现为高信号；③与常规 T_1WI 和 T_2WI 相比，DWI 可以更早地发现梗死区的信号异常；④其他脑组织病变，如部分肿瘤、血肿、脓肿、皮样囊肿等在 DWI 上也可能表现为高信号。

2. 弥散张量成像（DTI）

原理：通过水分子的弥散运动反映大脑白质纤维素的结构和各向异性特征。

常用方法：SE、SE-EPI、SEPI 序列（最常用），90°、180°脉冲，梯度回波，EPI 采集。

各向异性弥散在人体组织中普遍存在，最典型的是脑白质神经纤维束，沿着脑白质走形的弥散相对自由，垂直走形弥散相对受限，以胼胝体压部与内囊为例：

① 弥散梯度场方向为左右方向，由于内囊后肢白质纤维走形方向为向下，水分子弥散走向垂直于白纸纤维素走形，因此弥散受限，信号衰减较少，信号显示较高；胼胝体压部白质纤维在左右方向上的排列导致水分子的扩散较为自由，因此信号会有较大的衰减，呈现较低的信号强度。

② 弥散梯度场方向为前后方向，内囊后肢的白质纤维依然弥散受限，信号较高；胼胝体压部也为弥散受限，信号较高。

③ 弥散梯度场方向为上下方向：内囊后肢弥散相对自由，信号较低；胼胝体压部弥散受限，信号较高。

五、磁共振血管成像技术

磁共振血管成像技术（MRA）应用特殊扫描序列或技术，使血流在图像中呈现较高（或较低）信号，以显示血流或血管的信息。此外还可以采用多平面重建技术（MPR）或最大密度投影（MIP）等后处理技术获得更有效的诊断信息。

常用方法：时间飞跃法、相位对比法、对比增强法、黑血法、其他成像技术。

1. 时间飞跃法（time of flight，TOF）

主要利用流入增强效应实现成像。原理：采用 GRE 中扰相 T_1WI 序列，在成像层面反复施加射频脉冲，使位于层面中的组织被反复激发处于饱和状态而呈现低信号，因此背景组织信号被抑制；而层面内被激发的血液流出，未被激发的血液流入成像层面而呈现高信号，这就使呈现低信号的背景组织与高信号的血液形成对比。具体可分为 2D-TOF、3D-TOF。

（1）2D-TOF 法

优点：①由于采用较短 TR 及较大翻转角，背景组织信号抑制好；②采用单层激发，血流饱和效应较轻，有利于静脉血液的显示；③扫描速度较 3D-TOF 法快。

缺点：①图像易产生变形、异位、扭曲等；②受湍流影响大、易出现假象，同时 2D-TOF 体素较大，流动失相位较明显；③空间分辨率和重现效果等后处理效果不如 3D-TOF 图像。

（2）3D-TOF 法

优点：①同时对多个平面激发成像，空间分辨率和重建效果更好；②体素小，流动失相位较轻，受湍流影响小。

缺点：①容积内血流饱和明显，不利于慢血流显示；②为减小血流饱和效应采用小角度激发角，使背景组织抑制效果变差；③扫描时间较 2D-TOF 长。

2. 相位对比法（phase contrast，PC）

施加大小相同方向相反的梯度场，使流动的血液与静止的背景组织形成相差异进而对比成像的一种方法。

原理：在射频脉冲激发后，于层面选择梯度与读出梯度场之间施加大小相等方向相反的双极梯度场。由于静止的组织受到两次梯度场的翻转，产生作用相互抵消，因此相位变化为零；而流动的血液由于在两个梯度场施加时位置发生变化，从而形成相位变化，利用血液与背景组织的相位差异对比成像。

步骤：成像信息采集、减影、图像显示。

结果：无流速编码的幅度图产生带背景的亮血流图像；幅度图产生背景抑制的亮血流图像；相位图产生正向亮血流、反向黑血流、背景组织中等信号的图像。

优点：①背景抑制好，有利于小血管显示；②有利于慢血流显示，适合静脉检查；③有利于血管狭窄和动脉瘤显示；④可进行血流定量分析。

缺点：①成像时间长；②图像后处理复杂；③需要确定编码流速，编码流速小易产生反向血流假象，流速大则血流相位变化小，信号明显减弱。

3. 对比增强法（contrast enhancement，CE）

通过团注对比剂使血液 T_1 值明显缩短，短于其他组织，利用超快速权重很重的 T_1WI 进行成像。

优点：①对血管腔的显示更为可靠；②出现血管狭窄假象的概率明显减少，反映程度较为真实；③一次注射多部位动静脉显示、动脉瘤不易遗漏、成像速度快。

缺点：①需要对比剂；②不能提供血液流动信息。

4. 黑血（black blood）成像技术

通过流空效应抑制血液信号，来满足临床需求。

主要作用：①磁共振成像中，很多大血管会自主搏动，这就产生血管搏动伪影，而抑制血液信号，该法能够削减这一伪影；②血池信号被抑制，心肌组织显示相对高信号，以此突出心肌结构、形态及信号；③在磁共振血管壁成像中，必须抑制血流信号。黑血成像技术采用自旋回波序列时需要改进序列。

基本方法：双反转 BB 序列、3D VISTA 序列、MSDE 技术、QIR（四反转）、SNAP 技术、DANTE 技术等。

六、磁敏感加权成像技术

磁敏感加权成像技术（susceptibility weighted imaging，SWI）指用 T_2^* 加权梯度回波序列作为序列基础，根据不同组织间的磁敏感性差异提供图像对比增强，同时获得幅度图像和相位图像的成像技术。在显示脑内小静脉及出血方面敏感性优于常规梯度回波序列。

原理：物质在磁场体现为顺磁性物质、逆磁性物质和铁磁性物质，其中顺磁性物质和逆磁性物质均可使局部磁场发生改变而引起失相位。施加一个足够长 TE，自旋频率不同的质子将形成明显的差别。只要造成局部磁场不均匀就会产生磁敏感效应，SWI 图像就会有显示，表现为低信号。

临床应用：微小出血灶显示、脑外伤、脑血管畸形及隐匿性血管疾病的显示，脑肿瘤内部结构评估，铁沉积结构评估，钙化等。

七、磁共振灌注加权成像技术

灌注是指经过血管或管道系统流入并散在分布于目的器官或组织的毛细血管床的过程。磁共振灌注加权成像技术（PWI）可用于检测脑灌注水平，反映组织中微观血流动力学信息。具体分为动脉自旋标记法、对比剂首次通过法。

1. 动脉自旋标记法 （arterial spin labeling，ASL）

标记颈动脉血流，采集两次信号，非标记像减去标记像，得到颅脑灌注图。标记带一般放在颅脑信号采集区下方，主要标记颅内动脉。

原理：在标记区发射 180° 反转脉冲，使颈内动脉血液中的质子纵向磁化矢量翻转到负 z 轴方向上，经过一段时间后，被标记的血液流入信号采集区，获得标记图，此时被标记的血液仍处于饱和状态，因此采集到的信号只有脑组织；在标记区对颈内动脉发射两个 180° 反转脉冲，由于两个 180° 脉冲作用抵消，等于未标记血液，经过一段时间，被两次翻转的血液流入信号采集区，获得控制像，由于此时血液信号未被饱和，采集到的信号等于脑组织加流入血液信号。

$$控制像 （S_{control}）＝脑组织信号＋血液信号$$
$$标记像 （S_{label}）＝脑组织信号$$
$$因此，控制像－标记像＝流入血液$$

信号分类：根据标记脉冲不同可以分为连续式标记（continuous ASL）、脉冲式标记（PASL）、伪连续式标记（pseudo continuous ASL）。一般情况 PASL 更受临床青睐，因为 PASL 灌注均匀分布，高信噪比，低比吸收率（SAR）。

参数：标记脉冲、标记后延迟时间（post label delay，PLD）、标记距离。

2. 对比剂首次通过法 （first pass）

注射外源性对比剂，通过检测带有对比剂的血液首次流经受检组织时引起组织的信号强度随时间的变化来反映组织的血流动力学信息。

原理：采用离子型非特异性对比剂 Gd-DTPA，经高压注射器快速注入周围静脉，采用时间分辨力高的快速 MR 序列进行多时相扫描，通过检测带有对比剂的血液首次流经受检组织时引起组织的信号强度随时间的变化来反映组织的血流动力学信息。团注对比剂后，引起组织 T_1 或 T_2^* 弛像率发生变化，这一变化代表组织中对比剂的浓度变化，也就代表血流动力学变化。

$$D(1/T_1)＝k[Gd]$$
$$D(1/T_2^*)＝k[Gd]$$

式中，$D(1/T_1)$ 表示 T_1 值的变化率，$D(1/T_2^*)$ 表示 T_2 值的变化率，$[Gd]$ 表示对比剂浓度，k 是与对比剂、组织结构、主磁场强度等因素有关的常数。对比剂首次通过法又分为：DSC、DCE、渗透性分析 DCE、IVIM 等。

① 动态磁敏感对比增强（dynamic susceptibility contrast-enhanced，DSC）是利用静脉快速注射顺磁性对比剂，并采用快速成像序列来检测带有对比剂的血液。当对比剂首次流入受检组织时，引起组织信号强度随时间的变化，从而反映组织的血流动力学信息。

原理：对比剂第一次通过期间，主要存在于血管内，血管外极少，血管内外浓度梯度最大，信号的变化受弥散因素影响小，故能反应组织的血液灌注情况。带有顺磁性对比剂的血液，在毛细血管内建立起多个小的局部磁场，在毛细血管内外形成一定的磁敏感性差别，从而使组织的 T_1 值、T_2 值或 T_2^* 值变小，大剂量团注对比剂后，观察时间-信号强度曲线变化（血脑屏障的存在，使对比剂缩短 T_1 效应不明显，因此不使用 T_1 加权做灌注），使用 T_2^* 敏感序列进行测量，即可观察到组织信号的显著减少，即所谓的负性增强，通过测量局部脑区域的信号改变就可以得到血流动力学参数来描述局部微循环信息。

灌注成像目前常用的是平面回波成像技术（EPI），主要有两种：一种是 SE-EPI，对毛细血管水平的血管内对比剂敏感；另一种是 GRE-EPI，对较大范围内的血管均敏感

对比剂的用量：一般采用单倍剂量顺磁性对比剂 Gd-DTPA（0.1mmol/kg）。剂量小：对比剂产生的信号下降程度小，易受背景噪声干扰，导致计算结果误差大。剂量大：由于弹丸效应使对比剂通过脑组织血管时间延长，同时由于二次灌注使信号曲线与实际有明显偏差。

图像资料的后处理：将资料传到工作站，获得时间-信号强度曲线，然后通过计算机的处理进而得到组织血流灌注的半定量信息如脑血容量，脑血流量及平均通过时间图，确定兴趣区（ROI）以获得相应的数据。

主要参数：局部脑血容量（rCBV），指单位时间内一定脑组织的血容量；局部脑血流量（rCBF），指在单位时间内流经一定量脑组织的血流量，ICBF 越小，意味着脑组织的血流量越低；局部平均通过时间（IMTT），开始注射对比剂到时间-密度曲线下降至最高强化值一半时的时间，主要反映的是对比剂通过毛细血管的时间（s）长短，明确反映了脑组织血液微循环的通畅情况，当平均通过时间较长时，说明血液在局部组织内停留时间较长，多数情况是由病理状态造成的微循环不畅；峰值时间（TTP），在时间信号曲线上从对比剂开始出现到对比剂浓度达到峰值的时间，TTP 值越大，意味着最大对比剂团峰值到达脑组织的时间越晚。

应用：DSC 可以评估脑缺血性病变、颅内占位性病变、缺血性脑白质疏松症、老年痴呆、创伤性脑损伤、脑静脉或硬脑膜窦血栓等疾病的脑血流灌注情况。信息反映：灌注不足则 MIT 明显延长，CBV 减少，CBF 明显减少；侧支循环信息表现为 MTT 延长，CBV 增加或尚可；血流再灌注信息表现为 MTT 缩短或正常，CBV 增加，CBF 正常或轻度增加；过度灌注信息表现为 CBV 与 CBF 均显著增加。

② T_1 灌注（dynamic contrast enhanced，DCE）是以 T_1 权重为主的序列。

③ 渗透性分析 DCE 反映微循环的绝对定量，测量微循环情况。

④ IVIM（intravoxel incoherent motion）即体素内不相干运动成像。

后三种方法在神经科学研究中不常用到。

八、氢质子磁共振波谱成像技术

氢质子磁共振波谱成像技术（proton magnetic resonance spectroscopy，^{1}H-MRS）是近年来迅速发展的无创的观察活体组织代谢及生化变化的方法，对物质改变敏感且可重复性高。在相同的磁场环境下，处于不同化学环境中的同一种原子核，由于受到原子核周围不同电子云

的磁屏蔽作用，而具有不同的共振频率，波谱分析就是利用化学位移研究分子结构。^{1}H-MRS图像的横坐标为不同物质共振峰的位置，纵坐标为信号强度，峰下面积为物质相对含量。

主要可检测脑内代谢物的临床意义如下。

① N-乙酰天冬氨酸（N-acetylaspartate，NAA）峰：NAA 是一种氨基酸，波峰位于2.01，是脑内最主要的[1]H-MRS 可检测代谢物，浓度 10～ 12mmol/L。NAA 只存在于神经元内，主要由神经元产生，是神经元数量的标志物。有学者认为 NAA 与神经元中线粒体ATP 产生息息相关，认为 NAA 形成于线粒体。同时研究表明，急性脑损伤时 NAA 会一过性下降，并且在一些脑白质病变、癫病研究中发现 NAA 改变是可逆的，表明 NAA 亦是神经元功能的标志物。NAA 的功能还不完全清楚，可能参与脑内的脂肪酸合成、髓鞘形成、调节蛋白质合成及作为天冬氨酸的储存形式等。NAA 的降低被发现与神经代谢紊乱、神经元轴突和树突数量下降、神经元的丢失、老年斑的数量等紧密相关。

② 肌醇峰：肌醇是一种单糖，波峰位于 3.45～3.6 及 4.0，合成于胶质细胞，不能穿透血脑屏障，包含自由肌醇和磷酸肌醇两种成分，被认为是神经胶质标志物。肌醇也可产生于髓鞘溶解，在体内参与渗透压调节、作为细胞内信使以及参与解毒等过程。肌醇含量增高表明胶质增生或胶质细胞体积增大。

③ 胆碱复合物峰：波峰位于 3.2，由甘油磷酸胆碱、磷酸胆碱和自由胆碱共同组成。其中前两者是该波峰的主要成分，是细胞膜代谢的前体及裂解产物；后者是乙酰胆碱合成的前体。细胞膜中的胆碱在[1]H-MRS 中是不可见的。髓鞘溶解和炎症可能导致胆碱峰增高。在某些病变，比如多发性硬化中，同时存在炎症和脱髓鞘，因此解释上会存在部分重叠。胆碱峰增高也可由细胞增殖导致，因此常作为脑内肿瘤性病变恶性程度的标志。

④ 肌酸峰：波峰位于 3.0 和 3.9，由肌酸和磷酸肌酸组成，是细胞能量状态的标志物，在人脑中的浓度估计为 8.6mmol/L。因其在脑内的浓度相对稳定，被很多学者用来作为脑内其他代谢物改变的参照物，反映其他代谢物水平的改变，以代替[1]H-MRS 的绝对定量，简化分析过程。

⑤ 乳酸峰：波峰位于 1.32，由两个共振峰组成，TE＝144，乳酸双峰向下；TE＝288，乳酸双峰向上。正常情况下，细胞代谢以有氧代谢为主，检测不到乳酸峰，或只检测到微量，此峰出现说明细胞内有氧呼吸被抑制，糖酵解过程加强。脑肿瘤中，乳酸出现提示恶性程度较高，常见于多形胶质母细胞瘤中；乳酸也可以积聚于无代谢的囊肿和坏死区内；脑肿瘤、脓肿及梗死时会出现乳酸峰。

⑥ 脂质峰：波峰位于 1.3、0.9、1.5 和 6.0 处，分别代表甲基、亚甲基、等位基和不饱和脂肪酸的乙烯基；共振频率与乳酸相似，可以遮蔽乳酸峰；此峰多见于坏死脑肿瘤中，其出现提示坏死的存在。

⑦ 谷氨酰胺和谷氨酸复合物峰：波峰位于 2.1～2.4。因谷氨酰胺和谷氨酸结构复杂相互连锁，在[1]H-MRS 中很难采集各自信号以区分。谷氨酸是一种兴奋性神经递质并参与能量代谢，而谷氨酰胺具有调节和灭活神经递质的作用。在脑组织缺血缺氧状态和肝性脑病时增高。因谷氨酸复合物的信号很难从基线大分子信号中有效分辨出来，特别是在采用短回波时间（echo time，TE）的技术下其谱线可靠性很差，所以在研究中一般很少分析谷氨酸复合物。

^{1}H-MRS 数据采集及分析：^{1}H-MRS 数据采集方式主要包括单体素[1]H-MRS（single-voxel ^{1}H-MRS，SVS）和多体素[1]H-MRS（multi-voxel ^{1}H-MRS，MVS）。其中 MVS 又可以分别以二维和三维的方式实现。不同代谢物具有不同的横向弛豫时间，因此[1]H-MRS 通常

会采用不同的 TE 时间（长或短）以突出某种代谢物信号。SVS 技术采集区域为组织的某一区域，2D-MVS 技术采集组织某一层面代谢物信号而 3D-MVS 技术则同时采集组织多个层面。SVS 谱线包含更加复杂的信号成分，水脂信号对于需检测代谢物信号干扰较大，但其信噪比较高。MVS 信噪比相对较低，并且可检测代谢物相对较少，但其谱线基线相对较稳。SVS 较MVS 需要时间更短，分辨率更高，且代谢物定量检测更加稳定。MVS 采集技术与 SVS 相比亦有自身的优势：MVS 可同时采集单或多个层面并划分为多个小感兴趣区域，后处理过程根据需要选择具体部位，可有效避免部分容积效应；MVS 可同时分析不同脑区代谢物的分布差异，更有利于与对照组进行不同部位代谢物分布规律的比较，MVS 有利于对于对弥漫病变或大的不均一病灶进行分析。在实验过程中可根据需求选择不同采集方式，如图 12-9。

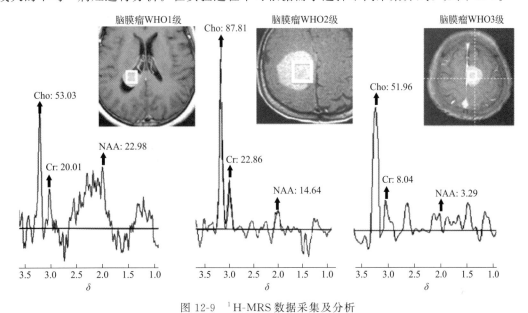

图 12-9　^{1}H-MRS 数据采集及分析

九、氧化铁基颗粒追踪特定细胞并跟踪其体内分布

使用荧光或发光标记物对整个动物进行细胞跟踪的空间分辨率相对较低，若提高分辨率则会大大限制成像深度。使用正电子发射断层扫描（PET）或单光子发射计算机断层扫描（SPECT）的放射化学跟踪，以及使用磁共振成像（MRI）的磁跟踪方法消除了深度限制。PET 和 SPECT 的空间分辨率适中，约为 $1\sim2\text{mm}$。铁磁、顺磁或超顺磁标记的 MRI 虽然在分子水平上被认为不如 PET 敏感，但可以实现更高的空间分辨率，具体取决于所使用的磁场强度。MRI 也不需要使用半衰期短或涉及潜在有害辐射的昂贵放射性化合物，这两者都会妨碍长期跟踪。因此，用铁磁性、顺磁性或超顺磁性颗粒标记细胞的 MRI 作为细胞追踪工具有很大的优势。许多金属和含金属化合物都表现出顺磁性和超顺磁性，如氧化铁基颗粒因其生物相容性好、低毒性、低成本和高检测灵敏度而广泛应用于生物医学研究中。

1. 标记物的选择

氧化铁基颗粒（ironoxide-based particle，IOP）的大小影响细胞加载的可行性和检测的便利性。一般来说，给定细胞类型可以吞噬的 IOP 的大小可能存在限制，但 IOP 越大，铁磁材料的密度越高，在单细胞水平上就越容易检测到，因此需要根据研究的目的细胞选择合适的 IOP。在研究神经系统相关疾病时，理想的标记物应是无毒的，在容易检测的浓度下被靶细胞保留足够长的时间，与细胞数量化学计量相关，并且会在细胞死亡后迅速清除。Jira kova 等人设计了多聚-L-赖氨酸 SPIOs 并标记了人类 iPS 细胞衍生的神经元前体细胞（NPCs），而不影响细胞增殖或神经元分化。Lu 等人开发了一种新型阳离子聚合物胶束，该胶束基于可生物降解的亲水性聚合物（例如部分酸-二甲基乙二胺），通过赖氨酸与两个疏水性胆酸分子的共轭而形成。这种胶束能够同时载载 SPIOs 和荧光尼罗红。这些多功能颗粒可以用于标记永生化神经干细胞（NSC）而不会产生有害影响，并且能够在大鼠脑中检测到 5×10^5 个预标记细胞。为了直接监测细胞的活力，萤光素酶也在 NSC 中表达，用于生物发光成像（BLI），它与活细胞的数量直接相关。

2. 标记物的加载

植入前在体外加载细胞的主要优点是可以对植入细胞进行标记，并且将相当少量的 IOP 引入体内，从而减少潜在的不良反应和毒性。体外加载一般通过将 IOP 悬浮在细胞培养基中来实现。内化是通过内在的胞吞途径发生，并导致细胞内 IOP 的积累，其吸收率和容量取决于 IOP 及其涂层的物理化学性质，还取决于所选细胞的性质。虽然某些细胞类型，如巨噬细胞，可以大量内化 IOP，但其他类型细胞表现出的摄取率可能较低，从而在植入后产生检测问题。为了增加摄取，可以用转染剂、氨基或细胞穿透肽修饰 IOP 的表面，最常用的转染剂是聚 L-赖氨酸和硫酸鱼精蛋白，它们在内化所需的剂量下具有低细胞毒性。物理方法，例如电穿孔、超声波和显微注射，都绕过了内在的细胞摄取机制并提供了 IOP 的即时加载，避免了长时间的体外培养，但这可能会影响以后的细胞行为。IOP 也可以使用针对特定细胞表面标记的抗体或其他分子附着在细胞表面，但这往往会导致每个细胞的 IOP 含量降低，并有可能被免疫系统识别。无论使用何种加载方法，加载的 IOP 量必须达到检测所需的最低量，并且不得对细胞活力或细胞功能（如迁移、移植和分化）产生不利影响。

除了在植入前体外加载细胞，还可在实验动物体内标记。静脉内注射的 IOP 标记细胞通常不会进入大脑，这促使人们尝试通过动脉内注射进行大脑标记。尽管 IOP 标记的 MSCs 显示可以通过动脉途径进入大脑，但这会导致更高的脑损伤风险，因此一般不选择这种方式。几项研究表明，IOP 通常很难穿透完整的 BBB，但与亲脂性载体或表面活性剂如聚山梨醇酯或磁力介导的拖曳相结合可能会促进穿透。渗透也会通过由于神经退行性疾病或年龄增加等 BBB 的受损而增加。BBB 也可能被 IOP 本身损坏，从而促进它们进入大脑。然而，这会带来很大的风险，因为受损的 BBB 还会允许其他潜在有害的血液传播物质进入大脑。有研究表明，静脉注射时 IOP 主要通过 IOP 引起血脑屏障损伤的部位的被动扩散到达大脑，而不是被浸润的外周吞噬细胞吸收。通过 BBB 传递 IOP 也可以通过受体介导的胞吞作用得到增强，因此 IOP 可以与特定配体（如胰岛素、转铁蛋白、乳铁蛋白、铜蓝蛋白、载脂蛋白、白喉毒素）结合或包被，这些配体与内皮细胞表面上的受体结合，触发胞吞作用。在 BBB 的体外模型中，与未包被的 IOP 相比，通过受体介导的内吞途径对转铁蛋白包被的聚乳酸-乙交酯 IOP 的内吞作用大约是未包被的 IOP 的 20 倍。另一个潜在的大脑传递途径涉及嗅觉上皮的鼻内应用，该途径通过顺行嗅觉轴突运输将 IOP 传递到大脑，从而绕过 BBB。尽管已经在大鼠和猴子身上证实了 IOP 轴突运输的能力，但迄今为止仅在嗅觉系统中进行了评估。此外，这种方式易位率强烈依赖于 IOP 的类型和大小。

3. IOP 应用流程

IOP 通过干扰 MRI 系统的静磁场 B_0 的均匀性来产生其标记效果。MRI 信号强度和对比度主要由质子密度 ρ 和弛豫时间 T_1 和 T_2 定义，这是所研究组织的特征。此外，弛豫时

间 T_2^* 考虑了磁场不均匀性，通过顺磁性杂质：$1/T_2^* = 1/T_2 + \gamma \Delta B$，其中 γ 是一个常数，ΔB 反映了与静磁场 B_0 的偏差。因此，氧化铁纳米颗粒对磁场的巨大干扰会导致极短的 T_2^* 弛豫，使信号迅速衰减并导致信号丢失。用氧化铁纳米颗粒标记的组织或细胞的低信号强度会与未标记的相邻组织产生强烈的负对比：

$$C = (S_{标记} - S_{未标记})/S_{未标记}$$

为了保持周围组织（$S_{未标记}$）的信号高，适当强度的 T_2^* 图像加权是首选，因为强标记（即高 ΔB）会将 T_2^* 降低到总信号损失的程度。另外，在标记效应较弱的情况下可以使用 T_1 加权，IOP 还降低标记细胞中的 T_1，从而在 T_1 加权图像中产生高信号，并与相邻组织形成正对比。然而，在实验中需要注意，当标记对 T_2^* 的影响不太强时，这种依赖于 T_1 的正对比仅适用于低标签浓度。否则，T_2^* 信号普遍衰减，无法再检测到 T_1 加权信号。由于 T_1 的正对比度的应用限制，T_2^* 灵敏度的负对比度是最广泛使用的检测方法。T_2^* 渗入相邻区域的影响将在空间上增强信号损失的表观大小，不仅使检测更容易，而且高估了标记细胞的斑点大小。高标签标记物使 T_2^* 值过短，这意味着信号被完全擦除。因此，产生高（负）对比度不再需要更高强度的磁场。然而，对于标记细胞小簇的空间分辨率的更高要求需要高玻尔兹曼因子，以便在减小体素大小时获得足够强的信号，因此如果需要检测和分析非常小的细胞簇，体素分辨率必须很高，否则部分容积效应会稀释氧化铁标记的对比效果。因此，实验需要 $70 \sim 150 \mu m$ 各向同性的空间分辨率。对于这个要求，7T 或更高磁场下的 MRI 系统是更优的选择。否则，受限的 S/N 必须通过更长的信号平均时间来补偿，这与在体内实验中保持动物或患者的生理条件稳定的要求产生冲突。

总之，对于 IOP 标记细胞的 MRI，建议使用长重复时间（TR）值的高场强 T_2^* 加权脉冲序列，以避免 T_1 影响。检测最佳灵敏度需要高空间分辨率，以最大限度地减少出血和部分体积效应导致的对比剂稀释影响 T_2^*。根据所使用的 IOP，分辨率需要足够大以检测单标记细胞。需要注意的是，虽然 T_2^* 敏感方法最灵敏，但它通常只允许定性分析而不允许量化标记量（或细胞数量，除非足够少数量的标记细胞分布良好）。在机体内细胞标记之后，可以根据研究需要在一定时间内对模型行 MRI 成像检查，定位及追踪目标细胞，观察疗效。

在应用 IOP 标记细胞 MRI 追踪干细胞时，一个关键的混淆问题是难以区分活 IOP 标记的细胞与死 IOP 标记的细胞和细胞碎片，尤其是在标记细胞被小胶质细胞或巨噬细胞吞噬后。在实验中使用组合多模态成像，可以提供关于体内位置（MRI）和活力（BLI）以及死后细胞命运（荧光标记和组织学）的信息，有助于改善该问题。

十、功能磁共振成像

功能磁共振成像（functional magnetic resonance imaging，fMRI）广义上是指除了 MRI 解剖成像以外能够提供的功能性磁共振成像技术，包括：DWI、DSC、DCE、MRS、化学位移饱和成像（CHESS）、血氧水平依赖（BOLD）等。而狭义的 fMRI 的定义主要就是指以 BOLD 为基础的磁共振脑功能成像。BOLD-fMRI 是利用血氧水平依赖（blood oxygenation-level-dependent，BOLD）现象来分析大脑活动，血氧水平依赖现象是指血液中的血红蛋白和氧的不同结合状态有不同的磁性。血红蛋白和氧结合时（氧合血红蛋白）表现出抗磁性，而血红蛋白和氧脱离时（脱氧血红蛋白）表现出顺磁性。当局部脱氧血红蛋白下降时，BOLD-fMRI 图像上就表现为 T_2 加权信号的增高，这也是磁共振功能成像技术的神经生理基础（图 12-10）。

fMRI 的实验设计主要采用"基线-任务刺激的 OFF-ON 减法模式"来实现。通过外在

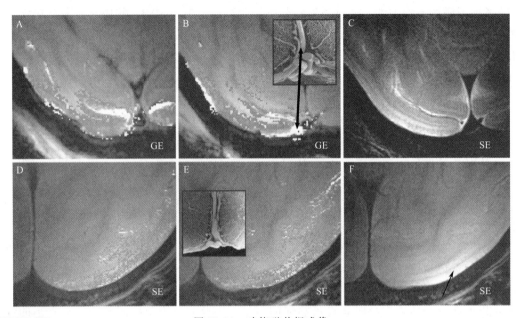

图 12-10　功能磁共振成像

GE，梯度回波；SE，自旋回波

有规律的、任务与静止状态的交互刺激，得到激活条件与控制条件下同一区域的信号，经过傅里叶转换后获得一系列随时间推移的动态原始图像。图像后处理时，通过设定阈值使两种状态下的原始图像进行匹配减影，减影图像经过像素平均化处理后，使用统计方法重建可信的功能激发图像。技术方面，对于小血管 BOLD 效应与场强的平方成正比，所以 fMRI 的研究较适合于在高场强的系统上进行。研究表明，场强在 1.5T 以下的系统不适于进行脑功能研究。对成像序列的要求，一般使用 T_2^* 效应敏感的快速成像序列，如 GRE、GRE-EPI、SE-EPI 等。

大多数 fMRI 成像需要 1.5～2.0T 以上高场强的 MR 设备，一般使用对 T_2 效应敏感的 GRE 序列和快速成像 EPI 序列。单纯 GRE 序列成像的缺点是图像采集时间较长，成像层面数量有限，图像容易受运动影响而产生伪影。EPI 是由 Mans Field 在 1997 年首次阐述的，该技术把经典成像中的多次扫描简化为一次扫描，使成像速度得到巨大提高，大多数高场强 MR 机都采用 GRE 与 EPI 相结合的序列 EPI。梯度场切换速度快，单次或少于一次激发便可完成整个 K 空间的数据采集，成像时间可缩短至 30～100ms，这样大大减少了运动伪影。

BOLD-fMRI 成像序列是一个 4D 的成像序列，每个体素（voxel）都包含了一串时间序列，代表该区域血氧水平依赖信号随时间的变化（图 12-11）。

fMRI 常规指标可以反映大脑基本的活动状况、脑区间的联系强度等，一些脑疾病患者在这些常规指标上便可能产生异常的变化。常规指标如：低频振幅（ALFF/fALFF），可反映大脑局部活动强度；局部一致性（ReHo），可反映大脑局部 BOLD 信号的一致性；功能连接（FC），可反映脑区间的功能联系强度；体素镜像同伦连接（VMHC），可反映左右半球对侧脑区间的联系等。功能连接密度（FCD），用以衡量大脑每个位点（体素）与其他位点（体素）之间的联系程度。

（一）分型

BOLD-fMRI 大致分为三种类型：任务态 fMRI（task-based fMRI or T-fMRI，需要执

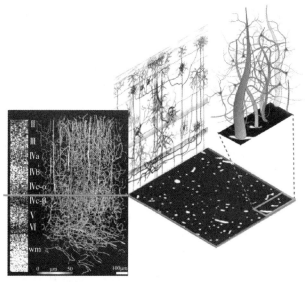

图 12-11 BOLD-fMRI 成像序列

行专门设计的任务）；静息态 fMRI（resting state fMRI or R-fMRI，无外界刺激和任务）；自然刺激 fMRI（natural stimulus fMRI or N-fMRI，刺激为自然视频或音频）。

1. 任务态 fMRI

任务态是指在采集被试 fMRI 数据的过程中，被试需要执行特定的任务或者给与被试某种刺激，执行这些任务或者给予某种刺激，将会反应到相关的大脑区域，对应的大脑区域活动会增强，通过专业软件分析得到脑激活图像，用以观察不同时段对应不同事件的脑皮质区域活动功能情况，如通过光、声、气味、扣指运动、词语联想等相关任务刺激事件研究视觉、听觉、嗅觉、运动、感觉及语言等脑皮质功能活动，也可电刺激，使用特定的脉冲电流，刺激神经细胞或肌肉细胞，从而代替大脑发出的神经冲动，诱导肌肉进行有规律地收缩，使其产生相应的感觉或者达到某种治疗的效果。

2. 静息态 fMRI

静息态 fMRI 在扫描过程中，被试安静平躺，不执行任务，不接受外界任何刺激，全身放松，保持头脑清醒的状态，静息态大脑仍然是处于运动状态下的，静息态脑组织的神经元可以产生自发性的活动，脑内血氧含量的变化仍然能够引起大脑局部磁场的变化，这样就可以通过磁场的变化来反应相关大脑功能活动的变化。在静息状态下，大脑存在许多的低频信号，这些低频信号能够反应规律而较强烈的大脑内在活动，表明静息状态下对应皮层神经元的活动高度同步且两侧感觉运动皮层存在着功能的连接。目前静息态 fMRI 的分析方法主要包括低频振幅、低频振幅分数、局部一致性与脑功能连接等。静息态 fMRI 更关注整个大脑网络潜在的运行机制，其探索的是大脑静息状态下不同脑区的功能连接，即静息态网络，主要包括前默认网络、后默认网络、内侧视觉网络、右侧额顶网络、左侧额顶网络、背侧注意网络、枕极视觉网络等。静息态 fMRI 没有任务刺激从而使它具有操作简单、执行方便的优点，使得其在精神领域具有较为广泛的应用价值。

3. 自然刺激 fMRI

任务态 fMRI 通常采用人为设计的简单刺激，与日常生活中的大脑活动相去甚远。因此，神经科学家提出了一种新兴的神经影像范式——自然刺激，这种范式可以极大地还原日常生活中的各种活动，且适用于感知、认知和语言等方面的研究，同时能轻松地应用于患者群体。然而，自然刺激的动态性和无约束性对准确定义各种认知过程的神经活动造成极大的挑战。

（二）应用

功能性成像这个作用在 fMRI 被应用于脑科学研究时往往被误解了，因为 fMRI 的工作原理无法直接记录到脑功能，而是通过记录大脑在接受各种刺激后产生反应时的血流变化，来间接反应大脑区域的功能性活跃。大脑的血流水平与大脑的神经活跃是相关的。由于脑内神经元本身没有自己提供活跃所需能量的能力，活跃的脑神经细胞需要利用血流带来的氧气通过一系列反应产生足够的能量，因此在大脑某个区域产生对刺激的活跃时，对应部位的血流往往会增加。fMRI 就是通过对比任务前的 BOLD 信号与任务中的 BOLD 信号的差异来反映大脑活跃的区域及活跃的程度。正是因为这个根据不同脑区血流变化来对比脑功能的原理，fMRI 的空间敏感度会比较强，更容易体现出大脑活动随时间在脑区位置的变化。在做 fMRI 实验时，一般会配合行为学的实验来进行行为记录。

进行 fMRI 的实验设计时，一般会采用两种实验设计方式：区组设计（block design）或者事件相关设计（event-related-design）。这两种设计方式各有特点和优势。

1. 区组设计

从名称就可以大概猜到，是按照"一块""一块"来做设计的。通常一个实验中都有变量组和控制组，区组设计就会通过一个区组一个区组的方式去组织变量和控制变量在实验过程中的出现节奏，从而使得在某个时间段内，所重复的都是"变量组"或都是"控制组"。区组设计的优势很明显，因为大脑在接收到某个类别的刺激时反应需要一个过程，而持续的刺激会使大脑的反应更明显，所以一般区组设计的反应信号都比较高。但持续刺激会带来大脑反应的适应性、参与实验的人对刺激的期待以及这个刺激过程中不同小段时间的信号变化会被平均等一些影响。

2. 事件相关设计

一般会比较关注单个刺激引起的信号变化，因此在进行刺激呈现时，一般会每隔一段时间呈现一次，从而记录大脑对单个刺激的变化。刺激间时间间隔（intersitmulus interval）会因为实验任务针对大脑恢复静息状态的要求不同而不同。由于事件相关设计的刺激呈现是单独的，有时间隔也会较短，因此对于期望看到大脑针对单个刺激的反应或随着时间变化的反应的实验会比较有用。

实验一般分几个阶段。首先要使用一段空白刺激，记录大脑的基准水平以及高清版本的基本结构，也叫结构扫描（structural scan）。接着就是实验扫描（experimental scan），也就是一边让参与实验者做任务，一边扫描大脑。实验结束后，有时会配合一个行为实验记录参与实验者的行为结果，有时不会。需要注意的是，由于 fMRI 有很强大的磁场（3T，7T），在进入实验室之前，需要进行非常仔细的搜查，确保实验对象身上没有带任何金属制品。

同其他磁共振一样，在实验动物清醒的状态下可以进行 BOLD-fMRI 的扫描，但由于在扫描过程中实验对象需要保持静止，在动物实验中往往比较耗费时间，而且要对动物进行相应的挑战性训练使之适应扫描时的环境，操作起来相对消耗比较大。通常 BOLD-fMRI 动物实验采用麻醉后的动物，现有研究表明，脑中的功能活动和血流动力学对麻醉剂和镇静状态敏感，很多麻醉剂会减少或者抑制脑功能活动和血流动力学反应的偶合。目前对于异氟烷、右美托咪定、异丙酚等麻醉药品已经进行了功能性研究测试，但这些研究结果都存在争议，迄今为止还没有用于 fMRI 的标准麻醉方案。

fMRI虽然是一种非介入的技术，但却能对特定的大脑活动的皮层区域进行准确、可靠的定位，空间分辨率达到1mm，并且能以各种方式对物体反复进行扫描。它的另一个特点是，能实时跟踪信号的改变，例如在仅几秒内发生的思维活动，或认知实验中信号的变化。时间分辨率达到1s。它的应用包括正常脑功能的基础研究与临床应用的研究，涉及的主要方面包括：神经生理学和神经心理学。fMRI最早应用于神经生理活动的研究，主要是视觉和功能皮层的研究。后来随着刺激方案的精确、实验技术的进步，fMRI的研究逐渐扩展到听觉、语言、认知与情绪等功能皮层及记忆等心理活动的研究。

超高场（场强≥7T）、高分辨率（亚毫米级）功能磁共振成像（fMRI）已经开始直接揭示人类大脑中的层次化特异性脑活动，这种无创的成像方法被称为超高场（ultra-high-field strengths，UHF）fMRI。目前，对大脑皮层层状结构特异性功能的认识在很大程度上依赖于使用侵入性方法从实验动物模型中获得的结果，而从实验动物身上获得的结果与从人类身上获得的结果之间仍有差距，如图12-12和图12-13。因此，绘制人类大脑中的层流特异性活动有望提供对人类大脑功能的洞察。由于一代7T MRI系统的成功研发，一项人类fMRI研究证明了人类初级视觉皮层（V1）中存在定向选择柱的空间特征（图12-13A）。尽管神经成像技术有很大的进步，跨物种的功能组织的直接比较仍然具有挑战性（图12-13B）。目前，7T的UHF fMRI正在发展成为一种成熟的技术，它已经对神经成像产生了重大影响，层流fMRI越来越接近成为连接皮质回路模型与人类认知的平台。

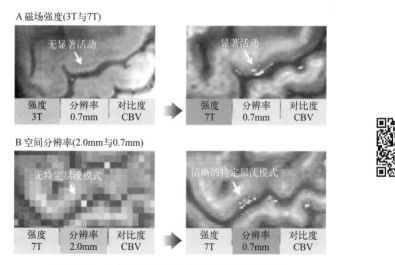

图12-12　超高场强下人类大脑功能磁共振成像

UHF MRI系统的主要优势是磁场更强，导致信噪比更高，这可以转化为更高的空间分辨率。例如，在0.7mm（平面内）的7T fMRI的灵敏度足以捕捉初级运动皮层（M1）中手指敲击诱发的脑活动（图12-12A）。通过在7T将空间分辨率从2.0mm提高到0.7mm，确定了预期的层流特异性双条纹模式（图12-12B）。

选择合适的图像对比度对于层流fMRI是至关重要的。例如，与常规的梯度回波（GE）BOLD对比度相比，脑血容量（CBV）对比度在观察特定区域层流活动的分布模式时更加敏感。GE-BOLD对比敏感度高，是目前应用最广泛的层流fMRI方法。然而，GE-BOLD对比对来自大血管的信号更敏感，其结果是GE-BOLD信号偏向于软脑膜表面的上行静脉和大静脉，这一缺点导致信号普遍向浅层增加，从而掩盖了底层的层流剖面。解决这个问题的

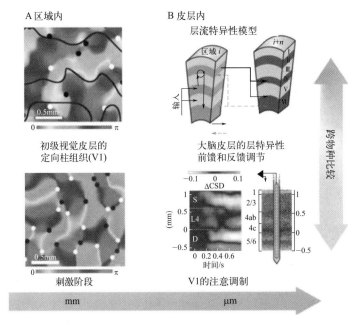

图 12-13 高分辨率下人类大脑功能磁共振成像

一种方法是使用自旋回波（SE）BOLD 对比度；另一种方法是使用非 BOLD 对比获得皮质活动的 CBV 图，也可以减少这种影响。

层流 fMRI 技术的一个明显优势是其高空间分辨率，为研究人类认知的神经基础开辟了一个新的维度（皮质深度方向）。此外，它还揭示了阐明皮质层次、因果关系和连接方向性的潜力。然而，层流 fMRI 也有其局限性。例如，fMRI 的空间分辨率直接影响扫描时间和成像覆盖率。理论上，使用超高频 MRI 扫描仪，使用非常高的空间分辨率（例如 0.1mm），可以产生覆盖整个大脑的图像；然而，由于许多原因，这在实际中并不可行，包括极低的信噪比、图像稳定性和必要的采集时间。因此在实验中需要进行取舍，选择合适的场强、脉冲序列以及 BOLD 对比或者非 BLOD 对比。

对于脑神经病变的 fMRI 研究，已有大量的论文报道，涉及癫痫、帕金森综合征、阿尔茨海默病（AD）、多发性脑硬化（MS）及脑梗死等方面。由于其时间、空间的分辨率高，对疾病的早期诊断、鉴别、治疗和预后的跟踪具有重要的意义。在精神疾病方面，对精神分裂症患者、抑郁症患者也有相应的研究。

fMRI 对于神经疾病的研究、诊断、进展估计及实验性干预治疗效果的评价，能提供敏感、客观精确的信息评价。对肿瘤病变的手术及放疗计划的制订、预后估计、减少手术损伤和并发症，提高患者术后生活质量具有重要意义。

第三节　X 射线、CT、ECT、SPECT

一、X 射线成像

（一）原理

X 射线（也称 X 线）成像的基本原理有两点，第一是 X 线的基本特性，即 X 线的穿透性、可吸收性、荧光效应和感光效应；第二是人体组织结构固有的密度和厚度差异。当 X 线穿过人体不同厚度和不同密度的组织时，会被这些组织不同程度地吸收，到达荧屏、胶片或特殊接收装置的 X 线数量出现差异，因此形成不同黑白对比的 X 线影像。物质的密度越高对 X 线吸收越多，生物体组织根据其密度及其对 X 线吸收程度的不同，可大致分为三类：①高密度组织，如骨结构或钙化组织等，其密度较高，在 X 线片上呈白色影像；②中等密度组织，如软骨、肌肉、神经、实质脏器、结缔组织及体液等，其密度中等，在 X 线片上呈灰白色影像；③低密度组织，如脂肪及含气组织等，其密度较低，在 X 线片上呈灰黑或深黑色影像。此外，X 线穿透生物体组织的量的多少也与组织厚度有关，厚度越大，被吸收的 X 线就越多，到达接受的 X 线量就越少，因此，X 线成像中其黑白灰颜色深度也与组织厚度有关。

当组织结构发生病理改变时，其固有密度或厚度也随之改变，达到一定程度 X 线影像上的黑白灰度对比就会发生变化，这就是应用 X 线检查进行疾病诊断的基本原理。

（二）方法

X 线成像中，X 线垂直穿过受试对象，到达对面的相对较大的探测器表面被接收，探测器将接收到的不同量的 X 线经过计算机转换形成数字图像。在摄片过程中要求被试保持静止不动且将检查部位完整暴露，且去除检查部位的金属，否则会出现伪影，解释困难。

传统 X 线是以胶片作为载体，采集透过组织的 X 线信息，显示和存储。

数字化 X 线分为计算机 X 线成像（CR）和数字 X 线成像（DR），其中 CR 设备可以与传统 X 线设备进行组合，而 DR 则不能。无论 CR 还是 DR 都是将 X 线信息经过像素化和数字化，由计算机系统转化为模拟的 X 线片。

数字减影血管造影（DSA）是传统 X 线血管造影与计算机技术相结合的产物，应用 DSA 可有效避免邻近软组织与骨结构和血管影像的重叠，从而清晰显示血管。

（三）优缺点

优点：图像空间分辨率高；单幅图像能够显示的组织结构范围较大；X 线辐射量相对较低；检查时间短，费用低廉。

缺点：摄片要求严格；图像对比度低、密度分辨力较低；三维组织被压缩为二维图像，组织重叠，读片时逻辑解释较为困难。

（四）应用

X 线平片很少用于中枢神经系统的检查，通常用于评估颅骨和椎骨的骨质改变；DSA 检查应用较多，主要用于评估脑血管和脊髓血管病变。

1. 颅脑 X 线

① 颅脑平片：很少应用，主要用于检查颅骨骨折和颅骨肿瘤。常规取后前位片和侧位片，必要时加切线位片。

② 脑血管造影：DSA 技术较多被应用，包括椎动脉造影和颈动脉造影，可以评估脑血管疾病，例如动静脉畸形和颅内动脉瘤，常被作为 CTA 检查的补充方法，并为脑血管疾病诊断的金标准，在脑血管疾病介入治疗中，脑血管造影也是重要组成部分（图 12-14）。

2. 脊髓 X 线

① 脊椎平片：主要用于检查椎体本身的病变和椎管内病变所引起的骨质改变、椎间隙、骨性椎管径线和椎间孔大小的改变。常规取脊椎正侧位片，必要时取斜位片。

② 脊髓血管造影：用于检查椎管内的血管改变或血管畸形，也可进行介入治疗。

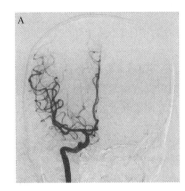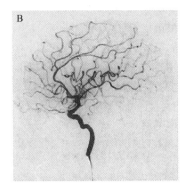

图 12-14　脑血管造影

二、计算机体层成像

与传统 X 线成像相比，计算机体层成像（computed tomography，CT）图像是真正的断层图像，它显示的是人体某个断层的组织密度分布，其图像清晰、密度分辨率高、无断层以外组织结构干扰，因而显著扩大了人体的检查范围，提高了病变的检出率和诊断准确率，大大促进了医学影像学的发展。

（一）原理

CT 是用 X 线束对机体具有一定厚度的检查部位层面进行扫描，由探测器接收透过该层面上各个不同方向的组织的 X 线，通过计算机模数转换处理后得到扫描断层的组织衰减系数的数字矩阵，再通过数/模转换，使用不同的黑白灰度等级在荧光屏上显示构成 CT 图像。CT 图像重建要根据检查部位的组织成分和密度差异使用合适的数学演算方式，常用的有标准演算法、骨演算法及软组织演算法等。图像演算方式选择不当会降低图像的分辨率。

（二）检查设备及设备性能

CT 应用大致可分为两个阶段，非螺旋 CT 阶段和多层螺旋 CT 阶段。相比较而言，第一阶段的意义是改变了 X 射线的诊断方式，由平面成像变为断层成像，第二阶段则是在第一阶段的基础上发展和丰富了横断层 X 线诊断的手段。第一阶段 CT 设备目前仅有历史意义，第二阶段 CT 设备为目前使用的主要设备。

1. 单层螺旋 CT

与非螺旋 CT 相比，单层螺旋 CT 设备结构主要是利用了滑环技术，去除了 CT 球管与机架相连的电缆，球管探测器系统可连续旋转，并改变了以往非螺旋 CT 的馈电和数据传导方式，使 CT 扫描摆脱了逐层扫描的模式，从而提高了 CT 扫描和检查的速度。由于螺旋 CT 扫描时检查床连续单向运动，球管焦点围绕患者旋转的轨迹还类似一个螺旋管形，故称为螺旋扫描。

由于螺旋 CT 采集的数据是连续的，所以可在扫描区间的任意位置重建图像。通过采用不同的重建增量，可确定相邻被重建图像的间隔或层面重叠的程度。重建增量与被重建图像的质量有关，即不同程度的重叠重建，可使三维等后处理图像的质量得到改善。

2. 多层螺旋 CT

与单层螺旋 CT 不同，4 层螺旋 CT 的探测器材料采用了辐射转换效率高的稀土陶瓷闪烁晶体，与光电二极管一起共同组成探测器阵列。以前固体探测器材料的辐射总转换效率是

50%～60%，而改用稀土陶瓷材料后，辐射的总转换效率可达到 99%。与单层螺旋 CT 相比，旋转一周扫描覆盖的范围比单层螺旋扫描有所增加，每旋转一周的扫描时间也缩短至 0.5s 纵向分辨率也有所提高，但 4 层螺旋 CT 扫描尚未真正达到各向同性，16 层螺旋 CT 在 2002 年的北美放射学会年会上被推出，其最大的改变是探测器阵列的排数和总宽度增加，并且机架旋转一周的扫描速度也相应缩短为 0.42s，最短为 0.37s。在 4 层与 16 层螺旋 CT 之间，某些厂商还曾推出 8 层螺旋 CT，因从技术层面的特点不明显，故此处从略。2003 年后各大 CT 机生产厂商相继推出了 64 层螺旋 CT 产品，与 16 层螺旋 CT 比较，技术层面尤其是硬件技术的改进不是很多，其间还包括了 32 层和 40 层多层螺旋 CT。64 层螺旋 CT 的主要变化是滑环旋转一周的速度提高（最短 0.33s），一次扫描层数增加和覆盖范围加大，另外图像质量和各向同性的分辨率又有提高。2007 年的北美放射学会年会，多家厂商宣布推出 128 层、256 层以及 320/640 层多层螺旋 CT 扫描仪等，使多层螺旋 CT 发展进程又迈出坚实的一步。

3. 双源 CT

双源 CT 是 2005 年推出的新型 CT 扫描仪，它的基本结构沿袭了 64 层 CT 的设计，仅在 X 线管和探测器系统方面作了大胆的创新，由沿袭使用的一个 X 线管、一组探测器系统，改变成了双 X 线管和双探测器系统，使 CT 的检查无论从扫描的速度还是从扫描仪的功能定位方面（可利用两种不同的辐射能做一些功能性的检查，以往 CT 基本只能做形态学的检查）都大大前进了一步。双源 CT 的两个 X 线管可同时工作，也可分别使用。当心脏成像、双能减影和全身大范围扫描时，可采用两个 X 线管同时工作，而一半的扫描仅有一组 X 线管探测器系统工作。当用于心脏成像时，相对于 64 层螺旋 CT 可减少一半的扫描时间，另外，在心脏图像重建的方法中，除降低机械扫描时间外，还可采用多扇区重建方法提高时间分辨率。

4. 能谱 CT

能谱 CT 基本配置为 64 排的探测器阵列，扫描机架旋转一周的最短时间为 0.35s，但其在 X 射线管、探测器材料和高压发生器上作了重大的改进，配以该机的专用成像软件，可实现能谱成像。在临床应用方面，能谱成像可生成 101 种单能谱辐射，并形成两种基物质图像，对机体多种组织进行分析，还可用于体内金属植入物伪影的有效去除。另外，采用改进的迭代重建方法，使 CT 成像的剂量得以进一步降低。目前，256 层 CT 和双源 CT 也可兼有能谱成像功能。

（三）检查方法及优缺点

CT 扫描过程中，受试者要制动，对于无法合作的受试对象可用镇静剂甚至麻醉药物。既往采用薄层扫描、重叠扫描、靶扫描（对感兴趣区进行局部放大扫描的方法）、高分辨率扫描等显示小病灶及细微结构。

螺旋 CT 扫描时采集的扫描数据是容积数据，分布在一个连续的螺旋形空间内。特别是近年来的多层螺旋 CT 在功能上进一步完善，具有很多优点：①扫描速度快，可有效减少运动伪影，并可一次注射对比剂后完成器官的多期扫描，有利于病灶的检出和定性。②容积数据可避免小病灶的遗漏。③可进行高质量的任意层面的多平面重建、最大强度投影、表面遮盖显示和容积显示技术、CT 血管造影（CT angiography，CTA）、CT 灌注成像（CT perfusion imaging，CTPI）和 CT 仿真内镜成像等后处理，丰富并拓展了 CT 的应用范围，诊断准确性也有很大提高。

① 平扫（plain scan）又称为普通扫描或非增强扫描，是指不用对比剂增强或造影的扫

描。扫描方位多采用横断层面，检查颅脑及头面部病变有时可加用冠状层面扫描。

② 增强扫描（enhancement scan）指血管内注射对比剂后再进行扫描的方法。目的是提高病变组织同正常组织的密度差，以显示平扫上未被显示或显示不清的病变，通过观察病变有无强化及强化类型，有助于病变的定性。根据注射对比剂后扫描方法的不同，可分为常规增强扫描、动态 CT 增强扫描、延迟增强扫描、双期或多期增强扫描等方式。

动态增强扫描指注射对比剂后对某一选定层面或区域、在一定时间范围内进行连续多期扫描（常用三期扫描，即动脉期、静脉期和实质期），主要用于了解组织、器官或病变的血液供应状况。特殊 CT 增强检查方法包括双能 CT 检查和灌注成像，前者可为单源双能图像，扫描时需打开能谱开关；亦可为双源双能图像，扫描时需行双能量扫描。双能 CT 检查可通过后处理软件对图像进行进一步分析，在肿瘤病理类型、分化程度、血管成像等方面进行分析。后者灌注成像实际上为一种特殊的动态扫描，是指在静脉注射对比剂的同时对选定的层面进行连续多次动态扫描，以获得该层面内每一体素的时间-密度曲线，然后根据曲线利用不同的数学模型计算出组织血流灌注的各项参数，并通过色阶赋值形成灌注图像，以此来评价组织器官和病变的灌注状态。

③CT 造影是指对某一器官或结构进行造影再行扫描的方法，它能更好地显示结构和病变，分为 CT 血管造影和 CT 非血管造影两种。前者如常用的 CT 动脉造影，后者如 CT 脊髓造影（CT myelography，CTM）等。目前 CT 非血管造影多已被 MRI 检查所取代。

（四）应用

1. CT 平扫

CT 平扫为颅脑疾病的常规检查方法，部分疾病如急性颅脑外伤、急性脑出血和先天性脑发育畸形等，CT 平扫即可明确诊断（图 12-15）。

2. CT 增强

CT 平扫发现颅内病变时，多需行 CT 增强检查，并根据疾病类型和平扫检查表现采用不同的增强检查方法。CT 增强检查是大多数颅脑疾病如肿瘤性、血管性、感染性病变等常用的增强方法，依据病变的强化程度和方式，多可明确诊断。

3. CTA 检查

CTA 检查主要用于脑血管疾病检查，可以发现和诊断脑动脉主干及主要分支狭窄和闭塞、颅内动脉瘤和动静脉畸形等。由于 CTA 检查的安全性高、成像质量佳，已部分取代了有创的 DSA 检查。

4. CT 灌注检查

CT 灌注检查可以反映脑实质微循环和血流灌注情况，主要用于急性脑缺血检查。此外对脑肿瘤病理级别的评估、肿瘤治疗后改变与复发的鉴别等也有一定价值。

图像后处理技术运用多层螺旋 CT（MSCT）获得的容积数据，可行多种 CT 图像后处理。如，行冠状位、矢状位甚至任意方位的多层面重组以更清楚地显示病变的空间位置，应用最大密度投影（MIP）可更佳地发现颅内动脉瘤及其与载瘤动脉的关系等。

三、发射型计算机断层扫描

（一）原理

发射型计算机断层扫描（emission computed tomography，ECT）仪是目前最重要的核医学仪器，它利用放射性核素检查，集伽马照相、移动式全身显像和断层扫描于一身，主要

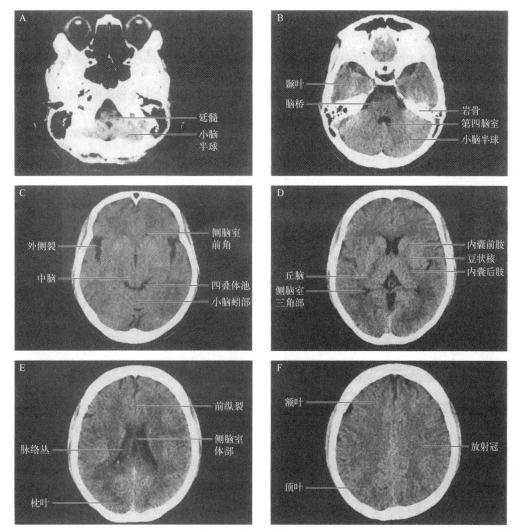

图 12-15　颅脑 CT 平扫

用于各种疾病的功能性显像诊断。与超声、X 线摄片、CT、MRI 等"解剖对比"影像不同，ECT 利用示踪剂在体内参与特定生理或生化过程的原理，以图像的方式显示脏器功能的空间分布，并经电脑处理提取定量分析参数供诊断分析，其本质是"生理对比"影像，由于许多疾病的功能改变早于解剖学结构的改变，如心肌缺血、短暂性脑缺血、肿瘤骨转移、移植肾排斥反应等，ECT 显像灵敏地反映这些疾病所导致的组织功能改变，故能达到早期诊断的目的，较其他影像学方法发现异常早，灵敏度高；还可观察临床治疗前、后脏器功能的变化，可用于疗效观察。

（二）分类

ECT 包括几种非侵入性成像，它的原理与 CT 相似，但辐射源不同，CT 使用外源 X 射线，而 ECT 则是使用注入受试对象体内的探针作为内部辐射源。这些特异性探针结合放射性同位素作为辐射源，由核素的放射性衰变产生辐射。合适的探针应具有以下特质：在靶标（目标器官/组织）中比非靶向区累积浓度更高；通常具有高亲和力或结合力，使研究可以在合理的时间内完成；可以在注入低至最低辐射量暴露的低剂量下获得高质量的图像；制备相对简单、快捷、经济；对生理影响较小。

在 ECT 中，向受试对象注入可差异性结合细胞或组织的放射性核素探针，这些探针高灵敏与高特异性结合靶标，实现更高信噪比。ECT 技术通过定性或者定量测定靶标，其结果可用于评估病理生理过程。

有两种类型的 ECT，一种为正电子发射断层扫描（PET），其使用正电子（β^+）粒子发射放射性同位素；另一种为单光子发射计算机断层扫描（SPECT），其使用 γ 光子发射放射性核素。

1. 正电子发射断层（PET）扫描

（1）原理

构成机体的基本元素的正电子核素（^{18}F、^{11}C、^{15}O、^{13}N）标记上葡萄糖、氨基酸核酸、配体等物质并注射入体内，通过 PET 及 PET/CT，在体外无创伤、动态地观察这些物质进入机体后的生理、生化变化，可以准确显示活体的物质代谢、细胞增殖、受体分布、血流灌注及脏器功能等信息，因此，PET 也被称为"活体生化显像"。PET 探针是结合特定细胞/组织或参与代谢过程的药物或底物。探针与发射正电子的放射性核素共轭。当正电子与受试对象身体组织相互作用并遇到低能电子时，这些粒子相互作用，产生低能 γ 光子，由 PET 扫描仪检测并提供可定量组织内探针剂量的图像再现。

大多数 PET 探针的放射性核素是利用回旋加速器产生的，并且半衰期相对较短，该特性有助于实现尽可能低的辐射量，然而这也会阻碍探针的长距离运输。因此，PET 的使用通常要求在距离检测仪器与患者较近的地方制备同位素，这通常需要研究地点附近有回旋加速器。大多数探针使用氟-18，因为它具有更长的半衰期，可以用于进行代谢和定量研究；拥有更低的正电子能量，使其可以最大幅度地减少对于受试者的辐射暴露，并缩短湮灭距离提高图像质量。

（2）PET 的结构

PET 主要由探测系统、计算机数据处理系统、图像显示和断层床等组成。PET 探测系统的关键组成部分包括晶体和符合线路，以及电子准直和飞行时间技术。探测器晶体的材料的不同决定 PET 探测器的性能的差异。目前常用的晶体有 NaI、锗酸铋（BGO）、硅酸镥（LSO）和硅酸钆（GSO）等晶体，NaI 晶体常用临床型 PET（C-PET），探测效率较低。专用的 PET 常采用锗酸铋晶体、硅酸镥和硅酸钆等新的晶体，其探测效率较高。另外，PET 的性能决定于晶体的排列形式和数量，晶体呈 360°环形排列在 PET 的机架上，环的数量越多探测性能越高。第一代 PET 呈单环排列，第二代呈双环或多环排列，第三代 PET 呈多环、模块结构型，新一代 PET 为多环、模块、3D 结构，大大提高了探测效率，图像分辨率达到为 3~5mm。

注射入活体后的正电子发射性核素发射的 β^+ 粒子在体内湮灭辐射后产生两个方向相反和能量均为 511keV 的 γ 光子同时入射至互成 180°环绕机体的探测器而被其吸收。被接收的光子按不同角度分组，就得到各角度投影。通过置换成空间位置和能量信号，经计算机处理重建出这些化合物在体内三个断面的断层影像。

（3）PET 采集的计数类型

① 单个计数，即每个探头所采集到的计数。由于 PET 安装有符合线路，单个计数中只有 1%～10%被接受为符合计数。

② 真符合与随机符合，真符合指两个探头同时探测到来自一个湮灭辐射事件 γ 光子，

且这两个光子没有和周围物质发生作用改变方向。真符合计数越多，图像质量越好。随机符合与真符合的主要区别为随机符合两个探头探测到的两个光子来自不同的湮灭辐射事件。随机符合使图像本底增加，降低图像分辨率。

③ 散射符合，光子在飞行过程中和吸收物质的一个电子作用，虽然电子使 γ 光子改变了运动方向，但这个光子和与它相对应的另一个光子仍同时进入两个相对的探测器，这个被记录下来的事件称为散射符合。散射符合是影响图像质量的另一个重要因素。

（4）PET 的采集方式

PET 显像的图像采集包括发射扫描（emission scan）与透射扫描（transmission scan）。发射扫描方式包括 2D 采集、3D 采集、静态采集、动态采集、门控采集以及局部采集和全身采集等。主要的采集方式为 2D 采集、3D 采集。2D 采集时探头环与环之间放置隔栅，隔栅由铅或钨等屏蔽材料制成，目的是防止错环符合事件的发生。在 2D 采集时，只准许相对及相邻环之间发生符合事件，图像信噪比高，轴向视野的均匀度也较好。3D 采集时，通过环形间隔栅收集数据，系统会记录探测器之间任何组合的符合事件，轴向视野的均匀度差，图像校正和重建复杂，定量精度差。

（5）PET 的图像重建

目前 PET 图像重建常用滤波反投影法（filtered back-projection）和有序子集最大期望值法（ordered subsets expectation maximization，OSEM）两种方法。滤波反投影法虽图像重建的速度快，标准摄取值（SUV）计算准确，但是存在高分辨和低噪声的矛盾，有时会出现明显的伪影。OSEM 属于代数迭代方法，虽然图像重建的速度慢，但具有较好的分辨率和抗噪声能力，重建的图像解剖结构及层次清楚，伪影少，病灶变形小，定位、定量较准确，图像质量好。

（6）PET-CT 的图像融合

PET-CT 是将正电子发射断层显像 PET 和 CT 有机融合在一起的一体化的无创性影像检查设备，1998 年，第一台专用 PET-CT 的原型机安装在匹兹堡大学医学中心。单独的PET 成像通常缺乏解剖结构参考，将 CT 图像转入 PET 计算机内为发射扫描数据提供衰减校正，然后获得 PET 图像和 PET、CT 融合图像，两种检查在同一设备上先后完成，同时获得功能、解剖和两者的融合图像。PET-CT 将 PET 与 CT 融为一体，由 PET 提供病灶详尽的功能与代谢等分子信息，而 CT 提供病灶的精确解剖定位，一次显像可获得全身各方位的断层图像，具有灵敏、准确、特异及定位精确等特点，产生了 “1＋1＞2” 的效果，能提供更好的空间识别能力。PET 与 CT 的结合还有另一方面的价值，即可以大大缩短 PET 的检查时间。一般专用 PET 检查需要约 1h，其中约 1/3 的时间用于采集衰减校正图像。使用CT 进行衰减校正，可以大大缩减检查时间。

优势：①PET-CT 是将 PET 和 CT（计算机体层显像）有机结合在一起，使用同一个检查床和同一个图像处理工作站，将 PET 图像和 CT 图像融合，可以同时反映病灶的病理生理变化和形态结构，明显提高诊断的准确性。PET-CT 能对肿瘤进行早期诊断和鉴别，鉴别肿瘤有无复发，对肿瘤进行分期和再分期，寻找肿瘤原发和转移灶，指导和确定肿瘤的治疗方案、评价疗效。②PET-CT 能对癫痫灶准确定位，也是诊断抑郁症、帕金森病、老年痴呆等疾病的独特检查方法。癫痫的治疗是世界十大医疗难题之一，难就难在致痫灶的准确定位，PET-CT 使这一医学难题迎刃而解。经 PET-CT 的引导，采用 X 刀或 γ 刀治疗，收到很好的治疗效果。③进行全身快速检查。其他影像学检查是对选定的身体某些部位进行扫描，而 PET-CT 一次全身扫描（颈、胸、腹、盆腔）仅需 20min 左右，能分别获得 PET、CT 及两者融合的全身横断面、矢状面和冠状面图像，可直观地看到疾病在全身的受累部位及情况。

缺点：费用较高，一般常作为第二项或第三项补充检查；CT 和 PET 检查因为都是放射性检查，只能先后进行，而 PET-MRI 则可以同时进行。

（7）正电子发射断层-磁共振（PET-MRI）

正电子发射断层-磁共振（positron emission tomography-magnetic resonance imaging，PET/MRI）是 PET 探测器嵌合在 MRI 设备中，PET 和 MRI 能够同步地分别独立完成各自的扫描。它可以对在软组织中扩散的疾病细胞进行成像。它使被试能够在各个模式下进行扫描，该系统还可以分别收集 PET 和 MRI 影像，PET-MRI 检查与目前常用的 PET-CT 比较，放射对机体的损伤可以大幅度减少，因为 MRI 对人体无任何放射损伤。PET-CT 在胸部肿瘤研究中起着无法取代的作用，但是在脑、乳腺、肝脏、盆腔和前列腺等部位的肿瘤诊断和研究中 PET-MR I 将对 PET-CT 起着强有力的支持和补缺作用。在软组织肿瘤，比如淋巴瘤、骨髓瘤等肿瘤的诊断、临床分期和疗效监测中发挥其特有的优势。PET-MRI 可应用于以下领域：

① 脑葡萄糖代谢显像：葡萄糖和脂肪是机体重要的能源物质。由于脑中储存糖原微少，又没有中性脂肪，葡萄糖即时氧化几乎是脑的唯一能源。^{18}F-FDG 是葡萄糖的类似物，遵循生物替代的基本原理，^{18}F-FDG 可参与和模拟葡萄糖代谢最初过程，并被 PET 显像仪探测，获得脑葡萄糖代谢影像，还可借助一定生理数学模型进行定量计算，求出局部脑葡萄糖代谢率。显像前禁食 6h 以上，检测末梢血糖浓度在正常范围。静脉注射 ^{18}F-FDG185～370MBq（5～10mCi），等待 40min，于平衡期行静态脑断层显像，整个过程注意视听封闭。完成图像采集后，经计算机处理，获得横断面、冠状面和矢状面断层影像供视觉分析。由于 PET 具有更高的空间分辨率和灵敏度，加之葡萄糖代谢变化多见于病变早期，所以在适应证相同情况下，对于具备条件者应首先选择 ^{18}F-FDG PET 显像。

② 脑肿瘤：脑肿瘤放射治疗后辐射坏死和肿瘤复发的鉴别，寻找脑转移瘤原发病灶。

③ 缺血性脑血管病：脑缺血的诊断，脑缺血治疗效果的评价。

④ 癫痫：主要用于癫痫病灶定位诊断。

⑤ 阿尔茨海默病（AD）与痴呆：AD 与其他类型痴呆的鉴别，AD 痴呆程度评价。

2. 单光子发射计算机断层扫描（SPECT）

SPECT 是另一种非侵入性的 ECT 成像模式。与 PET 类似，通过浓度为纳摩尔至皮摩尔量的示踪剂分子（低于药理反应所需的浓度）的给药（通常通过肠外给药），利用其放射性核素进行标记。与利用正电子发射核素的 PET 相比，SPECT 采用发射 γ 射线的放射性核素，辐射通常由被称为同质异能跃迁的放射性衰变产生，不稳定同位素转变为更稳定的基态并带有能量损失。γ 衰变在 γ-辐射光谱内发射光子，其能量为 35～700keV，具体值取决于核素。与 PET 中正电子的湮灭在相反方向上发射两个相等能量的光子有所不同，SPECT 中使用的核素在每个衰变事件中产生单个单向发射的光子（单光子发射）。由于光子的性质，PET 成像中没有遇到那些与仪器和灵敏度相关的检测问题，尽管 PET 的敏感度通常比 SPECT 高几个数量级，但 SPECT 中使用的放射性核素常具有更长的半衰期，允许进行更长时间的研究。此外，SPECT 同位素所拥有的相对较长的半衰期允许其在较长距离上运输，因此同位素和探针的生产地点（例如回旋加速器或反应器）无须非常靠近研究地点。

对于探针制造，肽和抗体都可以相对容易地用锝或碘标记，因此探针很容易用于SPECT研究，大多数系统都可以进行双同位素成像。SPECT中最常用的同位素是^{99m}Tc，其标记的六甲基丙烯胺肟通常被用于灌注研究。与衰减的校正因子一起，SPECT分析可以生成定量信息，通常其预期分辨率至少为0.8mm。SPECT探针的数据库也可以在NCBI数据库的MICAD中找到。

（1）SPECT的成像原理

SPECT实际是在一台高性能的γ照相机的基础上增加了支架旋转的机械部分、断层床和图像重建软件，使探头能围绕躯体旋转360°或180°，从多角度、多方位采集一系列平面投影图像。通过图像重建和处理，可获得横断面、冠状面和矢状面的断层影像。SPECT广泛应用于全身各个系统的放射性核素显像。

（2）SPECT的类型

按探头数目分为：

① 单探头SPECT：只有一个可旋转的探头，结构简单，但断层及扫描速度慢。

② 双探头SPECT：有两个可旋转探头，两个探头可为固定角或可变角。固定角（90°）常被用于心脏显像。可变角（180°、90°、76°、102°），适用于各脏器显像。

③ 三探头SPECT：有三个可旋转的探头，三探头可进行180°、120°、90°、76°、102°成像。特别120°成像对心肌显像效果较好。

按仪器功能分为：

① 普通SPECT：只进行γ射线的采集成像。

② 正电子放射性核素的SPECT。

双探头符合线路断层显像仪（dual-head tomograph with coincidence，DHTC）或称SPECT/PET，有两个探头，并带有复合探测电路，它不仅能进行常规单光子核素显像，而且能完成^{18}F标记物正电子核素显像，具有一机两用的功能。DHTC的NaI晶体兼顾高低两种核素的有效探测，分辨率低于PET。

超高能准直器的SPECT显像是将双探头SPECT装上高能准直器，直接探测511keV超高能γ线。可同时进行高低能双核素显像，尤其适用于检测存活心肌的双核素显像，但由于探测灵敏度低，图像分辨率差，不利于肿瘤早期诊断与转移或复发病灶的探测。SPECT/CT弥补了SPECT图像解剖定位信息不足的缺陷以及能够对γ光子进行精确的衰减校正，有些SPECT上加装了X线CT系统。它具有γ照相机和CT双重功能，一次显像可得到SPECT、CT及两者融合的图像。一种做法是在SPECT探头机架上安装一个简单的X线球管，对侧安装探测器；另一种做法是在SPECT机架后再并排安装一个高档螺旋CT。

（3）SPECT的数据采集及图像重建处理

单核素或多核素采集设置所用放射性核素的能量和窗宽，一次检查可以设置1～3个能量窗，实现单核素单能量采集，或2～3个核素同时采集，或单核素多能量采集。采集类型包括：

① 静态采集：预置计数或预置时间采集，最后由存入众像素中的总信息量组成一帧影像。

② 动态采集：一般用帧模式（frame mode）采集，即将收集到的计数信号直接按位置信号存入相应的像素，预置帧率及总帧数。

③ 门控采集：门控采集是以生理信号对动态帧模式采集进行门控，例如用心电图的R波触发R-R间期内等时（如1/15、1/32R-R间期）动态采集。

④ 全身扫描采集：自动确定床速或探头移动速度，进行从头到足或从足到头的采集。

⑤ 断层采集：在计算机控制下探头围绕靶器官旋转180°或360°，采集64或128帧投影，形成靶器官的三维断层图像。

SPECT的图像处理常采用滤波反投影和迭代重建法。滤波反投影法是把原始图像在各个方向的投影值反向投影到矩阵的各个矩阵当中。再把所有方向的反向投影都相加起来就得到一个点源经过简单反投影重建出来的图像。迭代重建是先任意假设一幅图像，然后计算假设图像的投影值，并将计算值与测量值进行比较。每比较一次，对结果修正一次，直到假设值经修正后与真实值完全一致，或达到某种精度，迭代停止，此时得到的图像即为重建的断层图像。

（4）应用

脑血流灌注显像：^{99m}Tc-双半胱己酯是临床最常用的SPECT脑血流灌注显像剂，它具有以下特点：

① 为脂溶性高、电中性和分子量小的化合物。

② 静脉注射后，依靠单向被动扩散等途径穿透完整无损的血-脑屏障进入脑组织，其入脑量与局部脑血流灌注量呈正相关。脑摄取高峰多在注射后1min左右，脑摄取量一般为注射量的4.6%～7.6%。

③ 进入脑实质后迅速失去脂溶性和电中性，变为带电荷的亲水性化合物，不能再反方向通过血-脑屏障并较长时间停留在脑内。

④ 对脑和全身的内照射剂量低，安全性好，主要经肝、肠道和肾脏排出体外。

⑤ 脑细胞具有正常功能是摄取显像剂的重要基础。常规显像于给药后5～15min行SPECT脑断层，经处理获得断层影像和半定量参数；若按定量方法检查，可获得局部脑血流量（regional cerebral blood flow，rCBF）。此外，脑血流显像负荷试验可用于检测脑血管自身调节机能即脑血管储备能力。例如，给予乙酰唑胺（acetazolamide，ACZ）后，通过抑制碳酸酐酶活性使碳酸蓄积，导致正常脑血管扩张，可使脑血流量增加20%～30%。

脑代谢-脑血流联合显像：脑代谢-脑血流联合显像是一种新的检查模式，主要通过观察和研究脑代谢与脑血流的匹配关系对脑部疾病进行诊断、鉴别诊断、疗效预测和评价。目前，该模式主要应用于缺血性脑血管病，将来可发展应用于缺氧缺血性脑病、痴呆、癫痫等疾病。研究表明无论^{18}F-FDG显像还是^{13}N-ammonia（氨）显像，单种成像方法都不能显示全部病灶，提示需要将两种方法联合应用。另外，大约50%的病灶表现为脑代谢-脑血流的不匹配性，这说明两者的损害程度在许多情况下是不一致的。此模式对于评估脑组织代偿能力也很有价值。对于那些脑代谢明显减低，但脑血流仍然有明显保留的病灶，往往提示局部脑组织存在着代偿。同时也提示，^{13}N-ammonia显像的意义与^{99m}Tc-ECD显像有所不同，不仅仅反映脑血流灌注，也参与了某些脑代谢环节。

脑脊液循环显像：将无菌、无毒、无热原、对脑膜无刺激，且不易通过血-脑屏障的显像剂注入蛛网膜下腔，它可以随脑脊液循环，再用SPECT跟踪并加以显示，便可得到各脑池影像，称放射性核素脑池显像（radionuclide cisternography）。常用显像剂是：^{99m}Tc-二乙烯三胺五乙酸（DTPA）。由于脑池显像并不显示脑室，所以若想观察脑室区域脑脊液循环情况，需将^{99m}Tc-DTPA经侧脑室穿刺给药，则可直接显示脑室系统影像，称脑室显像（ventriculography）。

一般选择L3～L5椎间隙行腰椎穿刺术。抽取^{99m}Tc-DTPA74-185MIBa，体积小于0.5mL，再用脑脊液将显像剂稀释至2～3mL，然后缓慢注入腰椎间隙的脑脊液腔。于给药后1h、

3h、6h 和 24h 分别行前、后及左、右侧位头部显像，每帧图像采集 100～150K 计数，必要时行局部断层显像和 48～72h 延迟显像。脑室显像方法与脑池显像相似，只是给药方式为侧脑室直接给药。

第四节　脑磁图成像

脑磁图（magnetoencephalography，MEG）是集合了现代生物工程、低温超导、医学工程等尖端科学技术的产物，是通过探测脑部磁场信号，经过处理后构成图像。它是用来研究大脑功能的一种技术，同时 MEG 也是唯一一种非侵入性的脑部信号记录装置。

脑磁图测量时主要使用以下几个系统：探测装置、磁屏蔽系统、磁场诱发系统、计算机信号处理系统（图 12-16）。脑磁图系统是探测脑电活动所产的磁场，脑电活动是由大脑皮质细胞产生的，大脑皮质主要由神经元、神经胶质细胞和神经纤维组成，神经元上的树突接受刺激后将信号传入胞体，再经过轴突传到外周，神经元之间互相联系是通过突触间隙，以上一个神经元释放囊泡的方式作用于下一个神经元，导致后者离子通道开放，从而产生突触后电位。磁场的产生与两种不同的神经活动有关：动作电位和突触后电

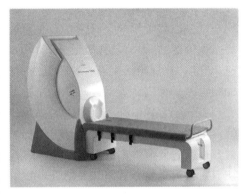

图 12-16　现代采用的脑磁图测量仪器示例

位。两种神经电活动均与细胞内外钠钾离子的流动有关。单个神经元所产生的磁场非常小，但是神经电活动往往涉及众多神经元，由此产生集合电流并形成磁场，由于跨膜电流细胞内外方向相反，因此所产生的磁场相互抵消，脑磁图设备实际探测的磁场是众多神经元在大脑皮质表面切线方向上产生的分电流所产生的。以下是脑磁图测量的简单流程：首先人体接受刺激并产生相应的脑电活动，由脑电活动产生的磁场信号被超导量子干涉器捕捉，磁屏蔽系统可以确保捕捉的信号不受外周的磁场干扰，之后由计算机对所获得的数据进行分析成像。MEG 通常与大脑磁共振成像（MRI）相结合进行成像，这种结合被称为磁源成像（MSI），这可以更加精细地对脑电活动位置进行定位（Wheless et al，2004）。首先在受试者头部确定三个位置，通常我们采用耳前两点和鼻根，这三个点确定 xyz 坐标系，并在这三点上放置标记物，然后对其进行磁共振成像。随后进行 MEG 信号处理，包括：记录产生的磁通量并进行建模，通常我们采用的信号源模型是等效电流偶极子（ECD）；估计产生磁场信号源位置；将相应位置投影到之前所建立的 MRI 坐标系进行重合。最终产生了脑区域的磁源图像 MSI（Singh et al，2014）。

MEG 的探测装置不与头皮直接相接触，因此它是目前唯一一种非侵入性、对人完全无创的脑测量技术。此外它也有着精确的时间分辨率和空间分辨率，在最佳情况下 MEG 的空间精度可以达到 2～5mm，时间精度可以准确到 1ms。与 EEG 测量头皮部位电波相比，MEG 直接对磁场进行测量，而磁场在穿过人体组织时完全不受影响，提高空间分辨率的同时，避免了 EEG 由于头皮、颅骨等组织导电性的不同产生干扰的缺点。

虽然 MEG 是现今探测大脑神经功能活动的最新技术，但其仍有局限性。①MEG 对磁场的敏感性提高了时间和空间分辨率，但同时对其余磁性材料的干扰也很敏感。虽然有专门

的磁屏蔽环境，但仍然无法完全避免。例如牙科材料、金属等均可能具有磁性，这些均会影响成像的质量。②与大多数的影像检查方法类似，受试者的运动同样会影响其成像质量，通常成年受试者不存在这方面的顾虑，主要是癫痫以及儿科的患者。目前连续头部检测已经开发用于 MEG 的使用，但仍未用于临床。③MEG 检测大脑深部的活动是比较困难的，这是由于梯度计对深层次的信号源并不敏感，最新的 MEG 设备包含了磁力计，磁力计对深部的信号源更敏感，但遗憾的是，它对噪声同样很敏感（Paetau et al，2013）。

　　MEG 由于其可以反映大脑中生物电流产生的磁场，并且可以较为准确地定位产生信号源的位置，被研究人员广泛用于神经科学领域的研究，包括脑功能区的定位、脑功能病变区域检测等，同时 MEG 加深了对动物模型的研究，可以更好地对人类相应脑功能区域的疾病和异常机制进行探索（Mäkeläj et al，2006）。

　　在过去的几十年中，研究人员在动物模型上使用的无创实验方法激增，但对于脑磁图这一完全无创的技术的应用却很少，1994 年 Teale 发表了第一项关于非人类灵长类动物的 MEG 研究，在这项研究当中，研究人员运用脑磁图技术成功记录了猕猴大脑对听觉刺激产生的脑电磁场反应。为了进一步研究非灵长类神经生理学，使人类疾病与灵长类动物模型相结合，Tony W. Wilson 等人探究将人类 MEG 设备运用于恒河猴脑电磁场探测的可能性，于 2009 年进行了一项实验研究，该研究对一只六岁的恒河猴进行麻醉和头部支架固定处理，并对其进行磁共振解剖成像，MEG 联合进行配准，从而可以计算出 MEG 信号的准确位置。该研究对恒河猴的右侧第二和第五个手指进行刺激，并记录相应的脑磁图成像。研究结果表明人类全头脑磁图设备可以成功用于非人类灵长类动物，并且该实验也验证了恒河猴对于触觉刺激的反应速度较人类快得多。这为将来脑磁图运用于动物实验的重要操作提供了范例（Wilson et al，2009）（图 12-17）。

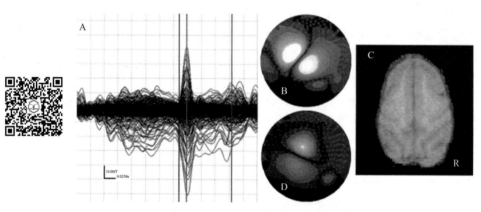

图 12-17　实验研究 CLSM 数据（Wilson et al，2009）

（A）右第二指触觉刺激。蝴蝶图显示所有 275 个 MEG 传感器，从 −180ms 到 145ms 刺激后开始。Aqua 线见左下角的比例。黑线表示刺激开始（0ms），红线表示最早和最大响应的峰值潜伏期，在刺激开始后 16ms 达到。蓝色垂直线表示后期响应峰值在 96ms 处。（B）磁通量图在 16ms 时反映传感器阵列上的场强梯度。红色代表负通量，蓝色代表正通量。（C）恒河猴的轴向 MRI 切片。红点（在中央沟的后部）表示为刺激开始后 16ms 对应的大脑空间位置。（D）与（B）相同，只是在 96ms 处显示整个阵列的场强。请注意，电流源的方向几乎旋转了 90°，但过零的中心基本保持不变

一、脑功能区定位

　　MEG 能够记录神经元电流产生磁场而实时记录大脑皮质激活事件，大脑皮质对外部刺

激产生反映，细胞内离子流动产生电流从而产生磁场，MEG 中使用磁力计来记录磁通量，每一个磁力计连接一个超导量子干涉器。通过反复刺激来记录相关事件刺激产生的波形图，并对其中无关的波形进行过滤和筛检。由于 MEG 精确的时间分辨率，可以记录到早期和晚期两个阶段的成分，早期成分代表对于特定刺激方式（视觉或听觉）对应大脑皮质产生的活动，晚期成分代表大脑皮质对刺激之后相关联区域产生的活动。Frye 等人用 MEG 技术，通过对受试者进行 Wada 程序和直接皮层脑电刺激来得到相应的 MEG 激活曲线。认为 MEG 是一项评价语言功能相关神经活动的可靠和有效的指标（Frye et al，2009）（图 12-18）。

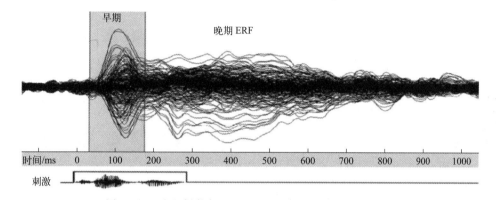

图 12-18 脑电刺激产生的 MEG 图像（Frye et al，2009）

平均事件相关场（ERF）由早期成分（刺激后约 50～200ms）和晚期成分（刺激后约 200～800ms）组成，与刺激开始的时间和模式有关

二、脑功能区疾病监测

大脑中存在着两种结构，海马体和杏仁核，它们与人类的认知以及情感情绪的产生有着密不可分的联系，我们在临床上见到的癫痫患者其致病机理也与这两种结构有关。所以对于这两种结构神经元活动的监测就显得十分重要，以往的研究中，我们通常使用立体电脑造影技术（SEEG），这是一种侵入性的检查方式，在全身麻醉的情况下通过外科手术将颅内置入电极来测量神经元的活动。但其复杂的操作以及麻醉和手术带来的影响极大地限制了这种方法的运用，Pizzo 等人想了解能否通过脑磁图这一无创的方式来代替 SEEG，MEG 不仅减少程序步骤，无创操作更能广泛运用于临床。实验采用颞叶癫痫病灶模型，同时记录其SEEG 与 MEG 的图像进行对比，并用独立成分分析 ICA 来区分癫痫发作期的信号成分。研究结果表明，MEG 所测量出来的图像与实际 SEEG 的结果有着显著相关性（Pizzo et al，2019）（图 12-19）。

三、脑功能区病变

MEG 因为其无创且灵敏的特点，常常用于探测癫痫患者的脑内原发病灶，并且尤其适用于那些没有明显解剖学病灶的患者和顽固性癫痫患者。为了进一步探讨 MEG 对癫痫患者的病灶定位实用性和可靠性，Alkawadri 等人对 44 名癫痫患者进行了回顾性研究，对癫痫患者进行术前检查，并在发作期以及发作间期进行 MEG 检测，然后对 MEG 信号源进行建模。用常规的基准电偶极子与患者 MRI 进行匹配，寻找患者头部信号源位置（Alkawadri et al，2018）（图 12-20）。

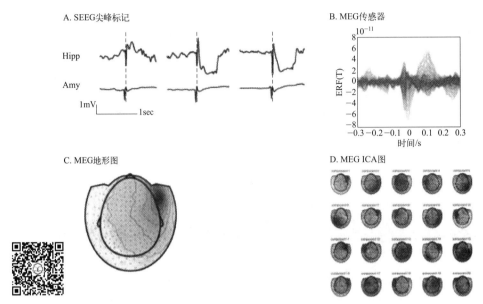

图 12-19   颞叶癫痫病灶模型中 SEEG 与 MEG 图像的对比（Pizzo et al，2019）

A. 红色标记位置显示，SEEG 分析海马体和杏仁核神经元同时活动；B. 在 SEEG 标记的时段 MEG 传感器同时发生信号波动；C. 在 SEEG 标记的时段显示的 MEG 分域图；D. 在 SEEG 标记时计算出的 ICA 图像

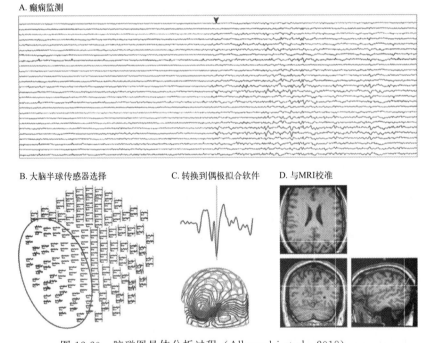

图 12-20   脑磁图具体分析过程（Alkawadri et al，2018）

A. 脑磁图检测图像，红色箭头表示左侧顶端触点的癫痫发作，信号背景由混合频率构成。B. 选择癫痫发作时涉及的脑磁图传感器的子集，以提高信号噪比和有效的 sECD 拟合。红色圆圈中是 30 到 60 个传感器的示意图，随后进行偶极拟合求取平均值。这一步的目的是在偶极子拟合过程中，放大所需的波形的占比，减小甚至消除其余信号。C. 确定癫痫发作开始时棘波的 sECD 的拟合参数。上方红色曲线图表示特定时间点的平均脑磁图信号段分析，下方红线和蓝线分别表示进出的磁通量。绿色箭头表示等效电流偶极子的位置和方向。D. T$_1$ 加权磁共振成像（MRI）对分析结果进行匹配，黄色点以及其延伸出来的黄线表示其位置和方向

第五节 多光子成像

多光子成像是基于多光子激光显微镜设备的一种技术，为生物医学领域提供了更加优秀的光学切片的方式。其中最常运用的是双光子激光扫描显微镜（two-photon laser scanning microscopy，TPLSM）。双光子显微镜使用的是波长较长的红光，同时双光子激发样本荧光团是非线性关系，使其本身具有较低的光毒性和更加精细的时间分辨率和空间分辨率。已被广泛应用于厚样本的成像，特别是活组织例如大脑皮质、胚胎等成像。

双光子激光显微镜对于厚组织成像，特别是对于较厚的活组织成像有独特的优势。TPLSM 使用较长波长的红光，这种光在大多数生物组织内缺乏内源性吸收物质，因此很少对组织产生损伤。并且这种近红外光可以更深层次地穿透到生物组织体内来激活荧光团。双光子激光显微镜特殊的非线性激活方式可以使探测器收集到的光线仅来自焦平面，因为焦外组织所接受的激光照射密度不足以激活荧光团。这就避免了光散射造成的影响。另外，双光子激光显微镜解决了以往共聚焦显微镜光毒性的一大缺点。在共聚焦显微镜中，采用的是线性激活方式，这就不可避免地要增强光的强度来保证荧光团的激发。这种更短波长的紫外线会产生自由基而造成组织破坏，虽然共聚焦显微镜有两次聚焦模式，探测器前的针孔屏蔽了离焦光线进入，但依然无法避免激光对离焦平面荧光团的激活。双光子激光显微镜不仅有更低强度的光照，同时在组织离焦平面上并没有过多的激活，这就进一步减少了组织损伤和光毒性。

双光子激光显微镜同样有其局限性，一个明显的限制就是它很昂贵，尽管激光技术在不断发展和完善，但激光发射器价格依旧居高不下，特别是对于需要多荧光标记不同激发峰的样本来说，一个显微镜上不可能同时配备多个双光子激光发射器。此外，相较于共聚焦显微镜，TPLSM 分辨率略低一些，它所使用的激光波长更长，而轴向分辨率接近波长的两倍。同样是由于使用较长波长的红光或近红外线光，可能对样本造成一定的热损伤。最后，虽然双光子显微镜已经可以实现活体动物成像，但仍需要对动物进行有创操作，一定程度上限制了它的使用。并且即使双光子显微镜在成像深度方面有了长足的发展，但仍仅限于大脑皮质表层。随着近些年的发展，三光子显微镜等逐渐运用于实验当中，进一步增加了成像的深度，可以成像至大脑白质内，且可以实现无创成像。但对于部分特殊的实验，若有创操作对实验无太大影响，双光子激光显微镜仍是首选（Andresen et al，2009；Ustione et al，2011）。

一、活体小鼠薄颅颅窗成像技术

除了常规切片成像外，双光子显微镜因其光损伤小、穿透能力强、高分辨率等特点被广泛应用于完整组织深度成像，特别适用于活体动物模型的成像，生物研究领域中，最常用的动物模型为小鼠，以下部分描述了一种基于双光子显微镜的动物体内成像技术——活体小鼠薄颅颅窗成像技术。

对活体大脑中神经细胞进行成像是了解大脑功能的一种重要技术，近些年来发展已逐渐成熟，活体大脑皮层成像主要包括两种方式，小鼠薄颅骨窗口成像和开颅成像，然而开颅手术在很大程度上会对大脑皮质造成损伤，并产生炎症反应，对神经元成像结果有一定的影响，因此本节主要介绍薄颅骨窗口成像的方法步骤（Yang et al，2010）。

1. 材料

实验动物：表达荧光蛋白的转基因小鼠。

麻醉药物：氯胺酮。

试剂：NaCl、KCl、NaHCO₃、NaH₂PO₄、MgCl₂、CaCl₂、葡萄糖溶液等。

人工脑脊液：119mmol/L NaCl，26.2mmol/L NaHCO₃，2.5mmol/L KCl，1mmol/L NaH₂PO₄，1.3mmol/L MgCl₂ 和 10mmol/L 葡萄糖用混合氧 95% O_2/5% CO_2 向溶液充气 15~20min，然后加入 2.5mmol/L CaCl₂，最后用 $0.22\mu m$ 过滤器进行过滤。

其余：无菌酒精制备垫子、无菌润滑眼药膏、氰基丙烯酸酯胶水、6-0 缝合线。

2. 设备

小鼠头部固定支架、高速微型钻头、微钻头钢锉、双刃剃须刀片、显微手术刀片、CCD相机、双光子激光显微镜、水浸物镜（根据自己需求来选择物镜）等。

3. 操作步骤

① 腹腔注射氯胺酮对小鼠进行麻醉，达到手术麻醉水平后，将小鼠放在棉垫上。此步骤需确保小鼠达到手术麻醉深度。

② 用剃须刀刮除小鼠头皮毛发，并用无菌酒精进行清洁，之后将头皮从小鼠眼部中间到颈部切开，小心切开筋膜，不要将血管切断。同时对小鼠眼睛进行润滑，防止脱水坏死。

③ 标记需要成像的大脑区域，用显微外科刀片进行轻轻刮取，去除结缔组织。

④ 将小鼠头部固定于颅骨支架并用胶水固定，确保成像部位在中心位置。将小鼠头皮组织用胶水固定在四周。

⑤ 等待一段时间，确保胶水凝固，将颅骨支架彻底固定。并用人工脑脊液清洗，清除未凝固的胶水以及其余残留物。

⑥ 将人工脑脊液滴入头骨，用高速微型钻头进行颅骨磨薄处理，注意在此过程中进行间歇钻孔，防止温度过高。定期清理残余物。注意颅骨厚度不要太薄，避免造成炎症反应。

⑦ 小鼠的颅骨包括三层，内外两侧致密骨夹着中间海绵状骨头，在用钻头接近至内层致密骨时，厚度仍然较厚，此时可以改用显微外科刀片继续使颅骨变薄直至大约 $20\mu m$，注意在刮取的过程中不要向下按压颅骨，防止下移造成组织损伤，影响成像结果。

⑧ 准备完毕后，将整个装置连接到双光子激光显微镜上，选取合适的位置进行成像，观察周围血管，并在 CCD 相机脑血管系统图上进行标记。将显微镜设置到合适的波长，成像过程中保证人工脑脊液浸入物镜，保证成像的质量。根据不同细胞选用合适的放大倍率进行成像。

⑨ 结束后，将颅骨与支架分离，将头部剩余胶水清除，并用缝线对小鼠头皮进行缝合，直至完全恢复。

双光子成像技术因其较高的光学分辨率广泛应用于脑组织成像、脊髓成像中，为大脑脊髓等神经元细胞结构和功能发展及其可塑性提供了重要的研究方法。

二、星形胶质细胞成像

星形胶质细胞是胶质细胞中体积最大的一种，星形胶质细胞的胞体可以发出许多分支突起，这些分支突起连接在神经细胞的胞体和突起之间，在作为填充介质的同时，也可以防止神经元之间的信息传输发生紊乱，有着支持和分隔神经元的作用。此外，星形胶质细胞还可以通过调节细胞间局部离子浓度、pH 等来维持大脑的稳定状态。因此，星形胶质细胞对于大脑信号转导以及生理稳定起着至关重要的作用。在病理条件下，星形胶质细胞的功能障碍也会造成各种神经系统的疾病，对星形胶质细胞的结构和功能进行更深入的研究，有利于解释临床上一些神经系统疾病患者的症状。以往的研究表明，星形胶质细胞末端的端足可以覆盖血管的整个表面，可以调节血管收缩和舒张，可能与血脑屏障的功能有所联系。因此，Kubotera 等人运用双光子激光扫描显微镜的激光对星形胶质细胞的端足进行消融，并观察之后血脑屏障功能的改变，来了解端足对于血脑屏障的影响。实验使用的是 GFAP-EGFP（胶质纤维酸性蛋白，增强型绿色荧光蛋白）转基因小鼠，并且对其注射伊文思蓝使其血管能够成像。之后对其进行开颅成像。实验表明，在激光消融后，伊文思蓝并没有从血管中渗透出来，星形胶质细胞对血脑屏障的物理屏障作用没有明显贡献（Kubotera et al，2019），如图 12-21 和图 12-22。

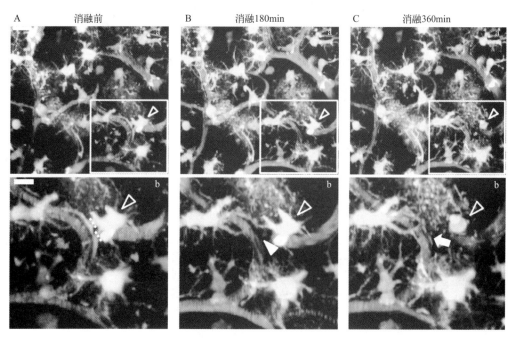

图 12-21　小鼠星形胶质细胞双光子持续成像（Kubotera et al，2019）
A. 激光消融前的星形胶质细胞，绿色表示星形胶质细胞，红色表示血管；B. 激光照射消融 180min 后端足后的星形胶质细胞。C. 激光照射消融 360min 后星形胶质细胞重新覆盖端足

三、脊髓背根神经节成像

背根神经节（DPG）是脊髓各个椎间孔侧边脊髓背根形成的膨大结节，作为躯体感觉神经系统的一级神经元，它接受人体外周躯体感觉信号，并作为中转站传递给脊髓，后脊髓将信号传递到中枢神经系统。作为信号传递的中转站，背根神经节在感觉和疼痛方面起着至关重要的作用，对其活性方面的研究将为神经节疾病的治疗提供重要的工具。以往背根神经节研究大多是在麻醉状态下对动物进行成像，或对其进行切片观察神经元，但这不可避免地导致神经元活性降低，与清醒活动状态下背根神经节活性大相径庭，而随着光学技术的发展，双光子激光显微镜可以解决这一问题，但在以往的研究中，对于背根神经成像需要将椎板切除，这就不可避免地导致神经运动伪影的产生。Chen 等人设计了一种椎间融合的方法，大幅度减少脊椎的运动，并可以在动物清醒状态下对其进行神经元成像。研究所用的是表达

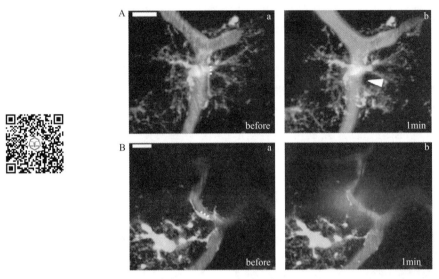

图 12-22 血管消融前后小鼠星形胶质细胞双光子成像（Kubotera et al，2019）

A. 在进行星形胶质细胞端足消融后 1min，血管中的伊文思蓝并没有渗漏出来；

B. 在对血管进行消融后伊文思蓝泄漏到实质当中

Thy1-GCaMP6s 的小鼠，分别在清醒状态和麻醉状态对其成像，钙成像结果显示，麻醉状态小鼠背根神经节中神经元活性相对于清醒状态被抑制大于 90％。此外，对小鼠进行慢性疼痛刺激长期成像，结果显示，DPG 活性长期增高，DPG 活性增高可能介导慢性疼痛的产生（Chen et al，2019）（图 12-23）。

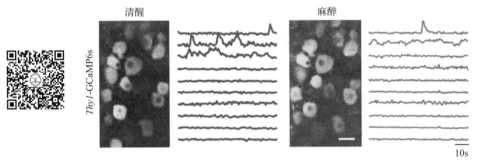

图 12-23 清醒小鼠与麻醉小鼠表达 GCaMP6s 背根神经节感觉神经双光子成像和荧光轨迹

（Chen et al，2019）

四、三光子显微镜

双光子显微镜已经能广泛用于神经科学的研究，包括上述提到的薄颅成像以及开颅成像，但生物组织深处的成像仍不够清晰，而高分辨率的成像对于研究神经系统至关重要，随着研究的不断发展，双光子对于深处成像已经不能满足试验人员的需求。近些年光学技术不断进步，Ouzounov 等人成功将三光子激光显微镜技术运用到实验当中。实验所用的是 GCaMP6s 转基因小鼠，对小鼠大脑深处皮层进行神经元成像，通过对比，三光子激光显微镜明显在大脑组织深处有更清晰的成像，研究人员成功记录了海马层锥体近 50 个神经元的自发活动，为三光子激光显微镜无创成像提供了范例（Ouzounov et al，2017）（图 12-24）。

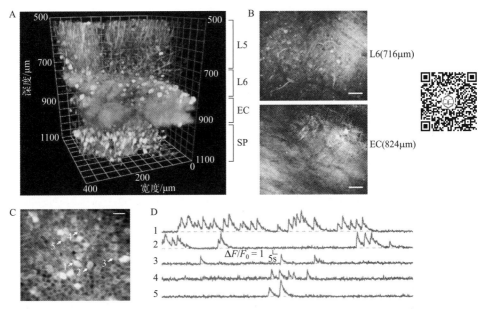

图 12-24　三光子激光显微镜记录海马层锥体近 50 个神经元的自发活动（Ouzounov et al，2017）

参 考 文 献

李成辉，田云飞，闫曙光，2020. 激光扫描共聚焦显微成像技术与应用 [J]. 实验科学与技术，18（04）：33-38.

张林西，金春亭，武欣，等，2004. 共聚焦激光扫描显微镜技术在医学研究中的应用 [J]. 张家口医学院学报，（02）：72-74.

Alkawadri R，Burgess RC，Kakisaka Y，et al，2018. Assessment of the Utility of Ictal Magnetoencephalography in the Localization of the Epileptic Seizure Onset Zone [J]. JAMA Neurol，75（10）：1264-1272.

Andresen V，Alexander S，Heupel WM，et al，2009. Infrared multiphoton microscopy：subcellular-resolved deep tissue imaging [J]. Curr Opin Biotechnol，20（1）：54-62.

Chen C，Zhang J，Sun L，et al，2019. Long-term imaging of dorsal root ganglia in awake behaving mice [J]. Nat Commun，10（1）：3087.

Frye RE，Rezaie R，Papanicolaou AC，2009. Functional Neuroimaging of Language Using Magnetoencephalography [J]. Phys Life Rev，6（1）：1-10.

Hanrahan O，Harris J，Egan C，2011. Advanced microscopy：laser scanning confocal microscopy [J]. Methods Mol Biol，784：169-180.

Heuer CM，Loesel R，2008. Immunofluorescence analysis of the internal brain anatomy of *Nereis diversicolor*（Polychaeta，Annelida）[J]. Cell Tissue Res，331（3）：713-724.

Kubotera H，Ikeshima-kayaoka H，Hatashita Y，et al，2019. Astrocytic endfeet re-cover blood vessels after removal by laser ablation [J]. Sci Rep，9（1）：1263.

Lee ES，Ryu JH，Kim EJ，et al，2013. Lamotrigine increases intracellular Ca（2+）levels and Ca（2+）/calmodulin-dependent kinase Ⅱ activation in mouse dorsal root ganglion neurones [J]. Acta Physiol（Oxf），207（2）：397-404.

Mäkelä JP，Forss N，Jääskeläinen J，et al，2006. Magnetoencephalography in neurosurgery [J]. Neurosurgery，59（3）：493-510；discussion -1.

Ouzounov DG，Wang T，Wang M，et al，2017. In vivo three-photon imaging of activity of GCaMP6-labeled neurons deep in intact mouse brain [J]. Nat Methods，14（4）：388-390.

Paetau R，Mohamed IS，2013. Magnetoencephalography（MEG）and other neurophysiological investigations [J]. Handb Clin Neurol，111：461-465.

Pizzo F，Roehri N，Medina Villalon S，et al，2019. Deep brain activities can be detected with magnetoencephalography [J]. Nat

Commun，10（1）：971.

Sanderson MJ，Smith I，Parker I，2014. Fluorescence microscopy［J］. Cold Spring Harb Protoc，2014（10）：pdb top071795.

Singh SP，2014. Magnetoencephalography：Basic principles［J］. Ann Indian Acad Neurol，17（Suppl 1）：S107-12.

Swaim WD，2010. Overview of Confocal Microscopy. In：Oliver C，Jamur M（eds），Immunocytochemical Methods and Protocols. Methods in Molecular Biology，vol 588.

Tan H，Ren RR，Xiong ZQ，et al，2009. Effects of ketamine and midazolam on morphology of dendritic spines in hippocampal CA1 region of neonatal mice. Chin Med J（Engl），122（4）：455-459.

Tomo I，Le Calvez S，Maier H，et al，2007. Imaging the living inner ear using intravital confocal microscopy［J］. Neuroimage，35（4）：1393-1400.

Ustione A，Piston DW，2011. A simple introduction to multiphoton microscopy［J］. J Microsc，243（3）：221-226.

Wheless JW，Castillo E，Maggio V，et al，2004. Magnetoencephalography（MEG）and magnetic source imaging（MSI）［J］. Neurologist，10（3）：138-153.

Wilson T W，Godwin D W，Czoty P W，et al，2009. A MEG investigation of somatosensory processing in the rhesus monkey［J］. Neuroimage，46（4）：998-1003.

Winter P W，Shroff H，2014. Faster fluorescence microscopy：advances in high speed biological imaging［J］. Curr Opin Chem Biol，20：46-53.

Yang G，Pan F，Parkhurst CN，et al，2010. Thinned-skull cranial window technique for long-term imaging of the cortex in live mice［J］. Nat Protoc，5（2）：201-208.

Zhong Y，Dong G，Lou H，et al，2012. Induction of brain CYP2E1 by chronic ethanol treatment and related oxidative stress in hippocampus，cerebellum，and brainstem［J］. Toxicology，302（2-3）：275-284.

第十三章

光遗传学技术

第一节 光遗传学技术概述

一、光遗传学技术简介及由来

光遗传学技术是遗传学技术和光控技术结合之后产生的一项全新技术，用于在活组织的特定细胞中实现明确事件功能的获得或丧失（Adamantidis et al，2007），可以有针对性地、快速地控制生物系统中精确的活动，以生物处理所需的极短时间（毫秒级）和精度（细胞类型特异性）提供光学控制。从最广泛的意义上说，光遗传学包含一项核心技术——可靶向控制工具，可响应光并传递效应器的功能以及使技术能够将光传递到研究的组织中，将控制工具靶向目标细胞和获得兼容的读数进行分析，例如诱发活动的靶向成像或电记录。

光遗传学的工作原理是将能够对光起响应的通道（光敏蛋白）表达在特定细胞中，实现通过光来激活或抑制神经元活动的目标。激活或抑制的原理在于在不同的激光照射下不同通道对阳离子和阴离子的通透性不同。例如，对于 ChR2 来说，当有 473nm 的蓝光激光照射时这些通道蛋白的通道打开，允许阳离子（如 Na^+）大量内流，产生动作电位，即让神经元处于兴奋状态（Boyden et al，2005）。对于 NpHR 来说，当有 580nm 的黄光激光照射时，这些通道蛋白的通道打开，允许 Cl^- 通过，使神经元一直处于静息电位，即保持静息状态（Zhang et al，2008）。光敏蛋白的作用原理见图 13-1。

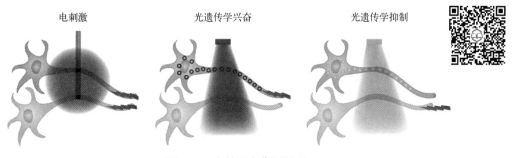

图 13-1　光敏蛋白作用原理

相比起传统的研究方法，光遗传学有着无可比拟的优点。它只需要向细胞内转入一个蛋白质，实际操作性强；以光作为刺激媒介，可实现神经细胞的毫秒级操控；利用光遗传技术观察神经投射；通过组织特异性启动子实现特定细胞的调控；对实验动物的创伤远远小于传统方法，且没有异物侵入组织；可以用定位的光纤来局部刺激细胞，也可以设计弥散光大范围刺激脑区（Grosenick et al，2015）。利用光遗传学技术进行研究主要包括以下 4 个步骤：

① 寻找合适的光敏蛋白：光敏蛋白可分为兴奋型和抑制型两种，能够引起神经元兴奋

或抑制。其光灵敏度和动力学之间存在负相关的关系,兴奋或抑制能力的强弱与时间的精准控制密切相关,所以,根据光敏感蛋白的不同特征寻找合适的光敏感蛋白是首要步骤。

② 向靶细胞导入光敏蛋白基因:利用转染、载体病毒注射或转基因动物等方法将编码光敏蛋白的基因输入靶细胞中,其中,载体病毒注射是光遗传学研究的主要手段,主要采用慢病毒和腺相关病毒(AAV)。

③ 对光信号进行时空调控:可采用导入光纤或控制激光的方式将光导入研究区域,选择不同的参数(波长、光强度、频率和占空比)进行光刺激,来达到对神经元活动的时间调控;同时通过选择性照射细胞局部的方法来实现对神经元活动的空间调控。

④ 收集输出信号,读取结果:一般采用电极记录神经元细胞膜内外的电压变化,并可用荧光生物传感器来检测不同细胞数值,通过电生理记录或行为学测评等方法,将光刺激对神经元、神经回路或动物行为的改变呈现出来。

二、实验工具箱

(一)光敏蛋白

编码视蛋白的不同亚类微生物基因的表达可以引发兴奋或抑制作用。例如,许多天然存在的通道视紫红质(ChR)是非特异性阳离子通道,它们响应蓝光而使神经元去极化(兴奋),而盐视紫红质型 Cl^- 泵和细菌视紫红质型质子泵响应黄光或绿光诱导超极化(抑制),分别将 Cl^- 离子泵入细胞或将质子泵出细胞。随着微生物视蛋白对光遗传学的特殊适用性变得明显,离子选择性变体被逐渐开发。以 Cl^- 传导的 ChR 为例,这些 Cl^- 通道最初是通过 ChR 的晶体结构引导突变设计的,后来发现为天然存在的变体,每个光子传导多个 Cl^- 离子,因此可以提供比神经活动更有效和规模更大的光敏抑制 Cl^- 和 H^+ 泵。还发现并开发了动力学视蛋白变体以用于新的应用领域。例如,更快失活的 ChR 变体(包括 ChETA49、ChIEF50、Chronos51 和其他)已被开发出来,并且已被证明能够可靠地驱动高达 200Hz 的尖峰。这些高速变体使需要高频调制来模拟自然发生的研究成为可能。相比之下,阶梯函数视蛋白包括兴奋性稳定阶梯函数视蛋白(SSFO:双稳态兴奋性 ChR 变体)、阶梯波形抑制性 ChR(SwiChR;Cl^- 传导抑制性 ChR 的阶梯函数形式)的停用速度要慢得多(甚至超过几十分钟,而不是几毫秒);通过短暂的光传递诱导长时间的变化,这类视蛋白赋予表达细胞数量级更高的光敏感性,并允许数量级减少光传递的持续时间,从而促进某些专门的慢性操作(强光照射几个小时后会对细胞健康产生不利影响)。这些阶跃函数工具的特性还允许微秒的调制模式。例如,SwiChR 变体不会强烈超极化神经元,而是可逆且稳定地打开 Cl^- 通道孔,天然 GABA A 型受体(GABAAR)Cl^- 通道也是如此。SwiChR 和设计的第二代版本 SwiChR++ 的动力学比内源性 GABAAR 通道慢得多,从而允许长时间的可逆抑制。因此,SwiChR 能够招募(在长时间范围内)自然抑制膜特性,并且与天然 GABAAR 类似,将对 Cl^- 平衡、静息电位和输入电阻的自然影响表现出生理敏感性。同样,当 SSFO 表达时,目标神经元不会强烈去极化,也不会直接经历光驱动的动作电位(这在许多但不是所有情况下都有用);相反,它们以自然定时或异步的方式在人群中显示改变的活动,具体取决于内源性突触输入活动。

除了上述动力学和选择性视蛋白变体之外,光谱变体(例如红移兴奋性视蛋白 VChR1、C1V1、Chrimson、ReaChR 和 bReaChES)与蓝光驱动的 GECIs 可以同时操作和记录同一动物的神经元。如果 GECI 和视蛋白的光谱特性基本上重叠,则用于成像活动的激发光会导致不需要的交叉刺激；红移视蛋白减少了这种影响，使全光学实验在实用性和应用方面取得了长足进步（Deisseroth et al，2015）。部分光敏蛋白见表 13-1、表 13-2。

表 13-1　兴奋性光敏蛋白

名称	特点	激发光波长
hChR2(H134R)	具有 H134R 突变的 ChR2，与 ChR2 相比，光敏性和光电流略增加；通道关闭较慢，时间上的精确度低于 ChR2	450nm
hChR2(E123T/T159C)	也称 ChETA(TC)，是 ChR2 的突变体，具有更大的光电流和更快的动力学变化，因此更适用于高频激活	470nm
oChIEF(E163A/T199C)	ChR1 和 ChR2 的杂合体；在不降低峰值光电流的情况下，增加了稳态相位响应；在哺乳动物细胞中，其表达优于 ChR2，并有效地转运到膜上；可用于高频、重复刺激或连续光照	450nm
C1V1(t/t)	由 ChR1 和 VChR1(ChR 的突变体)组成的杂合体，更利于双光子激发	560nm
hChR2(C128S/D156A)	光灵敏度增加，光电流降低，可用于诱导长时间的去极化	蓝光激活
ChETA	E123T 突变；产生更快的动力学，光电流振幅降低；强脱敏性，光敏感性降低	490nm
CheRiff	改进的光灵敏度、动力学和光谱正交性	460nm
ChrinsonR	天然存在的 CnChR1(Chrimson) 的 K176R 点突变	590nm
Chronos	天然存在的 ShChR(Chronos)	530nm

表 13-2　抑制性光敏蛋白

名称	特点	激发光波长
eNpHR3.0	第三代光驱动内向氯离子泵，改善 NpHR 在细胞膜上的表达情况	525～650（中心波长为 578nm）
Arch/ArchT	经过基因改造的第三代产品，激发波长不变，改善了光敏感工具的细胞膜定位和均匀分布；与 NpHR 相比，当激光关闭时，Arch 立即从通道打开状态恢复到关闭状态	主要在 566nm
QuasAr2	提高亮度和电压灵敏度，微秒响应时间，并且不产生光电流	640nm
SwiChRca	C1C2 嵌合突变体 C128A(SwiChRca)可以减缓通道的关闭，被单次蓝光持续激活氯离子通道，使细胞持续保持抑制状态，并在红光照射后关闭氯离子通道	475nm
ReachR	有 ChEF/ChIEF，VChR2 外加 L171I 突变组成	590～630nm
Jaws	经过改造红移的氯离子泵，在 632nm 光照下，引起的超极化电流比 eNpHR3.0 或 ArchT 显著，主要应用在使用红外激光抑制目标位点，甚至可以使用非侵入式给光方式抑制 Jaws 感染的位点	632nm

（二）视蛋白靶向方法

由于神经环路的高度多样化，基于多种特征靶向相应的细胞类型或细胞连接对于光遗传学是至关重要的，可以通过开发具有特殊工程特性的病毒来实现［如轴突传导和/或逆行传播、细胞类型-特定的启动子依赖性和/或重组酶依赖性（例如，Cre、Flp 和 Dre 重组酶，操控啮齿动物模型表达重组酶，以靶向特定细胞类型）］。例如，2010 年至 2014 年间开发的双病毒策略，需要靶向重组酶（例如，Cre）的病毒以及强依赖于 cre 的双重 floxed 反向插入（double-floxed inverse orientation，DIO）视蛋白病毒，即使在野生动物中也能实现靶向特异性和高光敏蛋白表达水平。光遗传学控制可以通过利用神经元在行为过程中的自然活动来进一步细化；这可以通过记录活动然后在同一动物中以细胞分辨率操纵相应的神经元来实现，或者通过在行为期间通过触发的光敏蛋白表达［使用即早基因（IEG）启动子］优先标记活跃的神经元，然后再重新激活这些神经元来实现（Fenno et al, 2014），例如图 13-2。

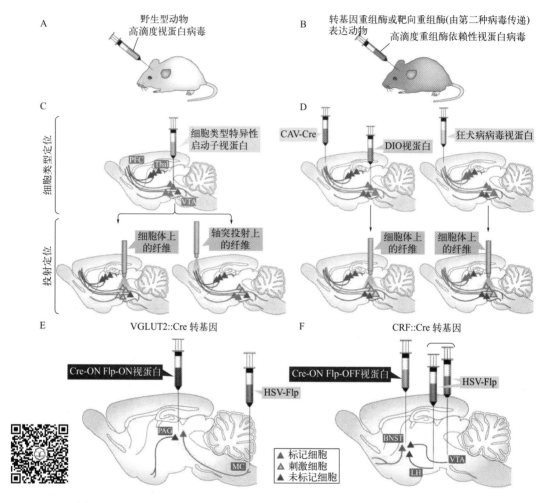

图 13-2　具有解剖学和细胞类型特异性的视蛋白靶向方法（Kim et al, 2017）

A、B 示意图展示了在神经元中表达视蛋白的方法。将编码视蛋白的 DNA 载体包装到高滴度病毒［最常见的是腺相关病毒（AAV）］中，然后将这种病毒注射到相应的大脑区域，诱导目标神经元中的视蛋白表达。视蛋白表达的细胞类型特异性可以通过在野生型动物中使用细胞类型特异性启动子病毒（A 部分）或通过在转基因重组酶驱动动物中使用重组酶依赖性（例如 Cre 依赖性）病毒或使用含有靶向重组酶的次级病毒（Gradinaru et al, 2010；Fenno et al, 2014）（B 部分）。C 图为在相应的细胞群（绿色细胞；上图）中表达视蛋白后，可以将光传输光纤放置在细胞体上以靶向所有连接神经元（左下图）或在已知的下游区域以靶向特定的细胞连接（右下图）。D 表示逆行病毒，如犬腺病毒（CAV）-Cre 和依赖于 Cre 的 DIO 病毒可以分别注入下游和上游区域，以用视蛋白标记特定的细胞连接。然后可以将光纤放置在细胞体上以操控细胞连接（左图）。糖蛋白缺失（ΔG）狂犬病毒也可以注射到大脑区域以逆行标记所有突触前输入。为了激活特定的突触前输入，可以将光纤放置在所研究的输入结构上（右图）。E 表示逆行病毒单纯疱疹病毒（HSV）-Flp 可在转基因 Cre 动物（或 Cre 病毒）中与 INTRSECT Cre 依赖性和 Flp 依赖性病毒结合使用，以提高细胞连接标记特异性。例如，HSV-Flp 和 Cre-ON Flp-ON 通道视紫红质（ChR）病毒可用于标记 Cre 转基因小鼠中表达囊泡谷氨酸转运蛋白 2（VGLUT2）的神经元，该小鼠从水管周围灰质（PAG）投射到髓质的大细胞核（MC）。F 表示此方法还可用于排除特定的连接。终纹床核（BNST）中表达促肾上腺皮质激素释放因子（CRF）的神经元不投射到下丘脑外侧（LH）或腹侧被盖区（VTA），可以在 Cre 转基因小鼠中用 Cre-ON Flp-OFF ChR 病毒与 HSV-Flp 结合来标记

（三）光靶向设备

多采用光纤和激光二极管等光学设备。此前的光遗传学控制需要用到光纤，而在复杂环境中，光纤容易被折断或将动物缠住。于是科学家开发出更适合在复杂环境中研究动物行为的无线光遗传调控装置，这种设备可以轻轻地放在动物头骨表面，通过 LED 柔性细丝探针延伸至大脑内部，控制神经元活动。

第二节 互补性技术

一、电生理学

膜片钳电生理学是对突触输入和尖峰输出进行高速单细胞监测的金标准，但在行为过程中很难将产生的数据流与体内定义的细胞类型联系起来。然而，膜片钳技术与以细胞连接为靶向的光遗传学的整合克服了这些限制，使研究人员能够研究具有细胞类型特异性的远程连接的功能。通过使用河豚毒素在药理学上阻断多突触反应，同时允许通过添加刺激性 K^+ 通道阻滞剂 4-氨基吡啶实现 ChR 驱动的单突触递质释放，可以确保在急性脑切片（取自在体行为实验和处死后动物）中仅在光学上引发单突触反应（Petreanu et al，2007）；使用这种方法，已经表明（与先前的预测相反）兴奋性投射来自背侧，而不是腹侧，内侧前额叶皮层（mPFC）突触直接连接到杏仁核中抑制恐惧的 GABA 能神经元，并且中缝背侧的多巴胺能细胞在延长的杏仁核细胞上释放谷氨酸。体外膜片钳与光遗传学的整合使研究人员对食物摄入、焦虑、攻击、奖励和其他行为产生了许多额外的见解。

单独的传统电生理学在研究遗传学或细胞连接的特定细胞类型方面存在困难。因此，结合电生理学和光遗传学成为一种重要且通用的技术集成，可适用于许多不同的环路和行为研究（图 13-3）。例如，在多单元的细胞外记录期间基于特定输入或细胞类型进行光遗传学刺激可以确定环路的生理效应（图 13-3A、B）；将这种方法扩展到行为研究后，可以调查从一个区域到另一个区域的输入是否也有助于刺激或行为的编码。据报道，使用这种方法，基底外侧杏仁核（BLA）的激活会激发伏隔核（NAc）来驱动奖赏的寻求（Spellman et al，2015），来自杏仁核的 GABA 能细胞的激活会抑制下丘脑外侧神经元，导致食物消耗增加（Padilla-Coreano et al，2016）。也有研究说明前额叶皮质（mPFC）需要腹侧海马输入来编码高架十字迷宫中的目标位置和厌恶（开放）与安全（封闭）空间。终纹床核（BNST）使用 BLA 输入对同一迷宫中的封闭空间进行编码；此外，BLA-BNST 末端的光遗传学抑制大大降低了闭合臂的 BNST 表示［如上所述，可以调节目标（记录）区域中所有细胞的平均尖峰率，但这一措施不一定会因行为期间特定输入的重要调制而改变］。这些研究说明了将电生理学和光遗传学结合后对机制研究的优势，而这些对机制的研究和说明将神经活动与功能上重要的行为编码联系起来。

二、活动成像

功能性磁共振成像（fMRI）与光遗传操作的结合被称为 ofMRI，可以通过光遗传学功能磁共振成像（ofMRI）来研究整个完整大脑中精确神经回路的功能连接性，这是一种将高场 fMRI 相对较高的空间分辨率与光遗传学刺激的精度相结合的新技术（Lin et al，2016）。将能够在体内将特定波长的光传递到大脑深处的光纤植入感兴趣的区域，以特异性刺激已被

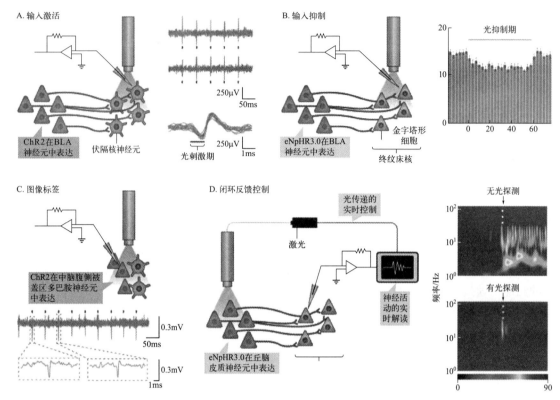

图 13-3　光遗传学控制与在体电生理学的结合（Kim et al，2017）

A. 左图显示了基底外侧杏仁核（BLA）轴突的光遗传学刺激，其中通道视紫红质 2（ChR2）已表达，同时监测伏隔核（NAc）中的下游活动。右图显示 NAc 中 BLA 末端的光遗传学刺激导致局部 NAc 神经元中的下游电尖峰。顶部的痕迹是电生理记录的示例，显示响应 1ms 光遗传学刺激脉冲（蓝色刻度）的可重复尖峰。底部轨迹图叠加了电尖峰试验，与光遗传学刺激的时间一致（蓝色条）。B. 显示了通过光遗传学抑制传入 BLA 轴突对终纹床核（BNST）活性的光遗传学调制（左图）。抑制表达 eNpHR3.0 的 BNST 中的 BLA 末端导致局部 BNST 神经元中多单位放电率的净降低（右图，黄色条表示光刺激期）；在其他大脑区域，高效的体内输入调节可能不会导致这种平均整体速率变化，而是调节区域计算和行为输出的其他特征。C. 显示光标记可用于识别和刺激基因指定的腹侧被盖区（VTA）多巴胺能（DA）神经元表达 ChR。在这种情况下，表达 ChR 的 VTA DA 细胞可以在体内记录期间通过对蓝光脉冲（电压迹线中的蓝色刻度）的响应来识别，并且可以与不响应的非表达细胞区分开来。底部面板中显示了光触发尖峰的两个示例。D. 显示当通过脑电图（EEG）在皮质中检测到癫痫发作活动时，会触发对丘脑皮质神经元的实时闭环光遗传学抑制。脑电图在皮层中检测到初始癫痫发作（在图中，由频谱图上方的黑色箭头表示），在没有光刺激的情况下会导致持续的癫痫发作活动，以伪彩色显示（光谱的红色端表示最高活动）通过上面板中的快速尖峰和强烈的红色斑点。当癫痫发作检测触发向丘脑皮质神经元传递黄光时，会导致癫痫发作中断

基因诱导表达光敏跨膜电导通道（称为视蛋白）的目标细胞类型。fMRI 用于提供一种非侵入性方法，通过测量血氧水平依赖（BOLD）信号来确定大脑对特定神经环路的光遗传学刺激的全局动态响应，该信号提供了对神经元活动的间接测量。总之，ofMRI 的精确刺激和全脑监测能力是使 ofMRI 成为研究健康和疾病状态下大脑连接组学的有力工具的关键因素。

图 13-4 和图 13-5 显示了运动皮层的 20Hz（15ms 脉冲宽度、473nm、30％占空比）光遗传学刺激产生的代表性数据。使用了 30s 的基线刺激范例，然后是 20s 开/40s 关 6min。以前的研究表明，这种范式从光遗传学刺激中产生了强大的 BOLD 信号。图 13-4 显示了在局部刺激部位（运动皮层）和丘脑中检测到的激活体素，这是这些区域之间的远程突触连接的结果。图 13-5 显示可以从 HRF 中收集时间信息，因为与光遗传学刺激后的运动皮层反应相比，丘脑反应延迟（较低的初始斜率）。

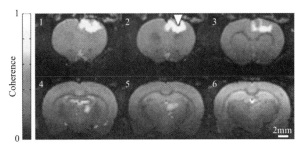

图 13-4　运动皮层中表达 CaMK Ⅱ a 的细胞的光遗传学刺激诱导的 BOLD 信号激活图（Lin et al，2016）
活动体素的相干值，被确定为与重复刺激显著同步的体素，显示在 T_2 加权冠状解剖切片上。在 6min30s 期间收集的
数据（初始 30s 基线和 6 个 20s 开/40s 关的刺激循环，473nm 光，20Hz，15ms 脉冲宽度）被浓缩成一张激活图。
连续切片相距 0.5mm，光纤植入物的位置由三角形表示

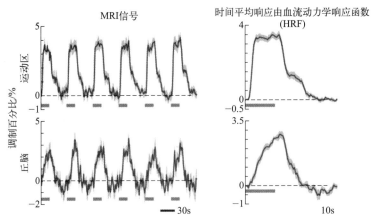

图 13-5　血流动力学反应函数（Lin et al，2016）
（左）显示运动皮层光遗传学刺激期间运动皮层和丘脑中活动体素相对于基线的 BOLD 信号调制百分比（6 个 20s 开/40s
关的刺激周期，473nm 光，20Hz，15ms 脉冲宽度）。灰色阴影误差条表示 ROI 内激活体素的标准误差。（右）时间平均
响应由血流动力学响应函数（HRF）给出。丘脑 HRF 显示出相对于受刺激的运动皮层的延迟反应。蓝色条表示 473nm
光刺激的周期。灰色阴影误差条表示六个周期的标准误差

第三节　应用及展望

一、应用

　　光遗传学方法已经被应用于各种神经疾病的基础性问题的研究，如帕金森病、癫痫，以及神经元功能丧失导致的失明、呼吸衰竭和神经精神性睡眠障碍等，也加深了人们对运动神经环路的理解。例如，基底节通过促进运动的直接通路和抑制运动的间接通路影响运动行为（图 13-6）。帕金森病是一种神经退行性疾病，以肢体僵硬、震颤和运动缓慢为主要特征。丘脑底核（STN）的脑深部电刺激术（DBS）在治疗与帕金森病相关的运动障碍方面具有显著的疗效，选择性光遗传控制 STN 中的传入纤维对偏侧帕金森病大鼠模型的运动行为具有明显的治疗作用（Tye et al，2012）。

二、前沿及展望

　　目前单光子光遗传学无法在高度分散的脑组织中重建精确的、细胞特异性的时空活动模

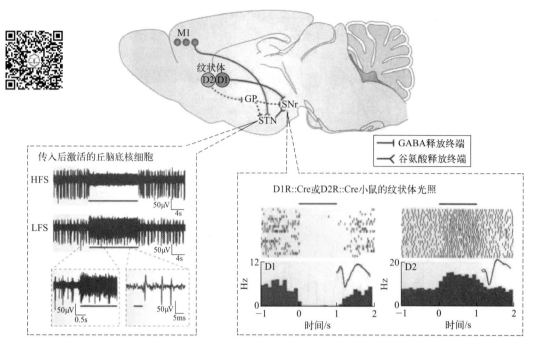

图 13-6 利用光遗传学对基底神经节神经环路进行功能解析（Tye et al，2012）

式，这使得解码神经元的特定动力学特征变得具有挑战性，例如运用单光子遗传学目前无法确认神经元尖峰放电的尖峰频率、神经同步性和神经网络对感觉、认知和行动的影响。而双光子光遗传学在高度分散的脑组织具有很高的时间和空间精度，并且光遗传学的视蛋白的表达相对集中。图形化重建的双光子光遗传学能对神经元集合进行控制（Prakash et al，2012）。

1. 双光子遗传学的视蛋白

视蛋白的生物物理特性对双光子光遗传全息成像实验的成功至关重要。Chronos 视蛋白单点突变设计出了超快响应视蛋白 Chrome，Chrome 对光响应的电流是 Chronos 的四倍，因此在激活神经元中效率更高。在 Chrome 的基础上，通过工程学的改进，开发出了响应程度更大的视蛋白 ChroME2f 和 ChroME2s，在响应程度更大的基础上，优化了快速动力学响应的特点。此外，天然结构的视蛋白 CoChR 和 ChRmine 也被用于双光子光遗传学的研究中，然而相对于经工程学改造过的视蛋白，CoChR 和 ChRmine 的动力学特性较慢。

在双光子光遗传学中，诱导神经元超级化的视蛋白可以抑制特定类型的神经元活性。GtACRs 是一类新发现的阴离子通道，其自身具有极高的电导率，具有很显著的超级化特性。因为不清楚神经元出现动作电位的具体时间，需要持续性地进行光抑制，因此有可能导致脑区局部温度过高。而通过双光子激发的 GtACRs 可以很好地解决这一问题。

2. 双光子光遗传学的应用场景

（1）解析视觉感知中神经元的尖峰放电和同步性

在视觉皮层中神经的同步对感觉知觉的影响是感觉神经科学中最著名的争论之一。而双光子全息光遗传学为解决这一争论提供了途径。首先，可以在相关的视觉皮层神经元集合中诱发动作电位，诱发动作电位的强度需要驱动视觉辨别任务。其次，在行为响应的时间内计算完全相同数量的尖峰放电，研究不同神经集合表现出不同程度的同步性情况，并分离出具有相同同步性的神经元集合。这样就可以判断单位时间内神经元的尖峰放电和同步性对视觉感知是否存在影响。

（2）解决脑区噪声对感官知觉的影响

大脑皮层的神经元在相同的刺激下，其放电呈现高度的波动性。不同神经元的电信号就会成为研究目标神经元的噪声。尽管噪声已被广泛用于研究神经环路中的整体结构，但这些噪声与功能的相关性目前仍不清楚。利用全息光遗传学可以对这一问题进行探索性实验研究。在用全息光遗传学进行的感知研究中，通过任意控制光刺激组合的激发频率，可以将噪声相关性降低，并探索对行为的影响。

（3）探讨神经活动模式对功能的影响

突触连接聚焦于神经元的突触部分，是神经集群活动中最小的功能模块。双光子全息光遗传学可以干预神经网络最小功能模块，同时跟踪下游神经元活动和行为学效应。然而，目前双光子光遗传学最关键限制因素是视野问题，因为视野范围外的许多相同的神经集群仍是神经网络的一部分，也会对行为造成影响。

（4）探索突触可塑性在学习过程中对神经网络的影响

突触的快速、动态变化对学习和记忆的形成至关重要。经验依赖的突触活性改变是编码记忆相关神经环路的重要基础。全息光遗传学通过与钙成像相结合可以在毫秒级别到数天的大跨度时间尺度上研究数百个神经元对学习记忆的响应。

参 考 文 献

Adamantidis AR，Zhang F，Aravanis AM，et al，2007．Neural substrates of awakening probed with optogenetic control of hypocretin neurons [J]．Nature，450 (7168)：420-424.

Boyden ES，Zhang F，Bamberg E，et al，2005．Millisecond-timescale，genetically targeted optical control of neural activity [J]．Nature neuroscience，8 (9)：1263-1268.

Deisseroth K．2015．Optogenetics：10 years of microbial opsins in neuroscience [J]．Nat Neurosci，18 (9)：1213-25

Fenno LE，Mattis J，Ramakrishnan C，et al，2014．Targeting cells with single vectors using multiple-feature Boolean logic [J]．Nature methods，11 (7)：763-772.

Gradinaru V，Zhang F，Ramakrishnan C，et al，2010．Molecular and cellular approaches for diversifying and extending optogenetics [J]．Cell，141 (1)：154-165.

Kim SY，Adhikari A，Lee SY，et al，2013．Diverging neural pathways assemble a behavioural state from separable features in anxiety [J]．Nature，496 (7444)：219-223.

Lin P，Fang Z，Liu J，et al，2016．Optogenetic functional MRI [J]．JoVE (Journal of Visualized Experiments)，(110)：e53346.

Padilla-Coreano N，Bolkan SS，Pierce GM，et al，2016．Direct ventral hippocampal-prefrontal input is required for anxiety-related neural activity and behavior [J]．Neuron，89 (4)：857-866.

Petreanu L，Huber D，Sobczyk A，et al，2007．Channelrhodopsin-2-assisted circuit mapping of long-range callosal projections [J]．Nature neuroscience，10 (5)：663-668.

Prakash R，Yizhar O，Grewe B，et al，2012．Two-photon optogenetic toolbox for fast inhibition，excitation and bistable modulation [J]．Nature methods，9 (12)：1171-1179.

Spellman T，Rigotti M，Ahmari SE，et al，2015．Hippocampal-prefrontal input supports spatial encoding in working memory [J]．Nature，522 (7556)：309-314.

Tye KM，Deisseroth K，2012．Optogenetic investigation of neural circuits underlying brain disease in animal models [J]．Nature Reviews Neuroscience，13 (4)：251-266.

Zhang F，Wang LP，Brauner M，et al，2007．Multimodal fast optical interrogation of neural circuitry [J]．Nature，446 (7136)：633-639.

第十四章

神经环路图谱绘制

　　大脑是一个巨大的信息处理单元网络，由数十亿个神经元组成，并通过数万亿个突触相互连接。不同的神经元和非神经元细胞表现出多样的分子、解剖学和生理学特性，这些特性共同形成了心理活动和行为的基础。大脑网络在发育过程中自我形成，利用进化形成的基因组信息来构建一组个体之间基本相同的网络支架，后天的生活经历则塑造个体之间不同的神经环路。但我们仍然缺乏对哺乳动物大脑所有细胞类型的全面了解。如何将特征相似的神经元进行分类并构建神经元多样性的图景仍是神经科学的重要课题。发现并绘制其神经元和其他细胞类型的构成要素图谱（简称大脑细胞图谱）是了解大脑的结构、发育、功能和疾病的一个重要步骤和基础。

　　2014 年，美国国家卫生研究院（National Institutes of Health，NIH）发起了脑计划和细胞普查联盟，最初是为了对可用于表征和对脑细胞分类的拓展技术进行识别和验证。该项目在 2017 年迅速扩大到脑计划细胞普查网络（Brain Initiative Cell Census Network，BICCN），BICCN 的首要目标是利用这些技术生成一个开放的可供参考的脑细胞图谱，该图谱将集成分子、空间、形态、连接和功能等数据，用于描绘小鼠、非人灵长类动物和人类的脑细胞类型（图 14-1）。其中的关键概念之一就是脑细胞普查，与人口普查类似，脑细胞普查能确定构成神经元的细胞类型和非神经元的细胞类型以及它们的比例、空间分布和表型特征。将细胞类型进行分类的方法，能就不同哺乳动物之间的保守细胞类型达成共识。除了细胞普查，大脑的 3D 通用坐标框架将会嵌入脑细胞图谱，记录和显示所有细胞类型的精确位置和分布及其多模态特征。构筑空间框架有助于对各种类型的信息进行整合、解释和导航，以便于了解大脑的组成和功能。

　　BICCN 通过对单细胞转录组、染色质可及性、DNA 甲基化组、空间分辨单细胞转录组、形态学和电生理学特性以及细胞分辨率输入-输出映射等数据集进行协调的大规模分析，并通过跨模态计算进行分析整合，来更好地绘制图谱（Somogyi et al，2005；Sanes et al，2015；Zeng et al，2017；Huang et al，2019）。

　　单细胞基因组学技术为测量单个细胞的转录组和表观基因组谱提供了前所未有的分辨率和通量，有望促成从对大脑组织细胞的表型的描述和分类到对分子遗传框架机制的阐述。单细胞 RNA 测序（scRNA-seq）在新皮质和其他大脑的应用，提示尽管转录组细胞类型相对复杂，但层次结构处理难度不大。这与数十年的解剖学、生理学和发育学的研究成果总体上一致，但具有无与伦比的粒度级别。同样，单细胞 DNA 甲基化和染色质可及性研究已经开始揭示大脑中细胞类型特异性的全基因组表观遗传景观和基因调控网络。值得注意的是，这些方法具备可扩展性和高信息量的优势，使得其能够对所有细胞类型进行全面的定量分析和分类，并且这些方法可以适用于不同物种之间的脑组织，提供了一种可以用于比较分析的定量手段（Zeisel et al，2018；Saunders et al，2018；Tasic et al，2018；Hodge et al，2019；Yao et al，2021）。

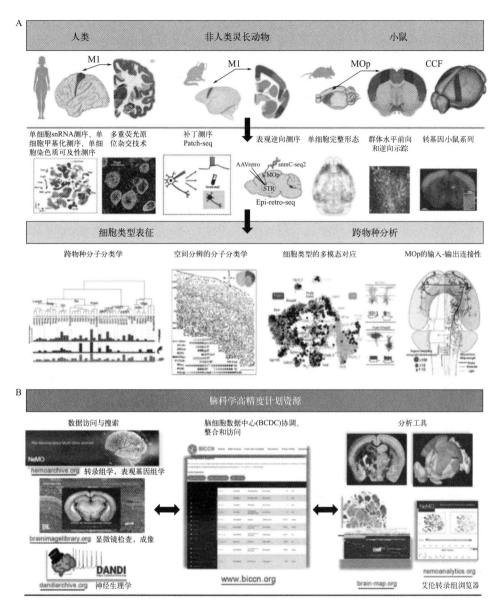

图 14-1 BICCN 脑细胞图谱的构建 (www. biccn. org)

其他先进的技术在分析全脑神经元的形态和综合连结上也有着高分辨率和高通量的优势。基于成像的单细胞转录组学及其与功能成像的结合，以及电生理学和单细胞测序的整合，能够绘制基于分子层面定义的细胞类型的空间组织和关键表型特性。最后，基于分子层面的细胞类型分类进一步推动了使用转基因小鼠以及基于增强子的病毒载体对特定细胞类型进行遗传访问的方式的实现。

第一节 单细胞分析

BICCN 旨在全面识别和表征成年小鼠初级运动皮层中所有细胞类型的分子特性（图 14-2A、B）。为了实现这一目标，科学家在 BICCN 的框架内建立了一个协作网络，以协调单细胞和单细胞核样本的收集，然后进行测序。研究人员汇集了 9 个独立的数据集，包括 7 个单细胞或单核转录组数据集（使用 10x v2、v3 和 SMART-Seq 的单细胞和单细胞核 RNA-seq，$n=$ 732779 个细胞）、一个单核 DNA 甲基化数据集（snmC-Seq2，$n=9941$）和一个单核开放染色质数据集（snATAC-Seq，$n=135665$）。这些数据集涵盖了一系列具有互补性优势的技术，包括不同数量级的细胞分析、每个细胞的序列覆盖深度和评估的生物学特征（图 14-2C、D）。生成的数据集反映了单细胞测序分析中每个细胞的测序分子数量（对应于测序深度）与可以在固定总成本下分析的细胞总数之间的内在权衡。在这个范围的一端，生成的数据集包括来自超过 175000 个细胞的单核转录组（使用 10xChromium 3′第 3 版平台）。相比之下，使用 SMART-Seq v4 的全长转录本测序在每个细胞中捕获了更多的基因，但覆盖的细胞数量更少（每个数据集约 6500 个）单核 DNA 甲基化数据集很好地覆盖了大约 10000 个细胞的表观基因组，而 snATAC-Seq 数据集则涵盖了超过 100000 个细胞，但对于单个细胞的 DNA 片段采样较少（Yao et al，2020）。

　　转录组 MOp 细胞分类是一种由数据驱动的方法，具有每种细胞类型的客观和定量特征。为了便于研究人员使用这些细胞类型，采用了一种包含多个解剖学和分子标志物的命名法。

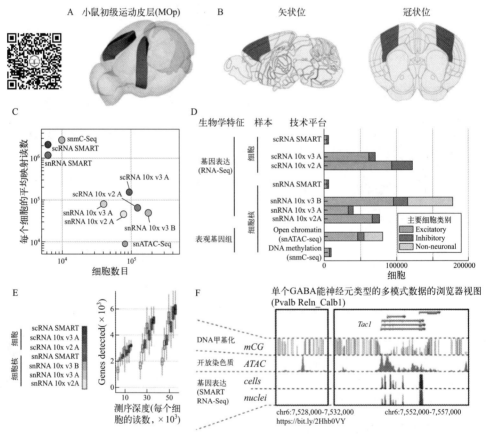

图 14-2　小鼠初级运动皮层（MOp）的多模式分子细胞类型图谱（Yao et al，2020）

A. 小鼠 Allen 大脑通用坐标框架（CCFv3）中 MOp 的解剖位置；B. 代表性的矢状和冠状切面和解剖的 MOp 区域；C. 9 个单细胞转录组和表观基因组数据集中每个细胞的细胞数和每个细胞的测序读数；D. 每个数据集（不包括 snRNA 10x v2 A）的每个主要细胞类别［谷氨酸能兴奋性神经元（Excitatory）、GABA 能抑制性神经元（Inhibitory）、非神经元（Non-neuronal）］中的细胞数，细胞类型采样策略的差异会影响神经元和非神经元细胞的相对数量；E. 在对测序深度进行下采样分析后，每个细胞或细胞核检测到的转录组数据基因数；F. 示例基因组浏览器跟踪 Tac1 基因，比较一种细胞类型的三种数据模式例如，确定了 4 个兴奋性神经元簇，它们表达 *Slc17a7* 编码的囊泡谷氨酸转运蛋白 1（Vglut1），同时表达深层标记（Fezf2、Foxp2）以及 Fam84b（锥体束的特定标记）（图 14-3E）。

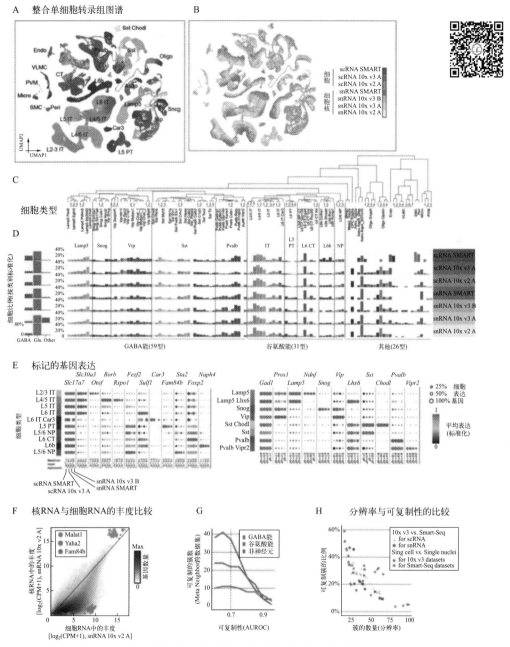

图 14-3　MOp 细胞类型的多平台集成转录组学分类（Yao et al，2020）

A、B 为基于对七个数据集进行综合分析，利用 Seurat 进行聚类分析后，得到了细胞和细胞核的二维投影（UMAP）。单个细胞和细胞核按细胞类型（A）或数据平台（B）着色。由于使用了富集神经元细胞类型的采样策略，除 snRNA 10x v3 B 之外的所有数据集中的非神经元细胞类型均已耗尽。C. 树状图显示共有转录组细胞类型之间的层次关系。

D. 每个数据集中每种类型的单元格的比例，在主要类别中标准化。E. 兴奋性和抑制性细胞类别的标记基因在四个平台上的表达。F. 单细胞（*x* 轴）与单细胞核（*y* 轴）中转录物的差异富集。Malat1 等非编码 RNA 在细胞核中富集。

G. 作为最小 MetaNeighbor 分数的函数，可在七个 sc/snRNA-seq 数据集中的至少两个数据集中复制的集群数。

H. 集群数量和可复制性（具有最小 MetaNeighbor 可复制性分数的集群的分数）之间的权衡

因此，这些神经元被标记为"L5 PT 1-4"。对于 GABA 能神经元，命名法根据标记基因（*Lamp5*、*Sncg*、*Vip*、*Sst*、*Pvalb*）将细胞分为 5 个主要亚类，并通过二级标记（例如 Sst、Myh8）识别更精细的簇。

第二节　多模态分析

一、跨物种分析

跨物种分析实现了转录组类型及其层次结构的共识分类，且发现从小鼠到狨猴和人类都是保守的。其次，原位单细胞转录组学提供了运动皮层空间分辨率的细胞类型图谱。同时，跨模态分析为神经元表型（例如其生理和解剖学特性）的转录组学、表观基因组学和基因调控基础提供了令人信服的证据，证实了神经元类型的生物学有效性和基因组基础。并进一步提出（建立）了一个广泛的遗传工具集，用于靶向谷氨酸能神经元类型，将它们的分子发育的特性与其电生理功能联系起来。总之，研究人员将建立神经元细胞类型组织的统一和机械框架，该框架将多层分子遗传和空间信息与多方面表型特性相结合。

在这里，展示了小鼠、狨猴和人类初级运动皮层（MOp，在灵长类动物中称为 M1）中细胞类型的细胞普查和图谱（图 14-4）。MOp 在控制复杂运动方面很重要，并且在物种间是保守的。MOp 具有丰富的解剖学、生理学和功能的研究历史，有助于更好地解释这种细胞类型信息。使用 scRNA-seq 或单核 RNA 测序（snRNA-seq）、DNA 甲基化和染色质可及性数据推导出细胞类型的跨物种共识分子分类法（Lemon et al，2008；Svoboda et al，2018）；在小鼠中，通过多重（误差稳健）荧光原位杂交（MERFISH）绘制出空间细胞组织图谱（Zhang et al，2020）；通过使用膜片钳记录、生物细胞素染色和 scRNA-seq（Patch-seq）多模态分析来表征形态学和电生理特性（Yao et al，2020；Bakken et al，2020；Liu et al，2021；Li et al，2021）；通过顺行和逆行追踪描述细胞输入-输出接线图；通过 Epi-retro-seq（Zhang et al，2021）、Retro-MERFISH 和单神经元完整形态重建来识别谷氨酸能神经元轴突投射模式（Peng et al，2020），并描述基于标记基因和谱系的针对谷氨酸能细胞类型的转基因驱动系。最后，将这些信息整合到 MOp 中细胞类型的综合描述中。这些数据集由 BRAIN 细胞数据中心（BCDC）组织，并通过 BICCN 门户网站（https://www.biccn.org）公开。

为了建立在小鼠、人类和狨猴中 MOp 和 M1 细胞类型的共识分类，有研究整合了跨物种的 snRNA-seq 数据集，并确定了 45 种保守的类型，包括 24 种 GABA 能神经元（产生 γ-氨基丁酸）、13 种谷氨酸能神经元和 8 种非神经元类型。研究使用共识分类法来描述类型之间的相似性，通过对具有可变表达的不同基因子集使用量化分支稳健性来实现（见图 14-4B）。研究基于 GABA 能抑制神经元的共同发育起源，将这些类型分为三个尾神经节隆起（CGE）衍生的亚类（Lamp5、Sncg 和 Vip）和三个内侧神经节隆起（MGE）衍生的亚类。另外，研究还考虑了小鼠谷氨酸能兴奋性神经元的层和投射模式［即端脑（IT）、端脑外（ET）、皮质丘脑（CT）、近投射（NP）和层 6b（L6b）］，以及非神经元功能亚类，例如，少突胶质细胞和星形胶质细胞。第 5 层脑外（L5ET）神经元在其他文献中也被称为锥体束（PT）或脑下投射神经元（SCPN），在该研究中使用 L5ET 的术语来更准确地描述跨越皮质区域和物种。由于物种间基因表达的差异，这种跨物种共识分类法的分辨率低于单独从每个物种得出的分辨率。物种比对的程度因共有共识类型而异（图 14-4C）；某些类型可以一对一对齐

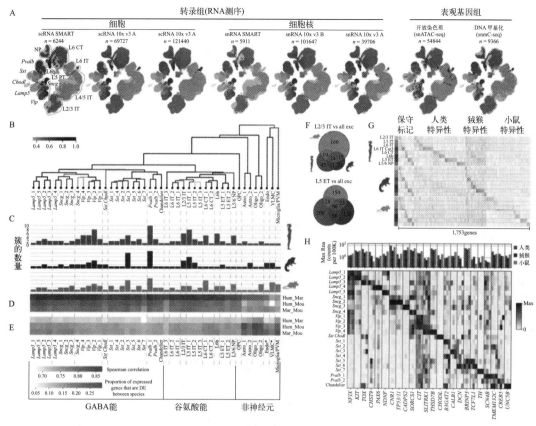

图 14-4 MOp 共识细胞类型分类（Yao et al，2020）

A. 使用 SingleCellFusion（SCF）的集成转录组和表观基因组数据集显示出一致的分子细胞类型特征，正如小鼠 MOp 中的低维嵌入所揭示的那样。每个 UMAP 图代表一个数据集。颜色表示细胞亚类。B. 基于 snRNA-seq 数据集（10x v3）的人类（hum）、狨猴（mar）和小鼠（mou）细胞类型的树状图。分支颜色表示 10000 次引导迭代后的置信度。C. 每个跨物种集群中包含的物种内集群的数量。D、E 对于每个跨物种集群，物种对之间的相关性（D）和差异表达基因（Wald 双边检验，调整后的 P 值＜0.05，倍数变化＞4）（E），星号表示在人类中样本不足的非神经元类型。DE，差异表达。F. L2/3 IT 和 L5 ET 亚类物种之间共享差异表达基因的维恩图。G. 表达热图中显示的所有谷氨酸能亚类的保守和物种富集的差异表达基因。H. 三个物种的 GABA 能神经元类型的保守标记。可以在 NeMO Analytics 上查看数据。狨猴剪影改编自 www. phylopic.org

（例如，Lamp5 _ 1 和 L6IT _ 3），而其他类型可以多对数对齐（例如，Pvalb _ 1、L2/3IT 和 L5IT _ 1）。这可能反映了存在过度聚类或聚类不足，在校准高度相似的细胞类型时存在一定限制，或物种特异性扩大了细胞类型多样性的情况。

二、空间组织图

使用 MERFISH，一种单细胞转录组成像方法，在原位识别细胞类型并绘制其空间组织图。根据主要皮质细胞类型的标记基因并通过 sc/snRNA-seq 数据的确认，选择了一组 258 个基因（其中 254 个通过了质量控制），在 MOp 和邻近区域对大约 300000 个单独的细胞进行了成像，对 MERFISH 衍生的单细胞表达谱的聚类分析发现 MOp 中共有 95 个细胞簇（42 个 GABA 能、39 个谷氨酸能和 14 个非神经元）（图 14-5A），显示出极好的，基本上是一对一对应于子类级别的共识分类法（例如，谷氨酸能 IT、ET、NP、CT 和 L6b 子类，以及 GABAergicLamp5、Sncg、Vip、Sst 和 Pvalb 子类），并且在集群级别上也具有良好的对应关系。

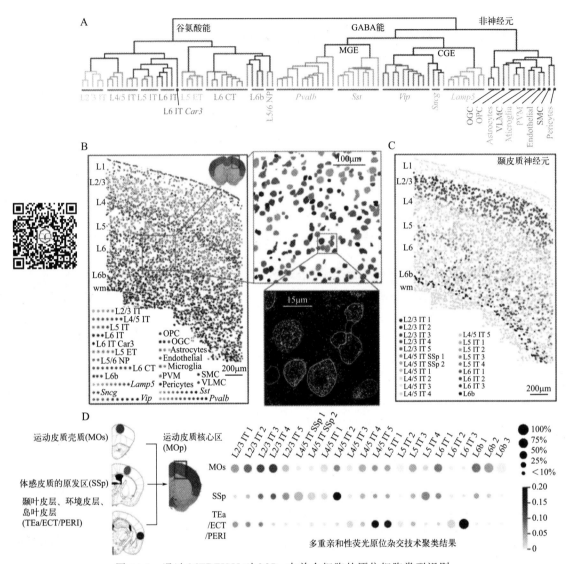

图 14-5　通过 MERFISH 对 MOp 中单个细胞的原位细胞类型识别、
空间映射和投影映射（Zhang et al，2020）

A. 树状图显示了由 MERFISH 识别的小鼠 MOp 中的子类和集群之间的层次关系，按每个集群所属的子类着色。
B. 左，在冠状切片中识别的细胞簇的空间图（前囟～+0.9），细胞按其集群着色，如颜色索引所示。右上角为
左侧面板框选区域放大图。右下角为单个 RNA 分子在右上图框选区域中的空间定位，根据它们的基因着色。分割
的细胞边界根据它们所属的集群着色。C. 与 B 所示相同的冠状切片中的 IT 神经元。如颜色索引所示，IT 神经元
按其集群着色，与深蓝色的 L6b 细胞一起标记皮层的底部边界。所有其他单元格显示为灰色。D. MOp 神经元向
大脑其他三个区域 MOs、SSp 和 TEa-ECT-PERI 的投射模式。左图，用 Cholera toxin b（CTb）作逆行示踪剂并
注入这三个区域。CTb 信号和 MERFISH 基因组在 MOp 中成像，以确定单个细胞的集群身份和投影目标。MOp 神经
元到目标区域的投影显示为点图，其中点的大小表示在集群中所有 CTb 阳性、单一投射细胞中投射到每个指定目标的
细胞比例，颜色代表从每个指示的集群接收到的目标单元格的分数。可以在 NeMO Analytics 上查看数据。OGC，
oligodendrocyte，少突胶质细胞；SMC，smooth muscle cell，平滑肌细胞

三、电生理学和形态学表型

使用 Patch-seq 可表征 t-type 的电生理学和形态学表型以及层流位置。通过修补成年小鼠 MOp 中的 1300 多个神经元，记录了它们对一组步骤的电生理反应，用生物细胞素填充以恢复它们的形态（大约 50% 的细胞），并使用 Smart-seq2 测序以获得它们的转录组。将这些细胞对应到小鼠 MOp 转录组分类法（图 14-4）。细胞被分配到 77 种 t-type（图 14-6），从而表征

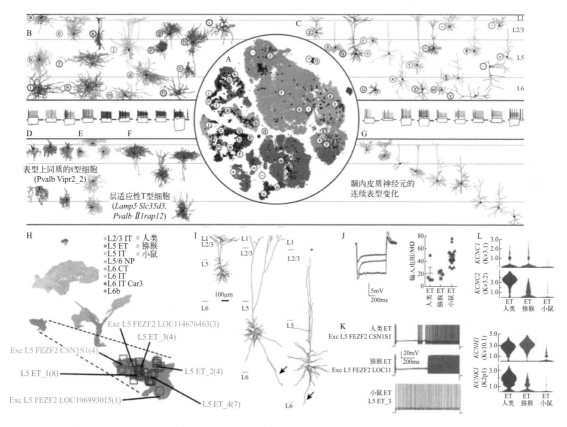

图 14-6　Patch-seq 表征小鼠 MOp 神经元转录组学和形态电学特性的对应关系，
以及 L5 ET 神经元的跨物种比较（Scala et al，2020；Berg et al，2020）

A. scRNA-seq 10xv2 数据集的 t-分布随机邻域嵌入（t-SNE）与叠加的 Patch-seq 神经元（黑点）。（B、C）GABA 能中间神经元（B）和谷氨酸能兴奋性神经元（C）形态和电生理记录的示例。字母和符号是指在 A 中标记的单元格。每个单元格中显示三个电压迹线：用最小电流刺激获得的超极化迹线，引发至少一个动作电位的第一个去极化迹线，以及显示最大放电率的去极化迹线。刺激长度，600ms。D. 表型同质 t 型的示例（Pvalb Vipr2_2，枝形吊灯神经元）。（E、F）显示层适应形态的 t 型的两个示例：Lamp5 Slc35d3，神经胶质细胞（E）和 Pvalb Ⅱrap12，快速尖峰细胞（F）。G. 转录组亚类（兴奋性 IT 神经元）的示例，显示转录组空间和形态空间中距离之间的连续子类内共变，如 A（右）和 G 中相似的颜色排序所示。H. 从小鼠、猕猴和人类分离的谷氨酸能神经元的 snRNA-seq 数据的跨物种整合的 UMAP 可视化，颜色对应于细胞亚类。映射到各种 ET 神经元类型的 Patch-seq 样本用正方形表示，按物种进行颜色编码；I. L5ET 神经元的树突重建。人类和猕猴神经元表现出经典的 Betz 细胞特征，包括主根树突（箭头）。请注意，人类神经元在到达软脑膜表面之前被截断（星号）。J. 小鼠、猕猴和人类 ET 神经元对 1s、−300pA 电流注入（左）和输入电阻的电压响应（平均值±s.e.m.；猕猴 n=4，人类 n=4，小鼠 n=22）（右）。错误发现率（FDR）校正的双边 Wilcoxon 排名和检验（人类与小鼠 W=12，P=0.31，d=2.09；人类与猕猴 W=5，P=0.49，d=0.08；猕猴与小鼠 W=0，P=0.0004，D=2.5）。K. 响应 10s 超阈值电流注入的示例尖峰序列。L. 人、猕猴和小鼠 L5ET 神经元中富集钾通道基因表达的小提琴图。可以在 NeMO Analytics 上查看数据

大多数谷氨酸能和 GABA 能 t-type 的形态电表型（图 14-6B、C 中的示例）。

BICCN 从九个数据集中得出它们的细胞类型定义，包括七个单细胞 RNA 测序集和两个表观基因组特征的单细胞表征。使用 MERFISH 进一步整合空间分辨的单细胞数据提供了对细胞类型簇的确认和细化。通过对狨猴和人类样本进行类似分析和对数据集的比较确定了在哺乳动物中保守的细胞类别，以及细胞普查中不同的亚型，这对显示物种之间大脑解剖和功能差异可能有贡献。

通过结合和分析单细胞衍生的转录和表观基因组数据，研究人员在哺乳动物运动皮层中定义了一个统一的皮层细胞类型群。这些集成数据集的聚类分析产生了 50 多个已确定的神经元亚型。引人注目的是，对包含每个细胞空间信息的 MERFISH 衍生数据的聚类分析产生了大约相同数量的转录组细胞类型。使用 Patch-seq 数据，为每个转录组子类推导出神经元的形态学和电学特性，其中转录相似的子类具有相似的形态电学特性。

该联盟已经分析了小鼠大脑中总计约 3200 万个细胞，鉴别出约 5300 个细胞类型，提供了迄今为止最全的小鼠完整大脑细胞类型的特性描述和分类。并拥有包括人类在内的关于灵长类动物大脑的初步数据。这些图谱已经提示了物种之间的一些细微差异，可能有助于解释人们对某些人类特定疾病（如阿尔茨海默病）的易感性。

第三节　连接图谱

了解大脑的各个部分是一回事，了解它们如何协同工作又是另一回事。一些参与大型大脑项目的科学家与世界各地的几个独立研究小组一起，正在研究包括老鼠和人类在内的许多物种的细胞类型及其连接（称为连接组）的空间结构。为此，科学家们对大脑进行染色，然后将其切成超薄层，其图像由电子显微镜捕获。然后他们将图像堆叠在一起，并使用人工智能来追踪每个细胞的 3D 路径。这种方法的分辨率非常高，它暴露了每一个突触的细胞膜中的微小结构，与其他细胞形成化学连接。

为了了解投射神经元之间的分子多样性，开发了 Epi-retro-seq，它结合了逆行追踪和表观基因组分析，并将其应用于小鼠 MOp 神经元。这些神经元投射到接收 MOp 输入的八个选定大脑区域中的每一个区域（图 14-7A）（Zhang et al，2020）。目标区域包括两个皮质区域［初级体感皮层（SSp）和前扣带回区域（ACA）］，以及六个皮质下区域［纹状体（STR）、丘脑（TH）、上丘（SC）、腹侧被盖区和黑质（VTA＋SN）、脑桥和髓质（MY）］。

将获得的 2115 个 MOp 投射神经元的甲基组与收集的 MOp 神经元共聚而不富集特定投影，观察到所有主要细胞亚类之间的精确一致性（图 14-7B、C）。并观察到 IT 亚类（L2/3、L4、L5 IT、L6 IT 和 L6 IT Car3）中皮质-皮质和皮质-纹状体投射神经元的富集，以及 L5 ET 中的皮质-皮质下投射神经元。在 L6 CT 中也观察到许多皮质丘脑投射神经元。与逆行标记的特异性一致，与 MOp 中无偏倚神经元集合的定量比较表明，在预期亚类中神经元至少富集 30 倍（IT）或 200 倍（ET）。

使用 Epi-retro-seq 富集 L5 ET 神经元（使用 snmC-seq2 对 MOp 进行无偏性分析为 40.2% 对 5.62%），可以研究已知投射到 TH、VTA + SN、pons 和 MY 中的多个皮质下靶标的 L5 ET 神经元亚型 48。将 848 个 L5 ET 神经元分离成 6 簇（图 14-7D、E）。MY 投射神经元对 L5 ET 簇表现出明显的富集（图 14-7E），与前外侧运动皮层（ALM）的 scRNA-seq 数据一致，是 MOs 的一部分。使用基因体非 CG 甲基化（mCH）水平将 L5 ET Epi-retro-seq

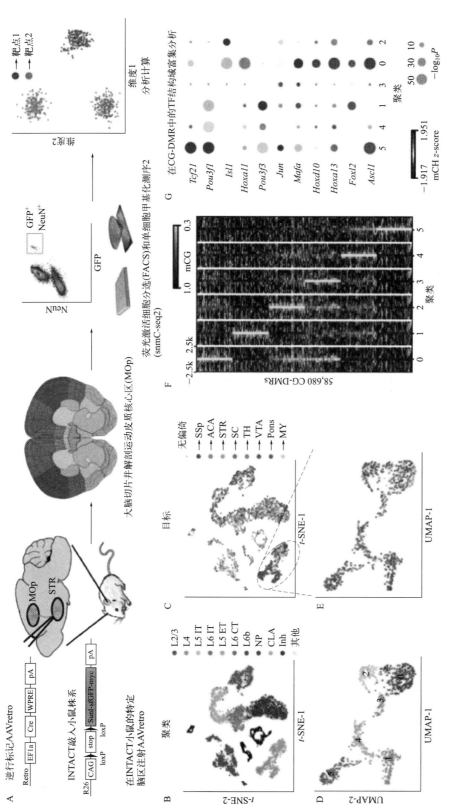

图 14-7　Epi-retro-seq 将分子细胞类型与远端投影目标系起来（Zhang et al., 2020）

A. Epi-retro-seq 的工作流程。（B、C）由 Epi-retro-seq（$n = 2115$）和无偏 snmC-seq2（$n = 4871$）分析的 MOp 细胞的 t-SNE，用 100kb-bin mCH 计算。由子类（B）着色或预测目标（C）。（D、E）L5ET 细胞在 MOp 中的 UMAP 嵌入，由 100kb-bin mCH 计算，用 100kb-bin 级 mCH 计算，由集群（D）或投影目标（E）着色。F. 在六个集群及其侧翼 2.5kb 区域之间确定的 CG-DMR 处的 mCG 水平。G. 每个簇中 CG-DMR 中的转录因子富集。颜色代表 mCH 水平，大小代表 CG-DMR 中基序富集的 $-\log10P$ 值（使用 Homer 计算，使用单边二项式检验）

细胞与 ALM Retro-seq 细胞整合在一起，并在同一簇中观察到 MY 投射细胞的富集，通过将经典示踪剂、Cre 驱动系中的遗传病毒标记和单神经元重建与高分辨率、全脑成像、与 CCF 的精确 3D 配准和计算分析相结合，生成了一个全面的细胞分辨率输入-输出 MOp 接线图。使用经典的顺行［菜豆白细胞凝集素（Phaseolus vulgaris leucoagglutinin，PHAL)］和逆行［霍乱毒素 b（cholera toxin b，CTb)］管道追踪系统地描述了 MOp 上肢（MOp-ul）区域的全局输入和输出方式（图 14-8A)。MOp-ul 投射到 110 多个灰质区域和脊髓，大脑皮层和 TH 中的大约 60 个结构投射回 MOp-ul（Muñoz-Castaneda et al，2020)。

通过逆行追踪技术，研究生成了多个 MOp-ul 投影神经元群的细粒度区域和层流分布图。并将这些分布图与相应示踪剂标记、投影和层定义的细胞群进行了比较，对 28 条 Cre 驱动线中标记的神经元群在 MOp-ul 中的分布模式进行了表征。这些 Cre 驱动线包括来自不同层（例如 Cux2、Plxnd1 和 Tlx3 驱动线)、端脑外（Rbp4、Sim1 和 Fezf2 驱动线）和皮质丘脑（Ntsr1 和 Tle4 驱动线）子类的神经元，这些神经元群具有不同的层流分布。

病毒示踪剂用于系统地检查 MOp-ul 细胞亚类特定的输入和输出。使用跨突触狂犬病毒示踪剂标记投射到 Cre 定义的起始细胞的神经元。在将 AAV-GFP 注射到野生型小鼠中后，来自 MOp 的投影被标记，显示与 PHAL 追踪一致的模式（图 14-8A)。L2/3IT、L4IT、L5IT、L5ET 和 L6CT 细胞的投射在将 Cre 依赖性病毒示踪剂注射到对这些层状和投射细胞亚类有选择性的 Cre 系中后被绘制出来。大多数 Cre 线顺行追踪实验揭示了整个输出路径的一个组成部分。这一结果与在各种丘脑核［后复合体（PO)、腹侧前外侧复合体（VAL）和腹内侧核（VM)］和皮质区域（如 MOs 和 SSp）中逆行注射的标记一致。

通过结合稀疏标记、高分辨率全脑成像、完整的轴突重建和定量分析以及来自 Janelia Mouselight 项目的公开可用的单细胞重建来系统地表征 300 多个单 MOp 兴奋性神经元的轴突投射。还使用 BARseq 进行了额外的分析。该分析揭示了 IT、ET 和 CT 子类中投影模式的丰富多样性（图 14-8B)。单个 L6 神经元显示出几个不同的轴突树枝状目标，这些目标可能有助于为 Ntsr1 和 Tle4 潜水线描述的复合亚群输出。L2-L6 的单个 IT 细胞也产生丰富多样的轴突轨迹。确认和扩展以前的报告，研究人员描述了 MY 投射和非 MY 投射 L5 ET 神经元的详细轴突投射，揭示了 TH 和中脑区域的复杂轴突侧枝区域。

BICCN 计划使用高分辨率电子显微镜创建整个小鼠大脑的 3D 解剖图，这种电子显微镜可以提供观察细胞内部运作所需的十亿倍放大视野。从事日本大脑/MINDS 项目的科学家正在追踪猕猴连接组，而各国政府支持的大脑项目之外的少数团体，包括德国马克斯·普朗克科学促进学会不同研究所的三个小组，也正在研究其他大型哺乳动物的连接组。目前的限制在于即使是重建最小的脑组织连接组所需的计算能力也是巨大的。但这些小体积的连接组仍然有用，德国法兰克福马克斯普朗克脑研究所所长 Moritz Helmstaedte 说："因为我们可以开始提出令人兴奋的问题，即我们大脑的环路是如何被我们的个人经验或进化所塑造的。"

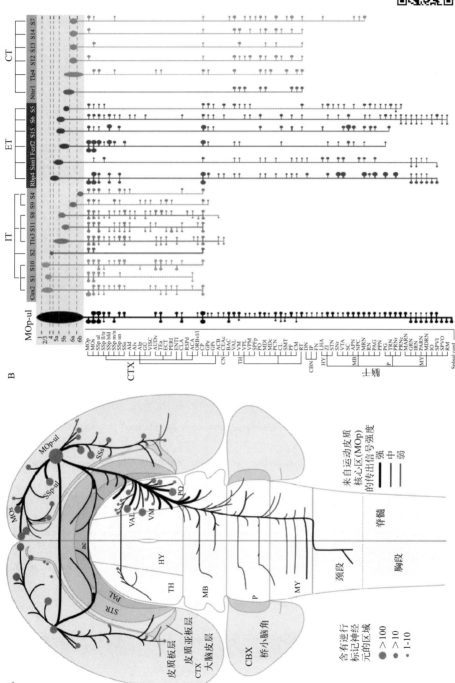

图 14-8 MOp-ul 神经元类型的全局接线图和解剖学特征（Munoz-Castaneda et al, 2020）

A. MOp-ul 输入输出接线图的平面图。黑线和红点分别表示轴突投影（输出）和逆行标记源（输入）。线粗和点大小代表相对连接强度。皮质和 TH 中的大多数 MOp-ul 投影目标也包含输入源，表明存在双向连接。括号中的数字表示脊髓中颈段或胸段的数量。B. 由兴备性细胞亚类 IT、ET 和 CT 产生的投影模式，具有相应的 Cre 线分配和体细胞层位置，与来自 MOp-ul 区域的整体投影模式（左：黑色）相比。沿着每个垂直输出条的水平条分别代表同侧和对侧投影枝。点的大小表示不同目标中轴突终止的强度

参 考 文 献

Bakken TE, Jorstad NL, Hu Q, et al, 2020. Evolution of cellular diversity in primary motor cortex of human, marmoset monkey, and mouse [J]. BioRxiv, 1 April.

Berg J, Sorensen SA, Ting JT, et al, 2020. Human cortical expansion involves diversification and specialization of supragranular intratelencephalic-projecting neurons [J]. BioRxiv, 2 April.

Hodge RD, Bakken TE, Miller JA, et al, 2019. Conserved cell types with divergent features in human versus mouse cortex [J]. Nature, 573 (7772): 61-68.

Huang ZJ, Paul A, 2019. The diversity of GABAergic neurons and neural communication elements [J]. Nature Reviews Neuroscience, 20 (9): 563-572.

Lemon RN, 2008. Descending pathways in motor control. Annu. Rev. Neurosci. 31, 195-218.

Li YE, Preissl S, Hou X, et al, 2021. An atlas of gene regulatory elements in adult mouse cerebrum. Nature, 598: 129-136.

Liu H, Zhou J, Tian W, et al, 2021. DNA methylation atlas of the mouse brain at single-cell resolution [J]. Nature, 598 (7879): 120-128.

Muñoz-Castañeda R, Zingg B, Matho KS, et al, 2021. Cellular anatomy of the mouse primary motor cortex [J]. Nature, 598 (7879): 159-166.

Peng H, Xie P, Liu L, et al, 2021. Morphological diversity of single neurons in molecularly defined cell types [J]. Nature 598: 174-181.

Sanes JR, Masland RH, 2015. The types of retinal ganglion cells: current status and implications for neuronal classification [J]. Annu. Rev. Neurosci, 38: 221-246.

Saunders A, Macosko EZ, Wysoker A, et al, 2018. Molecular diversity and specializations among the cells of the adult mouse brain [J]. Cell, 174 (4): 1015-1030. e16.

Scala F, Kobak D, Bernabucci M, et al, 2021. Phenotypic variation of transcriptomic cell types in mouse motor cortex [J]. Nature, 598 (7879): 144-150.

Somogyi P, Klausberger T, 2005. Defined types of cortical interneurone structure space and spike timing in the hippocampus [J]. The Journal of physiology, 562 (1): 9-26.

Svoboda K, Li N, 2018. Neural mechanisms of movement planning: motor cortex and beyond [J]. Current opinion in neurobiology, 49: 33-41.

Tasic B, Yao Z, Graybuck LT, et al, 2018. Shared and distinct transcriptomic cell types across neocortical areas [J]. Nature, 563 (7729): 72-78.

Yao Z, Liu H, Xie F, et al, 2020. An integrated transcriptomic and epigenomic atlas of mouse primary motor cortex cell types [J]. Biorxiv, 2 March.

Yao Z, van Velthoven CTJ, Nguyen TN, et al, 2021. A taxonomy of transcriptomic cell types across the isocortex and hippocampal formation [J]. Cell, 184 (12): 3222-3241. e26.

Zeisel A, Hochgerner H, Lönnerberg P, et al, 2018. Molecular architecture of the mouse nervous system [J]. Cell, 174 (4): 999-1014. e22.

Zeng H, Sanes JR, 2017. Neuronal cell-type classification: challenges, opportunities and the path forward [J]. Nature Reviews Neuroscience, 18 (9): 530-546.

Zhang M, Eichhorn SW, Zingg B, et al, 2020. Molecular, spatial and projection diversity of neurons in primary motor cortex revealed by in situ single-cell transcriptomics [J]. Biorxiv, 6 June.

第三篇

常见神经系统疾病

第十五章

脑血管病

中国成年人致死致残的首位病因为脑血管病，迄今为止，脑血管病的发病率和病死率仍呈上升趋势。脑血管病具有高发病率和高致死致残率等特点，以其较长的病程和难以避免的较差的预后情况给患者及其家庭和社会带来极大的负担。常见的脑血管病包括缺血性脑卒中、颅内血管畸形、烟雾病等。本节内容将从脑血管病的致病机制、影像学诊断和防治等方面对其新的前沿结论和研究方向进行概述。

第一节　发病机制、临床诊断及治疗措施

一、发病机制

脑血管病是由多种原因引起的一组疾病，主要涉及大脑供血不足或血管病变导致的症状。其中，缺血性脑卒中是最为常见的一种类型，通常由脑内大动脉闭塞引起，使得受影响区域的脑组织缺血死亡。此外，脑血管病的发病机制还包括血管壁结构改变、血栓形成、脑血管自身病变等多个方面。近年来，外泌体在脑血管病的研究中得到了广泛关注。外泌体是一种由细胞释放的小囊泡，内含蛋白质、核酸等多种生物分子，可在细胞间传递信息，参与神经元间的通讯和信号传递。一项外泌体的体外研究（Wei et al, 2022）将过表达 E 盒结合锌指蛋白 2（Zeb2）/轴抑制蛋白（Axin2）的质粒转染骨髓间充质细胞（BMSC），再将其分泌的富含 Zeb2/Axin2 的外泌体刺激大脑中动脉闭塞（MCAO）大鼠模型，观察其神经恢复情况。实验结果发现，富含 Zeb2/Axin2 的外泌体使 MCAO 大鼠脑室下区、海马区、皮质区神经元数量增加，神经生长因子（NGF、BDNF 等）表达上调，明显恢复其空间记忆和神经功能。此外，在缺血边界区，富含 Zeb2/Axin2 的外泌体能够使突触数量增加，促进突出重构，逆转缺血损伤导致的神经轴突损失和减少轴突死亡。实验表明富含 Zeb2/Axin2 的外泌体可以通过促进神经干细胞增殖分化，改善脑卒中后的神经功能。进一步研究外泌体的作用机制，可能为缺血性脑卒中提供新的治疗策略。

二、临床诊断

脑血管病发病率高，病情危急，预后较差，因此早期识别和诊断对于患者的尽早治疗和康复有着很重要的指导意义。

颅内脑膜动脉和硬脑膜静脉窦和/或蛛网膜下腔静脉之间发生异常的交通网络，称之为硬脑膜动静脉瘘（DAVF），这是一种颅内血管畸形。在目前来讲，临床上 DAVF 诊断的主要手段是数字减影血管造影技术（DSA），但是近年来随着科技的发展，多项研究都在不断创新，以寻找无创安全的影像学手段来取代 DSA 这项有创检查。目前四维 CT 血管造影（CTA）是研究的一大方向，以其无创的优点，为 DAVF 的诊断提供了新的辅助手段。四维

CTA 突破了三维 CTA 的局限性，能为临床医生提供全脑动态的血管信息，可以在显示供血动脉、引流静脉和瘘口部位的同时，提供其周围的组织结构的解剖学关系，并且有着较高的时间分辨率和空间分辨率。在多项四维 CTA 和 DSA 的对比诊断研究中，四维 CTA 均表现出了较好的正确性，高达 89.5%～100%（宋子豪等，2021）。目前使用的四维 CTA 的血流分析能够评估颅内静脉血流的方向和速度，有利于诊断一些侵袭性的 DAVF。四维 CTA 在诊断 DAVF 上表现出令人惊喜的潜力。

脑血管病的评估很大程度上依赖于影像检查，其中缺血性脑卒中的诊断高度依赖于影像检查所提供的信息。但是卒中影像图像信息细节较多，分析难度较大，为充分发挥影像数据的利用价值，人工智能逐步应用于卒中影像的信息提取、分割病灶和预测进展等方面。利用人工智能方法处理计算机视觉任务，高通量挖掘影像图像中的数据特征，经过反复学习计算和调整，以期达到病灶早期自动化识别诊断的目的。

评估缺血性脑卒中的缺血病灶范围时，可用 Alberta 早期计算机断层扫描评分（Alberta stroke program early CT score，ASPECTS），e-ASPECTS 是一个基于该评分建立的人工智能自动化影像分析软件，Nagel 等人（Nagel et al，2017）将该软件与神经放射科影像医生之间进行了一项比较性的实验，对于来自多中心的 132 例缺血性脑卒中患者的 2640 个影像图片进行自动化评分，并将其评价结果与三维神经内科专家的联合判定结果作比较，试验结果表明 e-ASPECTS 自动化影像分析软件能够将平扫 CT 图像结果快速地进行标准化自动分析，在识别缺血性病灶的能力上不弱于神经影像专家。

人工智能适当合理地投入影像识别的工作，不仅能缩短阅读图像的时间，还能辅助提高诊断的准确度，帮助临床医生精准判断疾病的危险分层，指导治疗方案，改善患者预后。

三、治疗措施

有效和及时的二级预防对于脑血管病患者尤为重要，不仅可以减少患者疾病复发的风险，减缓疾病恶化的速度，还可以降低疾病的致残率，促进患者康复，改善患者预后，提高其生活质量，为患者和社会减轻负担。

在脑血管病的治疗方面，王拥军教授团队（Wang et al，2021）公开发表了 CHANCE-2 的研究结果。该研究从基因组学的角度出发，发现 58.8% 的患者都携带 CYP2C19 功能缺失等位基因（*CYP2C19LoF*），该基因使得脑血管病患者缺乏 CYP2C19 酶，无法在肝脏中利用前体药物氯吡格雷使其发挥应有的药效，因而达不到预计的临床效果。对于这个问题，该团队发现了新一代 P2Y12 受体拮抗剂替格瑞洛，该药物无需在肝脏中进行代谢转化，属于非前体药物，有较好的抗血小板作用。研究结果表明，在轻型缺血性脑卒中或者 TIA 患者中，对于携带 *CYP2C19LoF* 基因的人，应用替格瑞洛的 90d 卒中风险较氯吡格雷组略低（图 15-1），两组中重度出血风险无差异，但是相比较而言，替格瑞洛组的总体出血风险更高。

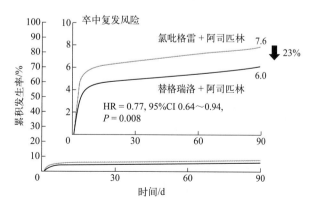

图 15-1 CHANCE-2 部分研究结果
（Wang et al，2021）

CHANCE-2 是一项极具前瞻性的研究，已经改变了国际治疗指南的用药方案，得到国际上广泛的认可，并且为脑血管病抗血小板领域的基因指导下的精准治疗打开了思路，也预示着当代医学正逐步迈入大数据和多组学驱动的精准时代。

第二节　脑血管病相关动物模型

一、脑缺血模型

脑血管缺血性疾病约占所有脑血管疾病的 80%，其特点是发病率、残疾率和死亡率高，是对人类健康最严重的威胁之一。研究缺血性脑血管病的模型有很多，根据缺血程度和血流恢复情况，可分为全脑缺血、局灶性缺血、永久性闭塞和再灌注。大脑中动脉（middle cerebral artery，MCA）是大多数脑梗死的部位，大脑中动脉栓塞（middle cerebral artery occlusion，MCAO）动物模型通常被认为是局域性脑缺血的标准动物模型。

1. 金属丝栓塞的大鼠 MCAO 模型

对动物进行麻醉，通过颈外动脉或颈内动脉插入一根 4-0 尼龙丝，封闭 MCA 起源，诱发局灶性脑缺血。拆线栓塞可以建立再灌注损伤模型，具有急慢性局灶性脑缺血的动物模型和理想的缺血再灌注损伤模型的优势，但结扎和手术需要一定的经验技巧，实质上是栓塞，与一般的临床卒中还是有一定的区别。该模型模拟了脑血管永久性和短暂性局灶性脑缺血的不同状态，在再灌注研究和药物疗效评估中更具有说服力。最常见的类别之一是局灶性大脑中动脉缺血，MCAO 被认为是局灶性大脑缺血的标准动物模型。

2. 采用线栓法制备的小鼠 MCAO 模型

在颈总动脉分叉处近端约 2～3mm 处做一个小切口，在颈内动脉近端插入一个线栓，松开血管钳并持续推进，直到遇到阻力而无法再插入。这种技术操作简单，可以通过头皮上的切口直接观察血流情况，但它需要小动物和显微镜下的操作，这使得它难以控制栓塞的确切部位。这个模型是阐明脑梗死形成的复杂分子机制的有力工具。

3. 套管栓塞的大鼠 MCAO 模型

将可逆套管插入颈外动脉和颈内动脉口，从颈内外动脉引入栓塞微球，闭塞同侧皮质、海马和深层灰质结构。栓塞材料可包括异体血栓、碳颗粒、塑料颗粒和花生四烯酸钠。多种多样的材料为模拟脑栓塞提供了便利。然而，栓塞微球的随机性使其无法预测栓子的位置和大小，不同程度的缺血使其不适合用于解决神经系统症状和脑组织的定量分析，而再灌注的存在与否也因临床情况而大不相同。它主要用于研究血栓形成过程和监测溶栓治疗。

4. 基于光化学法制备的大鼠 MCAO 模型

对大鼠进行麻醉和固定，暴露头骨，静脉注射感光材料——光敏素（photofrin），用特定波长的光源照射头骨。该手术是微创的，动物很容易长期存活，血栓形成的过程与人类相似，皮质梗死的部位是任意的。缺点是终端动脉和微通道在早期就被永久关闭，所以不适合研究血管扩张或促进血管串联。它适用于慢性脑缺血、抗血小板/血栓剂和内皮细胞保护的研究。

5. 采用开颅术制备的大鼠 MCAO 模型

首先进行开颅手术，然后在近端 MCA 处分离血管并夹闭，接着通过电凝和结扎的方式诱发脑梗死。在手术过程中，需要在大鼠头部的耳朵和眼睛之间开一个小洞，然后分离鳍状肌，并在颧弓前切开颅骨，以便将 MCA 与大脑上下的静脉相连，最终诱发 MCA 控制区域的脑缺血。其优点是实验效果恒定，缺血效果安全，大脑皮层和尾状核的缺血最为明显，最接近人类卒中。然而，它很难执行，需要显微外科技术，可能导致脑脊液渗漏，并可能影响缺血后侧支路的血流动力学。它适用于研究脑缺血后的长期神经系统损伤和干预性康复。生理、生化、病理和神经参数也可以被监测。

6. 采用双支闭塞技术制备的大鼠全脑缺血模型

压迫双侧颈总动脉以减少脑血流量，与低血压结合使用，诱发急性脑缺血。单纯结扎双侧颈总动脉并不能在不降低血压的情况下减少脑血流至缺血或代谢障碍的程度。该技术简单，错误率低，可以模拟临床休克、心力衰竭、脑血管狭窄或闭塞以及低灌注导致的脑微循环障碍。然而，由于脑缺血的持续时间长，有时会出现并发症，如缺血后的癫痫和抽搐，导致全身性低血压，严重损害其他器官的血液供应，从而影响实验结果。模型不能在有意识的动物身上进行，也不能进行神经行为的观察。它适用于研究不完全性脑缺血对能量代谢的影响、缺血性脑损伤的病理生理学和抗缺血药物的疗效评估。

7. 全脑缺血大鼠模型的 4 支闭塞法

为了建立全脑缺血大鼠模型的 4 支闭塞法，用阻塞栓测量颈总动脉和椎动脉的血流量。对动物进行麻醉并保持体温，在颈部后面做一个正中切口，暴露出第一颈椎两侧的小翼板开口，插入单极电凝针烧灼两根椎动脉，以达到永久闭塞的目的。24h 后，在仰卧位上，在喉部和胸骨之间做一个 3cm 的正中切口，分离并暴露出两个颈总动脉，并激活它们 30min，30min 后解除激活，建立一个全脑缺血/再灌注的大鼠模型。该模型的优点是参数明确，可以测试成功缺血/再灌注实验，海马损伤明显，记忆障碍明显，但操作难度大，椎动脉和椎管前交叉分支有个体差异，操作的专业性对实验结果有很大影响，适合一些特殊领域的研究。

脑缺血的动物模型可以模拟人类疾病，如感觉运动能力下降、认知障碍和各种形式的焦虑，并可用于药理评估和机制研究。此外，动物行为研究的优势在于，资源相对容易获取，速度非常快，而且带来的伦理和道德问题相对较少。因此，开发和实施更全面、更系统的脑缺血动物行为评估系统，可以为进一步深入研究脑缺血的病理生理机制和筛选抗缺血药物提供实验基础。脑缺血后动物常用的行为评估方法可分为感觉和运动功能评估实验、学习和记忆功能评估实验和焦虑测试实验。感觉运动功能评价实验有平衡木实验、前肢放置实验、转棒实验、旷场实验、圆筒实验；学习记忆功能评价实验有 Morris 水迷宫实验、八臂放射迷宫实验、主被动回避实验、新物体探究实验；焦虑水平测试实验有高架十字迷宫实验和明暗穿梭箱实验。

二、脑出血模型

脑出血占所有卒中的 $30\%\sim40\%$，其发病率在年轻时不断增加，对人类健康构成严重威胁。为了更好地表现人类脑出血的病理生理过程，最初选择了在解剖结构和生理功能方面与人类相似的灵长类动物作为动物模型（李加美等，2008）。但其价格昂贵，存在伦理学问题。目前，大多数脑出血动物模型是啮齿类动物，如大鼠和兔子（Clark et al，1998，暴丽莎等，2015）。其优点是：价格便宜，容易饲养，可以采集大量的样本，实验数据可靠；且这两种动物的大脑解剖和生理结构与人脑接近，体积小，更容易观察大脑的生理和病理变化，也便于比较不同实验室的数据。在人类中，脑出血通常发生在尾状核，但在大鼠中，尾状核是最大和最容易观察到的核，所以用大鼠做脑出血模型可以更好地模拟人类脑出血的部位。一个完美的脑出血动物模型应该具备以下特点：①得到很好的控制，即出血的时间、出血量和出血部位都是可控的；②相关因素（血压、血脂、血糖等）都是可以详细观察或控制的；③应避免其他疾病的影响和脑血管的解剖学差异。目前常用的实验性脑出血模型有以下4种：自体血注入法、胶原酶诱导法、微球囊充胀法、自发性脑出血。

自体血注入法是一种建模技术，即抽取一定量的动物血液，利用定位技术注射到动物尾椎的核部，在这个区域形成血肿。在对动物进行麻醉和固定后，将头骨部分重新定位，并将非肝素化的自体血注入选定的脑组织中，其量与脑组织的大小相对应。通过自体血注射模型可以观察到注入脑组织的自体血在凝固过程中释放的血管活性物质的毒性作用，与出血的临床病理相对应。自体血通常从实验动物的内眼角、股动脉或心脏获得（张祥建等，2003；周晓春等，2005）。从内眼角采集的血样污染程度较低，但采集的血液是静脉血，与脑动脉出血的血液成分不相符。动脉穿刺的血液成分更符合脑出血的情况。然而，股动脉穿刺更为复杂，而且成功率较低。心脏穿刺技术也能提供干净的动脉血，而且更容易操作，损伤更小，但它需要很高的技术水平，反复穿刺容易造成失血和感染死亡。改进后的自体血液管理技术的特点是能够控制血肿的大小，操作相对简单，并且可以在凝固过程中观察局部脑组织的病理变化。这种方法的缺点是，引入大脑的血肿不是由血管破裂造成的。在注射过程中，回流和凝固问题无法避免，而且血肿的模式和大小也无法再现。

胶原蛋白酶注射技术利用胶原蛋白酶溶解血管皮下层的胶原蛋白和细胞间基质，破坏血管壁并导致大脑出血。胶原蛋白酶本质上是金属蛋白酶，存在于人类脑血管的巨噬细胞和单核细胞中，在病理条件下可以分泌。有几种类型的胶原蛋白酶，但目前认为Ⅳ型和Ⅶ型最适合用于模拟脑出血（杨洁等，2012）。该方法的优点是简单、快速、成功率高、稳健、可多次重复，能较好地模拟人体脑血管自发出血时的生理和生化过程，以及出血后血肿扩大引起的病理变化。这种方法适用于脑出血后的各种参数的长期监测，但其缺点是胶原酶不会造成血管的物理性破裂，实际上会造成小血管的广泛慢性出血，形成的渗出性血肿实际上不是局部的血肿，急性占位效应不明显，病理过程与人类脑出血仍有差异（Elger et al，1994；Clark et al，1998）。此外，由于胶原酶本身会在脑组织中诱发严重的炎症反应，并对血管有广泛的破坏作用，这些副作用可能会干扰对单纯由血肿引起的脑出血的炎症反应的研究（徐颖峰等，2007）。此外，胶原蛋白酶对脑组织有细胞毒性，严重损害神经功能和血脑屏障，所以不能充分代表人类脑出血后继发性疾病的发病机制，也不能用于研究脑出血后血肿周围组织的循环障碍。

微球膨胀法是基于对血肿的机械破坏力的研究，是一种基本方法，将微球直接插入脑组织，模拟血肿对周围脑组织的机械压迫。这种技术很简单，可以人为地控制血肿的压缩体积，防止血肿进入心室区而不控制其体积的可能性。这项技术后来被改进为模拟脑血肿的形成和清除，用气体取代微泡中的液体，并迅速填充和排出，以观察血肿压迫的效果和血肿清除后脑组织的恢复情况（Mendelow，2000）。然而，这个模型没有考虑到脑出血后血肿血液成分对脑组织的细胞毒性作用，这仍然是一个缺点，因为微球蛋白不是血液成分。在出血后期，血肿血液成分对脑组织的破坏作用与压迫相比是一个更复杂的病理过程。尽管有进一步的研究，其根本原因仍有待阐明。近年来，关于血肿对脑细胞的细胞毒性作用的研究在很大程度上被忽视了。

由于高血压是人类脑出血的病理基础，饲养的高血压大鼠诱发脑血管自发性破裂是最接近人类脑出血病理生理变化的动物模型。目前正在进行的实验是培育带有促进出血的基因的高血压动物。带有这种基因的动物出生后可以在几周内自发提高血压，在短时间内造成自发性脑出血。这些动物经常被用于与已经携带高血压基因的大鼠近亲繁殖，它们的血压高于其后代，并且有 80％的自发性脑出血的发生率（刘建文，2008）。这个模型是研究成人脑出血的理想选择。这个模型的优点是它结合了高血压和卒中，非常相似并模仿了人类卒中的病理。因为育种成本高、育种周期长、难以培育出弱小的动物、对后代的干扰、突变和基因改变，所以它的使用受到限制。最近，还建立了一个高血压模型，其病理基础与脑出血的临床高血压相似，主要是利用实验动物的双肾动脉受到压迫。虽然这个模型已经得到了完善，但由于脑出血的频率很低，脑出血的体积无法控制，而且出血的位置无法预测，所以其使用受到一定的限制。

参 考 文 献

暴丽莎，刘芳，2015. 早产兔生发基质-脑室内出血模型的建立及神经行为学评价. 临床误诊误治，89-91.

李加美，朱华，代小伟，等，2008. 人骨髓间充质干细胞移植对食蟹猴脑出血损伤的修复作用. 亚洲实验动物学会联合会（AFLAS）第三次会议暨中国实验动物学会（CALAS）第八届学术年会论文集. 中国北京.

刘建文，2008. 药理实验方法学：新技术与新方法. 北京：化学工业出版社.

宋子豪，马永杰，叶明，等，2021. 硬脑膜动静脉瘘影像学诊断研究进展. 中国脑血管病杂志，18（4）：267-270，282.

徐颖峰，佟岩，2007. 实验性脑出血动物模型. 中华神经外科疾病研究杂志，6，189-190. 328-329.

杨洁，倪厚杰，唐洲平，2012. Ⅶ型胶原酶构建大鼠脑出血模型的组织病理学研究. 神经损伤与功能重建，7：235-237.

张祥建，刘春燕，祝春华，等，2003. 大鼠自体动脉血脑出血动物模型的建立. 脑与神经疾病杂志，11：341-344.

周晓春，陈龙，刘绍晨，2005. 200 只大鼠内眦取血的操作体会. 承德医学院学报，(4)：52-53.

Cheng SX，Xu ZW，Yi TL，et al，2018. iTRAQ-Based Quantitative Proteomics Reveals the New Evidence Base for Traumatic Brain Injury Treated with Targeted Temperature Management. Neurotherapeutics，15：216-232.

Clark W，Gunion-Rinker L，Lessov N，et al，1998. Citicoline treatment for experimental intracerebral hemorrhage in mice. Stroke，29：2136-2140.

Elger B，Seega J，Brendel R，1994. Magnetic resonance imaging study on the effect of levemopamil on the size of intracerebral hemorrhage in rats. Stroke，25：1836-1841.

Lighthall JW，1988. Controlled cortical impact：a new experimental brain injury model. J Neurotrauma，5：1-15.

Nagel S，Sinha D，Day D，et al，2017. e-ASPECTS software is non-inferior to neuroradiologists in applying the ASPECT score to computed tomography scans of acute ischemic stroke patients［J］. International Journal of Stroke，12（6）：615-622.

Mendelow AD，2000. Comment on 'Time window for clinical effectiveness of mass evacuation in a rat balloon model mimicking an intraparenchymatous hematoma'. J Neurol Sci，174：1-2.

Wang W，Zhang H，Lee DH，et al，2017. Using functional and molecular MRI techniques to detect neuroinflammation and neuroprotection after traumatic brain injury. Brain Behav Immun，64：344-353.

Wang Y，Meng X，Wang A，et al，2021. Ticagrelor versus Clopidogrel in CYP2C19 Loss-of-Function Carriers with Stroke or TIA. N Engl J Med. 385（27）：2520-2530.

Wei R，Zhang L，Hu W，et al，2022. Zeb2/Axin2-Enriched BMSC-derived exosomes promote post-stroke functional recovery by enhancing neurogenesis and neural plasticity［J］. Journal of Molecular Neuroscience，72（1）：69-81.

第十六章

脑损伤

脑损伤（brain injury）是临床中常见的急症，多是由暴力、高处坠落、交通事故等外伤因素作用于头部造成的相关器质性损伤，颅内大量出血及合并严重神经功能损害的患者往往病情危重紧急且预后不佳，应根据患者损伤的部位、性质、严重程度迅速做出诊断，并尽快采取相应治疗措施，尽可能改善预后，减少并发症。

第一节　发病机制、临床诊断及治疗措施

一、发病机制

根据损伤机制可将脑损伤分为原发性脑损伤和继发性脑损伤。原发性脑损伤指外伤因素作用于头部后，立即产生的对脑组织的直接损害，包括脑震荡和脑挫裂伤；继发性脑损伤指在原发性脑损伤的基础上进一步产生的病理生理改变，主要是由颅内压升高，脑缺血、缺氧等因素引起，常见的病变包括脑水肿、脑出血和血肿等。

脑损伤的伤情分级可使用国际通用的格拉斯哥昏迷评分法（Glasgow coma scale，GCS）（表 16-1）。评分 13～15 分，伤后意识障碍在 30min 以内为轻型脑损伤；9～12 分，伤后意识障碍在 30min 至 6h 为中型脑损伤；3～8 分，伤后意识障碍在 6h 以上，或在伤后 24h 内病情恶化再次昏迷 6h 以上为重型脑损伤。

表 16-1　格拉斯哥昏迷评分量表（GCS）

睁眼反应(eye opening，E)	语言反应(verbal response，V)	肢体运动(motor response，M)
4 分：自然睁眼(spontaneous)	5 分：说话有条理(oriented)	6 分：按指令动作(obey commands)
3 分：呼唤睁眼(to speech)	4 分：可应答，但答非所问(confused)	5 分：能够定位刺激(localize)
2 分：有刺激或疼痛时睁眼(to pain)	3 分：可说出单字(inappropriate words)	4 分：对疼痛刺激有肢体回缩(with-drawal)
1 分：对刺激无反应(none)	2 分：可发出声音(unintelligible sounds)	3 分：对疼痛刺激有肢体屈曲(decorticate flexion)
C 分：因骨折、肿胀等无法睁眼(closed)	1 分：无任何反应(none) T 分：因气管插管或切开无法正常发声(tube) D 分：平素有语言障碍史(dysphasic)	2 分：对疼痛刺激有肢体伸直(decerebrate extension) 1 分：无任何反应(no response)

二、临床诊断

脑损伤患者可因损伤的类型、部位、严重程度出现不同程度的意识障碍、颅内压升高、神经系统阳性体征和生命体征的改变。辅助检查在诊断脑损伤的类型、部位、严重程度，以

及确定脑损伤的治疗方式和患者预后方面发挥着重要作用，主要检查包括颅骨 X 线平片、CT、磁共振成像、颅内压监测、脑电图等。怀疑脑损伤患者应首选头颅 CT 检查，CT 扫描对脑损伤的准确性和敏感性都非常好，能够准确地提示包括脑挫裂伤、脑干损伤、急性硬膜外血肿、急性硬膜下血肿、脑内血肿以及脑水肿在内的多种脑损伤病变。

三、治疗措施

脑损伤治疗分为手术治疗和非手术治疗，当患者有大范围的脑挫裂伤、血肿和脑水肿压迫脑室、使中线移位，出现难以控制的颅内压升高时，应尽早行开颅手术清除血肿或坏死的脑组织，减轻并发症。无明确手术指征时，应行非手术治疗控制症状，降低死亡率并改善预后，主要治疗措施包括控制颅内压、改善脑水肿，以及相应的支持治疗减少并发症的发生。

第二节　脑损伤模型及评价

一、脑损伤动物模型的建立

1. 机械作用力损伤模型

机械作用力损伤模型包括自由落体打击（weight-drop，WD）模型和控制性皮层冲击损伤（controlled cortical impact，CCI）模型、机械横断体外细胞模型（cell transection injury）、牵张损伤体外细胞模型（cell stretch injury）。WD 是一种建模技术，其中大脑损伤是由自由落体重物撞击硬脑膜或颅骨造成的。在这种方法中，通常通过导管诱导重物自由下落，并通过控制重量和高度控制伤害程度（Marmarou et al，1994；Xiong et al，2013；Hou et al，2017）。Feeney WD 模型通过调整撞击者头部直接撞击硬脑膜时的重量和自由落体高度来模拟轻度、中度和重度脑损伤，主要用于模拟脑震荡和脑挫伤（He et al，2018；Jia et al，2018）。CCI模型是指金属撞击器的头部直接撞击暴露的硬脑膜，快速移动的空气撞击造成永久性脑损伤。它已被用来代表皮质组织损失、急性硬膜下血肿、轴索损伤、脑震荡、血脑屏障（blood brain barrier，BBB）功能障碍，甚至是创伤后昏迷。该模型允许通过调整撞击延迟时间、撞击速度和撞击深度来控制伤害程度（Cheng et al，2018；Wang et al，2017；Lighthall，1988）。体外细胞模型中的机械横切法使用塑料针、刀片和激光将神经元突起与细胞质分离到培养皿上，并模仿撞击后的创伤穿刺伤口、穿入颅骨的骨折和各种脑组织病变。这是一个简单而有效的体外模型，不需要特殊设备。然而，对于机械损伤的参数没有严格的标准，损伤的严重程度仅由受损细胞的数量来评估。牵张损伤体外细胞模型已被广泛应用于研究创伤性脑损伤的生物力学效应。该模型通过改变细胞的形态以及牵张和延伸程度来模拟损伤情况。其中，最常见的模型之一是使用压缩气体使圆形培养皿发生变形，进而使附着在圆形培养皿上的神经元变形。根据施加的压力大小，可以实现轻度、中度或重度的损伤（Salvador et al，2015；Saykally et al，2017）。

2. 压力损失模型

压力损失模型包括液压冲击伤（fluid percussion injury，FPI）模型、穿透性脑损伤（penetrating ballistic-like brain injury，PBBI）模型、加压损伤（compression injury）神经细胞模型和负压引流损伤（vacuum assisted injury）神经细胞模型。FPI 模型涉及通过颅骨穿窿注射神经细胞。FPI 模型包括在颅内快速注射生理盐水，通过使脑组织变形和移位来诱发脑损伤，其程度取决于压力脉冲的强度。FPI 模型可以再现人类 TBI 后颅内出血、脑肿胀和进行性灰质损伤的病理生理学特征，用于再现没有骨折的临床 TBI（Fehily et al，2017；Evans et al，2018）。PBBI 模型，其中高能弹头和冲击波在大脑中形成一个数倍于子弹本身大小的临时空腔，这取决于发射子弹的弹射路径和能量传递程度。与其他 TBI 模型不同，由于伤口的渗透性和所形成的临时空腔，PBBI 模型在整个原发病灶中产生广泛的脑内出血（Xiong et al，2013）。PBBI 模型的这些特点对于研究中度至重度颅脑损伤的机制非常重要。压力损伤模型与 TBI 后的临床病理生理学很接近，而且很简单，可以通过调整压力值来控制损伤程度（Smith et al，2018）。神经元损伤的负压引流模型使用一个微流体装置和实验室真空来损伤轴突。该设备在不影响细胞质的情况下损伤轴突，这种损伤方法随后被用于测试轴突再生疗法的候选者。微流体和基于真空的损害机制也可用于模拟和描述急性轴突变性（Shrirao et al，2018）。

二、模型评价

脑组织损伤可以通过各种标志物来评估，这些标志物表明损伤的程度及其随时间的进展。例如，可以在受伤后数小时或数周内监测细胞凋亡标志物的表达和行为障碍，并开发治疗方法以抑制细胞死亡和促进动物的功能恢复。虽然每个模型都有其优势，但重要的是要注意，没有一个单一的损伤模型可以准确地再现在人类创伤性疾病中观察到的全部病理变化。

手术是一种以减少或防止血肿、癫痫发作和脑瘤造成的损害的常见方法。特别是在切除胶质瘤的情况下，在被切除肿瘤周围的组织中发生病变是很常见的。已经开发了手术诱导的TBI 动物模型来模拟这种类型的损伤（Jezierski et al，2014）。通常，在这些模型中，覆盖特定区域（如初级运动皮层）的头骨被移除，神经组织在预定的深度被破坏，以评估对大脑的急性和慢性影响。通过将检测神经元结构变化的不同染色技术与监测促凋亡和抗凋亡标志物表达的生化测试相结合，可以评估脑损伤的严重程度。

除上述方法外，体内多普勒和光学成像技术可用于确定病变随时间变化的概况。多普勒成像允许对大脑特定区域的血流进行无创、实时和高分辨率的量化。这项技术可以方便地监测受伤大脑的血流变化，然后再进行再灌注，作为一种恢复机制。此外，在转基因小鼠中使用荧光报告器［如绿色荧光蛋白（GFP）］进行体内光学成像，可用于监测损伤或治疗前后特定蛋白质的表达。例如，使用胶质纤维酸性蛋白（GFAP）-GFP 转基因小鼠在时空上观察到损伤后的反应性胶质增生。使用类似的方法，在 nestin-GFP 转基因小鼠受伤后检测到在海马和脊髓中的表达。

参 考 文 献

Evans LP，Newell EA，Mahajan M，et al，2018. Acute vitreoretinal trauma and inflammation after traumatic brain injury in mice. Ann Clin Transl Neurol，5：240-251.

Fehily B，Fitzgerald M，2017. Repeated mild traumatic brain injury：potential mechanisms of damage. Cell Transplant，26：1131-1155.

Hou J，Nelson R，Wilkie Z，et al，2017. Mild and mild-to-moderate traumatic brain injury-induced significant progressive and enduring multiple comorbidities. J Neurotrauma，34：2456-2466.

He H，Liu W，Zhou Y，2018. Sevoflurane post-conditioning attenuates traumatic brain injury-induced neuronal apoptosis by promoting autophagy via the PI3K/AKT signaling pathway. Drug Des Devel Ther，12：629-638.

Jezierski A，Rennie K，Zurakowski B，et al，2014. Neuroprotective effects of GDNF-expressing human amniotic fluid cells. Stem Cell Rev Rep, 10: 251-68.

Jia J, Chen F, Wu Y, 2018. Recombinant PEP-1-SOD1 improves functional recovery after neural stem cell transplantation in rats with traumatic brain injury. Exp Ther Med, 15: 2929-2935.

Marmarou A, Foda MA, van den Brink W, et al, 1994. A new model of diffuse brain injury in rats. Part I: Pathophysiology and biomechanics. J Neurosurg, 80: 291-300.

Salvador E, Burek M, Förster CY, 2015. Stretch and/or oxygen glucose deprivation (OGD) in an in vitro traumatic brain injury (TBI) model induces calcium alteration and inflammatory cascade. Front Cell Neurosci, 9: 323.

Saykally JN, Hatic H, Keeley KL, 2017. Withania somnifera Extract Protects Model Neurons from In Vitro Traumatic Injury. Cell Transplant, 26: 1193-1201.

Shrirao AB, Kung FH, Omelchenko A, et al, 2018. Microfluidic platforms for the study of neuronal injury in vitro. Biotechnol Bioeng, 115: 815-830.

Smith ME, Eskandari R, 2018. A novel technology to model pressure-induced cellular injuries in the brain. J Neurosci Methods, 293: 247-253.

Xiong Y, Mahmood A, Chopp M, 2013. Animal models of traumatic brain injury. Nat Rev Neurosci, 14: 128-42.

第十七章

脑胶质瘤

脑胶质瘤起源于神经胶质细胞，目前研究数据统计显示，约 23.3% 中枢神经系统肿瘤均为脑胶质瘤，而其在恶性肿瘤中的占比更是高达 78.3%。脑胶质瘤复发风险高、患者经过综合治疗后效果不佳、手术致残率高，其中恶性程度最高的 WHO 分级 Ⅳ 级的胶质母细胞瘤（GBM）已经成为最难治的肿瘤。本节将简单介绍我国脑胶质瘤领域近年来在分类标准诊断、影像学诊断、临床治疗等方面的新兴技术和研究进展。

第一节　分类标准

2021 年发布的第五版世界卫生组织中枢神经系统肿瘤分类（the fifth edition of the WHO Classification of Tumors of the Central Nervous System，WHO CNS5）按照组织学特点进行了重新分类，并强调了免疫组学和分子诊断在肿瘤分类中的重要性。不同的病理分型决定了患者不同的治疗方案和预后效果，胶质瘤亚型精准的病理诊断对于制定治疗方案和预后至关重要。更详细准确的分类有助于临床医生对于特定的中枢神经系统肿瘤患者的预后和最佳治疗有更好的了解。

基于 WHO CNS5，吴劲松教授团队（Jin et al，2021）设计了一个神经病理学诊断平台，通过扫描获取术后病理样本切片的染色切片结果，再经过人工智能深度卷积神经网络（CNNs）的深度学习，对胶质瘤五个亚型进行精确分类。该团队提出的 SD-Net _ WCE 模型通过学习胶质瘤组织的可识别特征，对患者的组织板块图像进行基于 CNNs 的独立诊断检验，其斑块级准确率为 86.5%，患者级准确率为 87.5%，该系统推动了脑胶质瘤的神经病理诊断工作的发展。

分子病理的发展是近年来胶质瘤领域的重要进展，加深了学界对胶质瘤发生的认识，也为开发精准有效的治疗措施奠定基础。

第二节　影像学诊断与指导

手术切除脑胶质瘤要求在安全的前提下尽可能地大范围进行切除，但其中恶性程度高的脑胶质瘤浸润性强，与周围组织边界不明晰，所以神经外科医生进行肿瘤切除的时候最大的挑战就是确定切除边界，需要进行术中影像学指导。MRI 作为神经肿瘤的影像学常规检查可以将大脑正常组织和脑肿瘤组织之间的解剖学关系直观清晰地呈现出来，并且能够很好地显示出脑肿瘤的大小、部位、占位、水肿坏死等形态学特征。

但是典型的显像剂在制备合成和临床使用中均存在一定的局限性，比如目前已经获批的术中造影剂吲哚菁绿（ICG）无法进行术前定位等等。为了达到切除手术中的显像要求，龚启勇教授团队（Xie et al，2021）用吲哚菁（Cy7）分子和肽（ANG 或 DANG）对超顺磁性氧化铁纳米颗粒（SPIONs）进行修饰，将其作为 MRI/近红外荧光双模成像纳米探针来对脑胶质瘤进行定位指导切除。两种或两种以上显像方法的结合使用以及新的易获取的显像剂的开发作为当前的热点研究方向，有望突破典型显像剂的局限性。

除此之外，同时具有显像诊断和肿瘤治疗两种功能的显像剂也是脑胶质瘤影像学指导诊断的一大热点研究方向。比如倪石磊教授团队（Zhang et al，2021）设计了一种生物兼容的纳米制剂 RPDGs，这种纳米制剂除了具有优越的磁共振成像能力之外，还可以通过破坏脑胶质瘤细胞中的氧化还原平衡来促进细胞凋亡和铁死亡，抑制肿瘤生长（图 17-1）。而且 RPDGs 可以为常规化疗药物提供跨血脑屏障的高效转运，为脑胶质瘤的综合治疗提供新途径。

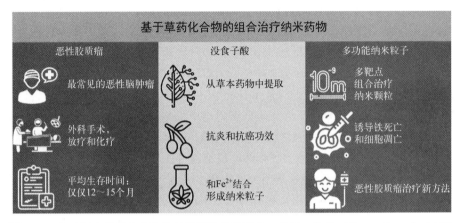

图 17-1　基于组合草药化合物的纳米药物实现成像、治疗一体化（Zhang Y et al，2021）

研发新型显像剂和神经影像技术的发展对于脑胶质瘤手术治疗的指导意义重大，也推动了脑胶质瘤影像学的稳步前进。

除了传统的神经影像学指导切除外，术中荧光剂也正逐步受到科研人员和临床医生的重视。作为术中荧光剂用于成像的 5-氨基酮戊酸（5-ALA）可以透过血脑屏障标记其外的肿瘤恶性组织，使得手术切除范围大大增大，突破了传统成像方法的限制，但是 5-ALA 仍旧有一定的局限性，因此开发具有更高的选择性的荧光探针是未来的主要研究方向（Sun et al，2021）。

第三节　治疗措施

脑胶质瘤的临床标准治疗方案是手术治疗＋同步放化疗＋替莫唑胺辅助治疗。根据脑胶质瘤的亚型不同，治疗方案也会有所差别。

一、手术治疗

脑胶质瘤常常累及语言功能区，患者容易出现语言功能相关结构的占位性病变所造成的失语情况。切除手术最有效的方式是在唤醒麻醉状态下，应用直接皮层电刺激设备检测语言功能相关皮层及皮层下分布结构指导肿瘤切除，以防止手术对于脑语言功能区产生副损伤，使得患者出现术后语言功能障碍。临床上最常使用的语言功能结构监测任务有图片命名、动词联想、计数等等。基于这一点，江涛教授牵头，在中国脑胶质瘤协作组成员的指导下，创建了《中国脑胶质瘤协作组术中多种语言监测任务标准图库》。该图库包含图片命名、动词联想、情景记忆三类语言功能任务，可为术中语言功能监测提供标准化的监测素材，也可用于综合评估语言功能区占位性病变患者术前、术后的语言功能。

该图库的出现完善了脑胶质瘤唤醒麻醉状态下的占位性切除手术，规范了语言功能区占位病变患者的围手术期语言评估和监测，有助于后续开展多中心临床研究工作。该图库软件的在线应用版已在中国脑胶质瘤基因组图谱计划网站发布，可在线使用，软件使用网址：http://www.cgga.org.cn/language_test/。

二、药物治疗

1. 耐药抑制剂

脑胶质瘤治疗选择极其有限，替莫唑胺（temozolomide，TMZ）是目前为止临床治疗高级别胶质瘤唯一的一线药物，但 TMZ 的临床治疗有效率不足，且多数患者在治疗后会出现不同程度的复发。TMZ 耐药在临床上阻碍了该药物对胶质母细胞瘤的治疗效果，针对 TMZ 的耐药机制进行的研究层出不穷。

许多证据表明来自胶质瘤干细胞（glioma stem cells，GSCs）的外泌体参与了 TMZ 的耐药过程。持续低剂量的 TMZ 刺激可促进胶质母细胞瘤中的 GSCs 生成和含有程序性死亡配体的外泌体（PD-L1-ex）分泌，这种外泌体会抑制细胞凋亡并促进细胞保护性自噬来增加肿瘤细胞的 TMZ 抗性，而自噬抑制剂 3-甲基腺嘌呤共处理细胞可逆转这一现象。此外，该团队还发现 PD-L1-ex 激活 AMPK/ULK1 通路诱导 TMZ 处理的胶质母细胞瘤（GBM）细胞自噬，而 AMPK 抑制剂和 ULK1 促进 PD-L1-ex 和高剂量 TMZ 共同处理的 GBM 细胞凋亡。研究证明 GSCs 产生的 PD-L1-ex 通过激活 AMPK1/ULK1 信号级联介导的自噬，促进了肿瘤细胞对 TMZ 的耐药过程。该研究为提高 TMZ 的治疗效果，寻找高效的 TMZ 耐药抑制剂提供了策略。

PD-L1 是一种跨膜蛋白，在抗原提呈细胞上生理表达，在肿瘤细胞上异常表达，因其能够导致肿瘤免疫逃逸的能力而被广泛关注。PD-L1 在肿瘤细胞内的变异性会影响检测的准确性。为了进一步了解 PD-L1 在 GBM 细胞中的表达情况，Tufano 等人（Tufano et al，2021）研究了细胞周期蛋白 D 的增殖和 GBM 中 PD-L1 表达水平的相关性，并关注了在细胞周期蛋白 D 波动期间高表达蛋白 *fkbp51* 的亚细胞分布。研究表明，在细胞分裂前，细胞周期蛋白 D 水平达峰时，PD-L1 的表达也会达到最大，然后随着细胞生长而逐渐降低。在细胞周期蛋白 D 达峰时，fkbp51 定位于内质网，当细胞周期蛋白 D 水平下降时，fkbp51 则定位于细胞核。该研究发现 PD-L1 在 GBM 中的表达随着细胞周期蛋白 D 的波动而变化，fkbp51 可能参与这一过程。

另一方面，考虑到 CSCs 在肿瘤发生和耐药性中发挥着不可忽视的作用，马文斌教授团队（Wang et al，2021）基于 GBM 和多能干细胞的转录组学，采用单类逻辑回归算法计算干性指数，再基于干性，通过一致性聚类将患者分为两个亚型。该团队还筛选了某些对免疫治疗更敏感的人群。这种新的基于干细胞的分类可以为 GBM 提供一个很有前景的预后预测指标，并可能指导医生对潜在的应答者优先使用免疫治疗。

除了 GSCs 之外，调节 O-6-甲基鸟嘌呤-DNA 甲基转移酶（MGMT）的基因表达量的机制也是研究 TMZ 的耐药过程的一个重要方向。江涛教授团队（Oldrini et al，2020）与合作单位联合发表的研究证明 MGMT 基因重排有助于 GBM 在体外和体内产生 TMZ 耐药性。他们发现了复发胶质瘤的一个子集携带 MGMT 基因组重排列（图 17-2），导致 MGMT 过表达。该团队利用 CRISPR/Cas9 技术，在胶质瘤细胞中复刻了这种 MGMT 重排，并发现这种融合可以在肿瘤来源的外泌体中检测到，该研究认为这种基因重排可能作为在接受 TMZ 治疗

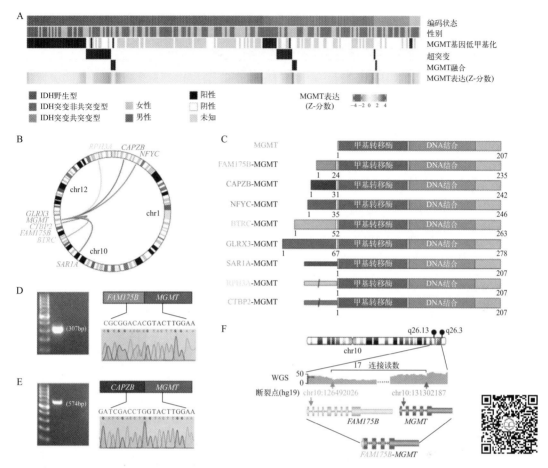

图 17-2 复发性胶质瘤中 MGMT 基因融合的鉴定（Oldrini et al，2020）

的患者中肿瘤复发的早期检测标志。

2. 脑胶质瘤治疗靶向药物

随着脑胶质瘤免疫组学和分子诊断重要性的不断强调，脑胶质瘤临床治疗的研究焦点已经变成了新靶向药物的研发和临床试验。当前，李文斌教授团队正就脑胶质瘤的新型靶向药物或免疫药物开展十余项临床试验，所涉及药物包括绿原酸、TJ107、ACT001 以及 CD95/CD95L 抑制剂的靶向药物 CAN008、伯瑞替尼等等（图 17-3）。这些药物的作用机制均已经过较为完善的研究，且绿原酸已进入Ⅱ期临床试验，临床试验结果令人期盼。

3. 递送系统

除了新药新靶点的研发和筛选之外，新的给药方式为胶质瘤的治疗带来了希望和转机。随着技术的发展，纳米药物的递送系统持续更新，新的编辑修饰技术层出不穷，药物的靶向递送能力稳步提升。

通过超声沉淀法制备紫杉醇纳米悬浮液（PTX）NS，并利用同源靶向机制，制备了一种胶质瘤 C6 癌细胞膜（CCM）对（PTX）NS 进行包覆，并用 DWSW 肽修饰获得具有穿透血脑屏障和靶向肿瘤功能的 DWSW-CCM-（PTX）NS。这种癌细胞膜涂层使纳米悬浮液具有同源黏附和免疫逃逸的生物学特性，并能穿过血脑屏障，选择性靶向肿瘤组织。该研究展示了仿生纳米悬浮液在脑胶质瘤治疗方面令人鼓舞的潜力（Fan et al，2021）。

天坛医院神经肿瘤综合治疗病区临床试验

方案编号	试验名称	靶点	药物	试验组	对照组	适应证
NP-301	RX108在复发性胶质母细胞瘤患者中的Ⅱ期临床研究	NA	化学药	RX108注射液/RX108注射液和贝伐珠单抗	无	复发胶母
ACTOO1-CN-002	一项随机、多中心、开放、阳性对照的评价ACT001单独使用和ACT001联合替莫唑胺使用对照替莫唑胺或洛莫司汀单独使用治疗复发胶质母细胞瘤的有效性和安全性的Ⅱ期临床研究	IKKβ, NF-kB	免疫药	ACT001和ACT001+替莫唑胺	TMZ/CCNU	首次复发胶母
TJ107001GBM201	新诊断胶质母细胞瘤完成标准同步放化疗(CCRT)后淋巴细胞减少的患者中评价TJ107疗效和安全性的随机、单盲、安慰剂对照Ⅱ期临床研究	rhIL-7	免疫药	TJ107+替莫唑胺	安慰剂+替莫唑胺	初治胶母(同步放化疗后)
LYS-GBM-01	随机、对照、开放、多中心、Ⅱ/Ⅲ期临床研究评价注射用绿原酸治疗复发Ⅳ级胶质母细胞瘤(GBM)的安全性和有效性	NA	免疫药	绿原酸	洛莫司汀	复发胶母
PLB1001-Ⅱ-GBM-01	一项随机、对照、开放、多中心、Ⅱ/Ⅲ期临床研究评价伯瑞替尼肠溶胶囊治疗PTPRZI-MET融合基因阳性继发性胶质母细胞瘤的安全性和有效性	PTPRZI-MET	靶向药	伯瑞替尼	替莫唑胺或铂类	复发/继发性胶母
CAN008-G-202	多中心、随机、双盲、安慰剂对照、Ⅱ期临床试验,评价CAN008与替莫唑胺在放射治疗期间以及放疗结束后合并使用治疗新诊断的胶质母细胞瘤患者的有效性和安全性	CD95/CD95L抑制剂	靶向药	CAN008+同步放化疗+后续治疗	安慰剂+同步放化疗+后续治疗	初治胶母
DB102-01	在新诊断DGM1阳性GBM患者中评估DB102联合TMZ同步放化疗加辅助化疗方案的随机、双盲、对照Ⅲ期临床试验	PKC-β抑制	靶向药TTF电场	enzastaurin+同步放化疗+后续治疗	安慰剂+同步放化疗+后续治疗	初治胶母
PNYL-KCDNJZLZLY-1.0	随机、对照、开放、多中心-评价可穿戴脑胶质瘤电场治疗仪联合替莫唑胺治疗复发胶质母细胞瘤(GBM)的安全性和有效性	NA	TTF电场	电场+替莫唑胺	替莫唑胺	复发胶母
2019-CN-01-TTF	肿瘤电场治疗仪(EFE-G100)联合替莫唑胺对比单独使用替莫唑胺治疗新发性胶质母细胞瘤的前瞻性、开放、随机、平行对照的多中心研究	NA	TTF电场	电场+替莫唑胺	替莫唑胺	初治胶母

注:适应证列合并显示为"胶质母细胞瘤(胶母)"

图 17-3　李文斌教授团队部分临床试验

NA—未知

第四节　脑胶质瘤动物模型建立及评价

一、动物模型建立

根据获得肿瘤的来源,胶质瘤动物模型可分为诱发性脑胶质瘤模型和移植脑胶质瘤模型。

1.诱发性脑胶质瘤模型

人类所患肿瘤的 80% 是由环境因素引起的,动物的诱发肿瘤与人类肿瘤的发生情况近似,且其成瘤经过较长的演变过程,是比较类似于人类肿瘤的动物模型。根据诱导剂的不同,脑胶质瘤动物模型又主要分为化学物质诱发和病毒诱发型。

（1）化学物质诱发模型

化学物质诱发的脑胶质瘤动物模型首见于利用甲基胆蒽制成丸剂植入小鼠脑内而成功诱发的脑胶质瘤。随后,新的致瘤物质如烷化剂,尤其是甲基亚硝基脲和乙基亚硝基脲在中枢神经系统中具有很高的肿瘤诱发率。由乙基亚硝基脲诱发的 Fisher 大鼠脑胶质瘤模型,联合影像学的应用，是实验室模拟治疗低级胶质瘤的有效方法。化学物质诱发的胶质瘤模型病程与人类胶质瘤较为相似，可被用于胶质瘤的移植试验等，但由于诱发肿瘤的遗传背景不清楚、种类不一、性质不稳定等因素，一定程度上限制了其应用。

（2）病毒诱发模型

病毒可以通过将其基因组整合至宿主细胞基因组，导致宿主肿瘤相关基因的激活或抑癌基因的失活；或有些病毒基因内含有致癌基因，其编码的蛋白质可促使宿主细胞发生癌变。目前应用于诱发脑胶质瘤动物模型的病毒有 BKV、JCV 和 RSV 等。病毒诱发模型是用于研究胶质瘤放化疗效果的较好模型。但由于该胶质瘤模型动物表达某些病毒性肿瘤特异性抗原，在研究胶质瘤免疫疗法时，表现出很强的免疫原性，因此，在实际应用中并不常用。

2. 移植性脑胶质瘤模型

移植性动物模型是目前应用最多的肿瘤模型，移植也是制作胶质瘤动物模型中使用最多的方法。免疫缺陷动物，如裸鼠和 SCID 鼠的出现，以及准确的立体定向、严格的无菌操作和浓缩细胞混悬液等技术的不断完善，大大提高了移植性动物模型建立的成功率。

（1）异种移植模型

免疫缺陷小鼠可大大降低移植过程中动物的免疫排斥反应，如人类胶质瘤细胞系 U251 皮下或颅内注射的裸鼠模型，可模拟人类胶质瘤的典型性特征，在组织病理学和免疫组织化学方面与人类胶质母细胞瘤极为相似；人类胶质瘤细胞系 U87 颅内注射的裸鼠模型虽然与人类胶质瘤不太相似，但却是用于研究抗肿瘤血管生成及胶质瘤高复发率的良好模型。

（2）同种移植模型

同种移植动物模型的特点是肿瘤组织或细胞移植发生在同种或同系动物之间。常用的同种移植性胶质瘤动物模型有：小鼠胶质瘤细胞系 GL261 颅内注射正常小鼠模型；大鼠胶质瘤细胞系 C6 接种于 Long-Evans 大鼠模型；大鼠胶质瘤细胞系 9L 脑纹状体注射 Wistar 大鼠模型。由于是在正常动物体内建立的肿瘤模型，其肿瘤生长特性和免疫应答等与人类胶质瘤较为接近，因此，应用该模型获得了很多基于免疫反应的治疗性实验数据。在耐常规放疗和化疗方面，胶质母细胞瘤干细胞移植模型也是很好的研究材料。胶质母细胞瘤移植虽然也能够在受体动物中导致胶质瘤的发生，但该模型不能用于靶向性治疗胶质母细胞瘤。相比较而言，胶质母细胞瘤干细胞移植模型能够重现原癌症的组织学、分子生物学等特征，能更真实地还原并反映人类胶质瘤的病理特征与分子生物学特性。该模型用于研究靶向性杀死胶质母细胞瘤干细胞的方法为治愈胶质母细胞瘤提供了可能性，是近年来兴起的一类新型肿瘤动物移植模型。

二、动物模型评价

1. 动物行为学评价

观察动物表现既往采用观察症状、体征的方法对动物模型的肿瘤生长情况进行评估，如进食情况、体重、精神状态以及压迫症状（颅内压增高表现、偏瘫）等。

2. 组织学检查

瘤体形态欠规则，无包膜，向周围浸润生长，切面色白，呈鱼肉状。

3. 病理染色

HE 染色后镜下观察，可见肿瘤区较正常脑组织染色深，有较明确的边界。肿瘤细胞丰富、密集，常排列呈束状及小团块状，细胞分化差，细胞核大、圆、深染，核分裂象多见。肿块内部血管丰富，常见栅栏状坏死区，瘤周组织可有水肿。Ki-67 染色结果可反映肿瘤细胞的增殖能力。

4. 小动物活体成像检查

活体成像发光技术已广泛应用于肿瘤体内实验。该技术是让肿瘤细胞带上萤光素酶（luciferase）或绿色荧光蛋白（GFP）标签，然后用小动物活体成像仪检测肿瘤的生物发光或荧光，以直观可视地、动态地观察肿瘤生长，检测肿瘤生长情况以评估肿瘤大小。

5. 影像学检查

磁共振成像（MRI）技术的应用为动物成瘤过程的检测提供了新的途径。它作为一种无创性的影像学检测方法，可以在不处死动物的情况下对肿瘤的生长情况进行动态的、多方位的观察，便于在适当的时间进行药效学研究。

参 考 文 献

Fan Y, Cui Y, Hao W, et al, 2021. Carrier-free highly drug-loaded biomimetic nanosuspensions encapsulated by cancer cell membrane based on homology and active targeting for the treatment of glioma. Bioact Mater, 6 (12): 4402-4414.

Jin L, Shi F, Chun Q, et al, 2021. Artificial intelligence neuropathologist for glioma classification using deep learning on hematoxylin and eosin stained slide images and molecular markers. Neuro Oncol, 23 (1): 44-52.

Oldrini B, Vaquero-Siguero N, Mu Q, et al, 2020. MGMT genomic rearrangements contribute to chemotherapy resistance in gliomas. Nat Commun, 11 (1): 3883.

Sun R, Cuthbert H, Watts C, 2021. Fluorescence-Guided Surgery in the Surgical Treatment of Gliomas: Past, Present and Future. Cancers (Basel), 13 (14): 3508.

Tufano M, D'Arrigo P, D'Agostino M, et al, 2021. PD-L1 expression fluctuates concurrently with cyclin D in glioblastoma cells. Cells, 10 (9): 2366.

Wang Z, Becker K, Donadio V, et al, 2021. Skin α-synuclein aggregation seeding activity as a novel biomarker for Parkinson disease [J]. JAMA neurology, 78 (1): 30-40.

Xie R, Wu Z, Zeng F, et al, 2021. Retro-enantio isomer of angiopep-2 assists nanoprobes across the blood-brain barrier for targeted magnetic resonance/fluorescence imaging of glioblastoma. Signal Transduct Target Ther, 6 (1): 309.

Zhang Y, Xi K, Fu X, et al, 2021. Versatile metal-phenolic network nanoparticles for multitargeted combination therapy and magnetic resonance tracing in glioblastoma. Biomaterials, 278: 121163.

第十八章

阿尔茨海默病

阿尔茨海默病（Alzheimer's disease，AD），是一种以老年人为主要发病群体的神经系统退行性疾病，起病和病程进展均较为隐匿，主要症状为记忆功能障碍、视空间障碍、失语、失用、失认，以及人格和行为改变等认知功能损害的表现。AD 患者由于行为能力、空间认知能力与记忆能力的退化严重影响其生活质量，因此对于 AD 的相关研究十分重要。

第一节　发病机制、临床诊断及治疗措施

一、发病机制

目前认为 AD 的发病可能主要与 β-淀粉样蛋白（beta-amyloid protein，Aβ）沉积、tau 蛋白磷酸化、中枢神经胆碱能系统功能减退、兴奋性氨基酸的毒性作用，以及氧化应激反应有关。Aβ 的生成过量、降解减少及清除异常导致的脑内沉积是 AD 发病的重要原因。Aβ 可激活小胶质细胞释放炎症因子，引发中枢神经系统炎症反应；促进促凋亡蛋白（如 Bcl-2 蛋白家族）的表达，诱使神经细胞过早凋亡；还可使脑血管壁发生淀粉样变及纤维素样坏死，促进血管硬化，使脑组织缺血缺氧。tau 蛋白过度磷酸化会聚集在神经元内形成神经纤维缠结，这种蛋白质的聚集对神经元具有毒性，并且 Aβ 的神经毒性作用也需要通过 tau 蛋白介导实现，表明 tau 蛋白在 AD 患者神经元退行性变及记忆功能减退的发生发展中起着重要作用。中枢神经系统中乙酰胆碱（acetylcholine，ACh）的浓度与学习记忆功能相关，AD 患者胆碱能神经元明显减少，神经纤维发生退行性变，ACh 的浓度降低，并以海马区域最为明显，胆碱能学说认为中枢神经系统 ACh 水平降低是导致 AD 患者学习记忆等认知功能减退的最主要原因。在脑缺血缺氧的损伤状态之下，AD 患者中枢神经系统兴奋性氨基酸释放增加，激活神经元上的相应受体引起神经兴奋毒性，增加开放的 Ca^{2+} 通道，使 Ca^{2+} 过度内流，发生钙超载，产生大量自由基，使海马区神经元的线粒体发生中毒性损伤，导致学习记忆功能减退。活性氧自由基（reactive oxygen species，ROS）的产生和清除失衡参与和加速其他 AD 发病机制的发生发展过程，加速 Aβ 沉积导致的神经元毒性，通过增加兴奋性氨基酸的释放及与 NMDA 受体结合，使 Ca^{2+} 通道开放增多，Ca^{2+} 内流进一步加速活性氧的产生。ROS 还能够使钙稳态失调，导致蛋白激酶过度活化，加速 tau 蛋白异常磷酸化。

二、临床诊断

AD 患者以学习记忆功能减退，视空间和定向障碍，失语、失认、失用、智力障碍、精神和人格改变等全面痴呆症状为主要临床表现，目前 AD 的临床诊断仍以病史和症状为主，辅以生物标志物、影像学、认知功能检查等，脑组织病理检查是确诊 AD 的金标准。但临床实施困难，也难以被患者所接受。AD 患者病理组织学改变主要包括：①老年斑，以 Aβ 蛋

白为主要构成成分的神经细胞外斑块状沉淀，周围的神经元多有坏死、凋亡及退行性变，是 AD 的早期病理性表现；②神经元纤维缠结，位于神经元细胞质内，由异常聚集的磷酸化 tau 蛋白构成；③颗粒空泡变性，海马神经元内出现自噬体形成的颗粒空泡。

AD 患者的脑脊液、血液、尿液中存在大量的生物标志物，生物标志物的检测有助于疾病的预防、诊断及治疗，以及追踪疾病的发生发展过程。目前常用的脑脊液生物学标志物有 Aβ42、总 tau 蛋白（T-tau）、磷酸化 tau 蛋白（P-tau）、特异位点磷酸化 tau 等。AD 患者由于 Aβ42 在脑内沉积，脑脊液中的含量下降，T-tau、P-tau、特异位点磷酸化 tau 都升高。P-tau 诊断 AD 的特异性较高，T-tau 和 Aβ42 联合诊断的灵敏度较高。

三、治疗措施

AD 患者的治疗主要在于改善认知功能，控制伴发症状，延缓疾病进展，应先进行心理干预、智力训练、行为疗法等非药物治疗，治疗无效的患者可选择药物治疗，主要包括胆碱酯酶抑制剂、N-甲基-D-天冬氨酸受体拮抗剂等，针对精神症状严重的患者可以使用小剂量抗精神病及抗抑郁药物治疗。

AD 是一种进行性发展的神经退行性疾病，目前的治疗多是以控制症状和延缓疾病进展为主，而无法彻底治愈。AD 患者的平均生存期为 12 年，散发性患者较早发性患者生存期稍长，但也与患者的病情进展及治疗情况有关，总体上预后不良，早期预防，早期发现，早期治疗能够有效延长 AD 患者生存期，改善其生活质量。

第二节   AD 相关动物模型

一、转基因小鼠模型

大多数用于 AD 研究的动物模型是转基因小鼠模型。野生型小鼠淀粉样前体蛋白（amyloid precusor protein，APP）（695 异构体）与人类 APP 有 97％的序列同源性。重要的是，小鼠和人类序列之间的差异包括 Aβ 序列中的三个氨基酸（R5G、Y10F 和 H13R）（Xu et al，2015）。这些差异减少了 Aβ 的聚集，并防止野生型小鼠的淀粉样斑块形成。因此，人类 APP 的表达是小鼠形成淀粉样斑块的必要条件。在早期的转基因小鼠模型中，野生型人类 APP 被表达，但这些转基因小鼠始终未能表现出与 AD 相关的广泛的神经病理学，而 Aβ 的形成却有所增加（Wisniewski et al，2010；Wisniewski et al，2015；Puzzo et al，2015）。相反，人类 APP 中 FAD 相关突变的表达导致了相似的斑块病理，其下游的 AD 相关病理特征数量不等。目前已经建立了几个转基因品系，每个转基因品系的确切表型高度依赖于 FAD 突变、使用的启动子和背景小鼠品系。对于大多数转基因 AD 模型来说，其病理取决于 FAD 突变的表达（Drummond et al，2017）。表达人 APP 但不表达人 PSEN1 的转基因小鼠显示出强烈的斑块形成，尤其是在阿尔茨海默病中常见斑块的脑区，如皮层和海马。此外，斑块相关的胶质增生与 AD 相似，并且大多数都有与突触异常相关的局部病理变化，如长期痴呆症状减少和突触标记物如突触蛋白的水平降低。还有认知功能受损，特别是空间记忆受损。但应注意的是，认知功能障碍的开始时间比阿尔茨海默病要早得多。在转基因小鼠中通常与斑块形成的时间相吻合，而在人类中则是在斑块形成几十年后才出现。这些转基因小鼠模型的主要局限性之一是，它们没有显示出 AD 中出现的广泛的神经变性和区域性脑萎缩。

尽管这些小鼠模型中有许多显示出轻微的神经退行性，但这只发生在非常老的动物身上，而且是定位在非常具体的脑区。这些小鼠模型的另一个主要局限性是，尽管其中一些小鼠显示了局部的高磷酸化 tau 的迹象，这可能是一个"预拉伸标记"（Tomiyama et al，2010），但没有一个显示出神经纤维的变化。

tau 野生型小鼠不产生神经纤维缠结（neurofibrillary tangle，NFT）。这可能是由于小鼠和人类 tau 的序列差异（序列同源性只有 88%），以及成年小鼠只表达 4R 异构体，而不是人类中发现的 3R 和 4R 异构体的混合体。重要的是，当人类 tau 的所有六种异构体被表达时，斑点只在缺乏内源性 tau 的小鼠中形成，表明内源性小鼠 tau 抑制人类 tau 的聚集（Andorfer et al，2003）。相反，表达具有与 FTLD 相关突变的人类 tau 的转基因小鼠很容易形成 NFT。最常用的模型是表达具有 P301L 或 P301S 突变的 4R tau 的小鼠。这些小鼠出现 NFT、神经变性和萎缩以及运动障碍。这些突变对 NFT 发展的必要性是这些转基因小鼠模型的一个明显限制，因为这些突变与人类 AD 无关，而且突变 tau 的发展可能影响其毒性或与 Aβ 的相互作用，其方式并不反映 AD。突变也是 NFT 发展的必要条件。此外，突变体 tau 的过量表达会导致 AD 中未见的明显运动障碍，从而干扰认知功能的测试。

同时表达斑块和斑点的动物模型能共同表达 APP、MAPT，有时还有 PSEN1 或 PSEN2 变体，形成斑块。然而，斑块和韧带的一致和大量表达令人担忧。在这些模型中，通常只在老年时观察到斑块和韧带的发展。在所有描述的模型中，只有 3xTg 小鼠模型被广泛用于 AD 研究，被认为是目前最完整的 AD 病理转基因小鼠模型（Oddo et al，2003）。3xTg 小鼠在 3～4 个月大时首次出现神经元内 Aβ，然后在大约 6 个月大时出现斑块。斑块在皮层和海马中形成；NFT 在 12 个月左右形成，首先在 CA1，然后在皮层，但其体积比 AD 组织小得多。从 6 个月大开始，小鼠也表现出轻微的局灶性神经变性、突触病变和认知障碍。然而，3xTg 小鼠仍然具有局限性，因为它们会发展出不反映 AD 的突变 Aβ 和 tau，并以非生理性的方式高度过度表达。此外，在这些小鼠中，广泛的斑块和斑点通常在灰色年龄段才会出现，而且病理情况仍低于通常在 AD 中看到的情况。

二、慢病毒和基因敲除的动物模型

1. 小鼠的选择

为了研究 AD 的基因功能，可以选择通过向双侧海马立体注射 Aβ1-42 诱导 AD 模型小鼠或购买转基因 AD 模型小鼠。

2. 慢病毒的构建、分离和纯化

用于基因敲除的慢病毒的构建应按程序进行，而包装、分离和纯化应外包。

3. 基因敲除

将构建的慢病毒多方位注射到小鼠双侧海马体内，完成慢病毒的颅内注射。

4. 基因敲除验证

有不同的方法进行基因敲除验证，包括 qPCR 和 WB 检测。

参 考 文 献

Andorfer C，Kress Y，Espinoza M，et al，2003. Hyperphosphorylation and aggregation of tau in mice expressing normal human tau isoforms. J Neurochem，86：582-590.

Drummond E，Wisniewski T，2017. Alzheimer's disease：experimental models and reality. Acta Neuropathol，133：

155-175.

Oddo S，Caccamo A，Kitazawa M，et al，2003. Amyloid deposition precedes tangle formation in a triple transgenic model of Alzheimer's disease. Neurobiol Aging，24：1063-1070.

Puzzo D，Gulisano W，Palmeri A，et al，2015. Rodent models for Alzheimer's disease drug discovery. Expert Opin Drug Discov，10：703-11.

Tomiyama T，Matsuyama S，Iso H，et al，2010. A mouse model of amyloid beta oligomers：their contribution to synaptic alteration，abnormal tau phosphorylation，glial activation，and neuronal loss in vivo. J Neurosci，30：4845-4856.

Wisniewski T，Goñi F，2015. Immunotherapeutic approaches for Alzheimer's disease. Neuron，85：1162-1176.

Wisniewski T，Sigurdsson EM，2010. Murine models of Alzheimer's disease and their use in developing immunotherapies. Biochim Biophys Acta，1802：847-859.

Xu G，Ran Y，Fromholt SE，et al，2015. Murine Aβ over-production produces diffuse and compact Alzheimer-type amyloid deposits. Acta Neuropathol Commun，3：72.

第十九章

帕金森病

帕金森病（Parkinson's disease，PD）作为最常见的神经退行性疾病，平均发病年龄为 60～65 岁，但仍有大约 5%～10% 的患者发病年龄在 40 岁以下。预计到 2030 年全球 PD 患者将达到 934 万人，在逐步步入老龄化社会的中国 PD 患者人数也不断增多，将成为巨大负担。PD 患者的临床症状可分为运动障碍和非运动症状，运动障碍主要包括静止性震颤、齿轮样或铅管样强直、运动减少、姿势反射异常等，非运动症状包括嗅觉减退、自主神经功能障碍、睡眠障碍、神经精神障碍（抑郁、认知障碍、幻觉等）。本节将从 PD 发病机制、诊断方法和治疗手段等方面进行概述。

第一节　发病机制、临床诊断及治疗措施

一、发病机制

PD 的病理表现为中脑黑质致密部多巴胺能神经元退行性变或丢失，以及路易小体形成，主要生化改变是纹状体区多巴胺含量显著性降低、多巴胺与乙酰胆碱递质失衡，造成黑质纹状体通路的乙酰胆碱含量相对占优势。其致病机制至今仍旧众说纷纭，未有定论，与帕金森病相关的机制已成为当前学界的普遍研究方向。

TMEM175 是一个溶酶体上被氢离子激活的氢离子通道（lysosomal，proton-activated，proton-permeant channel，LyPAP）与溶酶体膜上的 V-ATPase 共同在溶酶体维持其 pH 值的过程中起着关键作用。当溶酶体内 pH 过低时（<4.6），LyPAP 打开，大量氢离子排出，维持溶酶体正常酸性环境。当 TMEM175 发生基因突变，LyPAP 的泌氢功能受损时，过多的氢离子无法及时排出，溶酶体内的环境将会出现过度酸化，导致细胞代谢产物堆积，细胞受损退化，进而出现 PD 的典型病理表现——α-突触核蛋白的聚集（图 19-1）。这解释了 TMEM175 的突变是可能诱发帕金森病的关键因素之一。这一发现对于预防和治疗 PD 的新策略的提出有着很重要的指导意义。

美国西北大学费恩柏格医学院的研究团队（González-Rodríguez et al，2021）利用交叉遗传学选择性敲除小鼠的多巴胺能神经元中的 Ndufs2 基因，导致小鼠多巴胺能神经元的功能性线粒体复合物 I（mitochondrial complex I，MC I）的功能受到破坏，再连续观察小鼠多巴胺能神经元内的变化，发现帕金森的发病可以由单纯的 MC I 的功能障碍导致。线粒体功能障碍不再是 PD 的"果"，而成了它的"因"。并且该研究团队通过立体定位注射 AVV 病毒发现了 PD 的运动症状不仅仅因为纹状体的多巴胺耗竭，更因为在中脑黑质区的多巴胺耗竭，并且多巴胺在黑质区的耗竭，在 PD 疾病进展期更为主要。该研究为 PD 的研究提供了一个可以模拟出疾病前驱期的动物模型，也为改善晚期 PD 患者的症状，减轻患者的痛苦提供了理论基础，指明了新的方向。

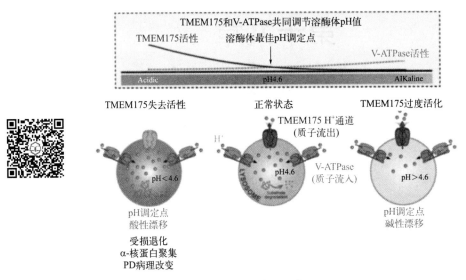

图 19-1　α-突触核蛋白的聚集（Hu et al，2022）

PD 患者中产生多巴胺的脑细胞中 BMP5/7 信号显著减少，通过对 BMP5/7 处理后，研究团队发现大脑中的 α-突触核蛋白的错误折叠显著减少，生成多巴胺的脑细胞退化进程减缓，甚至出现了分泌多巴胺的脑细胞丢失进程的逆转，疾病引起的震颤和运动障碍的过程也明显减缓（Vitic et al，2021）。这为 PD 疾病的治疗策略提供了新思路。

二、临床诊断

PD 的准确诊断有助于后续的精准治疗，PD 的最终诊断依赖于患者死后的病理诊断，而在临床上 PD 的诊断主要依赖临床医生的经验和患者的临床表现，但是鉴于 PD 的临床表现可以很不典型，所以疾病的诊断困难重重。

PD 作为一种突触核蛋白病，其主要神经病理特征就是错误折叠的病理性 α-突触核蛋白在大脑中异常沉积。病理性的 α-突触核蛋白诱导单体形成聚集体的性质称为播种活性。一篇发表在《美国医学会杂志·神经病学》（*JAMA Neurology*）上的文章（Wang et al，2021）利用了这一点，该研究团队通过 α-突触核蛋白实时震动诱导转换法（RT-QuIC）和蛋白质错误折叠循环扩增（PMCA）检测来检测病理性 α-突触核蛋白的播种活性。在 PD 患者的尸检和活检皮肤样本中进行检测和分析，发现这种检测手段具有高敏感性和特异性，并且所得结果的精确程度与从脑脊液样本中检测病理性 α-突触核蛋白所得到的结果相当。该研究结果提示皮肤病理性 α-突触核蛋白播种活性可能是诊断 PD 更实用的活检诊断生物标志物。

三、治疗措施

目前临床治疗 PD 最为常用和有效的药物为左旋多巴，但是随着疾病逐步进展，左旋多巴的药物疗效逐渐减弱，无法达到治疗的要求，并且很可能出现难以预计的不良反应，因此开发新的治疗策略和方法迫在眉睫。外科手术治疗方面，目前主要应用的手术是脑深部电刺激技术（DBS），在患者的脑内植入电极，然后通过刺激大脑深部的神经核，纠正其异常的电环路，以减轻患者的运动障碍。DBS 治疗的刺激靶点一直是研究人员关注的热点。其中脚桥核（pedunculopontine nucleus，PPN）作为一个关键的胆碱能核团，是 DBS 治疗的一个热门靶点，主要是因为患者在晚期 PD 发病之前，近一半的 PPN 胆碱能神经元可能已经退化。Stefani 等（2019）利用脚桥核和丘脑底核之间存在的相互连接，对 PD 患者进行 STN+PPN-DBS 双靶点联合刺激，发现联合刺激不仅没有产生任何拮抗作用，甚至还可以更加有效地控制中轴症状。

除了手术治疗，PD 的药物治疗也是目前的一大热点研究方向。和左旋多巴一样具有能够改善患者运动症状的能力的 NE3107 在不久前进入了 2 期临床研究。作为一种可跨过血脑屏障的小分子化合物，NE107 具有抑制神经炎症和减轻胰岛素抵抗的能力。在此前的临床前研究中，NE3107 在与左旋多巴连用的过程中表现出了优于单用左旋多巴的促动力活性。此外 NE3107 还可以在保证药物对于患者运动症状的治疗作用的同时，减轻左旋多巴诱导产生的运动障碍，并且具有一定的神经保护的特性。

另外，目前最有潜力的 PD 治疗策略——细胞替代疗法，也称细胞治疗，其相关研究也广受关注。PD 患者脑内多巴胺能神经元不断丢失，通过移植一些在体外分化产生的中脑多巴胺能神经祖细胞为细胞提供可再生的资源，来补充和维持其不断降低的多巴胺水平，从而缓轻患者的运动障碍。

第二节　PD 常见动物模型

一、神经毒性模型

1. 6-羟多巴胺模型

6-羟多巴胺（6-OHDA）是经典且经常被使用的基于毒素的 PD 动物模型（Schwarting et al，1996）。很多关于多巴胺在中枢神经系统中的行为、生化和生理的作用都是通过这个模型发现的。小鼠、猫、狗和猴子都对 6-OHDA 敏感，大鼠更明显。尽管 6-OHDA 对几种儿茶酚胺能转运体如多巴胺转运体（DAT）和去甲肾上腺素转运体（NET）表现出亲和力，但它经常与选择性去甲肾上腺素再摄取抑制剂如去甲肾上腺素一起使用，以使 PD 动物模型中去甲肾上腺素能神经元免受损害。

虽然 6-OHDA 的结构与多巴胺相似，但由于存在一个额外的羟基，其对多巴胺能神经元具有毒性。这种化合物不能穿过血脑屏障，因此必须将其直接注射到黑质致密部（SNpc）、内侧前脑束（MFB）或纹状体。

众所周知，6-OHDA 会在 ROS 和醌类物质的影响下破坏儿茶酚胺能神经元。而且它能诱发大脑中的炎症，这种炎症往往会随着时间的推移而减弱。6-OHDA 最常见的是通过单侧注射到大鼠前脑内侧束。将 6-OHDA 注射到 SNpc 中，可以杀死啮齿动物大脑中这一区域约 60% 的含有酪氨酸羟化酶（TH）的神经元，随后纹状体中 TH 阳性的终端消失。这个模型并不能模拟 PD 的所有临床特征。多巴胺耗竭、黑质多巴胺细胞缺失和神经行为障碍已成功地利用该模型实现。但它似乎并不影响其他脑区，如嗅觉结构、脑干下部区域或垂体。虽然 6-OHDA 不产生或诱导像在 PD 中看到的蛋白性聚集物或 Lewy 样包涵体，但 6-OHDA 确实与 α-突触核蛋白相互作用。6-OHDA 经常被用作单侧模型。因为双侧向纹状体注射这种化合物会产生严重的脂肪沉积、嗜睡和死亡。单侧 6-OHDA 模型最吸引人的特点之一是每个动物都可以作为自己的对照。这在行为分析中特别有用。因为在单侧应用 6-OHDA 后，对安非他明或阿扑吗啡的转向行为可以衡量诱发 SNpc 或纹状体病变的程度以及潜在的

PD 治疗剂和基因疗法的疗效（Knoll，1986）。

6-OHDA 是多巴胺代谢的产物，是启动 PD 神经退行性过程的内源性毒素，这是过量多巴胺产生的羟基自由基攻击的结果。作为一种神经毒素，它确实在黑质 DA 通路上产生病变。然而，尽管在接受 1-甲基-4-苯基-1,2,3,6-四氢吡啶（MPTP）治疗的左旋多巴治疗大鼠的大脑中已经测出了 6-OHDA，但还未从 PD 动物模型的大脑中提取出来。尽管有其局限性，这个模型对我们了解 PD 的病理做出了巨大的贡献。6-OHDA 将在未来很长一段时间内继续为 PD 研究提供有效的动物模型。

2. 1-甲基-4-苯基-1,2,3,6-四氢吡啶模型

1-甲基-4-苯基-1,2,3,6-四氢吡啶（MPTP）具有高度亲脂性，全身给药后能迅速穿过 BBB。一旦进入大脑，MPTP 进入星形胶质细胞并被单胺氧化酶-B（MAO-B）代谢为 MPP^+，即其活性代谢物。最近的研究结果表明，一旦通过 OCT-3 转运体从星形胶质细胞释放到细胞外空间（Cui et al，2009），MPP^+ 就会被多巴胺转运体（DAT）吸收到神经元中，并可被囊泡单胺转运体（VMAT2）摄取并储存。因此，缺乏 DAT 的小鼠可以免受 MPTP 的毒害。一旦进入神经元，MPP^+ 能够抑制线粒体电子传输链的复合物 1，导致 ROS 的释放以及 ATP 的产生减少。储存在囊泡中可以降低 MPP^+ 的毒性。此外，储存在囊泡中的 MPP^+ 被认为可以将多巴胺排出细胞并被代谢成许多化合物，包括有毒的代谢物，如 DOPAL，在胞外受到超氧自由基（5-cysteinyl-DA）和羟基自由基（6-OHDA）的攻击。

MPTP 主要用于非人灵长类动物和小鼠，但也被用于许多其他物种，如狗和猫。由于不明原因，大鼠对 MPTP 有抵抗力，而小鼠品系对该毒素的敏感性差异很大。MPTP 可以通过各种方案给药，但最常见和可重复的形式仍然是全身注射（皮下、静脉注射）。当对非人灵长类动物施用 MPTP 时，它们的行为和神经解剖学与人类的情况相似，显示出双侧帕金森综合征。另一个常用的途径是单侧颈动脉内注射，引起单侧帕金森病。

通常情况下，猴子在短时间内接受高剂量的 MPTP 治疗可制作 PD 的急性模型。但最近，新的研究发现，引入较低剂量的神经毒素，持续较长的时间（亚急性到慢性），可以更接近地复制人类的病理学。最近有一些研究试图开发一个更具进展性的 PD 模型。此外，还在开发一些模型来研究补偿机制或恢复过程。这些模型使用低剂量到间歇性剂量，每周给药一次或两次。众所周知，猴子在 MPTP 易感性方面表现出变异性，而且年长的灵长类动物往往更易受 MPTP 影响。经 MPTP 处理的猴子对 L-DOPA 或阿扑吗啡等抗帕金森病药治疗的反应良好，与人类病理一样，治疗后出现运动障碍。最近，人们采取了一些研究，以便利用这个模型研究和评估该疾病的非运动症状。这个模型也被用于电生理研究，且有重要的发现，包括深部脑刺激的出现，这是目前改善 PD 患者症状的最佳手术方法（Guridi et al，1996）。

目前，MPTP 模型在小鼠中的应用比在猴子中多。除了明显的经济效益外，小鼠模型被用来测试 PD 的细胞死亡理论，以确定神经元死亡的过程，并研究 PD 的其他病理影响。作为测试 PD 潜在治疗方法的初步筛选工具，它也非常有效。另一方面，MPTP 猴子模型主要用于辨别 PD 的行为和症状，因为小鼠不会出现与人类相同水平的损伤。猴子也代表了在对人类进行任何治疗之前的最后一级 PD 治疗研究。然而，小鼠模型产生的数据使人们更好地理解了参与 PD 的分子机制，其已被证明非常有效。MPTP 小鼠模型最重要的方面之一是可以用转基因小鼠制备（Dauer et al，2002）。这个模型可以用于测试神经保护疗法。目前，MPTP 是基于毒素的 PD 动物模型的标准承担者。

二、杀虫剂/除草剂模型

1. 百草枯

百草枯（N,N'-二甲基-4,4'-联吡啶）（PQ）是一种广泛用于农业的除草剂，其结构与 MPP^+ 相似，由于这种结构相似性，人们推断 PQ 的行为应该与 MPP^+ 相似。PQ 通过氧化还原循环介导的氧化应激，产生 ROS，从而发挥其有害影响。特别是，超氧自由基、过氧化氢和羟基自由基导致脂质、蛋白质、DNA 和 RNA 的损害（Przedborski et al，2005）。高剂量的 PQ 通过有机阳离子转运体-3（OCT3）和多巴胺转运体（DAT），对黑质中的多巴胺能神经元产生毒性。

PQ 对 PD 研究的重要性在于它能诱导黑质中单个多巴胺能神经元中 α-突触核蛋白的增加，并能诱导黑质中多巴胺能神经元的 Lewy 小体样结构。多巴胺能神经元损失与 α-突触核蛋白上调和聚集的关系表明，这个模型对捕捉类似 PD 的病理有价值。然而，该模型中氧化应激和细胞死亡之间的分子联系仍然是未知的。因此，PQ 在 PD 研究中的意义往往仅限于研究多巴胺能神经元中 Lewy 小体的形成过程以及 α-突触核蛋白在 PD 中的作用。PQ 只是已知的对多巴胺能系统造成损害的许多农业化学品中的一种。Maneb〔亚乙基双（二硫代氨基甲酸锰）〕已被证明可降低运动活性，并可增强 MPTP 和 PQ 的作用（Kachroo et al，2010）。此外，PQ 和 Maneb 的组合对多巴胺能系统产生的影响比这两种化学品中的任何一种单独使用都要大。这些化合物使环境杀虫剂可以引起 PD 的理论得到了证实。事实上，最近的研究表明，那些暴露于 PQ 或杀真菌剂（如马内酯或齐墩螨素）的人有更大的风险患 PD（Tang et al，2010）。需要使用这些模型进行进一步调查，以确定环境暴露在 PD 病因中的参与情况。

2. 鱼藤酮

与 PQ 这种纯粹的除草剂不同的是，鱼藤酮既是除草剂又是杀虫剂。它是热带植物中天然存在的类毒素家族中最强力的成员。鱼藤酮的半衰期为 3～5d，取决于它在阳光下的暴露情况，它在土壤和水中能够迅速被分解。由于这些原因，鱼藤酮不被认为是一种地下水污染物。鱼藤酮具有高度亲脂性，很容易穿过血脑屏障。长期接触低剂量的鱼藤酮会导致大鼠大脑中线粒体电子传输链受到抑制。在动物身上，鱼藤酮已通过不同途径给药。口服似乎很少引起神经毒性。使用渗透泵进行慢性全身给药是最常见的给药方案，特别是在 Lewis 大鼠中，它可能比其他品系的大鼠对鱼藤酮更敏感。腹腔注射可引起行为和神经化学障碍，但死亡率非常高。静脉给药能够对黑质 DA 神经元造成损害，并伴有 α-突触核蛋白聚集、路易样体形成、氧化应激和胃肠道问题。这个模型的明显优点是，像百草枯一样，它似乎复制了 PD 的几乎所有特征，包括引起 α-突触核蛋白聚集和 Lewy 小体的形成（Sherer et al，2003）。有趣的是，随后的一项研究发现，鱼藤酮对多巴胺系统不具有特异性，对其他神经元群体也有有害的影响。然而，当鱼藤酮以较低的剂量长期给药以达到类似于在患者身上观察到的复合物Ⅰ的抑制时，它似乎产生了高度选择性的黑质变性，尽管只有约 50% 的治疗大鼠表现出黑质变性。关于使用鱼藤酮作为 PD 模型的争议是，尽管它确实增强了多巴胺的氧化，但缺乏关于导致黑质体系统中多巴胺耗竭的相关证据（Wu et al，2011）。研究表明，小鼠口服鱼藤酮会导致黑质变性，纹状体多巴胺水平下降，以及运动功能障碍。且 α-突触核蛋白在大脑的不同区域聚集。此外，没有关于鱼藤酮诱导的人类 PD 病例的记录。因此，不清楚这个模型是否比其他毒性模型，如 6-OHDA 或 MPTP 的模型有优势。

三、遗传模型

研究一种疾病的基因突变的基本原则是相信该疾病的遗传和散发性形式之间的临床相似性有一个共同的机制，可以导致参与疾病发病机制的分子和生物化学途径的识别。PD 的基因突变是罕见的，只占所有 PD 病例的 10％左右。而这些突变的动物模型（α-突触核蛋白和 LRRK2，常染色体显性 PD；PINK1/Parkin 和 DJ-1，常染色体隐性 PD）很重要，因为它们代表了潜在的治疗目标。

α-突触核蛋白基因的突变，通常被认为在突触囊泡回收中起作用，是与 PD 有关的最早的遗传证据。α-突触核蛋白基因的两个突变位点（A53T、A30P）导致 PD 的显性遗传形式（Krüger et al，1998），并被用来制备转基因小鼠，试图再现 PD 的病理生理学。使用 α-突触核蛋白转基因小鼠的研究已经取得了相当大的进展，显示小鼠的 A53T 突变可导致严重的运动障碍表型，最终可导致瘫痪和死亡。此外，小鼠 α-突触核蛋白的突变会产生类似 LBs 的内含物。然而，这种表型一般只限于 A53T 突变，在 A30P 转基因小鼠中没有发现。事实上，已经证明敲除 α-突触核蛋白并不影响多巴胺能神经元的发育或维持（Thomas et al，2011），这表明 α-突触核蛋白的缺失可能在 PD 中观察到的多巴胺能神经元的退化中不起作用。

LRRK2 基因的突变已被证明可导致显性 PD。与无处不在的 α-突触核蛋白不同，LRRK2（富含亮氨酸的重复激酶 2）被定位在膜上。然而，与 α-突触核蛋白转基因小鼠类似，已经确定敲除 LRRK2 对 DA 神经元的发育和维持没有影响。此外，LRRK2 小鼠模型并不是一个特别好的模型，因为它只显示了最低水平的神经变性。

Parkin（约占 PD 家族性病例的 50％和年轻发病病例的 20％）、DJ1（一种对氧化还原敏感的分子伴侣和抗氧化基因表达的调节器）和 PINK1（磷酸酶和 Tensin 同源物-PTEN 诱导的新型激酶 1，定位于线粒体膜间空间）的突变会导致 PD 的常染色体隐性形式。敲除这些基因的啮齿动物模型没有表现出任何黑质变性，没有出现核内包涵体，也没有显示任何形式的 DA 神经元损失，与特发性或遗传性 PD 相似，也没有形成任何类型的行为或病理表型（只有 PINK1 基因敲除小鼠显示纹状体中 DA 释放减少）。

总的来说，这种遗传小鼠模型能够再现 PD 的某些特征，但可能需要额外的调节或修改。

参 考 文 献

Cui M，Aras R，Christian WV，et al，2009. The organic cation transporter-3 is a pivotal modulator of neurodegeneration in the nigrostriatal dopaminergic pathway. Proceedings of the National Academy of Sciences of the United States of America，106（19）：8043-8048.

Dauer W，Kholodilov N，Vila M，et al，2002. Resistance of alpha -synuclein null mice to the parkinsonian neurotoxin MPTP. Proceedings of the National Academy of Sciences of the United States of America，99（22）：14524-14529.

González-Rodríguez P，Zampese E，Stout K A，et al，2021. Disruption of mitochondrial complex I induces progressive parkinsonism［J］. Nature，599（7886）：650-656.

Guridi J，Herrero MT，Luquin MR，et al，1996. Subthalamotomy in parkinsonian monkeys. Behavioural and biochemical analysis. Brain：a Journal of Neurology，119（Pt 5）：1717-1727.

Hu M，Li P，Wang C，et al，2022. Parkinson's disease-risk protein TMEM175 is a proton-activated proton channel in lysosomes. Cell. 185（13）：2292-2308. e20.

Kachroo A，Irizarry MC，Schwarzschild MA，2010. Caffeine protects against combined paraquat and maneb-induced dopaminergic neuron degeneration. Experimental Neurology，223（2）：657-661.

Knoll J，1986. The pharmacology of（-）deprenyl. Journal of Neural Transmission. Supplementum，22：75-89.

Krüger R，Kuhn W，Müller T，et al，1998. Ala30Pro mutation in the gene encoding alpha-synuclein in Parkinson's disease. Nature Genetics，18（2）：106-108.

Przedborski S，Ischiropoulos H，2005. Reactive oxygen and nitrogen species：weapons of neuronal destruction in models of Parkinson's disease. Antioxidants & Redox Signaling，7 (5-6)：685-693.

Schwarting RK，Huston JP，1996. Unilateral 6-hydroxydopamine lesions of meso-striatal dopamine neurons and their physiological sequelae. Progress In Neurobiology，49（3）：215-266.

Sherer TB，Kim JH，Betarbet R，et al，2003. Subcutaneous rotenone exposure causes highly selective dopaminergic degeneration and alpha-synuclein aggregation. Experimental Neurology，179（1）：9-16.

Stefani A，Galati S，2019. PPN-DBS：A utopic vision or a realistic perspective?. Neurobiol Dis. 128：1-2.

Tang CC，Poston KL，Dhawan V，et al，2010. Abnormalities in metabolic network activity precede the onset of motor symptoms in Parkinson's disease. The Journal of Neuroscience ：the Official Journal of the Society For Neuroscience，30（3）：1049-1056.

Thomas B，Mandir AS，West N，et al，2011. Resistance to MPTP-neurotoxicity in α-syn knockout mice is complemented by human α-syn and associated with increased β-synuclein and Akt activation. PloS One，6（1）：e16706.

Vitic Z，Safory H，Jovanovic VM，et al，2021. BMP5/7 protect dopaminergic neurons in an α-synuclein mouse model of Parkinson's disease. Brain. 144（2）：e15.

Wang Z，Wang Y，Yang T，et al，2021. Machine learning revealed stemness features and a novel stemness-based classification with appealing implications in discriminating the prognosis，immunotherapy and temozolomide responses of 906 glioblastoma patients［J］. Briefings in bioinformatics，22（5）：bbab032.

Wu YN，Johnson SW，2011. Dopamine oxidation facilitates rotenone-dependent potentiation of N-methyl-D-aspartate currents in rat substantia nigra dopamine neurons. Neuroscience，195：138-144.

第二十章

精神类疾病

精神类疾病（mental disorders）是指患者在各种生物、社会及心理因素的影响下，丘脑和大脑功能紊乱，出现精神活动的异常，具体表现为认知、情感、行为等方面的异常或者精神活动的不协调。常见的精神类疾病包括精神分裂症、双相情感障碍、抑郁障碍，以及各种神经症，如焦虑症、恐惧症、躯体形式障碍等。本类疾病多在青壮年时期发病，可呈持续进展或间歇发作，并逐渐趋于慢性化，复发率和致残率较高。

第一节　发病机制、临床诊断及治疗措施

一、发病机制

中枢神经系统（CNS）中神经通路的信息传递均依赖神经递质和神经调质完成，这是各种精神活动的分子生物学基础。目前研究认为精神类疾病的发生可能与神经元微结构与突触传递异常有关，特别是单胺类神经递质，如多巴胺、5-羟色胺等对维持正常精神活动有重要意义。遗传倾向可能增加罹患精神疾病的生物学易感性，环境因素对突触的形成也有塑性作用。

二、临床诊断

由于多数精神类疾病相关器质性病因尚不明确，精神类疾病的分类按照病因学和症状学并行的原则进行。对于有明确病因的器质性精神障碍按病因分类；对目前尚不能明确病因的功能性精神障碍，则按症状学分类。精神疾病的诊断标准目前主要有：ICD-11（《国际疾病分类第十一次修订本》）、DSM-5（美国《精神疾病诊断与统计手册》）和CCMD4（《中国精神障碍分类与诊断标准》第4版）。目前我国精神类疾病的住院诊断多以ICD-11为标准。

三、治疗措施

目前治疗是根据患者所患相应精神疾病的类型、严重程度，以及患者的接受程度，采取多种方法组合的综合性治疗措施。对于轻度精神障碍的患者，帮助其脱离致病环境，并进行相应的心理干预，其症状可得到有效的控制和缓解。对于中重度精神障碍的患者需辅以药物治疗，药物和心理治疗无效的情况下，可选择脑刺激疗法来治疗抑郁症和其他精神障碍，包括电痉挛治疗、经颅磁刺激和深部脑刺激等。

第二节　常见精神类疾病动物模型

一、抑郁症动物模型

1. 习得性无助模型（the learned helplessness model）

某些类型的人类抑郁症是由生活中的压力事件引发的，而经历这些压力的脆弱个体可能

会发展成临床抑郁症。在这方面，压力可以用来诱发啮齿动物的抑郁症状。经过验证的动物模型之一是习得性无助，其中动物的抑郁样状态是由不可控制和不可预知的足底电击应激诱发的（Overmier et al，1967）。习得性无助是在 20 世纪 60 年代初首次观察到的，适度延长的不可控制的创伤性事件的经历会导致不可预测的行为变化。此后，Overmier 和 Seligman 发现，暴露于不可控制的创伤事件中，在几个小时内总共 3～5min，会导致行为应对、联想学习和情绪表达方面的巨大缺陷，他们将这些现象称为"习得性无助"。根据不同实验室的方案，习得性无助是在一天或几天的重复暴露中产生的（Nestler et al，2002）。在各种不可避免的压力应用方法中，最成熟的一种是使用尾部刺激、三元设计（回避冲击、转向冲击和受限控制）或在穿梭箱中使用脚部刺激。无助行为是通过分析主动逃逸模型中的表现来评估的，例如按下杠杆或穿过门的延迟（Seligman et al，1967）。对于这个模型，应该注意到小鼠和大鼠之间的差异。穿梭箱模型通常应用于小鼠，而在大鼠身上，实验中结合杠杆按压。患有习得性无助的动物显示出几种变化，让人联想到抑郁症，例如快速眼动睡眠的改变、体重减轻、性行为减少，以及促肾上腺皮质激素释放因子（CRF）和皮质酮水平升高。通过选择性饲养习得性无助和非习得性无助动物，可以建立两种不同的大鼠品系：表现出先天性获得性无助（CLH）的大鼠和表现出相对抵抗获得性无助（CNLH）的大鼠。CLH 大鼠表现出习得性无助，但没有经历不可控制的惊吓，它们在基线条件下表现出快感缺乏和/或无力。另一方面，CNLH 大鼠对不可避免的休克影响有抵抗力。CLH 大鼠的建立是对先天性无助品系的验证，可作为研究抑郁症潜在机制的有用模型（Willner et al，2002）。

反复服用抗抑郁药物或电休克治疗（ECS）可以减少逃跑的潜伏期，并减少出现习得性无助的动物数量。这种反应的特异性似乎非常高，多种化合物（包括苯二氮䓬类抗焦虑药、典型的神经抑制剂氯丙嗪和精神兴奋剂咖啡因、苯丙胺等）都不能有效地改善无助感，这表明习得性无助感作为重要的评价指标具有一定的预测性。

习得性无助作为模型的一个优点是，它的症状与重度抑郁症的症状是平行的，而且大部分症状可以通过 AD 的多次急性（亚慢性）治疗（一般为 3～5d）而逆转。此外，认知（如学习）和其他行为结果（如神经肌肉异常）似乎是相关的，从而有助于理解人类的抑郁症状。这些出色的表现和预测有效性使习得性无助成为探索抑郁症病理生理学的有效模型。

该模型主要缺点是在不可控休克停止后，大多数抑郁样症状不会持续足够长的时间。此外，该模型可以在不同的实验室中以不同的方式运作。并且，不同品系对不可控制的休克后习得性无助有不同的易感性。对于小鼠，不可控制的足部电击仅在一些品系（如 BALB/cByJ 和 C3H/HeJ）中诱导显著的表型缺陷，而在其他品系中，干扰是不明显（如 C57BL/6J、DBA/2J 和 CD-1）或完全不存在（如 A/J）（Anisman et al，2001）。

2. 慢性轻度应激（CMS）

众所周知，重复呈现相同的紧张性刺激通常会导致适应，然而，这种适应可以通过以随机顺序给予各种紧张性刺激而被排除。因此，开发了慢性应激程序。CMS 模型旨在模拟一种慢性抑郁样状态，这种状态随着时间的推移逐渐发展为对压力的反应，它们可以提供更自然的诱导。Katz 及其同事提出了第一个 CMS 模型，并由 Willner 在 1997 年进一步发展。该模型为目前大多数使用的模型奠定了基础。初始方案包括暴露于电击、冷水浸泡、制动、光/暗周期逆转以及其他多种应激源中共三周。这些应激源的组合可能导致血浆皮质类固醇水平升高和蔗糖偏好降低，表明慢性应激可能导致快感缺失。然而，由于严重的伦理问题，该方案已经很少使用。随后，改进的 CMS 模型被开发出来，旨在实现与慢性应激模型相同的终点，但在伦理上更容易被接受。这种改进的模型包括将大鼠或小鼠相对连续地暴露于各种轻度应激源，如食物和水的剥夺、小幅度降温、更换笼友以及其他类似的对个体无害但不可预测的操作。经过一段时间（通常为 3 周）的慢性轻度应激，蔗糖偏好逐渐减弱（蔗糖偏好计算为蔗糖消耗占液体总消耗的比例），被毛状态恶化（被毛状态通过动物身体的 7 个区域总体状况评分：头部、颈部、背部、腹部、尾部、前爪和后爪）。这些缺陷可以在压力停止后持续几周。此外，CMS 导致许多其他抑郁症症状的出现，如性行为、攻击性行为和调查行为的减少，以及运动活动的减少。相比之下，CMS 在两项焦虑行为测试（高架十字迷宫和社交互动测试）中不会导致"焦虑"特征的出现，这表明行为变化是抑郁症特有的。

　　该模型的优势在于其优良的预测性、广泛性和结构性。因此，目前可用的 CMS 模型可能是最有效和最广泛使用的抑郁症动物模型。然而，CMS 模型有两个主要的缺点。一个是进行 CMS 实验的实际困难，它对空间的要求很高，而且时间很长。另一个问题是，在新的实验室环境中，该实验可能很难建立，而且数据很难在不同的实验室重现。

二、焦虑动物模型

　　如果同时给动物一个自然的中性刺激和另一个刺激（通常是一个不愉快的刺激），动物就会对前一个刺激产生条件反射，中性刺激就会成为条件刺激（conditioned stimuli，CS）。例如，当大鼠受到声学刺激时，同时给予电刺激作为一种非条件的厌恶性刺激（unconditioned stimuli，US）使大鼠感到疼痛。后来，当老鼠再次听到这个声音时，即使没有电刺激，它们也有恐惧反应。换句话说，声音从中性刺激变成了条件刺激。大鼠对条件刺激的恐惧反应被称为"条件恐惧"。在啮齿动物中，条件性恐惧反应的特点是生理和生化反应，如心率、血压和肾上腺素的分泌增加，而行为反应主要是停滞，即除了呼吸和其他动作外，全身都僵直不动。其他反应包括排便、排尿和痛觉减退。几十年来，研究人员从解剖学、生物化学、电生理学、行为药理学和遗传学方面研究了这种模式，并确定杏仁核是控制恐惧反应的中枢部位。此外，大脑皮层、丘脑和海马体也参与恐惧记忆的编码、储存和恢复，而皮质则参与恐惧反应的认知调节（Fendt et al，1999）。该模型以条件刺激预期焦虑/恐惧为机制，使模型具有良好的结构效度。此外，大多数临床上有效的抗焦虑药在这个模型中显示出减少焦虑的作用，表明这个模型的药理学预测效力很高。此外，长时程增强（long-term potentiation，LTP）被认为是神经可塑性导致记忆形成的关键机制之一。LTP 的产生依赖于 N-甲基-D-天门冬氨酸（NMDA）受体的功能，NMDA 拮抗剂能有效抑制大鼠的恐惧记忆并减少条件恐惧反应（Maren，2001）。

参 考 文 献

Anisman H，Merali Z，2001. Rodent models of depression: learned helplessness induced in mice. Current Protocols In Neuroscience，Chapter 8，Unit 8.10C.

Fendt M，Fanselow MS，1999. The neuroanatomical and neurochemical basis of conditioned fear. Neuroscience and Biobehavioral Reviews，23（5）：743-760.

Maren S，2001. Neurobiology of Pavlovian fear conditioning. Annual Review of Neuroscience，24：897-931.

Nestler EJ，Gould E，Manji H，et al，2002. Preclinical models: status of basic research in depression. Biological Psychiatry，52（6）：503-528.

Overmier JB，Seligman ME，1967. Effects of inescapable shock upon subsequent escape and avoidance responding. Journal of Comparative and Physiological Psychology，63（1）：28-33.

Seligman ME，Maier SF，1967. Failure to escape traumatic shock. Journal of Experimental Psychology，74（1）：1-9.

Willner P，1997. Validity，reliability and utility of the chronic mild stress model of depression：a 10-year review and evaluation. Psychopharmacology，134（4）：319-329.

Willner P，Mitchell PJ，2002. The validity of animal models of predisposition to depression. Behavioural Pharmacology，13（3）：169-188.

第二十一章

神经性疼痛

　　神经病理性疼痛的特点是感觉异常，如不愉快的异常感觉（感觉障碍），对疼痛刺激的反应增加（痛觉超敏），以及对通常不引起疼痛的刺激的反应疼痛（异感）。周围神经病变疼痛经常出现在癌症、艾滋病、长期糖尿病、腰椎间盘突出症、疱疹感染、创伤性脊髓损伤（SCI）、多发性硬化症和卒中患者身上。

　　神经性疼痛的药物治疗效果有限，常用的镇痛药物如 NSAIDS 和阿片类药物几乎没有效果。现已建立不同的动物模型以反映不同病因和不同的神经病变表现，包括周围神经损伤和 SCI 引起的周围和中枢疼痛；化疗药物引起的疼痛模型；癌症和人类免疫缺陷病毒（HIV）引起的疼痛模型；疱疹后神经痛（PHN）模型；糖尿病和慢性乙醇诱导的疼痛模型；三叉神经痛和口面部疼痛模型等。

第一节　周围神经损伤模型

　　甩尾试验和热板试验是唯一用于筛选临床前药物镇痛的试验。然而，在诊断大多数临床疼痛时，最常见的主诉是自发性疼痛和对有害或无害刺激的过敏。因此，较老的模型仅适用于测试急性伤害性疼痛，而对于评估慢性疼痛情况相关的超敏性变化的价值有限。Wall 和他的同事在 20 世纪 70 年代开发了一种慢性疼痛模型，通过该模型发现慢性疼痛与急性有害疼痛的病理生理机制完全不同，为人类理解慢性疼痛的病理生理机制做出了重要贡献。自此人们尝试在动物中开发不同的神经损伤模型，作为神经性疼痛的替代品。

一、轴切模型（完全横断坐骨神经）

　　这是最早的动物神经性疼痛模型，包括在大腿中部水平完全横断坐骨神经（Wall et al，1979）。在这个模型中，大鼠被麻醉后暴露坐骨神经。清理附着在坐骨神经上的结缔组织，在坐骨神经分叉处附近用尼龙缝线将其紧紧绑住，形成胫骨和腓肠肌分叉，两个位置相距约 1cm。然后在这对结扎器之间完全横断神经，并切除结扎器之间 5mm 的神经，以防止神经因再生而重新连接。切断邻近的神经，使远端后肢完全失神经。在完全横断神经后，在近端神经残端出现一个神经瘤，由再生神经向各个方向生长而组成。

　　该模型产生麻木性痛，即该区域在没有任何感觉输入的情况下产生疼痛。在这个模型中观察到自体切割（受伤动物对失神经肢体的自我攻击和肢解），通常被认为是神经病理性疼痛的标志行为。神经切断的程度取决于神经切除的方法和位置（Zeltser et al，2000）。自体切割究竟是自发性疼痛的反映，还是动物在缺乏感觉反馈的情况下过度自我梳理的结果，一直存在相当大的争论。

　　这种模式的主要局限性是，完整的神经横断或损伤在患者中相对较少，通常只有在截肢后才能看到，如幻肢疼痛。临床上，更常见的神经病包括周围神经的部分损害。此外，伦理考虑也是这个模型的关键问题，因为动物在这个模型中表现出过度的自体切割（Riopelle，1992）。

二、慢性压迫性损伤

Bennett 和 Xie（Bennett et al，1988）对坐骨神经的慢性压迫性损伤（CCI）建立了一种大鼠外周单神经病模型，这是神经病理性疼痛最常用的动物模型之一。对大鼠进行麻醉后，在臀肌和股二头肌之间的皮肤上进行约 3cm 长的钝性解剖，并且在大腿中部暴露后爪的坐骨神经。在坐骨神经三叉处的近端游离约 7mm 的神经，在坐骨神经周围放置 4 条或 3 条松散的 4-0 铬丝（或 4-0 丝线）（间距约 1mm），直到观察到短暂的抽动。实验中注意不要中断神经外膜循环。小鼠模型的建立方法略有区别，于大腿中部水平暴露坐骨神经，并且在靠近神经三叉处用三根结扎线（4-0 铬丝，乙酮）松解结扎神经，间隔约 0.5mm。

坐骨神经的这种收缩与神经内水肿、局灶性缺血和瓦勒变性有关。轻到中度的自体切割、警戒、过度舔舐、同侧后爪跛行和伤侧躲避承重等自发性疼痛的行为体征已有文献记载。已经注意到机械和热痛觉过敏，化学高反应性和冷超敏等行为变化在一周内发展，术后第二周出现最显著的疼痛相关的行为和姿势不对称（De Vry et al，2004）。这些神经性疼痛的改变在术后至少持续 7 周。电生理学研究表明这些神经传导速度下降，组织病理学研究表明，有髓鞘轴突与无髓鞘轴突相比受到的损害更大。现已证明是神经的部分损伤导致了 A 型和 C 型纤维的敏感化，而后引发和维持疼痛行为变化（Gabay et al，2004）。

CCI 模型用于研究单侧外周单神经病变，据观察，这种大鼠模型的症状与患者的灼痛或复杂区域疼痛综合征相对应。CCI 模型已被广泛用于自发性疼痛和异常感觉的研究。此外，它还有助于分析与嵌压性神经病相关的感觉症状。然而，受到慢性收缩性损伤的动物中产生的一些变化可能使定量分析变得复杂。这些变化可能是由缝线打结松紧度的不同引起的。此外，缝合材料的类型和大鼠的品系也会使此模型出现不同的观察结果。尽管如此，CCI 模型有助于开辟新的研究途径，研究各种形式的神经性疼痛的机制，并寻找有效的治疗方法。

三、部分坐骨神经结扎（PSL/Seltzer 模型）

这个模型是由 Seltzer 等人（Seltzer et al，1990）建立的，是经常使用的神经病变模型之一。在这个模型中，大鼠的左后腿被剃毛，以便暴露大腿上部的坐骨神经。用 8-0 丝线将坐骨神经背侧 1/3 至 1/2 处紧紧结扎，结扎位置正好在后二头肌神经分支的远端。有报道称，自发性疼痛的行为表现为受伤一侧的护爪和舔舐。冷过敏、化学反应过度和机械性痛觉减退等行为改变在术后 1 周内发生，且大部分行为持续 6 周。PSL 模型在术后第一周代表交感神经独立疼痛（SIP）。其他物种如小鼠也已被用于模型的建立，且坐骨神经的部分损伤也在小鼠中产生了类似的异感和神经化学可塑性。疼痛反应的大小和持续时间因缝合材料和缝线张力而有很大的不同。

部分神经损伤模型对于理解神经病理性疼痛损伤具有重要意义，因为部分神经损伤是外周神经损伤后产生烧灼痛的主要原因。PSL 模型被认为是烧灼样疼痛综合征的良好动物模型，因为其触发的异常性疼痛和痛觉过敏（与烧灼样疼痛的人类疼痛平行）可立即发作和长期持续。

四、脊神经结扎

Sun 和 Jin（Sun et al，1992）通过 SNL 开发了外周单神经病的实验动物模型。在这个模型中，大鼠被麻醉并以俯卧姿势剃下背部毛发。此后，在髂后嵴水平处做一个 2cm 长的切口，以接近左侧腰椎神经。确定 L5 和 L6 脊神经，并小心地将其从相邻的 L4 脊神经中分离出来，然后，使用 6-0 丝线在背根神经节（DRG）的远端紧紧结扎。L4 脊神经的结扎不能产生有效的疼痛模型，因为它具有丰富的运动纤维，并且神经的结扎导致严重的运动缺陷而干扰行为测试。

在该模型中，机械性触感痛、异常性冷痛、热痛敏和自发性疼痛等行为改变在 24～48h 内出现，并持续约 10～16 周（Yoon et al，1994）。由于交感神经切除术已被证明可减少神经病理性疼痛的行为体征，该模型被认为是交感神经介导疼痛的动物模型。与 CCI 和 PSL 模型相比，该模型的优点是其中的连接位点和连接程度更加一致，且受损和完整的脊柱节段分开，缺点是相比以前的模型，这种模型需要更广泛的外科手术。

LaBuda 和 Little（2005）通过结扎 L5 脊神经设计了 L5 SNL 模型，与 L5/L6 SNL 方法相比，这是一种简单且可重复性好的模型，更少的外周神经和周围组织受损。Carlton 等人（1994）利用灵长类动物（食蟹猴），通过紧扎 L7 脊神经（就在 L7 背根神经节的远端）来诱导神经性疼痛状态，并证明其疼痛行为与在诊断患有外周神经性疼痛的人中观察到的疼痛行为非常相似。当需要显著且稳定的疼痛行为时，SNL 模型是首选模型。SNL 模型中产生的神经病理性疼痛症状模拟了人类患者外周神经损伤后出现的灼痛症状。

五、选择性神经损伤模型

这是由 Decosterd 和 Woolf（2000）开发的一种新的神经病理性疼痛动物模型。在该模型中，将大鼠麻醉，刮去左大腿侧面的皮肤，直接通过股二头肌进行分割。暴露坐骨神经及其三个末端分支：腓肠神经、腓总神经和胫神经。此后，用 5-0 号丝线紧紧地结扎胫神经和腓总神经，然后切断 2mm 的远端神经。避免接触或牵拉腓肠神经使之受损。在该模型中，一条神经（腓肠神经）被保留，另外两条神经（胫神经和腓总神经）被切断，因此该模型被称为"选择性神经损伤模型（SNI）"。使用相同的外科技术，但是使用不同的神经切断组合，也开发了坐骨神经的两种 SNI 损伤变体。在一种变体中，切断腓总神经和腓肠神经，留下完整的胫神经；而在另一个变体中，胫骨神经受损，腓肠和腓总神经完好无损。

机械和热痛觉减退和异动症在受伤后 4d 内发生并持续数周（长达 6 个月）。同侧腓肠肌对伤害性和非伤害性刺激的反应性增强，隐区的反应略有增加。在 SNI 模型中产生的疼痛在机械上是独立于交感神经系统的。小鼠在接受 SNI 时也表现出类似于大鼠的行为改变。

这个模型与其他周围神经损伤模型如 CCI、PSL 和 SNL 不同，因为它可以用来比较与去神经区域相邻的未受损皮肤区域的机械和热敏感性的差异。这一特点很重要，因为它允许同时调查在受伤的初级感觉神经元和相邻的未受伤害的感觉神经元发生的变化。最近的研究强调了非损伤神经元对神经病理性疼痛的重要贡献，包括 C 纤维的异位活动、感觉电压门控钠通道的异常表达、瞬时受体电位通道（TRPV1）的增强以及施旺细胞的激活。在这个模型中，机械和热敏感度的变化是稳定且长时的，并准确模仿临床神经病理性疼痛的许多特征。与以往的模型相比，建立这个模型的手术过程相对容易，而且损伤程度的变化也相对较小。

六、胫腓神经横断模型

胫腓神经横断术是 Lee 等人建立的一种新的神经病理性疼痛模型（Lee et al，2000）。在该模型中，将大鼠麻醉后，切开左侧大腿外侧表面的皮肤，直接穿过股二头肌，暴露坐骨神经及其三个终末分支：腓肠神经、腓总神经和胫神经。此后，用 5-0 丝线紧密结扎腓肠神经和胫神经，并在结扎的远端切断 2mm 的远端神经。特别注意避免接触或损伤腓总神经。在这个模型中，已经记录了深刻和可靠的神经病理性疼痛症状，包括机械性疼痛、冷痛性疼痛、化学性疼痛、机械性痛敏和自发性疼痛。这些行为改变大多从手术第 3d 开始，在 1～2 周达到高峰，并持续半个月。然而，在这种神经病理性疼痛的模型中还没有表现出热痛阈改变。Han 等（Han et al, 2006）证明此模型中的神经病理性疼痛为 SIP。该动物模型制作简便，而且能够非常有效地阐明神经病理性疼痛的机制，特别是 SIP，以及筛选其治疗药物。

七、腓总神经结扎术

在大多数神经病理性疼痛的动物模型中，实验动物的感觉神经和运动神经都受到损伤，导致实验动物的感觉和运动反应都出现异常，使得感觉系统的评估变得更加困难。因此，在理想的神经病理性疼痛中，应在不影响运动功能和没有肌肉损伤的情况下诱导动物模型的伤害性行为反应。用 5-0 铬线结扎腓总神经，在不干扰血管的情况下，建立了一种新的神经病理性疼痛小鼠模型。在慢慢收紧的神经周围打一个结，结扎的终点设定在脚背屈肌开始抽动时，在指端可见。据报道，运动功能完好的患者会出现持久的行为异常和热痛觉过敏。

八、坐骨神经冷冻性松解术

这个模型是一个有趣的周围神经病变的动物模型，因为在这个模型中没有出现横断或结扎等操作。取而代之的是通过冷冻来造成坐骨神经的损伤。在这个模型中，在大鼠的大腿水平做背侧切开，轻轻地将坐骨神经从周围组织中分离出来，并用钳子抬高。然后用冰冻探头将神经三叉处的近端冷冻，用一氧化二氮作为冷冻剂将其冷却到 −60℃。在 30s/5s/30s 的冷冻/解冻/冷冻周期中，将 2mm 的冷冻探头尖端紧靠在坐骨神经上。允许神经恢复 20s，放回原位，并用外科缝合线缝合伤口。在该模型中产生的症状是机械性超敏和自体切断，没有热痛觉过敏。冷冻神经松解术模型显示，在损伤后的前 7d，疼痛行为反应几乎没有差别。冷冻神经松解术产生的损伤是可逆的；因此，该模型可以用来研究一过性神经损伤的影响和愈合。该模型产生的行为体征仅持续 15～21d，而 SNL、PSL 和 SNI 的疼痛行为持续时间要长得多。

九、尾干切除术

在该模型中，切除大鼠 S3 和 S4 脊神经之间的左侧尾侧下干。鼠尾出现机械性、冷性和温性痛觉异常并持续数周，且在神经损伤后 1d 内出现机械性和热性痛觉异常的迹象。在类似的模型中，暴露大鼠左侧尾部上干并横断 S3 和 S4 脊神经，以消除 S1-S3 脊神经对尾部的支配。或者进行 S1 和 S2 脊神经之间的下和上尾神经干的单侧横断，包括支配尾部的 S1 脊神经。为了防止切断的尾干重连，从远端神经端移除神经片段（约 2mm 长）。机械性超敏和冷/热痛觉过敏在损伤后 1d 内出现并持续数周。

这些模型很有趣，因为它们允许对尾巴而不是后爪进行行为测试。因为测试位置可以通过标记来固定，尾部测试更容易和更稳定。更重要的是，这些模型不会导致尾巴畸形或爪子跛行，因此真正的盲测是可能的。

十、坐骨神经炎

据估计，近一半的人类神经病理性病是由炎症或感染而不是由创伤引起的。此外，即使发生了创伤性神经损伤之后，炎症反应也会紧随而至。因此，神经炎症模型已经被开发出来，并成为许多研究小组研究神经损伤的首选模型。将大鼠麻醉后，在坐骨神经周围植入导管。坐骨神经周围导管由无菌凝胶泡沫制成，无菌切割成条状，条状的一端被一分为二，便于硅胶管的内部缝合。钝性分离左侧坐骨神经大腿中段后，将凝胶泡沫缠绕在神经周围，导管的外端穿过皮下至中线，恰好在尾部底部。该导管用于一次性注射，在硅胶导管中插入PE-50管给自由活动的大鼠（术后4～5d）进行注射。在坐骨神经周围一次性注射酵母多糖（酵母细胞壁），剂量4mg（低剂量）到40～400mg（高剂量）不等，以诱导SIN。这种方法在注射后3小时内可引起机械性痛觉过敏，但没有明显的热痛觉过敏。该类型神经病的特征是发展为镜面性异位痛觉。据报道，低剂量酵母多糖可引起单侧机械性痛觉过敏，而高剂量可引起双侧机械性痛觉超敏，即对侧足爪超敏反应。坐骨神经周围的免疫激活是通过放置促炎肠线以及注射促炎细胞因子产生刺激物来实现。这些刺激物包括高迁移率族蛋白（HMG）和肿瘤坏死因子-α（TNF-α），能导致剂量依赖的单侧和双侧后爪的机械性痛觉过敏。将灭菌（完全弗氏佐剂的活性成分）或卡拉胶（海藻蛋白）应用于坐骨神经触发免疫反应并产生机械性痛觉过敏。这些疼痛变化一般在术后1d即可观察到，在术后2～3d达到最大值。镜像性疼痛发生在损伤部位的对侧，是一种与周围神经创伤或炎症有关的神秘现象。镜像疼痛发生在慢性疼痛条件下，包括反射性交感神经营养不良、灼痛、不典型面部疼痛、特发性面部关节痛和胃痛。它的典型特征是机械性痛觉异常，即在衣服和床单等轻触摸/压力刺激下产生疼痛。最近，坐骨神经炎性神经病（SIN）模型的发展促进了研究镜像神经病理性疼痛的能力。低水平的免疫激活会造成发炎的坐骨神经同侧的单侧机械性痛觉异常。另一方面，更强的免疫激活会造成双侧痛觉异常，包括神经炎症的同侧和对侧。

十一、坐骨神经疼痛的套扎

在该模型中，通过手术在大鼠坐骨神经共支周围植入一个聚乙烯袖带（长2mm，内径0.7mm）来诱发神经病理性疼痛。最近，这个模型也在小鼠身上应用（Benbouzid et al，2008）。神经病理性疼痛模型的特点是持续3周的热痛过敏和持续2个月的机械性异位痛觉。已有文献证明，使用固定直径的聚乙烯袖带可引起大鼠的相应症状反应以及周围神经纤维光谱的改变，包括无髓轴突和小有髓轴突的一过性减少，大有髓轴突数量的持续减少；伴随性顺行性沃勒氏变性和炎症反应。此外，还有证据表明，此模型引起的行为和形态变化与Bennett和Xie的CCI模型所产生的变化相似，其主要优势是在纤维光谱变化方面神经损伤的程度更一致。

坐骨神经周围的标准化袖带植入使这个模型具有很高的可重复性。不同的研究小组已经使用袖套诱导的神经病模型来研究中枢敏化的分子基础和抗抑郁药物在神经病理性痛觉异常治疗中的作用机制。

十二、光化学性坐骨神经损伤

在该模型中，光敏染料红素B（32.5mg/kg）经尾静脉注射，然后手术切除左侧坐骨神经，用Ar离子激光照射，波长为514nm，平均功率为0.17W，持续30s～2min。在神经下方放置铝箔隔离周围组织并反射激光。神经损伤不是由激光产生的热量引起的，而是光化学反应在供应神经的小血管内形成血栓和闭塞的结果。在这个模型中，已经记录了高度可再现的机械性、热性和冷性异位痛以及自发性疼痛的迹象。还开发了一种小鼠模型，在静脉注射光敏染料后对坐骨神经进行激光照射，其特征为脱髓鞘和轴突变性。

十三、激光诱导的坐骨神经损伤

在该模型中，用神经外膜缝线标记紧靠臀肌远端的坐骨神经段，并用直径为 1mm 的激光束照射该神经段的神经外膜血管 30s（二极管的固体激光器，工作波长为 532nm，输出功率为 100mW）。激光照射导致流向神经的血流量显著减少。在术后第 2d，动物出现神经性疼痛的特征性表现，包括自发性疼痛行为、热痛觉过敏和机械性异常性疼痛。这些现象在术后 7～21d 达到高峰，并持续 3～6 周。

第二节　中枢疼痛模型

基于脊髓损伤（SCI）已经开发了许多中枢疼痛模型。感觉障碍、自发性疼痛以及诱发性疼痛是创伤性、缺血性、压迫性或挤压性 SCI 的特征。

一、体重下降或挫伤性脊髓损伤（艾伦模型）

体重下降或挫伤模型是历史最悠久，也是最广泛使用的 SCI 模型。在该模型中，暴露下胸腰段的脊髓，并使神经承受恒定重量以产生损伤，其特征为严重截瘫和完全节段性坏死。不同的研究人员对该模型进行了修改，以统一控制损伤程度。将大鼠麻醉后，在脊椎下胸腰段（T10）行椎板切除术以暴露脊髓背侧。将黄铜导管（长 15cm）垂直放置在暴露的脊髓上方，并将具有圆形尖端的圆柱形 10g 钢砝码（直径 2mm）悬挂在导管内。允许重量在 T12～13 节段水平落在暴露的脊髓上，以产生脊髓损伤。人们注意到，皮肤对光机械刺激的过敏反应会在受伤后 1d 内出现，与患者在脊柱受伤后迅速出现的异常性疼痛类似。或者，在背部中线做一个纵向切口，通过解剖椎旁肌肉暴露 T8 椎骨。随后进行四级 T6～T7 椎板切除术以暴露脊髓，并通过闭合力为 24g 的动脉瘤夹在硬膜外压迫脊髓来造成损伤。

二、兴奋毒性脊髓损伤

脊髓内注射 α-氨基-3-羟基-5-甲基-4-异噁唑丙酸（AMPA）代谢受体激动剂奎斯奎酸（QUIS）已被用来模拟损伤引起的兴奋性氨基酸的升高，这是一种公认的 SCI 神经化学后遗症。与 QUIS 注射相关的进行性病理变化与缺血性和创伤性 SCI 后描述的病理变化非常相似，并与创伤后脊髓空洞症的临床状况也惊人地相似。单侧注射 AMPA 在背静脉和背根进入区之间进行，深度为脊髓表面下 300～1200mm，水平为 T10～L4。脊髓内注射 QUIS 可以产生兴奋性毒性损伤，导致脊髓灰质特定区域的神经元丢失，并产生类似于其他脊髓损伤和神经病理性疼痛模型中描述的"自发"和/或"诱发"疼痛行为。

因此，兴奋性毒性模型被证明能有效地帮助研究脊髓损伤后感觉状态改变的中枢机制和神经元底物。据报道脊髓内或鞘内注射谷氨酸、N-甲基-D-天冬氨酸、红藻氨酸、去酪氨酸强啡肽 A 肽、5-羟色胺和色胺也产生与脊髓损伤相关的疼痛行为。

三、光化学 SCI

在这个模型中，通过尾静脉注射光敏剂红素 B，然后通过手术将椎骨暴露在 Ar 离子激光下，产生兴奋并导致局部血管闭塞。已有文献证明，神经损伤不是由激光产生的热量引起的，而是光化学反应在供应神经的小血管中形成血栓的结果。已有研究表明，在光化学照射后，脊髓的局部血流量显著减少。这一脊髓缺血事件与脊髓的实质组织坏死有关。在这个模型中，观察到了神经病理性疼痛的特征，如自体切割、机械和冷痛，以及痛觉过敏。

四、脊柱半横断

该模型作为中枢疼痛模型得到了广泛的应用，因其具有两点优势。其一，每只动物的损伤的神经纤维的数量和类型都是规律和可控的。其二，受损与完好的神经纤维是完全分开的。在 T11～T12 节段进行椎板切除，并纵向切开暴露脊髓几个节段。脊髓被半横切至 L1 背根进入区，用刀片导致机械性和热性痛觉过敏的发生。在这种神经病理性疼痛模型中，冷痛和机械性痛觉异常不仅在肢体上大范围发生，在尾部也大范围发生。此外，脊髓半横断后痛觉异常持续时间较长。在人类脊髓半横断损伤中，BSS（布朗-斯奎德综合征，一种慢性剧烈疼痛）出现在损伤下方的两侧。BSS的特点是同侧偏瘫和对侧痛觉过敏。

第三节　药物性神经病理性疼痛模型

以抗肿瘤药物诱导的神经病理性疼痛模型为例介绍。

1. 长春新碱引起的神经病理性疼痛

长春新碱是从长春花属植物长春花中提取的纯化生物碱。长春新碱已被广泛用作多种恶性肿瘤的化疗药物，包括乳腺癌、白血病、淋巴瘤和原发脑肿瘤。然而，长春新碱的临床应用与周围神经纤维的神经毒性的发展以及由此导致的感觉运动神经病也相关。在所有化疗药物中，长春新碱即使在治疗剂量下也会对所有患者产生可预测且相同的神经毒性。痛性感觉异常通常是这种剂量依赖性神经病的大多数患者的首发症状。针刺感和温觉比振动觉受到的影响更大。长春新碱虽然不容易穿过血脑屏障，但对周围神经系统有显著影响，导致有髓和无髓感觉神经轴突的微管解体和神经内膜肿胀，以及 C 纤维伤害性神经元的高反应活动。这些变化使背角神经元敏化，然后导致中枢敏化。这可能是长春新碱引起的痛性周围神经病的基础。

长春新碱诱导的神经病理性疼痛的动物模型被用来研究神经毒性的发病机制，并被用来研究化疗药物引起的电生理和组织病理学变化。利用长春新碱建立了大鼠神经痛的动物模型，但在神经活检研究中未能发现明显的周围神经改变。通过尾静脉注射多剂量长春新碱（$20\mu g/kg$、$75\mu g/kg$、$100\mu g/kg$ 或 $200\mu g/kg$），然后注射 $500\mu L$ 生理盐水以防止血管恶化（第 1～5d 和第 8～13d；周一至周五，持续 2 周），诱导快速发作的痛性神经病变。优先考虑 $75\mu g/kg$ 静脉给药方案，因为其在大多数大鼠中诱发最大痛觉过敏但相对无运动损伤。静脉注射长春新碱（$75g/kg$，第 1～5d 和第 8～11d，共 9 次）可引起神经痛。长春新碱用药后第 4d 即出现机械性异常性疼痛，第 11d 达到高峰，第 15d 开始下降。然而，当累积剂量超过 $1000\mu g/kg$ 时，会对健康状况和运动能力产生中到重度影响。此外，大剂量长春新碱也会导致显著增加死亡率。

后来，再次优化了不同的药物剂量方案。每隔一天给大鼠注射长春新碱（静脉注射剂量分别为 $50\mu g/kg$、$100\mu g/kg$、$150\mu g/kg$，累积剂量分别为 $250\mu g/kg$、$500\mu g/kg$、$750\mu g/kg$），尚未发现对总体健康有显著影响。然而，注意到 $150\mu g/kg$ 的长春新碱会导致行为变化，例如机械和热痛觉过敏以及异常性疼痛；电生理变化，如感觉神经传导速度（SNCV）降低和以有髓神经纤维轴突部分变性为标志的组织病理学变化。该模型产生了稳定的神经病变，因为出现了显著的伤害性体征，同时保持了良好的总体健康和运动能力。

2. 奥沙利铂诱发的神经病变

第三代新型铂衍生化合物奥沙利铂在晚期转移性结肠直肠癌、卵巢癌、乳腺癌和肺癌的治疗中受到了极大的重视。与早期的铂衍生物相比，这种新药的肾毒性、耳毒性和血液毒性更低。然而，它对外周感觉神经产生独特的毒性。奥沙利铂产生的神经毒性是急性的、可逆的（在高达 90% 的病例中），其特征是感觉迟钝，手、足、口区域的感觉异常，包括咽喉部感觉异常，并伴有呼吸急促。人们还注意到此药物会诱发累积性远端神经毒性（一种外周感觉症状性神经病），其特征为感觉性共济失调、功能障碍、下颌疼痛、眼部疼痛、眼睑下垂、腿部痉挛以及视觉和声音改变。

奥沙利铂可诱导慢性外周神经毒性的电生理变化（Cavaletti et al，2001）。两次累积剂量的奥沙利铂（36mg/kg 和 48mg/kg 腹膜内注射）对脊髓后根神经元细胞体产生损伤而导致感觉-运动神经传导速度降低。一种新的伤害性感觉神经病动物模型是采用三种不同剂量方案的多剂量奥沙利铂，即为大鼠静脉注射 1mg/kg、2mg/kg 或 4mg/kg，每周两次，连续四周半。已记录出现了机械异常性疼痛、冷异常性疼痛和痛觉过敏、机械痛觉过敏、热痛觉过敏等，但没有任何运动功能障碍的迹象。

另一个较新的单次输液的奥沙利铂诱导的神经病变模型已经被开发出来，通过在大鼠中注射不同剂量的奥沙利铂（3mg/kg、6mg/kg 和 12mg/kg，静脉注射），再现了在转移性结直肠癌患者中单次剂量的奥沙利铂所观察到的特征性疼痛症状。注意到单次注射后 24h 内会出现冷觉异常和痛觉减退。大鼠在这种单次输液中还出现了持续的机械性痛觉，而没有任何机械性痛觉超敏、热痛觉过敏和异常性疼痛的迹象。这种单剂量模型的优点是它模仿了临床上观察到的人类单次输液后的效果，其特点是高度强烈的感觉障碍，对寒冷的超敏反应、异常性疼痛和痛觉过敏症状。可以用这个模型来探索这种热超敏反应的机制，特别是小直径的 A 型纤维可能参与寒冷异常性疼痛症状。在多剂量的机械性超痛症中，已经证明了热痛觉过敏和异常性疼痛，从而模拟了人类因长期接触药物而产生的神经病变。

3. 紫杉烷诱导的神经病变模型

从太平洋紫杉 *Taxus brevifolia* 树皮中提取的紫杉醇是一种有效的抗肿瘤药物，被常规地纳入治疗乳腺癌、卵巢癌、头颈部癌症和非小细胞癌的化疗方案中。然而，有报道称紫杉醇会诱发感觉神经病变，其特点是刺痛、麻木、机械性异感、冷异感和持续的四肢远端袜套样分布的自发性灼痛。脚部对称位置通常先出现感觉异常，但有时手和脚同时出现感觉异常。随着持续用药，疼痛症状的严重程度增加，可能包括失去震动感、深腱反射和本体感觉能力。这些功能异常会持续数月、数年，甚至终身，导致患者生活质量下降。紫杉醇单药治疗的剂量在 250mg/m² 以上时，神经性疼痛的发生率为 22%～100%。

在神经病变的动物模型中，低剂量的紫杉醇（1mg/kg 或 2mg/kg 静脉注射）可唤起疼痛综合征，而不会诱发啮齿动物的全身毒性或运动损伤（Polomano et al，2001）。使用此剂量的紫杉醇，每间隔一日给药（第 0d、2d、4d 和 6d；累计剂量为 4mg/kg 或 8mg/kg），实验动物可产生周围神经病变，其特点是冷痛、持久的触觉（机械性）痛和坐骨神经内膜水肿疼痛阈值的改变发生在紫杉醇给药的第 5d，并在最后一次给药后持续了近 3 周。经紫杉醇和长春花碱处理的大鼠对机械和冷刺激有明显的超敏反应，但很少或没有热过敏。

4. 多西紫杉醇诱导的周围神经病变

多西紫杉醇是一种半合成类固醇，被广泛用于治疗乳腺癌、卵巢癌和非小细胞肺癌等肿瘤。多西紫杉醇诱导的神经病变模型已经建立，方法为持续 4 周每周静脉注射多西紫杉醇（5mg/kg、10mg/kg 或 12.5mg/kg），诱导大鼠神经病变。处理后的大鼠表现出尾部神经传导速度降低、热阈值变化和皮肤神经变性。

5. 抗 HIV 药物引起的神经病变

高活性抗逆转录病毒疗法是治疗艾滋病最有效的方法，包括核苷类逆转录酶抑制剂（NRTIs），如 ddC（扎西他滨）、ddI（地丹诺辛）和 d4T（司他夫定）。然而，人们注意到这些药物会产生疼痛性神经病，并增强 HIV-1 感染产生的痛觉超敏状态。一些 NRTIs 更容易引起神经病变，如导致感觉神经毒性方面，ddC 比 ddI 更有效，而 ddI 又比 d4T 更有效。其他 NRTIs（齐多夫定、阿巴卡韦）不会引起神经病变（Pardo et al，2001）。长期口服415mg/kg 的 ddI，每天 2 次，持续 20 周，会导致剂量依赖性的周围神经病变，在用药 15周后变得最为突出。另一个新模型采用不同的剂量方案和不同的给药途径建立，即 ddC 的剂量为 25/50mg/kg（口服），ddC、ddI、d4T 的剂量范围为 10mg/kg、25mg/kg、50mg/kg（静脉注射）。痛觉测试显示，在注射 ddC 后 5d，机械性痛觉过敏的发展达到最大值。口服25mg/kg 和 50mg/kg 的 ddC 以及静脉注射 ddC、ddI 和 d4T 已被证明会产生机械性痛觉超敏、痛觉超敏和热痛敏，呈剂量依赖关系。

第四节　其他疾病引起的神经疼痛模型

一、糖尿病引起的神经病变

糖尿病周围神经病变（PDN）是糖尿病的一种严重并发症，也是导致足部截肢的主要原因。最常用的糖尿病神经病变模型是通过给予动物胰岛 B 细胞毒素链脲霉素（STZ）和阿脲产生的。在皮下 STZ 诱导的糖尿病大鼠模型中，C 型纤维的痛觉减退和高反应性在大约 2～3 周的时间内发展。然而，在这些模型中，动物在出现高血糖的同时还出现其他代谢紊乱，包括酮症酸中毒、脂质代谢改变和一般身体衰弱（生长和运动活动减少、嗜睡、膀胱胀大、多尿和腹泻）。这些症状中的一些使痛觉研究中的数据解释变得复杂。在 STZ 诱导的糖尿病大鼠中，全身衰弱而非周围神经病变可能是改变痛觉的基础。因此 STZ 也被用来诱发小鼠的糖尿病神经病变。单剂量 STZ（200mg/kg）给药 4 周后，小鼠出现明显的痛觉减退。

1 型和 2 型糖尿病的转基因动物表现出长期的糖尿病并发症，包括 PDN。Ⅱ型糖尿病的模型包括 Goto-Kakizaki（GK）大鼠、Zucker 肥胖（ZDF）大鼠、Bio-breeding Zucker/Worcester（BBZDR/Wor）大鼠、db/db 小鼠和瘦素缺失（ob/ob）小鼠。GK 大鼠表现出中度和稳定的高血糖，但没有酮症和肥胖症。优降糖-高胰岛素血症钳制研究表明，这些动物的外周组织出现了胰岛素抵抗。在 GK 大鼠中也记录了随着年龄的增长而出现的渐进性神经病变。在 ZDF 大鼠中，8 周龄的高血糖大鼠的感觉和运动神经传导速度（MNCV）的降低已被描述。在 8 周大的 ZDF 大鼠中，已报道了热性痛觉减退，至少持续 6 周。然而，在10 周大的 ZDF 大鼠中，已显示出机械性痛觉减退。Goto-Kakizaki 和 Zucker 肥胖大鼠是糖尿病前期而不是Ⅱ型糖尿病的神经病变的实验模型，因为这两个模型要么不出现明显的空腹高血糖，要么在 B 细胞功能下降后很晚（40 周龄）才出现。在 BBZDR/Wor 大鼠中，已经记录了糖尿病持续 5 周时运动神经传导速度（MNCV）的轻微缺陷，而感觉神经传导速度

（SNCV）没有改变。这些大鼠也被证明表现出较轻的轴突萎缩和纤维损失，但没有交感神经自主病变。

db/db 小鼠的瘦素结合有缺陷，导致肥胖、胰岛素抵抗、高血糖和高甘油三酯血症。有研究表明，神经的平均面积密度在表皮中减少，与糖尿病患者的皮神经纤维数量减少有关。到 6 个月大时，通过形态学检查发现感觉和运动神经中没有大的有髓纤维，并伴有轴索萎缩的现象（Norido et al，1984）。瘦素缺失（ob/ob）小鼠是肥胖和轻度 II 型糖尿病的模型，会出现中度高血糖、高胰岛素血症和肥胖。这些动物已被证明发展为 PDN（11 周龄），其特点是感觉以及 MNCV 缺陷、热痛减退、触觉过敏和表皮感觉纤维缺失，这是人类糖尿病患者的特征。然而，在其他模型中，如在 BBZDR/Wor 大鼠和 ZDF 大鼠中，已经证明了持续的热痛觉减退，这是人类神经病变中的短暂现象（Dyck et al，2000）。因此，该模型代表了 II 型糖尿病和肥胖症 PDN 的一个有价值的动物模型。

在非肥胖糖尿病（NOD）小鼠中，一种 II 型糖尿病模型的高血糖出现在 12~30 周龄。而 18 周大的 NOD 小鼠即出现了热性痛觉减退。也有研究表明，NOD 小鼠在 8~10 周更早的时候就出现了明显的痛觉减退，并持续到 32 周。

Bio-breeding/Worcester 大鼠（BB/Wor 大鼠）是人类 I 型糖尿病的模型，在 12 周龄左右出现高血糖和胰岛素减少症。4 个月大时开始出现神经病变的迹象，如痛觉减退、无髓纤维数量减少、平均轴突大小和神经传导速度下降。在 BB/Wor 大鼠中，糖尿病持续 5 周后，MNCV 的下降幅度大于 SNCV。最早发现的变化之一是有髓纤维的结节和副结节轴突肿胀，导致轴突运输紊乱和轴突逐渐萎缩。

二、癌症疼痛模型

骨癌痛、神经性癌痛和皮肤癌痛模型显示了癌痛的不同药理和神经化学方面，表明炎症性、神经病理性和肿瘤性成分参与了疼痛的发病机制。

（1）骨癌疼痛模型

骨癌疼痛是最常见的癌症相关疼痛之一，可能是原发骨癌或由乳腺癌、前列腺癌、卵巢癌和肺部肿瘤转移而来。

（2）小鼠股骨癌疼痛模型

最初，Schwei 等人建立了一个基于将溶骨性纤维肉瘤（NCTC 2472）细胞接种到 C3H/HeJ 小鼠的股骨中产生疼痛性骨肉瘤的模型。在这个模型中，在后腿上做一个 1cm 的浅切口，以切断髌骨韧带并暴露股骨远端的髁部。然后在髁间切口和股骨髓内管的水平位置上插入 23 号针头，以创造一个用于注射细胞的空腔。将 $20\mu L$ 溶骨性小鼠肉瘤细胞 NCTC2472（约 2.5×10^6 个细胞）注射到骨腔中。在注射肉瘤的 5d 内，已经记录了癌症引起的骨破坏和破骨细胞生成，导致自发的（痛觉行为、自发退缩）和诱发的疼痛（触诊诱发的退缩）。

（3）跟腱骨癌疼痛（CBC）模型

该模型与之前的模型类似，只是将 NCTC2472 细胞注射到小腿骨中。已有文献记载，骨溶解、自发疼痛（舔爪子）和诱发疼痛（机械和冷异感）在植入后 6d 发生，并持续至少 16d。此外，也有研究证明，C 型纤维的自发活动和对热的敏感度与肿瘤的生长相关（Cain et al，2001）。

（4）胫骨骨癌疼痛

在这个模型中，大鼠乳腺癌细胞（MRMT-1）被植入到大鼠的胫骨上。有资料显示，骨质破坏与异感症和机械性痛觉减退的发展在肿瘤细胞注射后 $10\sim12d$ 内发生。接种这些 MRMT-1 细胞后，大鼠骨肿瘤的发展会诱发机械性痛觉减退，以及脊髓痛觉神经元的敏感化。在另一个模型中，NCTC 2472 细胞的胫骨内注射已被证明能诱发骨肉瘤，同时在细胞植入后的头 2 周内热反应性减弱。相反，在 NCTC 2472 细胞植入后的第 4 和第 5 周，痛觉热反应性的增加已被报道。

（5）肱骨骨癌疼痛（CBC）

与运动相关的痛觉过敏，在临床上被称为一种特殊类型的"突破性疼痛"，是骨癌的一个共同特征。发展与运动相关的痛觉减退的动物模型可能有助于辨别伴随骨转移的疼痛的周边和中枢机制。此外，它还可能有助于将其与肌肉炎症相关的疼痛区分开来。已经建立了这样一个动物模型，将 NCTC2472 细胞注射到肱骨髓腔，产生前肢痛觉减退，而前爪没有明显的机械痛觉减退。组织学检查表明，肿瘤生长引起的骨质破坏与行为性痛觉减退有明显的相关性。

（6）神经性癌痛模型

恶性肿瘤压迫或浸润周围神经导致的神经病理性疼痛在癌症患者中经常发生，是造成难治性癌症疼痛的主要原因之一。通过在坐骨神经附近诱导恶性肿瘤生长，建立了一个神经性癌痛的小鼠模型。在麻醉状态下，在臀部水平暴露右坐骨神经，并将含有 50000 个肿瘤细胞（Meth A 肉瘤细胞）的腹水注射到坐骨神经附近的位置。肿瘤的生长逐渐压迫坐骨神经，导致同侧后爪逐渐出现热性痛觉减退和机械性痛觉。自发疼痛的迹象，如抬起爪子，也有记载。然而，肿瘤的进一步生长逆转了机械超敏性，并产生机械超敏性，而热超敏性和自发疼痛的迹象仍然存在。在组织学上，肿瘤的逐渐压迫导致有髓鞘和无髓鞘纤维的逐渐损伤。

（7）皮肤癌疼痛模型

皮肤癌疼痛模型的建立通常使用高侵袭性的 B16 黑色素瘤的变种 B16-BL6 细胞。这些黑色素瘤细胞（数量范围为 $10^{2}\sim10^{5}$ 个，注射体积为 $20\mu L$）被注射到小鼠单侧后爪的足部区域。据报道，将 B16-BL6 黑色素瘤细胞正位接种到后爪后，在接种后第 $7\sim10d$（早期阶段）和第 14d 起（晚期阶段）分别产生中度和明显的痛觉减退。

三、带状疱疹后的神经痛模型

水痘带状疱疹病毒（VZV）是一种毒性很强的神经营养性病毒，它引起水痘的原发感染，后来病毒从皮肤沿着感觉神经元的轴突逆行运输，在周围神经系统的感觉神经节内建立潜伏感染。由于细胞免疫的衰老，通常会发生病毒再激活，表现为急性带状疱疹（AHZ）。AHZ 的恢复因 PHN 的发展而变得复杂，PHN 是一种神经性疼痛综合征，其特点是在皮损愈合后至少 3 个月仍有持续疼痛和不同程度的感觉障碍。

第一个潜伏 VZV 感染的体内动物模型是在健康成年大鼠的足部皮下注射受感染的 Me-wo 细胞和病毒。在这个大鼠模型中，对 VZV 的体液免疫反应与脊神经节中的病毒物质一起被描述。在这个模型的基础上，开发了一个新的模型，大鼠的感觉改变与在 PHN 患者身上观察到的相似（Dalziel et al, 2004）。该模型涉及 VZV 在 CV-1 细胞（非洲绿猴肾脏成纤维细胞）上的传播，然后收获病毒感染的细胞（有 80% 的细胞病理学效应）。随后，大鼠被麻醉，病毒感染的细胞（4×10^{6} 个感染细胞；50L）注射在左脚掌皮下。据报道，行为反应的变化包括机械性异感和痛觉减退，在注射后 3d 内出现，$10\sim21d$ 内达到最大，持续 60d 以上，100d 后消失。

（1）单纯疱疹病毒引起的神经病变模型

单纯疱疹病毒 1 型（HSV-1）是一种神经营养性病毒，感染后会在感觉神经节中潜伏。侵入宿主后，病毒在皮肤或黏膜上进行初级复制，然后通过轴突运输进入感觉神经元的外周终端。在临床上，感染 HSV 的患者主诉有麻木、感觉障碍、痛觉减退、刺痛等。疼痛发生在糜烂出现之前，有些患者甚至在水疱消失后还抱怨疼痛，表现为 PHN。为了在小鼠中再现 PHN 的症状，在后爪的胫骨处注射 HSV-1（1×10^6 PFU）。在第 5d，接种侧的后爪出现了异动症和痛觉减退，并持续了至少 8d。此外，HSV-1 的 DNA 在接种后第 2~8d 在 DRG 中被检测到，第 5d 达到峰值。在大鼠模型中，注射 HSV-1（10^7 PFU；50L）在脚板的无毛皮肤中，已被证明会出现 PHN 的神经病理性疼痛特征。

（2）PHN 的非病毒模型

使用病毒感染的细胞来开发 PHN 的动物模型的局限性包括需要特殊的隔离室来进行病毒的生长，以及由病毒在中枢神经系统的传播而导致的组织炎症、皮肤病变和瘫痪。因此，为了克服这些限制，研究人员开发了一个新的动物模型，该模型基于这样的报告：用一种超强的 TRPV1 激动剂——树脂素（RTX）耗尽辣椒素敏感的传入神经，在成年大鼠中产生持久的机械和热敏感性变化，这模拟了 PHN 的独特临床特征。有资料显示，单次静脉注射 RTX（200μg/kg）可降低热敏感性，但会产生明显的、持续的机械敏感性增加。RTX 导致的热敏感度降低被归因于辣椒素敏感传入神经元的耗尽。另一方面，RTX 处理的大鼠的延迟和持续的触觉过敏与有髓鞘的传入纤维的损伤和它们向脊柱 II 层的异常萌发有关。RTX 处理的大鼠所表现出的明显的行为征兆与 PHN 患者的行为征兆相似，因此，RTX 诱导的大鼠触觉过敏症已被用作这种衰弱的神经性疼痛状况的独特模型。

第五节 杂项模型

一、慢性乙醇消费/戒断引起的神经病变模型

长期饮酒会诱发以远端轴突变性为特征的小纤维疼痛性神经病变，即垂死的背部神经病变。虽然最初饮酒会导致一定程度的镇痛，但随着时间的推移，诱发的疼痛超过了镇痛，并导致神经病理性疼痛综合征，其症状被描述为"像从骨头上撕下的肉"。已经建立了长期饮酒和戒断诱发神经病变的动物模型，根据给大鼠喂食含酒精饮食的方案，每天给大鼠喂食 6.5% 的乙醇，为期 12 周。根据剂量递增计划，给大鼠逐渐增加液体乙醇饮食，即第 1~3d，25g/L；第 4~6d，40g/L；第 7~16d，45g/L；从第 17d 到第 70d，50g/L 的乙醇饮食。乙醇处理 70d 后，大鼠按照乙醇剂量递减的时间表接受含有乙醇的液体饮食，即第 1d 为 25g/L 的乙醇，第 2d 为 12.5g/L 的乙醇，第 3d 为 0g/L 的乙醇。随后，将流体饮食改为正常食物。已有文献记载，机械性痛觉减退在饮酒 12 周后发生，甚至在乙醇戒断后仍持续存在（Ammendola et al，2000）。

二、吡哆醇引起的神经病变模型

吡哆醇（维生素 B$_6$）是非反刍动物的饮食需求，是许多重要生物反应的辅酶。吡哆醇已被用于治疗月经前或腕管综合征等疾病，以及治疗继发于假羊肚菌（*Gyromitra esculenta*）的中毒症。成人的推荐口服日剂量为 2~4mg。然而，据描述，每日口服剂量高达 6g，持续

12～40 个月，会导致进行性感觉神经病变，表现为感觉共济失调以及远端肢体本体感觉减弱、麻痹和过度感觉。

吡哆醇中毒引起的人类感觉神经病变已在包括狗在内的不同动物物种中再现。有文献记载，口服吡哆醇的剂量范围为 50～300mg/(kg·d)，持续 112d，可产生神经病变的感觉异常。但这些模型都是长时间服用大剂量吡哆醇造成的。在较新的模型中，给予吡哆醇 150mg/kg，每天一次，皮下注射 7d，已被证明能使狗出现神经病的症状。吡哆醇诱导的神经病变模型也已在大鼠中建立。在大鼠模型中采用了三种腹腔给药方案，短期/高剂量 1200mg/(kg·d)，持续 1～15d；中间剂量，600mg/(kg·d)，持续 1～15d；长期/低剂量，100～300mg/(kg·d)，持续 12 周。诱发神经病变已被描述为继发于低剂量和中剂量的可逆性感觉神经轴突病，以及高剂量的不可逆转的感觉神经节神经病。

中间剂量模型已被广泛用于诱导大鼠的神经病变，即在大鼠体内注射吡哆醇（400mg/kg，2 次/d），持续 14d。在第一周，没有报道吡哆醇引起的功能损害的迹象。在第二周，功能障碍变得越来越明显，障碍出现在所有四肢，导致协调能力受损。坐骨神经的可视化显示出小直径纤维数量的相对增加和大直径纤维的减少，因此，导致神经纤维密度明显下降，同时神经内膜区域增加。

三、三叉神经痛模型

三叉神经痛是一种严重的慢性疼痛综合征，以短暂而强烈的刺痛或电击样阵发性疼痛为特征。疼痛通常发生在单侧，由面部或口腔内触发区的温和触觉刺激引发。由于病因不同，本病的疼痛可分为中枢性疼痛和外周性疼痛。在多发性硬化症患者中，三叉神经痛的发生率非常高，多发性硬化症中描述的疼痛是中枢性疼痛。另一方面，作为周围神经系统一部分的三叉神经节受到压迫，也有充分的证据表明会导致三叉神经痛。在三叉神经痛中，有一个从中枢神经系统到周围神经系统的过渡，沿三叉神经束和背根束进入区或更多地向外延伸到三叉神经节的周围神经系统。可能的压迫或夹带可能沿着这三条分支存在，因为它们分别通过上眶裂、圆形孔和卵形孔出口。

麻醉后的大鼠被安装在立体框架上，在颅骨上开一个小孔后，将引导套管（21 号）植入左三叉神经节。然后通过不锈钢注射器（24 号）将 4％的琼脂溶液注射到左三叉神经节的背侧，延伸到导引管末端 1mm 以外，从而压迫三叉神经节。琼脂溶液（10L）通过注射器在 5s 内缓慢注入，并在撤出之前在原地停留 10min。琼脂放置在三叉神经节的背侧，压迫三叉神经节而不造成伤害。人们注意到，对三叉神经节的压迫会产生镜像的机械性痛觉。压迫三叉神经节后最明显的行为变化是对面部特别是振动垫的机械刺激的反应急剧增加，包括口角或下颌区。

外伤、牙科治疗和口腔手术有时会产生慢性神经病理性疼痛的突变，这被不同程度地诊断为继发性三叉神经痛（STN）或反射性交感神经障碍。虽然有一些共同的特征，但 STN 已被描述为与特发性三叉神经痛截然不同。有人描述了通过眶下神经的 CCI（CCI-ION）建立的继发性三叉神经痛的实验性大鼠模型，有热过痛的发展迹象（Imamura et al，1997）。在麻醉状态下，进行口内切口，允许鼻部的毛发和振动器保持完整。沿着牙龈颊缘做一个切口（1cm），正好在第一颗白齿的近端。剥离约 0.5cm 的眶下神经（ION）的粘连组织，并在其周围松散地绑上两个结扎带（4.0 铬丝），以诱发继发性三叉神经痛的神经病理性疼痛。这种三叉神经痛的模型具有诱发动态机械性痛觉的优势，这在临床上比静态痛觉更有意义。

四、口腔疼痛模型

一个口唇疼痛的动物模型是在大鼠的胡须基部皮下注射甲醛，产生双相梳理反应，这是大鼠的一种痛觉行为。通过向大鼠颞下颌关节注射甲醛可建立颞下颌关节紊乱模型，其特点是刻板的痛觉行为，如退缩、将头垂向受伤的一侧，以及抓挠受影响的口面部区域。颞下颌关节疼痛的特点是关节间隙变窄、骨质重塑、免疫细胞浸润、张口次数减少，以及痛觉的迹象。将弗洛伊德佐剂注射到大颚肌肉中可建立口唇区持续肌肉疼痛和咬合力下降的大鼠模型。在注射后的前 3d，咬合时应用的力量明显减少，表明口唇肌肉的炎症性痛觉减退。

五、丙烯酰胺诱导的神经病变模型

丙烯酰胺是一种成熟的水溶性乙烯基单体，丙烯酰胺的神经毒性作用涉及周围和中枢神经系统。丙烯酰胺诱发的行为神经毒性是一种中枢-外周远端（垂死的背部型）轴突病，代表轴突变性，其特点是松弛性瘫痪和共济失调。使用其不同的剂量建立了丙烯酰胺诱导的神经病理性疼痛的啮齿动物模型。丙烯酰胺的剂量范围为 $20 \sim 40 \mathrm{mg/kg}$，每周 3 次，持续 8 周，已被证明可产生神经病变的症状。接触较低剂量的大鼠出现不稳定的行走模式，后肢外展和外旋，而使用较高剂量的大鼠在行走过程中出现拖脚、脚掌弯曲、脚趾弯曲和明显共济失调。在较高剂量下（$>40 \mathrm{mg/kg}$），大鼠的坐骨神经和背根神经节细胞出现了形态学异常。

由于神经病理性疼痛有多种病因，人们建立了不同的神经病理性疼痛的动物模型。基于结扎介导的周围神经损伤的模型已被更多地采用。然而，基于横断外周神经分支的模型具有明显的优势，目前正被更多地采用。脊髓半切除和兴奋性毒素引起的 SCI 是了解中枢疼痛机制的首选模型。此外，由化疗药物、糖尿病、HIV、乙醇等引起的疼痛模型也被不同的研究小组采用，以了解发病机制，并在临床上对各自病因引起的疼痛进行管理。

参 考 文 献

Ammendola A，Gemini D，Iannaccone S，et al，2000. Gender and peripheral neuropathy in chronic alcoholism：a clinical-electroneurographic study. Alcohol and Alcoholism（Oxford，Oxfordshire），35（4）：368-371.

Benbouzid M，Pallage V，Rajalu M，et al，2008. Sciatic nerve cuffing in mice：a model of sustained neuropathic pain. European Journal of Pain（London，England），12（5）：591-599.

Bennett GJ，Xie YK，1988. A peripheral mononeuropathy in rat that produces disorders of pain sensation like those seen in man. Pain，33（1）：87-107.

Cavaletti G，Tredici G，Petruccioli MG，et al，2001. Effects of different schedules of oxaliplatin treatment on the peripheral nervous system of the rat. European Journal of Cancer（Oxford，England ：1990），37（18）：2457-2463.

Cain DM，Wacnik PW，Turner M，et al，2001. Functional interactions between tumor and peripheral nerve：changes in excitability and morphology of primary afferent fibers in a murine model of cancer pain. The Journal of Neuroscience ：the Official Journal of the Society For Neuroscience，21（23）：9367-9376.

Carlton SM，Lekan HA，Kim SH，et al，1994. Behavioral manifestations of an experimental model for peripheral neuropathy produced by spinal nerve ligation in the primate. Pain，56（2）：155-166.

Dalziel RG，Bingham S，Sutton D，et al，2004. Allodynia in rats infected with varicella zoster virus--a small animal model for post-herpetic neuralgia. Brain Research. Brain Research Reviews，46（2）：234-242.

De Vry J，Kuhl E，Franken-Kunkel P，et al，2004. Pharmacological characterization of the chronic constriction injury model of neuropathic pain. European Journal of Pharmacology，491（2-3）：137-148.

Decosterd I，Woolf CJ，2000. Spared nerve injury：an animal model of persistent peripheral neuropathic pain. Pain，87（2）：149-158.

Dyck PJ，Dyck PJ，Larson TS，et al，2000. Patterns of quantitative sensation testing of hypoesthesia and hyperalgesia are predictive of diabetic polyneuropathy：a study of three cohorts. Nerve growth factor study group. Diabetes Care，23（4）：510-517.

Gabay E，Tal M，2004. Pain behavior and nerve electrophysiology in the CCI model of neuropathic pain. Pain，110（1-2）：354-360.

Han DW，Kweon TD，Kim KJ，et al，2006. Does the tibial and sural nerve transection model represent sympathetically independent pain? Yonsei Medical Journal，47（6）：847-851.

Imamura Y，Kawamoto H，Nakanishi O，1997. Characterization of heat-hyperalgesia in an experimental trigeminal neuropathy in rats. Experimental Brain Research，116：97-103.

LaBuda CJ，Little PJ，2005. Pharmacological evaluation of the selective spinal nerve ligation model of neuropathic pain in the rat. Journal of Neuroscience Methods，144（2）：175-181.

Lee BH，Won R，Baik EJ，2000. An animal model of neuropathic pain employing injury to the sciatic nerve branches. Neuroreport，11（4）：657-661.

Norido F，Canella R，Zanoni R，et al，1984. Development of diabetic neuropathy in the C57BL/Ks（db/db）mouse and its treatment with gangliosides. Experimental Neurology，83（2）：221-232.

Pardo CA，McArthur JC，Griffin JW，2001. HIV neuropathy：insights in the pathology of HIV peripheral nerve disease. Journal of the Peripheral Nervous System：JPNS，6（1）：21-27.

Polomano RC，Mannes AJ，Clark US，et al，2001. A painful peripheral neuropathy in the rat produced by the chemotherapeutic drug，paclitaxel. Pain，94（3）：293-304.

Riopelle JM，1992. The ethics of using animal models to study treatment of phantom pain. Anesthesiology，76（6）：1069-1071.

Seltzer Z，Dubner R，Shir Y，1990. A novel behavioral model of neuropathic pain disorders produced in rats by partial sciatic nerve injury. Pain，43（2）：205-218.

Sun H K，Jin M C，1992. An experimental model for peripheral neuropathy produced by segmental spinal nerve ligation in the rat. Pain，50（3）：355-363.

Wall PD，Devor M，Inbal R，et al，1979. Autotomy following peripheral nerve lesions：experimental anaesthesia dolorosa. Pain，7（2）：103-113.

Yoon C，Wook YY，Sik NH，1994. Behavioral signs of ongoing pain and cold allodynia in a rat model of neuropathic pain. Pain，59（3）：369-376.

Zeltser R，Beilin BZ，Zaslansky R，et al，2000. Comparison of autotomy behavior induced in rats by various clinically-used neurectomy methods. Pain，89（1）：19-24.

第二十二章

神经心脏学

神经心脏学（neurocardiology）是研究神经系统和心血管系统之间相互作用的学科，致力于探究神经科学、心脏神经生理学和神经解剖学等领域。其目标在于深入了解神经系统如何影响心脏功能以及心血管疾病的发生、发展和治疗。本章主要介绍一些神经心脏学的相关临床问题和病理生理学的见解，以及与神经科学相关和最适当的治疗方法。

第一节　概述

大脑损害心脏的能力在历史上已经得到了充分的认识，但直到最近才在神经心脏病学领域得到关注（van der Wal et al，2013）。中枢神经系统（central nervous system，CNS）对心血管系统有广泛的生理影响，而心血管系统反过来又对 CNS 有生理和病理影响（如心源性卒中和脑灌注不足）。早在 1942 年，Cannon 发现了因惊吓而致死亡（被称为"voodoo death"）的病历（Cannon et al，1942）。当时对这一现象无法解释，直到 2007 年，Samuels 认为这一现象由心脏和大脑共享的交感神经系统过度激活导致（Samuels et al，2007b）。自此以后神经心脏学的理念逐步形成。基于对神经系统调控心脏和大脑之间通讯的理解，科学家们揭示了二者联系的关键在于大脑能够发出不同振荡频率的神经信号，即神经节律。神经节律可以提供有关健康个体稳定状态的信息，神经节律的变化提供了有关生理调节方面存在问题的证据，并可以帮助医生根据给定的症状更快地确定潜在疾病。神经心轴将心血管和神经系统与生理问题联系起来，例如：心律不齐、癫痫和卒中。这些问题与身体压力的根本因素有关。如前所述，神经振荡的变化有助于了解个体的稳态，特别是因为它基于人而变化，还可以导致神经系统和生理功能的失衡。此外，大脑可以通过交感神经系统控制心律。

第二节　神经心脏学的解剖和生理

虽然对涉及神经心脏学的解剖学和病理学的完整理解还不充分，但很多是已知的。在讨论病理过程之前，需要对 CNS、自主神经系统（autonomic nervous system，ANS）和心血管系统的相关解剖和生理学进行简要回顾。本部分的重点放在临床相关的中枢神经系统上行和下行结构、周围神经系统（peripheral nervous system，PNS）及神经系统与心血管系统的连接。

由于 ANS 具有调节心率、传导速度和心脏收缩力的能力，对心血管系统有重大影响。而这些作用主要是通过副交感神经和交感神经系统对窦房结（sinoatrial node，SA）和房室结（atrioventricular node，AV）的支配来介导的。同时自主神经系统也受到大脑神经元的控制。这些系统之间的平衡对于心血管维持正常生理功能至关重要。一旦失衡就会出现一系列的病理生理改变，如心肌缺血、复极化异常、心律失常、心源性猝死（sudden cardiac death，SCD）以及心血管自主神经功能障碍。而应激性心肌病（stress-induced cardiomyopathy，CMO）和神经源性心肌震颤（neurogenic stunned myocardium，NSM）常常在蛛网膜下腔出血（subarachnoid hemorrhage，SAH）、缺血性脑卒中（ischemic stroke，IS）以及脑内出血（intracerebral hemorrhage，ICH）后出现。

心血管系统与中枢神经系统之间有广泛的神经纤维联系。中枢神经系统对心率和心肌收缩力的调节反馈至关重要。首先外周化学感受器和压力感受器感受到刺激后，将神经信号传至第IX和X对颅神经，然后神经冲动传至孤束核（nucleus of solitary tract）尾侧和迷走神经核（vagal nucleus）背侧，经过臂旁核（parabrachial nucleus）、中央杏仁核（central nucleus of the amygdala）、下丘脑（hypothalamus）、边缘下皮层（infralimbic cortex）、腹侧基底丘脑（ventral basal thalamus）最终到达岛叶皮质（insular cortex）完成一次神经冲动的传递。在岛叶皮质中存在来自边缘下皮层及基底丘脑［特别是室旁核（paraventricular nucleus）］的同侧和对侧传入纤维连接。整个上行系统主要是由 NMDA（N-甲基-D-天冬氨酸）受体、α肾上腺素受体，γ-氨基丁酸以及多种神经肽进行沟通和调节。

除了作为上行传入系统的重要终点外，岛叶在自主心血管下行调节系统中也扮演着重要角色。岛叶的传出纤维通过边缘下皮层、丘脑内侧背核（medial dorsal nucleus of the thalamus）、孤束核和中央杏仁核，最终经由延髓腹外侧沟（ventral lateral medulla）传递到脊髓中外侧柱的交感神经节前神经元。岛叶和外侧下丘脑之间也存在传出纤维投射，它们下降到延髓腹外侧沟，随后传递到脊髓中外侧柱的交感神经节前神经元。

下行通路与副交感神经节和交感神经传入信号一起通过脊髓的中外侧柱到达心脏神经丛。心脏交感神经由颈上、中、下交感心神经和胸交感神经节支配组成。从心脏神经丛发出的支配窦房结和房室结的神经纤维是下行自主系统的最终靶点。七种不同的心脏神经丛已被发现，它们支配着心外膜和心肌。

副交感神经的分支主要负责减缓心率和拮抗交感神经输入。而交感神经主要起相反的作用。交感神经有使心率增快、心肌收缩力增强等作用。副交感神经系统的活动是通过迷走神经介导的，主要通过乙酰胆碱与毒蕈碱受体结合。而一般来说，交感神经系统使用去甲肾上腺素作为主要的神经递质。

副交感神经系统主要支配窦房结、房室结以及心房的活动，而对心室的活动支配较少。而同样是由副交感神经支配的窦房结和房室结，它们支配的迷走神经不同。窦房结优先受右侧迷走神经支配，而房室结更多地接受左侧迷走神经的副交感神经支配。这种解剖上的差异是导致神经心脏学中中枢神经系统不同临床表现的原因之一。在大量的动物实验和临床试验中，也观察到了这种解剖上的差异带来的心律失常、心肌复极异常、肌钙蛋白升高。另外有研究发现，在外周神经系统（PNS）中，人类右侧的星状（交感神经）神经节阻滞后可导致静息心率降低。但阻滞左侧星状神经节时，不会发生此改变。在 CNS 中，刺激右岛叶与心动过速和相对低血压有关，而刺激左岛叶则产生与刺激右岛叶相反的效果（图 22-1）。

目前认为一些神经血管疾病与神经心脏轴失调相关。研究证明脑出血和缺血性脑卒中可能导致多种神经心脏轴失调。这可能是由于中枢神经系统的损伤可能导致自主神经调节中心的损伤进而导致神经心脏轴失调。其中岛叶是最容易受损伤的部位。这种自主神经调节中心的损伤也会导致交感神经和副交感神经张力失衡，以及儿茶酚胺产生增加。也有人认为，这种神经心脏轴失调与神经源性肺水肿引起的缺氧相关。但是这种理论无法解释不累及肺的脑性心律失常致死性病例。除了神经血管疾病与神经心脏轴的病理失调有关外，神经损伤时常伴有儿茶酚胺激增，这可能使患者易发生复极异常，以及室性早搏和其他心律失常。这种情

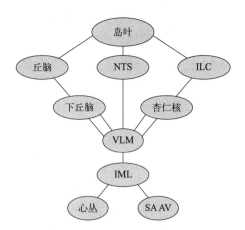

图 22-1　下行交感神经通路

NTS（nucleus tractus solitarius）：孤束核；ILC（infralimbic cortex）：边缘下皮层；VLM（ventral lateral medulla）：

延髓腹外侧沟；IML（intermediolateral column）：中外侧柱；SA（sinoatrial node）：窦房结；

AV（atrioventricular node）：房室结（Osteraas et al，2017）

况进一步发展极易导致恶性心律失常，甚至出现心源性猝死。由于相关的基础实验研究较多，这里介绍比较著名的 Melville 及其团队的研究。Melville 等研究发现刺激猴子的下丘脑会导致各种心律失常、异位节律、心脏传导阻滞、室性心动过速和未明确的 t 波形态改变。但是这种变化与注入外源性儿茶酚胺所产生的变化相似，因此很难将心脏表现单纯归因于神经心轴失调（Melville et al，1969）。

　　研究发现，电刺激猫皮层下带、扣带回和颞极可导致心脏异位搏动，同时观察到血压的变化以及呼吸频率的增加，但是这种血压变化与心率增加并不成比例。类似于猴子的下丘脑刺激研究，这些非心脏参数的改变提供了一种可能性，即交感神经可能只负责其中部分的变化。为了区分岛叶病变导致的交感神经反应和由于病变触发负责心血管调节的皮质中心的特定心脏反应，Oppenheimer 等在大鼠模型中使用了微观模拟技术，证明刺激后岛叶会导致心率的变化，而没有其他测量值的变化，有力地证实了心脏皮质区域的特定反应（Oppenheimer et al，1990）。Zhang 等人随后的研究发现了猴子右岛叶中负责自主压力感受器反应的神经元（Zhang et al，1998）。在对人类的研究中，最显著的证据来自神经心脏病理过程中的观察性研究。研究发现，当切断中枢神经系统与心血管系统的联系后，可以改善甚至解决心脏异常情况，比如脑死亡的状态下。

　　IS、SAH 和 ICH 患者发病初期通常全身肾上腺素和去甲肾上腺素水平升高，这种升高往往不受颅内压（intracranial pressure，ICP）升高的影响。当涉及右岛叶时，这种情况往往更加常见。Strittmatter 等人的研究发现，右半球缺血性脑卒中患者的去甲肾上腺素水平和静息心率高于左半球缺血性脑卒中患者。这可能是这些患者心律失常和心电图改变发生率高的部分原因（Strittmatter et al，2003）。一些研究人员也证明了，除了儿茶酚胺水平外，许多岛叶病理的神经心脏后遗症也存在偏侧性。一项回顾性研究发现，快速性心律失常的患者往往都会存在右侧大脑半球的缺血性卒中（Lane et al，1992）。在类似的研究中发现，右岛叶和右下顶叶的限制性弥散与肌钙蛋白升高以及严重心律失常有很强的相关性（Seifert et al，2015）。然而，并不是所有的研究都证明了这种偏侧性（Abdi et al，2014）。

　　心血管自主神经功能障碍是 IS 的一种常见并发症。许多患者在 IS 后会表现出压力感受器反应性的降低和交感神经张力的改变。这种自主神经功能的不稳定可能导致发生临床严重的心律失常。关于这种心血管自主神经功能障碍是左岛病变还是右岛病变引起，目前尚存在一些争论。Barron 等研究发现，与左右侧大脑岛叶均梗死的患者相比，单独右侧大脑梗死的患者心率变异度（heart rate variability，HRV，反映自主神经功能障碍的一种指标）更大（Barron et al，1994）。Tokgözoglu 等人测量了 62 例患者的 HRV，发现右侧岛叶病变患者自主神经功能障碍的发生率更高（Tokgözoglu et al，1999）。相似的结果也出现在 Colivicchi 等和 Meyer 等人的研究中（Colivicchi et al，2004；Meyer et al，2003）。Yoon 等人在测量 HRV 之前注射异戊巴比妥钠，研究发现左颈动脉注射后显著改变了交感、副交感神经平衡（Yoon et al，1997），而另外一个研究小组发现，在相同的手术过程中，两侧均没有明显的自主神经功能异常（Reuter et al，1993）。一项前瞻性研究表明，IS 后患者最初对三种常见自主调节措施的心脏反应受损（分别在深呼吸、Valsalva 动作和倾斜试验时测量 HRV）。6 个月后再次评估发现，患者仅在倾斜试验上与对照组不同（Korpelainen et al，1994）。这从一定程度上说明了自主神经调节能力是可以部分恢复的。

到目前为止，大部分讨论都集中在交感神经系统在副交感神经系统和交感神经系统平衡中的作用，以及右岛叶调节的自主神经失调。虽然副交感神经系统活动的增加可能导致心动过缓，如果特别严重，可能会导致停搏。但是，副交感神经系统通常被认为是抗心律失常的。目前认为，副交感神经张力的增加可能是与左岛叶 IS 相关。岛叶是心脏神经学研究中的重要解剖结构，同样也是中枢神经系统常见的病变部位。岛叶与在大脑中动脉（middle cerebral artery，MCA）区域约一半的非腔隙性脑卒中综合征有关。因此，脑岛是发生梗死的常见部位，血液供应主要来自大脑中动脉的"M2"支。除此之外，近中颞叶癫痫是成人最常见的癫痫，该部位癫痫的患者往往容易导致猝死，这可能是由于近中颞叶靠近岛叶的缘故。

与梗死相关的凝固性坏死不同，神经源性休克心肌的典型病理改变为收缩带坏死（contraction band necrosis，CBN），这种坏死方式已经在 SAH 动物模型中得到验证。心肌收缩带坏死，也被称为肌细胞溶解或肌原纤维变性，是一种特殊形式的肌细胞损伤，特征是肌节的过度收缩、嗜酸性粒细胞聚集形成横带和间质性单核炎症反应。CBN 多与 SAH 相关，但 CBN 的组织病理学改变也会出现在下列过程中：头部创伤、应激性心肌病、嗜铬细胞瘤、溺水、致命的哮喘状态、致命的癫痫状态以及暴力袭击受害者时没有致命的内伤可以解释他们的死亡。虽然这些疾病看起来毫不相干，但是它们的病理生理机制均是交感神经过度激活。

除了与 SAH 相关外，CBN 与 ICH 和 IS 之间也有关联。在光学显微镜观察下，可发现传统的纯心脏病患者和由神经心脏病导致心脏损伤的患者之间的一个关键区别特征是肌原纤维变性，特别是发生在靠近心脏神经丛的区域（与冠状动脉疾病患者的血管分布相反）。由于肌原纤维损伤主要发生在心内膜下，它可能涉及心脏传导系统，从而导致发生心律失常的可能性更大。这些病变也可能与神经血管诊断相关的儿茶酚胺释放有关。这本身就是心律失常，甚至独立于其他结构或心脏传导系统病理改变。在幸存的 IS 和 ICH 患者中，脑损伤的大小与 CBN 存在相关性。研究发现，近 90% 的 SAH 患者、近四分之三的脑出血患者和约一半的 IS 患者存在 CBN。

对 ICP 升高对心脏影响的动物模型的研究表明，在某些神经系统病变下，ICP 的爆炸性升高可能是导致心功能障碍的中介因素，尤其是在 SAH 中。Shivalkar 团队在狗的模型中，以不同的速率将相同体积的生理盐水注入硬膜外引起颅内压爆炸性上升或逐渐上升观察对心脏的影响。研究发现，ICP 的突然升高可使肾上腺素水平增加 1000 倍，而 ICP 的逐渐升高仅使肾上腺素水平增加 200 倍。同时该团队在组织学上还发现，ICP 的突然升高与更多的心肌细胞溶解和坏死区域相关，提示 ICP 的突然升高是心肌损伤的关键因素（Shivalkar et al，1993）。同时，SAH 的病理学研究结果显示，下丘脑和交感激活相关。为了模拟脑死亡和组织学心肌损伤的临床症状，以及循环中儿茶酚胺水平立即升高的情况，Novitzky 等给狒狒脑内置入一个通气导管以增加 ICP。观察 A 组（对照组）、B 组（心脏完全去神经支配）和 C 组（心脏不完全去神经支配）的血流动力学反应及 CBN 病理变化。结果显示：对照组和不完全去神经组的结果相似，完全去神经组的血流动力学反应有所改变，心肌细胞正常。研究还发现，尽管进行迷走神经切开手术后仍会发生 CBN，但完整的迷走神经供应似乎对心脏没有影响。但通过切除心脏的交感神经或完全阻断神经支配，可以预防或减少 CBN 的发生。同时切除双侧肾上腺后，仍会发生 CBN，由此证明循环中的儿茶酚胺似乎不是神经源性心脏损伤的关键介质，而心肌交感神经末梢局部释放去甲肾上腺素是 CBN 的关键发病机制（Novitzky et al，1986）。

第三节　神经重症患者的特殊心脏病

新诊断的神经血管患者可能同时患有冠心病（coronary atherosclerotic heart disease，CAD）、急性冠脉综合征（acute coronary syndrome，ACS）以及神经心脏功能失调。与 SAH 患者相比，患有 IS 和 ICH 的人更有可能同时患有冠心病，这使得区分心脏和神经心脏病因更加困难。纯心脏病因的 IS 患者的心脏缺血发生率大约为 3%～6%，但这项数据可能存在一定的偏差，主要是因为许多有神经血管病理的患者会出现心肌酶升高，而并不是所有患者都进行了心导管检查（Jensen et al，2007）。另外有研究显示，心肌梗死可以作为 IS 的预测因素，但是 meta 分析显示：每 1000 例心肌梗死病例中，大约只有 14 例继发 IS（Witt et al，2006）。

在神经血管性疾病中往往难以区分出 CAD。这是因为急性神经血管疾病患者心肌酶常升高。同时，脑出血和创伤性脑损伤患者的超声心动图结果与 ACS 相似。IS 患者中也常常发现新发的 ST 波和 t 波异常，其中也包括那些没有心脏病史的 IS 患者，这种异常的发生率在 1/10～1/4 之间。这些均导致了诊断上的困难。尽管 ICH、SAH 和 IS 患者并不一定会出现心脏症状，而上述变化均表明心肌缺血。

肌钙蛋白水平的极度升高似乎是心脏病而不是神经心脏病的病因。然而，目前并没有数据预测心脏病因的肌钙蛋白升高的临界值。在大多数情况下，CAD 与神经-心脏后遗症在组织病理学上有明显的区别。但病理学的结果通常只有在尸检时才能得到。除此之外，在诊断不明确的情况下，可行心导管检查确诊。

尽管目前缺乏坚实的证据基础，但基本指南已经存在。对于单纯收缩期高血压、SAH 以及 ICH 患者，应该做心肌酶谱检查、12 导联心电图、心电监护。对卒中后心肌损伤患者的护理应包括使用 β 受体阻滞剂，因为这些药物可降低交感神经张力，可能防止进一步的心律失常和心脏损伤。但是目前没有证据表明经验性 β 受体阻滞剂可以改变临床结局。为了建立一个具有指导实践性的证据基础，应该开展一项大型、随机、盲法、安慰剂对照研究，来确定心脏保护药物的临床效果。

IS、SAH 和 ICH 患者常见的神经心脏后遗症包括心律失常和复极异常。Lavy 等对新诊断为 IS 和 ICH 的患者进行前瞻性随访观察，结果发现了新发窦性心动过缓、结性心动过缓、室上收缩期搏动和心动过速、房颤、心房扑动及完全性房室传导阻滞。在没有心脏病的患者中，67％的患者表现出心电图改变或心律失常，而在有心脏病的患者中，该比率达到了84％。有神经血管疾病患者的 ST 段压低和 QTc 延长的发生率分别为对照组的 7 倍和 10 倍，t 波倒置、室性早搏和传导异常的发生率为对照组的 2～4 倍 (Dimant et al, 1977)。在 IS、SAH 和 ICH 患者中大约四分之三的患者检测到心电图异常，其中最常见的是 QTc 显著延长、心动过速和其他心律失常，其中房颤在 IS 患者中最常见。

Kallmünzer 等人报道了在急性 IS 或脑出血患者中大约 25％有心律不齐的记录，这些心律失常通常发生在入院后 24h 内。研究发现：房颤是最常见的心律失常，约占 11％，局灶性房速约占 3％，未确定的室上性心动过速约占 2％，Ⅱ 型房室传导阻滞约占 2％，2 个患者发生 SA 传导阻滞，室性异位约占 1％，非持续性房速约占 1％，房扑在 1％以下，完全性房室传导阻滞小于 1％。在这项研究中，75％～92％的患者出现了新的心电图异常，最常见的是 QTc 延长 (45％)，其次是 ST 段降低 (45％) 和 U 波 (28％) (Kallmünzer et al, 2012)。在 Khechinashvili 等人的研究中也发现了 IS 的患者 75％以上出现新的异常心电图。最常见的异常是 QTc 间期延长，其次是 ST 段压低 (Khechinashvili et al, 2002)。Daniele 等研究了 450 例患者，其中 352 例诊断为 IS，其余为 ICH。在 ICH 组 (20.4％) 和 IS 组 (21.9％) 中，心律失常发生率大致相同。然而，右侧 IS 患者出现心律失常的发生率 (26.8％) 高于左侧 IS 患者 (14.3％) (Daniele et al, 2002)。上述研究患病率和发病率的细微差异可能是由研究方法不同造成的。

患有急性神经血管疾病的患者预后已被证明会存在严重恶化的心律失常。在"恶性"室性心律失常发生时，患者的死亡率将增加 80％。心电图上记录的 QTc 延长和心室期前收缩也被证明会导致不良结局。心电图 QTc 延长 (女性超过 440ms) 的患者在入院 90d 内死亡的可能性是 QTc 正常患者的 2.5 倍。在另一组病例中，与非死亡患者相比，死亡患者的心电图显示最近心肌梗死的比率约为 2 倍，房颤的比率为 3 倍，传导阻滞的比率为 5 倍。

由于右岛叶与病理性神经心脏失调关系最为密切，可以预期，岛叶受累者预后较差。一项对 600 多名患者的研究表明，无论左还是右顶叶梗死，致命心脏事件的风险比都超过 3。然而，当心血管危险因素被统计控制时，岛叶卒中与致命的心脏事件没有显著关联（虽然本研究中出现岛叶病变的患者较少）。然而。一项纳入较多右岛叶病变患者的研究显示，右岛叶病变患者与无右岛叶病变患者的死亡率优势比大于 6 (Christensen et al, 2005)。

在治疗方面，几乎没有标准化的治疗指南。对发现的心律失常应予以适当处理，特别注意电解质应维持在正常范围内，尤其是镁、钾，以减少电解质对心律失常和神经心电原因复极异常的影响。与超声心动图检测到的心肌梗死异常最终能恢复正常一样，神经心源性 ECG 变化一般持续 1～2 周后恢复正常，但只有少数患者是永久性的。

神经心脏失调最显著的临床表现是 SCD。SCD 被定义为与意识丧失相关的自然死亡，或者是没有证据表明非心脏原因的意外死亡。在 1989 年到 1998 年之间，大约一半的心血管疾病死亡是由 SCD 引起的。在 35 岁至 44 岁的神经血管病患者中，74％的人死于心脏疾病。在英国 2156 名死于 SCD 的普通人群中，大约有 1000 名在尸检中心脏是正常的。令人惊讶的是，大多数情况下 (82％) 发生在睡眠期间。SCD 的高危因素包括男性、心律失常、既往晕厥史、家族猝死史、癫痫。可能导致 SCD 的两种主要类型的心律失常是快速心律失常和缓慢心律失常。与 SCD 相关的快速心律失常包括心室颤动和室速。缓慢型心律失常包括窦性心动过缓、完全性房室传导阻滞和心脏骤停。QTc 延长是继发室颤和尖端扭转型室速的危险因素。

SCD 常继发于 IS。在没有并发冠心病的患者中，这很可能是由致命的心律失常介导的。在有神经血管疾病的人群中，SCD 的高危心电图改变包括 QTc 延长、室速、异位心室搏动、R-on-T 现象。鉴于 SCD 与延长 QT 间期的药物之间的联系，以及在被诊断为神经血管疾病的患者中 QT 间期的延长，QT 间期延长导致扭转和随后的心脏骤停可能是导致 SCD 的常见病理生理基础。

与猝死最典型相关的神经系统疾病是癫痫。癫痫猝死被定义为一种意外的突然死亡（有或没有目击到，有或没有最近癫痫发作的证据），尸检中没有证据表明有继发原因。它是癫痫控制不良患者最常见的死亡原因，在高风险患者中每人每年的发病率为 0.09/1000~9.3/1000。癫痫控制不良以及抗癫痫药物的使用都与癫痫猝死的风险增加有关。可能的机制包括使用抗癫痫药物引起的钠通道改变，以及癫痫患者常见的离子通道异常。异常的离子通道可能会导致神经元和心脏钠离子传导的异常，它们还可能使这些患者更容易出现临床意义更大的皮层扩散抑制，导致癫痫活动传播到对维持正常心血管功能至关重要的大脑区域。

致死性脑源性心律失常可能介导癫痫患者猝死。有研究表明，在癫痫发作期间，同时进行脑电图和心电图监测，可发现多种心律失常包括心动过速、异位搏动、ST 和 t 波变化、RR 变化。最近的研究表明在癫痫人群中 SCD 和癫痫猝死可能有一些重叠。虽然本研究中癫痫患者的数量较少（与数百名的对照组相比，只有 18 名癫痫患者），但大多数死亡的癫痫患者都有心脏原因（包括心律失常）（Lamberts et al，2015）。因此，这些患者不符合癫痫猝死的定义，更符合 SCD 的定义。癫痫猝死的另外原因可能是应激性心肌病，它已在癫痫中被报道，并已被理论化与癫痫猝死有关。

动脉瘤破裂后可发生急性心脏骤停，患者常表现为心搏停止或无脉性电活动停止。当检查时，急性损伤是极其严重的，大部分患者可以宣布脑死亡。心肌酶升高与动脉瘤性蛛网膜下腔出血有关；然而，心肌酶升高通常继发于 IS 和 ICH 后。在广泛使用肌钙蛋白酶评估心脏缺血之前，Norris 等人检测了卒中患者心脏特异性肌酸激酶（CK-MB）的变化趋势。研究发现，CK-MB 水平的总体趋势是温和而渐进地上升（与之相反的是，在 ACS 的患者中 CK-MB 水平的快速上升），而有这些升高的患者更容易在心电图上发现心律失常和异常（Norris et al，1979）。肌钙蛋白是心脏损伤的敏感标记物。然而，在急性神经系统疾病人群中，肌钙蛋白升高并没有显示与潜在的心脏疾病一致相关。Ay 等人发现在心电图上检测到提示心脏缺血的变化的患者中，10 个患者中仅有 2 个有高肌钙蛋白水平（Ay et al，2006）。一项前瞻性研究纳入了 114 例 IS 患者，发现肌钙蛋白升高率为 17.6%；然而，当只考虑心电图和肌酐水平正常的患者时，这一比率下降到 5%（Abdi et al，2014）。经多项研究证实，采用美国国家卫生研究院卒中量表（National Institute of Health Stroke Scale，NIHSS）进行测量，肌钙蛋白升高与卒中严重程度之间存在显著相关性。心肌酶阳性患者发生心律失常的风险更大。

在大多数研究中，肌钙蛋白升高已被证明是一个不良的预后因素。Raza 等人回顾了 200 例肌钙蛋白水平升高、心电图无 ACS 证据的 IS 患者。发现肌钙蛋白升高与不良心脏预后显著相关（Raza et al，2014）。在 ICH 患者中，一项涉及约 100 名患者的研究表明，30d 死亡率和肌钙蛋白水平升高无关（Maramattom et al，2006）。然而，一项涉及 200 多名患者的更大的研究表明，与肌钙蛋白水平没有升高的患者相比，ICH 肌钙蛋白水平升高的患者医院死亡率显著增加（Hays et al，2006）。Sandhu 等比较了所有三种主要神经血管疾病（动脉瘤样 SAH、ICH 和 IS）中肌钙蛋白水平与患者的预后和短期死亡率的关系，研究发现，肌钙蛋白升高与 IS 和 ICH 患者的死亡率增加正相关（Sandhu et al，2008）。

使用 B 型钠尿肽（B-type natriuretic peptide）评估 IS、SAH 和 ICH 患者的心脏状态是敏感的，但不是特异性的。与研究肌钙蛋白升高与脑卒中严重程度之间关系的研究类似，肌钙蛋白升高与脑卒中严重程度之间也存在关联。同样的研究没有发现脑出血和 BNP 升高之间的联系。虽然 BNP 在评估 IS 和 ICH 患者心脏状态方面缺乏特异性，但是 García-Berrocoso 等分析 3500 例 IS 患者发现，BNP 水平增高的患者的相对死亡风险为 2.3（García-Berrocoso et al，2013）。

一、心功能障碍和蛛网膜下腔出血

与 SAH 相关的神经源性休克患者中，心肌表现得最明显的症状就是应激性心肌病。大多数 SAH 患者会出现非特异性和短暂性心电图异常。SAH 最常见的并发症是心律失常，心律失常中最常见的是窦性心动过缓和窦性心动过速，其他还包括心房扑动、房颤、室上性心动过速、室性期前收缩、交界性心律失常和室性心律失常。

大约 20%～40% 的 SAH 患者肌钙蛋白 I 会升高。在 SAH 人群中，肌钙蛋白 I 升高比 CK-MB 更敏感，这与对心脏相关疾病的研究相一致。肌钙蛋白 I 通常在 SAH 发作 48h 内达到峰值，随后下降，并与 SAH 临床严重程度相关。SAH 引起的心脏功能障碍的一个特点是，在肌钙蛋白相对升高的情况下，射血分数严重降低。与急性心肌梗死时相比，肌钙蛋白相对升高差异高达 10 倍。8% 的 SAH 患者出现短暂性局部室壁运动异常。超声心动图上左室功能障碍多见于心肌酶和脑钠肽升高的 SAH 患者，且神经学分级较差。SAH 中室壁运动异常模式主要包括两种：左室收缩功能减退（尤其是心尖部）和心尖保留模式。然而，SAH 引起的心脏功能障碍的一个预期特征是局部室壁运动异常扩展到单个冠状动脉之外。左室功能障碍的临床症状多见于心肌酶升高、心电图改变或 BNP 升高。SAH 引起的左室功能障碍射血分数改善的时间是可变的，恢复时间从几天到几周不等。左心室血栓是 SAH 引起的一种罕见的心功能障碍并发症。SAH 引起的充血性心力衰竭会被误诊为急性心肌梗死，导致诊断延误。

SAH 致神经源性休克心肌病的主流发病机制是"儿茶酚胺假说"。其他较少被接受的理论包括多冠状动脉痉挛引起缺血和微血管功能障碍。目前由于缺乏令人信服的临床或动物数据支持 SAH 引起多支冠状动脉血管痉挛的理论，这一理论已经不再流行。心肌超声造影显示 SAH 狗模型微血管灌注正常，且临床病例报告也未能证明 SAH 患者心肌灌注减少。因此，由微血管功能障碍引起的心肌缺血理论也是不充分的。

相反，"儿茶酚胺假说"得到了强有力的临床和动物数据的支持。在 SAH 狗模型中，儿茶酚胺在 SAH 发作 5min 后突然增加。心脏指标的峰值（CK-MB 和肌钙蛋白 T）与去甲肾上腺素和肾上腺素峰值相关。在交感神经电刺激和去甲肾上腺素输注过程中，SAH 动物的心律失常评分高于对照组假手术动物。对 SAH 动物模型的研究表明，交感神经被过度激活，心脏对交感神经刺激的敏感性增加，提示了在 SAH 急性期交感神经活动的升高可能导致心功能障碍。SAH 的临床研究与动物模型研究一致。与对照组相比，SAH 患者在损伤后 48h 内血浆去甲肾上腺素水平升高，这种升高可持续一周，6 个月后恢复正常（Naredi et al，2000）。

SAH 引起的左室功能障碍有恢复的潜力，功能有望完全恢复。然而，临床医生应警惕在脑血管痉挛窗口条件下左室功能降低可能引起的潜在并发症。用交感药物如苯肾上腺素和去甲肾上腺素治疗蛛网膜下腔出血患者出现的低血压，但要注意儿茶酚胺的心肌毒性，此时可考虑变性肌力药物。降低 SAH 引起的心脏休克的风险潜在的管理策略，可能包括早期识别高危人群和早期使用 α/β 阻断治疗。同时应警惕既往无症状的冠心病引起 SAH 患者心功能障碍的罕见性。

二、应激性心肌病（tako-tsubo 心肌病）

类似于神经源性休克心肌病，应激性心肌病被认为是与应激相关的心肌病。在心脏学文献中，tako-tsubo 心肌病是一种最初在日本人群中描述的疾病，但现在已被全球认可，并被美国心脏病学会和美国心脏协会指定为可逆心肌病。应激性心肌病与 SAH 引起的心肌病相似。也被称为心尖气球综合征或"心碎"综合征，该综合征的特点是短暂性左室功能障碍。脑室图表现为心尖球囊化。

应激性心肌病临床表现与急性心肌梗死相似。主要发生在绝经后的妇女，由情绪或身体压力引起。心脏收缩时感觉像日本章鱼或"tako-tsubo"，因此产生了它最初的名字。患者通常表现为心电图异常和心脏标志物轻微升高，而没有明显的 CAD。其诊断依据是可逆性局部室壁运动障碍，超出单一冠状动脉分布范围，通常累及心尖部。预后倾向于良好，通过支持治疗，左室功能有望自发改善，住院死亡率低于 1%。罕见的并发症包括左室心尖血栓和致命的左室破裂。

它的发病机制最被广泛接受的假说是儿茶酚胺假说。与对照组（心肌梗死组）相比，它的心脏 MRI 研究显示没有心肌梗死证据。心肌内膜活检显示 CBN 和淋巴细胞浸润。血浆儿茶酚胺水平升高。其他研究未能证明血浆儿茶酚胺水平或 24h 尿液儿茶酚胺水平超出正常范围（Madhavan et al，2009）。然而，与 ST 段抬高型心肌梗死患者相比，tako-tsubo 心肌病患者 BNP 升高更高（3～4 倍）。

直到现在，tako-tsubo 心肌病和神经源性休克心肌被认为是不相关的疾病。大多数诊断为 tako-tsubo 心肌病的患者需排除 SAH、头部创伤和颅内出血患者。与 SAH 引起的神经源性心肌震颤相比，tako-tsubo 心肌病没有冠状动脉痉挛或阻塞。目前的共识是，tako-tsubo 心肌病和 SAH 诱发的心功能障碍可能处于同一病理生理的连续体中，其中 SAH 诱发的心功能障碍更为严重。

参 考 文 献

Abdi S，Oveis-Gharan O，Sinaei F，et al，2014. Elevated troponin T after acute ischemic stroke：association with severity and location of infarction. Iran J Neurol，14：35-40.

Ay H，Koroshetz WJ，Benner T et al，2006. Neuroanatomic correlates of stroke-related myocardial injury. Neurology 66：1325-1329.

Barron SA，Rogoviski Z，Hemli J，1994. Autonomic consequences of cerebral hemisphere infarction. Stroke 25：113-116.

Cannon WB，1942. "Voodoo" death. Am Anthropol 44：169-181.

Christensen H，Boysen G，Christensen AF，et al，2005. Insular lesions，ECG abnormalities，and outcome in acute stroke. J Neurol Neurosurg Psychiatry，76：269-271.

Colivicchi F，Bassi A，Santini M，et al，2004. Cardiac autonomic derangement and arrhythmias in right-sided stroke with insular involvement. Stroke 35：2094-2098.

Daniele O，Caravaglios G，Fierro B，et al，2002. Stroke and cardiac arrhythmias J Stroke Cerebrovasc Dis 11：28-33.

García-Berrocoso T，Giralt D，Bustamante A，et al，2013. B-type natriuretic peptides and mortality after stroke：a systematic review and meta-analysis. Neurology，81：1976-1985.

Hays A, Diringer MN, 2006. Elevated troponin levels are associated with higher mortality following intracerebral hemorrhage. Neurology, 66: 1330-1334.

Jensen JK, Kristensen SR, Bak S, et al, 2007. Frequency and significance of troponin T elevation in acute ischemic stroke. Am J Cardiol, 99: 108-112.

Kallmünzer B, Breuer L, Kahl N, et al, 2012. Serious cardiac arrhythmias after stroke: incidence, time course, and predictors--a systematic, prospective analysis. Stroke, 43 (11): 2892-2897.

Korpelainen JT, Sotaneieme KA, Suominen K, et al, 1994. Cardiovascular autonomic reflexes in brain infarction. Stroke, 25: 787-792.

Lamberts RJ, Blom MT, Wassenaar M, et al, 2015. Sudden cardiac arrest in people with epilepsy in the community. Circumstances and risk factors. Neurology, 85: 212-218.

Lane RD, Wallace JD, Petrosky PP, et al, 1992. Supraventricular tachycardia in patients with right hemisphere strokes. Stroke, 23: 362-366.

Madhavan M, Borlaug BA, Lerman A, et al, 2009. Stress hormone and circulating biomarker profile of apical ballooning syndrome (takotsubo cardiomyopathy): insights into the clinical significance of B-type natriuretic peptide and troponin levels. Heart, 95: 1436-1441.

Maramattom BV, Manno EM, Fulgham JR, et al, 2006. Clinical importance of cardiac troponin release and cardiac abnormalities in patients with supratentorial cerebral hemorrhages. Mayo Clin Proc, 81: 192-196.

Melville KI, Garvey HL, Shister HE, et al, 1969. Central nervous system stimulation and cardiac ischemic changes in monkeys. Ann N Y Acad Sci, 156: 241-260.

Meyer S, Stittmatter M, Fischer C, et al, 2003. Lateralization in autonomic dysfunction in ischemic stroke involving the insular cortex. NeuroReport, 15: 357-361.

Naredi S, Lambert G, Eden E, et al, 2000. Increased sympathetic nervous activity in patients with nontraumatic subarachnoid hemorrhage. Stroke, 31: 901-906.

Norris JW, Hachinski VC, Myers MG, et al, 1979. Serum cardiac enzymes in stroke. Stroke, 10: 548-553.

Novitzky D, Wicomb WN, Cooper KC, et al, 1986. Prevention of myocardial injury during brain death by total cardiac sympathectomy in the chacma baboon. Ann Thorac Surg, 41: 520-524.

Oppenheimer SM, Cechetto DF, 1990. Cardiac chronotropic organization of the rat insular cortex. Brain Res, 533: 66-72.

Oppenheimer SM, Gelb AW, Girvin JP, et al, 1992. Cardiovascular effects of human insular stimulation. Neurology, 42: 1727-1732.

Osteraas ND, Lee VH, 2017. Neurocardiology. Handb Clin Neurol, 140: 49-65.

Raza F, Alkouli M, Sandhu P, et al, 2014. Elevated cardiac troponin in acute stroke without acute coronary syndrome predicts long-term adverse cardiovascular outcomes. Stroke Res Treat, 621650.

Reuter BM, Kuthen M, Linke DM, 1993. Does lateralized hemispheric control of cardiovascular activity exist? A Wada test study. Z Exp Angew Psychol, 40: 267-278.

Samuels MA, 2007b. The brain-heart connection. Circulation, 116: 77-84.

Sandhu R, Aronow WS, Radjdev A, et al, 2008. Relation of cardiac troponin I levels with in-hospital mortality in patients with ischemic stroke, intracerebral hemorrhage, and subarachnoid hemorrhage. Am J Cardiol, 102: 632-634.

Seifert F, Kallmünzer B, Gutjahr I, et al, 2015. Neuroanatomical correlates of severe cardiac arrhythmias in acute ischemic stroke. J Neurol, 5: 1182-1190.

Shivalkar B, Van Loon J, Wieland W, et al, 1993. Increase intracranial pressure on myocardial structure and function. Circulation, 87: 230-239.

Strittmatter M, Meyer S, Fischer C, et al, 2003. Locationdependent patterns in cardio-autonomic dysfunction in ischaemic stroke. Eur Neurol, 50: 30-38.

Tokgözoglu SL, Batur MK, Topçuoglu MA, et al, 1999. Effects of stroke localization on cardiac autonomic balance and sudden death. Stroke, 30 (7): 1307-1311.

van der Wal EE, Gilst WH, 2013. Neurocardiology: close interaction between heart and brain. Neth Heart J, 21: 51-52.

Witt BJ, Ballman KV, Brown RD, et al, 2006. The incidence of stroke after myocardial infarction: a meta-analysis. Am J

Med，119：354. e1-354. e9.

Yoon BW，Morillo CA，Cechetto DF，et al，1997. Cerebral hemispheric lateralization in cardiac autonomic control. Arch Neurol，54：741-744.

Zhang ZH，Dougherty PM，Oppenheimer SM，1998. Characterization of baroreceptor-related neurons in the monkey insular cortex. Brain Res，796：303-306.

第二十三章

神经胃肠病学

第一节 神经胃肠病学研究进展

一、神经胃肠病学概述

消化系统中功能性胃肠病（FGID）病理生理和发病机制与中枢神经系统、自主神经系统和肠神经系统（enteric nervous system，ENS）的功能异常有关。功能性胃肠疾病症状的病理生理涉及胃肠动力异常、胃肠道高敏感性、脑肠轴互动功能异常，以及精神心理异常。这种生理-心理-社会的发病模式属于"神经胃肠病学（neurogastroenterology）"范畴。

（一）神经胃肠病学的定义

神经胃肠病学是从神经生物学（neurobiology）和消化病学（gastroenterology）派生出来的新学科，是阐述中枢神经系统（central nervous system，CNS）对胃肠功能的调控以及胃肠道信息向中枢神经系统传导的神经机制的学科。胃肠道和CNS通过两个方向的信息传递而互相制约。CNS通过传入神经元感知胃肠道状态，也能通过自主神经系统中的传出神经元调控消化功能。对传入和传出信号调控机制的改变是功能性胃肠疾病发生的病因，是当今研究的热点（Safarpour et al，2023）。

（二）脑肠神经互动的中枢部位和迷走神经

迷走神经支配整个胃肠系统，其传出纤维由延髓的迷走神经运动背核（dorsal motor nucleus of vagus，DMV）发出，到达胃、十二指肠、小肠、盲肠、升结肠和横结肠，并终止于平滑肌壁内肠神经系统的神经节细胞。降结肠则由盆神经的副交感纤维支配，也终止于壁内肠神经系统的神经节细胞。胃肠迷走神经向脑内的传入纤维占80%，其纤维终止于延髓的孤束核（nucleus tractus solitarins，NTS）。

现已证明，迷走神经的节前纤维直接进入胃肠壁，与内在神经元形成突触，发出节后纤维支配平滑肌细胞。在迷走神经传出纤维中含有三类纤维，70%为兴奋性胆碱能纤维，末梢释放乙酰胆碱，引起胃肠运动增强，其余30%分别为一氧化氮能（NO）和多巴胺能纤维，其末梢分别释放NO（其神经元含有一氧化氮合酶）和多巴胺，二者都是抑制性纤维，它们的作用常引起平滑肌舒张。

目前，已经证实，靠近迷走运动神经背核的疑核也有迷走神经纤维发出到胃。该疑核还发出支配食管上部横纹肌的躯体神经纤维。电刺激猫的疑核可引起胃窦、幽门和十二指肠收缩。有资料进一步显示，将促甲状腺激素释放激素（TRH）注入大鼠疑核，可增强胃的运动和酸的分泌。但是到目前为止，对疑核作为迷走传出中枢如何调控胃肠活动以及其与迷走背核在控制胃肠运动方面有何关系，特别是疑核接受胃肠感觉信息来自中枢的哪些核团还不太清楚，研究这些问题对于阐明副交感神经中枢调节胃肠运动功能是很重要的。

(三) 脑肠神经互动的中枢部位和交感神经

交感神经发自脊髓胸腰段，它发出的节前神经纤维至交感干椎旁神经节或穿过椎旁神经节组成内脏神经至椎前神经节的腹腔神经节或肠系膜神经节，之后在神经节中构成突触，并发出节后纤维走向胃、十二指肠、小肠、盲肠和结肠。交感神经节后纤维多为去甲肾上腺素神经元，其末梢释放去甲肾上腺素，兴奋时可抑制胃肠运动。胃肠交感神经含有约50%传入纤维，轴突发自胃肠肌的机械、温度和化学感觉神经元胞体，其末梢位于肠系膜，当胃肠牵张或运动时，其神经冲动发放至脊髓和丘脑。

(四) 脑肠神经互动的最后通路——肠神经系统

中枢神经系统的传出信号是通过迷走神经和交感神经传送至最后通路——胃肠壁的肠神经系统 (ENS)。

ENS是由内在神经形成的神经丛，分布在自食管至肛门的胃肠管壁内。在管壁内由相互连接的神经丛或神经网组成，并有小群神经细胞体组成的神经节。肠神经节形成肌间神经丛和黏膜下神经丛，前者位于胃肠管外层的纵行肌与环行肌之间，后者位于胃肠黏膜下。从延髓迷走运动背核来的迷走神经节前纤维与ENS中的运动神经元形成突触。而从脊髓来的交感神经节后纤维则直接终止于肌层和血管。在生理情况下，ENS接受来自中枢交感和副交感神经的传入信号，进而调控胃肠运动 (Bravo et al, 2011)。

在ENS中有种与ENS运动神经元及胃肠平滑肌细胞联系很密切的间质细胞，称为Cajal间质细胞 (interstitial cells of Cajal，ICC)，是胃肠道的起搏细胞。ICC与肌间神经丛神经元的轴突终末形成突触样接触，又与平滑肌细胞形成缝隙连接 (gap junction)，因此，从中枢传入的神经信号使ENS的ICC产生起搏去极化电流，经缝隙连接调节平滑肌的活动。同时，副交感和交感神经信号也影响着ENS对前程序功能 (preprogramed function) 的控制，这些功能的深入研究正在Daniel和Camilleri研究组展开。美国的Ward对兴奋性神经递质直接作用于胃肠平滑肌提出质疑，通过他们的研究，认为胃底抑制性神经冲动传递必须有ICC参与，并指出兴奋性胆碱能神经传导亦是如此。Ward进一步研究发现，野生小鼠胆碱能神经末梢与ICC相联结，和ICC缺失的W/Wv突变小鼠相比二者乙酰胆碱释放量虽然相同，但其收缩反应强度却明显不同，因此，胃肠道平滑肌在接受神经兴奋时需由ICC介导 (Blair et al, 2014)。

分布在胃肠壁各层 (黏膜、肌层、浆膜) 的机械、化学和温度感受器接受诸如扩张、黏膜表面摩擦、渗透压、脂肪、葡萄糖浓度、酸等刺激而发生动作电位的信息传至ENS的感觉神经元。事实上，内脏感受器通常根据刺激的多重模式而表现出各种特性。内脏感觉轴几乎都是细长的有髓Aδ纤维和无髓的C纤维。大部分内脏感觉神经元，无论是迷走传入神经或脊髓传入神经纤维都不能引起自身的感觉。例如，来自胃肠和肝的化学感受器、主动脉体的压力感受器等向中枢神经系统的传入均不被感知。内脏传入神经元的胞体与躯体传入神经元的胞体共同位于背根神经节，但是内脏传入神经元传入脊髓的通路主要包括穿过或靠近椎前神经节和椎旁神经节。

(五) 脑肠神经互动的延髓最后区通路

由血液所携带的激素及神经调节因子是胃肠道向脑内传递的重要信号物质，这些信号物质可以通过脑干的最后区 (area postrema，AP) 直接入脑，打破传统的"血脑屏障"概念。延髓前庭纵束位于延髓的背侧，在第四脑室底部和孤束核的背侧核团处。该结构缺乏正常的血脑屏障，血液供应丰富，对不能穿过血脑屏障进入其他脑组织的蛋白质和多肽有通透性。

AP 又是调节摄食和呕吐的中枢，与控制胃肠运动的孤束核、疑核和迷走运动背核有密切的联系，并通过迷走神经将信息传递到胃肠道。最近的研究证明，电损毁 AP 后，胃窦和十二指肠消化间期移行性复合运动（MMC）的收缩运动明显抑制，MMC Ⅲ 相消失。血浆胃动素浓度明显降低，外源性静脉注射胃动素不能启动 MMC Ⅲ 相收缩，说明在正常的消化间期，AP 通过其传出活动调控 MMC Ⅲ 相和胃动素的释放。而损毁 AP 后外源性胃动素不能启动 MMC Ⅲ 相的结果，进一步表明，胃动素在外周释放后，直接进入 AP，在血脑屏障薄弱的 AP 感知血循环中胃动素水平的信号，产生神经冲动，通过与孤束核及迷走运动背核等核团的联系，经迷走神经下行冲动，正反馈地促进内源性胃动素释放，激发和启动 MMC 收缩活动。MMC Ⅲ 相后由于抑制性因素 NO 的作用，使 MMC 转为 Ⅰ 相静止期。因此，对 AP 神经元上是否存在胃动素受体是目前需要证实的关键问题。

关于 AP 作为脑肠最后通路的另一证据是，由外周释放的酪酪肽（peptide YY，PYY）也能直接作用于 AP 通过迷走神经引起胃运动的抑制。越来越多的证据表明，有许多的肽类诸如胰岛素、瘦素（leptin）都可以直接作用于脑而对外周效应器发挥作用，这是当前脑肠神经、体液互相作用的新观点。

二、功能性胃肠病和罗马Ⅳ体系

功能性胃肠病（functional gastrointestinal disorders，FGIDs），又称为肠-脑互动异常（disorders of gut-brain interaction），近年来，通过临床实践及对该病的病理生理学基础的研究，人们对 FGIDs 的认识不断深入（Black et al，2020）。FGIDs 的分类体系是由国际胃肠病学会（International Gastrointestinal Society）于 40 余年前在查阅了临床资料、患者和非患者人群的流行病学资料后制定的。从基于生理学（即动力）改变的分类体系转换为基于症状的分类体系是因为用动力紊乱完全解释患者症状的证据有限，而基于症状的分类在临床工作中实用价值更大，事实上患者也是因症状寻求医学治疗的。

按器官区域对疾病进行分类（即食管、胃十二指肠、肠道、胆道、肛门直肠）是基于一种假设，即对这些器官所在区域疾病的可能的诊断和治疗具有一些共性特点。例如，功能性胃灼热与食管关系密切，大便失禁属于肛门直肠疾病，Oddi 括约肌功能障碍属于胆道系统疾病。但是，症状所在部位并不能代表全部，有些 FGIDs，特别是那些以腹痛为主要表现的疾病［如肠易激综合征（irritable bowel syndrome，IBS）、功能性消化不良、中枢介导的腹痛综合征（central mediated abdominal pain syndrome，CAPS）］，对其症状不容易定位；这些症状受机体反射弧的影响，即 CNS 和肠神经系统（ENS）对症状调控通路的异常。

此外，FGIDs 具有一些共同的生理特点，包括定义中列出的常见特征：动力活动增加、内脏高敏感性、黏膜免疫变化（包括与菌群失调相关的炎症反应），以及中枢神经系统和肠道神经系统之间的调节功能异常（受社会、心理、文化因素和环境影响）。这些因素对疾病的影响程度因其所处的地理位置、症状持续时间、不同的个体，甚至同一个人在不同的时期而有所不同。例如，大便失禁是一种原发的动力功能紊乱，而中枢介导的腹痛综合征（以前称功能性腹痛综合征，罗马Ⅱ分类中为 D1）可放大中枢对正常内脏传入信号的感觉，这是一种原发性的病理生理特征。但是，肠易激综合征（IBS）（分类为 C1）的情况更为复杂，它是动力、内脏高敏感、黏膜免疫失调、肠道菌群紊乱、CNS-ENS 功能失调多因素共同作用的结果。此外，和那些长年有慢性症状和心理共病的 IBS 患者比较，感染后 IBS 患者其肠道菌群改变时黏膜免疫功能下降在发病中的作用更加重要，而前者主要是 CNS 对胃肠功能的调节异常。因此，分类系统是对这类疾病进行分类的重要组成，但是，有效的处理需要从生物-心理-社会模式角度去认识 FGIDs 患者疾病的多变性和复杂性。

目前最新的罗马Ⅳ诊断标准在罗马Ⅲ基础上做了修订，具体为增补了新的诊断；在不必要的病名中删去"功能性"一词；章节的增补和修改；诊断标准中阈值的调整；新增加诊断——反流高敏感（在罗马Ⅲ中，"A1. 功能性胃灼热"是指有胃灼热症状，但缺乏胃灼热与胃食管反流相关的证据。然而，也有一些患者其酸反流属于正常范围，但他们对生理性反流很敏感，因此出现胃灼热症状。在罗马Ⅳ中，"A3. 反流高敏感"（reflux hypersensitivity）特指这种情形，以与功能性胃灼热或非糜烂性反流病（non-erosive reflux disease，NERD）相鉴别，后者症状与反流有很大的关系，即使是生理性反流；对 Oddi 括约肌功能障碍诊断标准的修订；功能性肠病按症状谱概念化；IBS 亚型分类的变化；在 IBS 的诊断标准中删去"腹部不适"一词；将有关恶心和呕吐的病症合并（表 23-1）。

表 23-1 功能性胃肠病

A. 食管疾病	
A1. 功能性胸痛	A4. 癔球症
A2. 功能性胃灼热	A5. 功能性吞咽困难
A3. 反流敏感	
B. 胃十二指肠疾病	
B1. 功能性消化不良	B3. 恶心和呕吐症
B1a. 餐后不适综合征（PDS）	B3a. 慢性恶心呕吐综合征（CNVS）
B1b. 上腹痛综合征（EPS）	B3b. 周期性呕吐综合征（CVS）
B2. 嗳气症	B3c. 大麻素剧吐综合征（CHS）
B2a. 过度胃上嗳气	B4. 反刍综合征
B2b. 过度胃嗳气	
C. 肠道疾病	
C1. 肠易激综合征（IBS）	C2. 功能性便秘
IBS 便秘型（IBS-C）	C3. 功能性腹泻
IBS 腹泻型（IBS-D）	C4. 功能性腹胀/腹部膨胀
IBS 混合型（IBS-M）.	C5. 非特异性功能性肠病
IBS 不定型（IBS-U）	C6. 阿片引起的便秘
D. 中枢介导的胃肠道疼痛病	
D1. 中枢介导的腹痛综合征（CAPS）	D2. 麻醉剂肠道综合征（NBS）/阿片引起的胃肠道痛觉过敏
E. 胆囊和 Oddi 括约肌（SO）疾病	
E1. 胆源性疼痛	E2. 胰管 SO 功能障碍
E1a. 胆囊功能障碍	
E1b. 胆管 SO 功能障碍	
F. 肛门直肠疾病	
F1. 大便失禁	F3. 功能性排便障碍
F2. 功能性肛门直肠疼痛	F3a. 排便推进力不足
F2a. 肛提肌综合征	F3b. 不协调性排便
F2b. 非特异性功能性肛门直肠疼痛	
F2c. 痉挛性肛门直肠疼痛	
G. 儿童功能性胃肠病:婴儿/幼儿	
G1. 儿童反胃	G5. 功能性腹泻
G2. 反刍综合征	G6. 婴儿排便困难
G3. 周期性呕吐综合征（CVS）	G7. 功能性便秘
G4. 婴儿腹绞痛	

H. 儿童功能性胃肠病：儿童/青少年	
H1. 功能性恶心呕吐病	H2. 功能性腹痛病
H1a. 周期性呕吐综合征（CVS）	H2a. 功能性消化不良
H1b. 功能性恶心和功能性呕吐	H2a1. 餐后不适综合征
H1b1. 功能性恶心	H2a2. 上腹痛综合征
H1b2. 功能性呕吐	H2b. 肠易激综合征（IBS）
H1c. 反刍综合征	H2c. 腹型偏头痛
H1d. 吞气症	H2d. 功能性腹痛综合征-非其他特指
	H3. 功能性排便障碍
	H3a. 功能性便秘
	H3b. 非潴留性大便失禁

第二节　神经胃肠病学研究方法

一、测压技术

（一）食管测压

临床上用于食管测压的方法主要有液体灌注法、气体灌注法、腔内微型传感器法、无线电遥测法。

1. 方法

① 液体灌注法：是目前用于食管测压的常用方法。由毛细管气压灌注系统、测压导管、压力传感器和多通道记录仪组成。由于在导管的测压孔和传感器的测压面之间存在液位差（静水柱误差），并随着测压过程导管的移动而变化，因此要求严格地将传感器的感压面与人体中轴线保持在同水平上。此外，导管中混有气泡或黏液堵塞等均可影响压力测定的精确性。

② 气体灌注法：通过一个密闭的气体导压系统，将压力传递到传感器中，由感压囊、多腔导管、压力传感器组成，传感器输出信号经放大电路放大后送入记录系统。气体灌注法既克服了液体灌注法的液位差缺点，又无腔内微型传感器法的漏电危险，成本低，操作简单。

③ 腔内微型传感器法：由传感器直接测量腔内压力，常用的有电磁压力传感器和半导体压力传感器。腔内微型传感器制作工艺复杂，成本高，易被损害，导管弯曲还会存在侧向应力对测量的附加影响，易出现假伪信号。尤其是其本身需电源供电，进入食管测压，离心脏较近，微弱的漏电将会引起严重后果。上述缺点大大限制了其临床应用。

④ 无线电遥测法：将压力传感器、发射机及电源集成在一个小于10mm的无线电丸内，经口吞入消化道，连续发送各点压力信号，由体外接收机接收信号，该法虽然可进行消化道任何部位一点的压力测量，但难于实现定点和多点测压，且制作费用昂贵，目前尚难普及。

2. 技术

① 静态食管测压：采用多道水灌注式测压导管（需外接压力传感器）或内置微型传感器的固态测压导管。目前临床上常采用侧孔多通道灌注式测压导管，利用定点牵拉法进行下食管括约肌（lower esophageal sphincter，LES）及上食管括约肌（upper esophageal sphincter，UES）压力测定，由于括约肌的移动性（吞咽时LES和UES可移动1.5～2.0cm）、LES最高压力区较短（成人不到5mm）、测压通道的方向性（灌注式测压导管侧孔及部分固态导管的感受器有一定的方向性）及静息压随时间而波动，对准确测量吞咽时的括约肌反应

带来一定困难，因此采用袖套感受器来解决上述问题。袖套感受器长 6cm，被覆一层薄而有弹性硅胶薄膜，检测时液体从近端薄膜腔隙流入，远端流出，以使整段导管感受压力。由于袖套长度大于括约肌的移动距离，检测时可将袖套感受器固定于括约肌处，无须移动导管即可进行长时括约肌压力测定。但袖套装置不适于准确测量括约肌的松弛状态。

② 动态食管测压：采用固态测压导管，进行 24h 动态食管测压。主要用于研究非心源性胸痛、间歇性吞咽困难及胃灼热等症状与食管动力改变的关系，以及弥漫性食管痉挛、胡桃夹食管、非特异性食管动力障碍等疾病的诊断。上述情况，若进行静态食管测压，由于时间所限，较易漏诊。此外，24h 动态食管测压可与 pH 检测联合应用，能更好地研究睡眠、清醒状态及进餐等各种生理情况下食管运动功能的改变。

（二）胃窦幽门十二指肠测压

1. 导管

（1）灌注式测压导管

导管的设计应根据检查的目的而设定。一般由 8 根聚乙烯管（内径 0.8～1.6mm）黏合成测压集合管。各相邻侧孔的空间方位为 45°或 90°，这样可以记录到各个方位的压力变化，这对括约肌压力测定尤为重要。监测幽门的压力变化，需在幽门部位设计 3～4 个排列紧密的侧孔，呈放射状排列，侧孔间距以 1cm 为宜，这样比较容易检测到幽门的压力变化，胃窦部侧孔间距以 2～3cm 为宜，间距太大不容易检测到胃窦关闭性收缩，而十二指肠的侧孔间距以 5～10cm 为宜。

（2）袖套式（dent-sleeve）测压导管

袖套式测压导管能较准确地记录幽门的压力变化，袖套由硅橡胶薄片制成，长度以 4～6cm 为宜，太长会影响其顺应性，太短也易受到导管移位的影响，袖套宽度以 0.5cm 为宜，袖套的存在使压力感受面积大为增加。袖套上的任何部位均可反映出括约肌上的压力变化。如能在袖套的胃侧和十二指肠侧分别安装黏膜电极和 pH 电极，根据记录到的胃和十二指肠的电位和 pH 变化调整导管的位置，则可获得更可靠的信息。通常会在袖套的两侧和袖套中部的对侧设有侧孔，根据图形的变化判断袖套的位置。

（3）固态式导管

将电磁压力传感器安置在导管上，该传感器为非温敏、非顺应性，患者不受体位和活动的限制，能更长时间记录压力变化。腔内微型传感器法也能进行多部位的压力测定。缺点是价格昂贵，易损坏，限制了其广泛应用。

2. 测压仪器

临床上常用的测压方法主要有两种：液体灌注导管体外传感器法和腔内微型压力传感器法。

（1）液体灌注导管体外传感器法

传统的测压仪器为气液压毛细管灌注系统。该系统主要由氮气筒、灌注水容器（500～1000mL 为宜）、钢制毛细管（内径 0.2mm、长度为 61cm）、压力传感器、测压导管和生理记录仪组成。氮气筒与水容器上方相通。调节水容器内压力为 15psi❶（约 1033.23mmHg），此压力下的灌注速度为（0.5mL/min）。该系统顺应性小，速度低，结果准确。目前常用的测压仪器已与计算机联机，灌注系统和传感器等体积明显缩小，因此更加方便。

---

❶ 1psi＝6894.757Pa。

（2）腔内微型压力传感器法

由记录仪和测压导管组成。其中电磁压力传感器的感应膜已直接装在导管上，因此体积小，便于携带，可以长时间记录压力变化。

3. 仪器准备和插管方法

测压之前应先进行压力校正（0mmHg[❶]、50mmHg）。调节气液压灌注系统的压力和灌注速度。连接测压导管和压力传感器，驱除传感器内的气泡。

取坐位经鼻插管，插管深度不宜太深，并需在 X 射线透视下定位，如导管在胃内打弯，应将导管拉直再缓缓插入，插入难点为通过幽门，有时比较困难，可通过变换体位和腹部按压促进插管。插管需要一定的经验和技巧。另一种插管方法为经口内镜下引导插管。将胃镜插入十二指肠，经活检孔插入导丝至十二指肠内，导丝长度以 4m 为宜，边退镜边进导丝，退镜长度应与导丝进入长度一致。这样才不至于因导丝送入过长在胃内打弯，或送入过少导丝使其从幽门脱出。在胃镜退出贲门之前观察导丝的情况再退出。内镜退出后，沿导丝插入测压管，同样将导丝位置固定防止在胃内打弯，导管插入后可在 X 射线下定位或再次插入内镜观察。插管完成后，让受试者静卧休息 30min 开始测压，成功记录的关键是将导管定位在胃窦幽门和十二指肠的正确位置。不管普通导管还是袖套式导管均应在测压过程中密切观察图形的变化，因为导管有滑入十二指肠的可能。鉴别要点有两个：收缩波幅，胃窦和幽门的收缩波幅一般高于十二指肠；收缩频率，胃窦最大收缩频率为 3 次/min，如果大于此频率表明导管已进入十二指肠，应予以调整。十二指肠的最大收缩频率为 12 次/min，必要时，重新在 X 射线下定位。

（三）小肠测压

目前临床使用较多的是灌注液压测压系统，其测压管类似于食管测压管，但比食管测压管长。通过内镜放置导丝通过幽门，再通过导丝放置测压管至十二指肠。也可通过 X 射线下定位放置外径 4.5mm 的 8 通道测压管，可达空肠上段，同时记录 8 个点的压力曲线。

（四）结肠测压

到目前为止，结肠腔内压力检测的方法还不十分令人满意，常用的方法有：经鼻导管将测压管下达大肠、经肠镜使用引导导丝插管和经肠镜逆行直接插管。

① 气囊法：该法是经受试者的肛门插入一个带有 2～3 个气囊的管子，由于肛管、直肠收缩压迫气囊而产生压力变化，记录其压力曲线，了解肛管运动模式。

② 尖端开口导管灌注法：此法也是临床上常用的测压法。通过向管内恒速灌注液体，保持测压管开口不被阻塞，同时记录多达 16 点的压力变化，可同时记录结肠、直肠、肛管压力变化。

③ Gaeltec 系统：该系统是胃肠测压的新发展，使用多个微型模式压力传感器的测压导管，通过袖珍式桥式放大器进行信号放大，最终记录到磁带或记录器上。它重量轻，携带方便，可连续记录 24h 胃肠压力信号。

二、放射性核素检查技术

（一）食管传输时间测定

食管传输时间（esophageal transit time，ETT）系食团自食管上口推入到胃的时间，亦

---

❶ 1mmHg＝133.322Pa。

称食管排空时间（esophageal emptying time，EET）。放射性核素及标记化合物的选择应符合下列条件：制备方法简单，化学性能稳定；在检查过程中不改变形式；不被胃肠道吸收。

检查前禁食至少 4h，使用带计算机的大视野 γ 照相机和平行孔准直器进行记录。取仰卧位（或坐位）于 γ 照相机探头之下，使食管位于视野中央，视野应覆盖口咽到胃之间的距离。ETS 常用 ^{99m} 锝（^{99m}Tc）标记的放射性药物，如 ^{99m}Tc-硫胶体（SC）、^{99m}Tc-二乙烯三胺五乙酸（DTPA）。嘱受检者口含 15mL 含有 200～300μCi 的 ^{99m}Tc-SC 或 ^{99m}TC-DTPA。

患者做一个单次吞咽，放松 30s，用嘴呼吸以免再次吞咽。计算机以 0.25s 一帧的拍摄速度连续采集 30s。由计算机绘制出食管传输曲线，将食管分为上、中、下三段。放射性活性-时间曲线代表液体通过食管各段的放射活性计数。计算 ETT。

$$ETT＝食管下段\ T_{max}－食管上段\ T_{max}$$
$$SEET_{1/2}＝T_{1/2}－T_{max}$$

$SEET_{1/2}$ 为上、中或下段食管排空一半所需时间，T_{max} 代表放射性核素在该段达到最高峰的时间。食管上-中段蠕动波传导速度和中-下段传导速度，在正常人中存在差异，因此核素检测食管各段通过时间不同。上段 ETT：3.37s；上-中段 $SEET_{1/2}$：＜3s；中段 ETT：4.46s；中-下段 $SEET_{1/2}$：7s；食管全程 ETT：7～15s。

首次吞咽 30s 后，以 15～30s 的间隔做连续的干吞。10min 后分析食管存留的放射活性计数。由计算机绘出食管的感兴趣区，计算某时间（t）食管残留的百分率，为食管内放射活性总计数（E_t）与首次吞咽时放射活性最大计数（E_{max}）的比率。计算公式如下：

$$食管残留率（t）＝E_t/E_{max}×100\%$$

10min 末食管残留率（E_{10}）可作为食管清除指数。原发性食管运动障碍性疾病表现为10min 末中至重度残留（贲门失弛缓或硬皮病）或者轻度残留（弥散性食管痉挛）。

（二）胃食管反流测定

检查者空腹 4h 以上，将 300μCi ^{99m}Tc-SC 溶于 300mL 液体中（0.1mol/L HCl 150mL＋橙汁 150mL），让患者饮下。弱酸化可降低 LES 压力并延迟胃排空，这将有助于提高反流发现的概率。首先立位观察，如无反流，即食管感兴趣区无放射性出现，嘱患者仰卧于 γ 照相机探头下，使其食管位于视野中央。将一条（23×50）cm^2 的特制橡胶加压腹带缚于受检者腰部，通过压力泵控制，向囊内充气，以 20mmHg 递增逐渐增加腹压（0～100mmHg）。在每一个压力水平，计算机记录 30s，通过计算机绘制出食管及胃感兴趣区，并根据下列公式计算反流指数（R）：

$$GER（R）＝E_1/G_0×100\%$$

E_1 为食管 γ 计数率，G_0 为检查开始时的胃 γ 计数，以上数值应校正本底，正常平均反流指数为（27±0.3）%。在未加腹压前出现 GER 为自发性 GER，增加腹压时出现 GER 为诱导性 GER。

（三）胃排空测定

核素胃排空测定方法是将放射性核素标记的药物，混匀于标准试餐内，口服后经 γ 照相机在胃区进行连续照相，根据胃内食物放射性核素的量来评价胃排空的时间。由于目前所用的放射性核素的化学性能稳定，且不被胃肠道吸收，在胃内的运动过程与食物的运动过程完全一致，被认为是胃排空测定的金标准。

（四）核素结肠传输试验

可不进行肠道准备在门诊进行检查。受检者在检查期间禁服任何泻药及影响胃肠运动的药物，每日纤维素摄入总量不低于 30g。禁食 6h 后于次日晨 5 时口服核素标记的胶囊。4h 后每小时行仰卧位腹部前位显像，每次采集 2min，至胶囊进入回盲部或升结肠。24h 后常规每天静态采集 2 次，2 次间隔时间 6～8h，每次采集 5min，至药物全部排出体外（显像不见体内有放射性物质）。

图像处理及数据分析：

① 对结肠进行感兴趣区（ROI）的划分。所获图像按结肠解剖结构划分为 6 个 ROI，并依次编号为：a.回盲部及升结肠；b.结肠肝区；c.横结肠；d.结肠脾区；e.降结肠；f.乙状结肠及直肠。

② 计算图形中心（GC）值。将以上各 ROI 的核素放射性进行物理半衰期矫正，分别计算各时期的 GC 值。

$$GC = (\sum_{I=1}^{6} ROI 计数 \times ROI 号) / 总放射性计数$$

③ 绘制时间 GC 曲线图。以时间为横坐标，以 ROI 号为纵坐标，连接不同时间的 GC 值即得时间 GC 曲线图。

④ 计算各参数。a.全胃肠传输时间：口服胶囊后至其全部排出体外的时间。b.口盲传输时间：服胶囊后至 GC＝1 时的时间。c.结肠传输时间：以全胃肠传输时间减去口盲传输时间。d.结肠各段传输时间：以 GC 为基础，如计算升结肠传输时间即用 GC＝2 对应的时间（即图形中心到结肠肝区所需时间）减去 GC＝1 对应的时间（即图形中心到升结肠所需时间）。

（五）胆囊运动功能检查

患者先空腹 12h，次日上午静注放射性活性为 1.0mCi 的 ^{99m}TcDIDA，将 γ 照相机置于胆囊兴趣区，进行 γ 计数，约 60～90min ^{99m}Tc DIDA 完全经肝脏排泄，胆囊放射性活性达峰值。此时，按 20ng/(kg·h) 速度持续静注胆囊收缩素八肽 45min，并于开始静注前 5min 开始，以 5min/次进行 γ 计数，直至注药后 20min。这样即可算出每时间段胆囊排空指数（GBEF）。计算公式为：

$$GBEF\% = 胆囊放射性活性变化值 / 胆囊基础放射活性 \times 100\%$$

（六）Oddi 括约肌功能检查

患者在胆囊切除术后，可用核素扫描来检测 Oddi 括约肌功能，胆囊未切除者可因胆囊储存胆汁而影响检测准确性。静注 ^{99m}Tc DIDA 可经肝脏随胆汁排泄，测定肝脏放射性活性清除率即可间接反映 Oddi 括约肌功能。静注 ^{99m}Tc DIDA 45min 后，若清除率小于 63％ 则为异常，说明存在胆汁排出异常。最近，人们还常用肝脏-十二指肠放射性核素的传输时间，即静注放射性核素后，核素转运至十二指肠的时间减去核素转运至肝门部的时间，来反映胆汁排泄情况。

三、胃电图检测技术

胃电描记法是将体表电极放于胃的腹部皮肤记录胃电活动的非创伤性技术。应用此法所得到的体表记录被称为"胃电图"。

（一）异常的胃肌电活动：胃节律紊乱

在疾病状态下，胃肌电活动可能受到外界刺激或自发性变化而出现异常。异常的胃肌电活动，包括胃节律紊乱和电机械失耦联。胃节律紊乱包括胃动过速、胃动过缓和无节律。大量研究显示，胃节律紊乱伴有胃动力障碍和/或胃肠道症状。

最近的研究显示，胃动过速是异位的和胃窦起源的。多于80%的病例，胃动过速位于胃窦，逆行传导到近端胃的起搏区域。它可以完全破坏向远端胃传导的正常慢波。但最常见的是它并不完全破坏正常的胃慢波。在这种情况下，有两种不同的慢波活动：近端胃的正常慢波和远端胃的胃动过速慢波。

和胃动过速不同，胃动过缓不是异位的。它纯粹反映了正常起搏活动频率的降低。即当胃动过缓发生时，整个胃有一个单一的频率。可以看到胃动过缓源于胃体，向胃窦传导。这些数据从犬得到，胃节律紊乱可在术后记录到，或由不同药物包括血管加压素、阿托品和胰高血糖素所引起。

（二）胃电图的检测方法

胃肌电活动能从浆膜、腔内和体表测定。浆膜记录是在手术中将电极放置在胃的浆膜面而得到。腔内记录能由插入一个带记录电极的导管在胃内而得到，通常应用吸附法来保证胃电极和胃黏膜壁的良好接触。浆膜和黏膜电极能记录慢波和锋电位，因为这些记录代表了小量平滑肌细胞的肌电活动。这些方法是有创伤性的，因而它们的应用仅限于动物和进行腹部手术的患者。

EGG是应用体表电极测定胃肌电活动，由于它的非创伤性和不干扰正在进行的胃活动，被广泛应用于人体和临床中。EGG代表了全胃肌电活动的总和。先前的研究已经显示体表电极能测定慢波节律，但不能测定锋电节律。计算机模拟也证实了体表电极不能记录到锋电频率。这是因为胃的不同区域有变化多样的频率和完全随机的时相。不过EGG记录和计算机模拟，都显示锋电以振幅的增加反映在EGG记录上。许多有效的研究比较从黏膜和浆膜电极记录到的信号，证明了EGG的准确性。EGG记录的重复性已被证实，它没有明显的每日变化。对于成年人，年龄和性别似乎对EGG没有任何影响。

1. ECG 的记录装置

记录EGG需要的装置，包括放大器、模拟数字转换器和一台PC计算机。必须将EGG信号放大，因其振幅比较低（50～500μV）。理想的EGG信号放大器，应能增强胃电信号并有效地降低干扰和噪声。胃慢波的异常频率，可以低至0.5次/min，高至9次/min。为了有效记录胃慢波，合适的频率记录范围是0.5～18次/min。选择较好的采样频率，应是感兴趣的最高频率的3～4倍。因此，EGG信号数据化的采样率，等于或大于1Hz（60次/min）是合适的选择。它由两部分组成：数据获得和数据分析系统。

2. EGG 的记录步骤

由于EGG体表测定的特点，它不能抵御运动干扰。因而，记录前需有细心和适当的准备，对于得到可靠的数据十分关键。

（1）皮肤准备

放置电极的腹部表面需要清洁、备皮和涂抹皮肤用胶状液，以使两电极之间的阻抗降低至10kΩ或以下。如果皮肤准备不好，EGG可能包含严重的运动干扰。

（2）电极的位置

标准的心电图形的电极常用于EGG的记录。虽然没有统一的标准，普遍接受的是电极应尽可能放在接近胃窦的位置以产生高信噪比。记录单导联EGG常用的位置，是将两个记录电极之一放在脐和剑突连线中点，另一个放在左侧5cm与第一个记录电极成45°角的地方。参考电极放在第一个电极左侧沿水平位置。

（3）患者的体位

在记录中，受试者需要一个安静的房间，舒适地平卧位或斜坐在椅子上。如果可能，首选平卧位。因为这个体位受试者容易放松，很少产生运动干扰。受试者应被禁止谈话，尽可能防止运动干扰。

（4）合适的记录长度和试餐

EGG 记录通常在禁食 6h 或以上进行。试验前应停服改变胃动力的药物至少 48h。餐前记录 30min 或以上（任何情况下不应少于 15min），餐后记录 30min 或以上。短于 30min 的记录不能提供可靠的数据，而且不利于在禁食状态下重复不同时相的移行性复合运动。

试餐应包括至少 250cal 热量，脂肪含量不多于 35%。虽然少数观察者用水作为试餐，通常推荐用固体试餐。

3. ECG 分析

像其他电生理记录一样，EGG 是胃电信号和噪声的结合。胃电信号的频率范围从 0.5cpm 到 9.0cpm，包括正常和异常的频率。噪声由呼吸、小肠、心电图（EGG）和人为运动干扰所构成。呼吸干扰尤应注意，因为它是严重的，而且频率接近胃信号。它能用自适应滤波技术来删除。偶尔，EGG 可记录到小肠慢波。小肠慢波有一个从十二指肠（12cpm）到回肠（8cpm）的频率梯度。为了避免记录到小肠慢波，应准确地将电极放在胃的区域。心电图的频率（60～80cpm）大大高于胃信号成分。因此，EGG 的清除能由常规的低通滤波而实现。运动干扰的频率，在整个的记录频率范围内。为使运动干扰降低到最小，在记录期间受试者不应谈话，而应保持相对平静。虽然已开发了几种方法辨认和清除 EGG 上的运动干扰，但目前仍缺乏有效的自动清除方法。因此必须查看原始的 EGG 记录，以在计算机分析前辨认和删除任何人为的干扰部分。运动干扰常表现为 EGG 信号突然发生偏离正常值的变化而易于辨认。

四、正电子发射断层显像技术

正电子发射断层显像（PET）是利用放射性示踪剂探测活动脑区域中血流量增加和能量代谢等的功能性成像技术。目前，胃肠功能性疾病患者的 PET 研究处于初期。现正应用于描记活动皮层的部位，如肠易激综合征患者由食管和直肠扩张引起的疼痛感都会导致局部皮层活动，即局部脑血流量增加。

五、功能磁共振显像技术

功能磁共振显像（fMRI）是以脱氧血红蛋白的磁敏感效应为基础的磁共振成像技术。它的实验设计主要采用"基线（base line）-任务刺激"的 OFF-ON 减法模式，其响应信号来自激活条件的信号减去控制条件的信号。局部脑皮质通过外在特定任务刺激后，局部血流量增加即氧合血红蛋白增加，而局部脑耗氧量增加不明显，即局部脱氧血红蛋白含量相对降低，这种成像方法取决于局部血管的氧含量，故又称为 BOLD 对比脑功能成像。

功能磁共振成像技术的基础是当脑功能区受刺激局部活动增强时，局部脑血流量（CBF）和耗氧量增加。目前最常用的比较敏感的技术为血氧水平依赖性功能磁共振成像（blood oxygenation level dependent functional magnetic resonance imaging，BOLD-fMRI），其是利用内源性血红蛋白作为对比剂，通过血氧饱和度的对比变化而实现的成像方法，被认为是脑功能活动的主要生理学机理变化的客观反映。BOLD 技术所采集的 MR 信号反映的是局部毛细血管床和静脉床中血氧饱和度变化。脑组织活动增加时，局部 CBF 和耗氧量增加不成比例，CBF 增加约 30% ~50%，而耗氧量的增加仅 5%，其结果导致局部毛细血管床及静脉床中血氧饱和度增加。血氧饱和度增加导致 T_2^* 和 T_2 弛豫时间延长。

参 考 文 献

Black CJ，DA Drossman，NJ Talley，et al，2020. Functional gastrointestinal disorders：advances in understanding and management [J]. Lancet，396：1664-1674.

Blair PJ，PL Rhee，KM Sanders，et al，2014. The significance of interstitial cells in neurogastroenterology [J]. J Neurogastroenterol Motil，20：294-317.

Bravo JA，P Forsythe，MV Chew，et al，2011. Ingestion of Lactobacillus strain regulates emotional behavior and central GABA receptor expression in a mouse via the vagus nerve [J]. Proc Natl Acad Sci U S A，108：16050-16055.

Safarpour D，RF Pfeiffer，2023. Neurogastroenterology [J]. Semin Neurol，43：494.

第二十四章

神经肾脏病学

第一节 概述

在生理状态下，神经系统和肾脏相互沟通以维持正常的体内稳态。但是，病理状态会破坏这种相互作用，如在高血压中所见，肾脏损害会导致肾反射和钠处理受损。在急性肾损伤（AKI）和慢性肾脏病（CKD）中，受损的肾脏会对中枢神经系统产生有害影响。CKD是脑血管疾病和认知障碍的独立危险因素，并且已提出许多因素，包括尿毒症毒素和磷酸盐的保留，是导致CKD患者脑结构和功能改变的CKD特异性因素。流行病学研究表明，AKI与卒中和痴呆症的后续风险相关。研究表明，肾神经的活动与肾脏发炎和纤维化相关。而激活迷走神经、脾神经和脾脏免疫细胞的胆碱能抗炎途径具有明显的肾脏保护作用。因此，阐明神经系统与肾脏之间的通讯机制不仅使我们能开发新的策略来治疗与肾脏疾病相关的神经系统疾病，而且能够利用肾脏的神经和神经免疫控制设计针对肾脏疾病的临床干预措施。

人体肾脏富含交感传出神经和感觉传入神经纤维，中枢神经系统通过肾脏传入和传出神经与肾脏相连，传入神经受肾脏化学和机械感受器激活影响，通过中枢反射增强交感活性，传出神经活性增加导致各种肾内活动，包括肾素-血管紧张素-醛固酮系统激活、水钠潴留、炎症和肾血管收缩。动物实验证实健康肾脏的传入神经活性处于抑制状态，同时健康成人的肾传入神经感觉纤维通过肾-肾反射对肾传出神经纤维产生抑制作用；与此相反，肾缺血或功能受损状态下，传入神经激活，至少在实验条件下，即使是并不引起估计肾小球滤过率（estimated glomerular filtration rate，eGFR）变化的微小肾损害也会造成肾传入和传出神经活性的增加。

肌肉交感神经活性（muscle sympathetic nerve activity，MSNA）测定是目前测定中枢交感神经系统流出至外周阻力血管的常用方法，研究发现CKD患者MSNA持续升高，双侧肾切除的透析患者MSNA与健康人相近，而单侧肾切除的肾移植患者MSNA并无明显下降，这一结果说明病肾是交感神经系统（sympathetic nerve system，SNS）过度激活的关键病因，而传入神经活性增加是交感神经过度激活的重要原因。研究显示肾缺氧可造成传入神经活性增加，对CKD患者给予面罩吸氧可降低MSNA，但对健康人无效。故人体可能存在两种交感神经活性：一种是由中枢神经系统产生，压力感受器控制的基础水平的交感神经活性（即使双侧肾切除患者也存在）；另一种是病肾产生的高度活性。

通过急性和慢性肾损伤大鼠模型研究发现，去交感神经化肾与神经保留肾相比，eGFR下降减少了43%，而尿量相比明显更多，说明肾交感神经在急、慢性肾损伤GFR下降中起到关键作用；通过肾去交感神经化治疗对肾血流自身调节作用的影响发现，肾去交感神经化治疗增加了充血性心衰［(35±3)%］和自发性高血压大鼠［(21±3)%］的肾血流量，同时在不影响平均动脉压的情况下减少肾血管阻力；同时研究还发现血管收缩剂增强了交感神经活性，损害了肾动脉压力的自调节能力，而肾去交感神经化治疗增加了充血性心衰和自发性高血压大鼠肾血流变异度，增强了其自调节能力，而这对 GFR 的稳定至关重要。研究发现，心脏容量过重会对肾小球足细胞造成损伤，进而损害肾功能，而 SNS 过度激活在肾小球足细胞损伤过程中扮演着重要的角色，肾去交感神经化治疗明显降低血浆去甲肾上腺素水平和血管紧张素 Ⅱ 水平，并且抑制肾皮质内 AT1a 受体 mRNA 水平，抑制肾内肾素-血管紧张素系统的病理活性，延缓蛋白尿的发生和发展。

第二节　肾去交感神经化治疗的临床应用

一、肾去交感神经化治疗在肾功能正常患者中的临床应用

目前临床试验已经初步证实了肾交感神经射频消融术（renal denervation，RDN）对顽固性高血压患者的安全性和有效性。HTN-2 多中心随机队列研究观察了 106 例顽固性高血压患者（收缩压≥160mmHg 或 2 型糖尿病患者收缩压≥150mmHg），其中 52 例患者行 RDN 治疗，54 例行药物对照，12 个月随访结果显示两组 eGFR、血清肌酐值、胱抑素 C 均无明显差异。而在更早的 HTN-1 研究中，行 RDN 治疗的顽固性高血压患者 1 年随访期间 eGFR 并没有明显变化。10 例患者完成了 2 年随访，其术后 2 年的 eGFR 下降了 16mL/（min·1.73m²），但去除 5 例随访期间加用螺内酯或其他利尿剂的患者，剩余的患者资料显示 2 年 eGFR 仅下降了 7.8mL/（min·1.73m²），平均每年下降 3.9mL/（min·1.73m²），同时无一例出现血肌酐值翻倍或进展为 CKD4 期 [eGFR15～29mL/（min·1.73m²）]，无一例需要透析治疗。另一项研究入选了 88 例顽固性高血压患者，并分析 RDN 治疗对肾血流动力学、肾功能、尿白蛋白分泌率的影响，结果显示除了血压同步下降外，肾阻力指数在 3 个月和 6 个月时分别由 0.69±0.01 下降至 0.67±0.01 和 0.67±0.01（$P<0.05$）；与此同时，尿白蛋白分泌率正常的患者比例分别上升至 5% 和 12%，微量白蛋白尿和大量白蛋白尿患者比例分别下降至 10% 和 23%，术后 eGFR 也无明显改变。这一结果不但说明了 RDN 的安全性，同时揭示其对顽固性高血压患者肾功能可能有潜在的价值。

二、肾去交感神经化治疗在 CKD 患者中的临床应用

目前针对 CKD 的肾去交感神经化治疗的临床研究较为有限，Hering 等进行的第 1 次基于人体的探索性临床研究共入选了 15 例 3～4 期 CKD 患者 [15mL/（min·1.73m²）≤eGFR≤45mL/（min·1.73m²）]，结果显示 RDN 治疗对于此类患者降压作用同样有效，其术后 1 个、3 个、6 个和 12 个月的诊室收缩压/舒张压分别下降（34±13）/（14±13）mmHg、（25±20）/（11±10）mmHg、（32±18）/（15±12）mmHg、（33±20）/（19±20）mmHg（$P<0.001$）；这项研究的另一重要发现是患者肾功能并没有进一步恶化，术后 1 周、1 个月和 12 个月的血肌酐值、胱抑素 C、eGFR 都没有明显改变，术后 3 个月对双肾用 ^{99m}Tc-MAG3 核素扫描测定有效肾血流量和肾保留指数发现无肾功能恶化受损的表现。

三、肾去交感神经化治疗在 ESRD 患者中的临床应用

一项 12 例患者的概念验证初步试验证实了 RDN 在 ESRD 患者治疗中的可行性，所有 12 例患者 RDN 术前平均透析（3.6±2.6）年，其中 9 例患者完成 RDN，剩余 3 例患者因

肾动脉萎缩、直径小于 4mm、影响导管放置理想位置而未能完成 RDN。9 例 RDN 治疗患者术后 3 个、6 个、12 个月的血压随访结果显示平均诊室收缩压从（166±16)mmHg 分别下降至（148±11)mmHg、（150±14)mmHg、（138±17)mmHg；而在对照组，血压无明显变化。24h 动态血压结果显示 RDN 术后 3 个月患者收缩压明显下降，而舒张压无明显变化。术后 3 个、6 个、12 个月平均降压药服用数量由术前（4.2±1.9）种分别下降至（4.0±1.9）种、（3.7±2.3）种和（2.2±1.0）种。对其中 2 例患者评价术后交感神经活性变化发现，双侧 RDN 术后肾 NE 溢出率直接下降，并且 MSNA 持续下降。其中 1 例患者双侧 RDN 术后 4 个月接受了肾移植治疗，在其肾移植前 1 个月即 RDN 术后 3 个月时血压已从 156/95mmHg 持续下降至 133/81mmHg，同时肾 NE 溢出率下降 22%，总体 NE 溢出率下降 15%；术后 12 个月 MSNA 已恢复至正常，并一直持续至术后 33 个月。有趣的是，尽管服用免疫抑制剂预防排斥反应，并且体重明显增加，但患者的血压术后 33 个月仍维持正常，B 型钠尿肽在术后 3 个月也明显下降。

参 考 文 献

Edinburgh RM，Frampton J，2020. Liver sympathetic nerve activity and steatosis. J Physiol. 598（1）：11-12. doi：10.1113/JP278895.

Luke G，Cindy T，Stewart C，et al，2023. The T type calcium channel CaV3. 2 regulates bladder afferent responses to mechanical stimuli.［J］. Pain，May 1, 164（5）：1012-1026.

Marzouk MH，Darwish MH，El-Tamawy MS，et al，2022. Posterior tibial nerve stimulation as a neuromodulation therapy in treatment of neurogenic overactive bladder in multiple sclerosis：A prospective randomized controlled study. Mult Scler Relat Disord，68：104252.

Metz CN，Pavlov VA. 2018. Vagus nerve cholinergic circuitry to the liver and the gastrointestinal tract in the neuroimmune communicatome. Am J Physiol Gastrointest Liver Physiol，Nov 1, 315（5）：G651-G658.

Smith AST，McCain ML，Bothwell M，et al，2022. Editorial：Modeling neuromuscular diseases to determine molecular drivers of pathology and for drug discovery. Front Cell Dev Biol，10：1017356.

Strong MJ，Swash M，2022. Finding common ground on the site of onset of amyotrophic lateral sclerosis. Neurology，Dec 5, 99（23）：1042-1048.

Teratani T，Mikami Y，Nakamoto N，et al，2020. The liver-brain-gut neural arc maintains the Treg cell niche in the gut. Nature，585（7826）：591-596.